AF454489

PRECIS

DE LA

MATIERE MÉDICALE.

TOME PREMIER.

PRÉCIS

DE LA
MATIERE MÉDICALE,

Contenant les connoissances les plus utiles sur l'histoire, la nature, les vertus & les doses des Médicamens, tant simples qu'officinaux, usités dans la Pratique actuelle de la Médecine, avec un grand nombre de Formules éprouvées.

TRADUCTION

De la seconde partie du PRÉCIS DE LA MÉDECINE PRATIQUE, *publiée en Latin.*

Par M. LIEUTAUD, *Médecin de Monseigneur le* DAUPHIN, *des Enfans de France; de l'Académie Royale des Sciences, & de la Société Royale de Londres.*

Nouvelle édition, corrigée, augmentée; & à laquelle on a ajouté un Traité des Alimens & des Boissons.

TOME PREMIER.

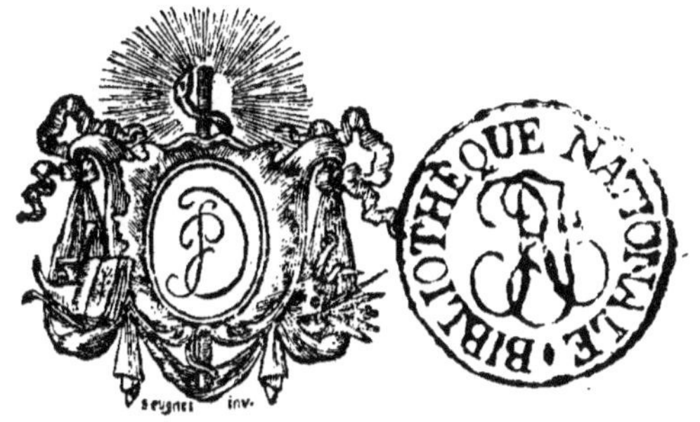

A PARIS,

Chez P. Fr. Didot, Jeune, Libraire, Quai des August.

M DCC LXX.

AVEC APPROBATION, ET PRIVILEGE DU ROI.

PREFACE.

On fera convaincu, en étudiant cet Ouvrage, & en en faifant ufage dans la pratique de la médecine, que fi les hommes font fujets à un grand nombre de maladies, la providence a auffi pourvu à leur guérifon, avec abondance ; on pourroit même dire avec profufion : car il eft beaucoup de maux pour lefquels, loin de manquer de remedes, on eft plutôt accablé par leur trop grande quantité, & embarraffé du choix. Tout le monde fçait que le nombre dès divers minéraux que nous trouvons en ouvrant les entrailles de la terre eft infini, & que l'on emploie aux ufages, tant économiques que médicinaux, des terres, des pierres, des fels, des foufres, des métaux, & une multitude d'autres fubftances minérales. La quantité des végétaux qui ornent la furface de la terre eft au-deffus de celle que l'on imagine ; & environ vingt-mille plantes, qui ont été vues & decrites par des Botaniftes ne font probablement pas la moitié de celles qui exiftent. L'ufage des plantes pour la guérifon des maladies, quoique

a iv

de la plus haute antiquité, s'étend tous les jours de plus en plus ; & il y a tout lieu de croire que les végétaux peuvent encore fournir d'excellents remedes que nous ignorons, & dont la découverte fera peut-être la récompenfe des travaux de ceux qui nous fuivront. Les animaux contribuent auffi à la confervation de l'homme : le nombre des médicaments qu'ils donnent, eft à la vérité beaucoup moins confidérable que celui que l'on retire des minéraux & des végétaux ; mais leur ufage eft peut-être plus sûr, & plus analogue à l'économie animale. Ces trois régnes de la nature font les fources dont les hommes fçavent tirer des remedes fans nombre, qui, étant employés comme il convient, guériffent les maladies ou en préfervent. Les mé-dicamens ne fervent pas feulement dans leur état naturel, ou feuls, ou mêlés avec d'autres ; fouvent auffi ils ne font mis en ufage qu'après avoir été foumis aux diverfes opérations de la Chymie & de la Pharmacie, pour qu'il en réfulte de nouveaux mixtes, qui ont leurs ver-tus particulieres : ces derniers font **un** des objets du commerce de l'apothicai-re, chez qui ils fe trouvent toujours.

On fent affez par cet expofé, que la

Matiere médicale eſt de la plus grande richeſſe, & que le nombre des médicaments ſurpaſſe beaucoup celui des maladies : il n'y a même aucune raiſon qui empêche de préſumer que tous les maux qui attaquent l'homme ſont guériſſables, quand on prend le temps & les moyens propres pour les combattre. Appliquer le remede, voilà le difficile. C'eſt avec précaution & reſerve, qu'on doit adminiſtrer tous les ſecours que l'art fournit, même ceux qui paroiſſent incapables de nuire, parcequ'il eſt certain que la nature a le pouvoir d'opérer ſeule la guériſon de la plûparr des maladies, & qu'un traitement qui n'eſt pas approprié au cas & au moment préſent, peut les augmenter & même les rendre mortelles. Auſſi ſeroit-ce avec juſtice qu'on accuſeroit d'agir témérairement un médecin qui, ſans s'être aſſuré, par tous les moyens qu'il en a, de la nature d'une maladie, & après avoir tâté le pouls trop peu de temps, ou ſans réflexion, preſcriroit auſſi-tôt un traitement, tandis que des gens qui ont beaucoup de ſçavoir & d'expérience, different le plus qu'ils peuvent à porter leur jugement, & ne croient avoir la permiſſion d'agir, que quand ils ont examiné mûrement tout ce qui peut influer fur leur conduite : qui plus eft , ils reconnoiffent de bonne foi que les effets des médicaments font incertains & infideles , malgré ce qu'en difent d'autres médecins qui manquent d'expérience. En effet , les plus excellents hommes qu'il y ait eu dans la médecine clinique , ont été convaincus que la nature réuffit bien mieux que l'art à guérir les maladies , & qu'il eft un grand nombre de maux qu'elle guérit , lorfqu'on lui en remet le foin ; mais ils fçavoient également que dans beaucoup de maladies les fecours de l'art contribuent puiffamment à leur guérifon , quand ils font adminiftrés au moment & à la dofe qui conviennent. Il eft vrai que s'il arrivoit qu'on manquât à ces conditions , ce qui femble fait pour la confervation du genre humain , étant mal appliqué, deviendroit un moyen de deftruction.

On peut donc dire que ceux - là ne fuivent pas la route la plus sûre pour arriver à leur but , qui paroiffant faire peu de cas des remedes les plus fimples, & étant attachés aux opinions des Arabes, empêchent les efforts les plus falutaires de la nature, en prefcrivant à contre-temps une multitude de médicaments, & en n'employant les chofes d'un ufage ordinaire, que fous des formes ou des apparences qui leur ôtent leur fimplicité, & les rendent plus cheres. Que n'ont pas à craindre les malades confiés à des médecins trop peu inf-truits, fi la nature n'a pas affez de force pour réfifter au mal & au remede mal adminiftré ? On s'éloigne égale-ment de la méthode de guérir, dont les fuccès font les plus fréquents, quand dans le nombre des médicaments raf-femblés fans ordre, fous diverfes déno-minations de claffes ou de vertus, on prend indifféremment celui que le hazard préfente, tandis que les gens les plus expérimentés héfitent quand il faut op-ter dans une auffi grande quantité. C'eft fe tromper encore davantage que de croire qu'on peut traiter avec fuccès toutes les maladies en employant le même remede ; & on ne peut qu'avoir une idée défavantageufe de quiconque vante, comme les charlatans, les médi-caments dont il fe referve la connoif-fance : d'ailleurs, il arrive prefque tou-jours que, quand on vient à décou-vrir ces fecrets, on voit qu'ils ne méri-toient pas les éloges qu'ils ont reçus. Qu'on ne croie pas que ceux qui négli-gent de faire ufage des médicaments communs & fimples, & ne prefcrivent que ceux qui font rares, chers ou peu connus, foient plus heureux que d'autres dans l'exercice de leur art ; car il eft d'expérience que tous les remedes, de quelque efpece qu'ils foient, indigenes ou exotiques, fimples ou compofés, domeftiques ou officinaux, chymiques ou pharmacéutiques, produifent, quand ils font adminiftrés comme il convient, des effets qui juftifient les éloges qu'on leur a donnés.

Il eft prouvé, par les monuments les plus anciens de notre art, que ceux qui les premiers ont exercé la médecine, fe font fervis de remédes fimples & domeftiques qu'ils préparoient eux-mêmes ou faifoient préparer par les difciples qu'ils inftruifoient ; ce qui s'eft pratiqué jufqu'au temps où, peut-être par mépris pour ce genre d'occupation, les médecins abandonnerent une auffi importante fonction à des gens ignorants, qui, cherchant davantage ce qui leur étoit lucratif, que ce qui pouvoit contribuer à la guérifon des malades, employoient, pour tromper, tous les moyens qu'ils imaginoient y être propres. Leurs fraudes & leurs fupercheries ayant été découvertes, on en prit occafion de mal-

traiter & de badiner les deux profeſſions.
Chez les Grecs & les Latins , la pharmacie n'avoit pas une trop grande étendue ; mais les Arabes, qui lui donnerent
de la faveur , l'augmenterent peut-être
auſſi plus qu'il ne falloit; & dans la ſuite
il n'y eût preſqu'aucun homme de l'art
qui ne fît tout ſon poſſible pour y ajoû
ter du ſien. A cette Pharmacie ſimple ,
ou , comme on l'a nommée, *galénique* ,
ſuccéda la pyrotechnie, ou l'art de ſou-
mettre au feu les diverſes ſubſtances de
la nature. Quoique cet art fût dès-lors
très ancien , rarement le faiſoit-on ſervir à la Médecine ; & il ne commença
à être connu un peu généralement, que
vers le commencement du dix-ſeptieme
ſiécle. Mais les premiers médecins-chymiſtes furent peu utiles , ainſi que l'application qu'ils firent de leur art , parcequ'ils rendoient à deſſein leurs ouvrages
obſcurs ou même inintelligibles , &
qu'ils inventerent des mots extraordinaires ou barbares pour ſe faire admirer
des ignorants. Dans la ſuite il vint d'autres médecins-chymiſtes, dont la meilleure partie , ne cherchant pas à tromper, fit connoître les vrais principes de
la chymie , & s'attira de la conſidéra-
tion. Cet art , ſans doute , auroit été

plus utile, fi ceux qui le cultivoient n'euffent pas toujours couru après les nouvelles découvertes, & ambitionné d'augmenter le nombre déja très confidérable des médicaments ; ce qui a introduit dans la Matiere médicale divers remédes fans efficacité, ou fuperflus.

Ainfi s'eft formée, avec le tems, cette quantité de médicaments officinaux, qui eft fi prodigieufe, que les gens les plus expérimentés ont de la peine à découvrir celui qui convient le mieux à chaque maladie, & à démêler ce qui fera utile de ce qui peut nuire. Voilà l'entreprife importante & difficile que je me fuis chargé d'exécuter, en prenant pour guide l'expérience & la pratique de la médecine. J'ai choifi parmi le nombre infini de médicaments fimples & de médicaments compofés, dont on a formé plufieurs énormes volumes, ceux qui étant prefcrits journellement par les praticiens les plus employés, peuvent paffer pour éprouvés, & ceux dont j'ai moi-même fait ufage avec fuccès : c'eft là ce qui forme ce recueil, qui eft adapté, autant qu'il a été poffible, à la médecine clinique, & qui, à ce que je crois, fera utile à ceux qui étudient ou commencent la pratique de la médecine. Les médicaments, dont je parle, font à peine la vingtieme partie de ceux que contiennent les divers traités fur cette matiere : en les rapportant tous, j'eusse fait un ouvrage qui feroit devenu immense & que les connoisseurs n'euf- fent pas approuvé. Parmi les remedes fimples, j'en ai omis quelques-uns qui ont de la célébrité ; ce que j'ai fait parcequ'étant fort chers & rares , on ne les trouve pas communément dans le commerce : j'ai cru auffi ne devoir pas mettre dans ce livre divers médi- caments qu'on vantoit autrefois, mais dont l'ufage eft entiérement furanné , non plus que quelques nouveaux dont on ne connoît pas encore bien les ver- tus, ou dont les effais n'ont pas eu le fuccès annoncé. Enfin , il n'y faut pas chercher un très grand nombre de remé- des , qui, à la vérité, ne font pas dan- gereux, mais que l'on a droit de regar- der comme inutiles, à caufe de la grande quantité de ceux qui font du même genre. On ne s'attend pas fans doute à trouver ici beaucoup d'autres articles qui doivent plutôt avoir place dans les trai- tés fur les aliments, qu'avec les médi· caments proprement dits.

Nous avons fuivi les mêmes princi-

pes, en examinant les richesses considérables que la chymie & la pharmacie
offrent à la médecine ; contents de prendre ce que l'expérience a prouvé être le
plus utile. Il y a quelques remedes dont
nous ne parlons pas, parcequ'il est fort
rare de les trouver tels qu'ils doivent
être, à cause de la grande difficulté de
leur préparation ; & il y a lieu d'être
surpris de la confiance avec laquelle quelques personnes les prescrivent. On ne
trouvera pas non plus plusieurs médicaments, qui pour l'ordinaire ne valent
rien, soit parcequ'on les a laissé gâter,
soit parcequ'ils ont été altérés ou falsi-
fiés ; un intérêt sordide ayant introduit
en pharmacie plusieurs manieres de so-
phistiquer ou falsifier les médicaments :
c'est à quoi doivent bien prendre garde
ceux qui veulent pratiquer la médecine
avec succès. Enfin on a omis à dessein
beaucoup de remedes qui sont absolument sans action, & par conséquent
inutiles dans le traitement des maladies.
Quiconque sera curieux de connoître les
médicaments qui n'ont pas dû avoir
place ici, peut en voir un grand nombre dans *Mangeti Bibliotheca pharma-
ceutica*, 4 vol. in-fol. *Juncken Corpus
pharmaceuticum*, & plusieurs autres ou-

vrages

vrages très-connus comme recueils de ce genre.

Pour rendre cet ouvrage plus complet & plus utile, nous avons mis après les médicaments officinaux, ceux que l'on nomme *magiftraux*, parceque le médecin a coutume de les écrire chez le malade, & de les compofer, felon les indications, avec des remedes fimples, chymiques & pharmaceutiques, dont il détermine le nombre, la dofe, la forme, &c.

Pour le choix des remédes magiftraux, nous avons fuivi le plan déja expofé précédemment, préférant ceux qui nous ont paru les mieux éprouvés & les plus efficaces. On y trouvera en un inftant les formules ou recettes les plus convenables dans la plûpart des cas ; ces formules, quoiqu'en grande quantité dans cet ouvrage, n'ont pas été prifes dans des livres, ni compofées fur des opinions théoriques ; ce font celles qu'emploient aujourd'hui d'habiles praticiens, ou dont j'ai moi-même éprouvé les bons effets : elles peuvent encore fervir de modeles pour en compofer d'autres, felon les circonftances qui fe rencontrent. On ne fe plaindra pas que les formules que nous rapportons contien-

nent un trop grand nombre de médicaments dont les qualités se détruisent ;
nous avons eu attention qu'elles fussent
fort simples, & que leur action, en imi-
tant les opérations de la nature, fût
proportionnée aux forces de l'économie
animale.

Peut-être y aura-t-il des gens qui ne
verront pas avec plaisir que nous ayons
présenté les médicaments communs &
éprouvés, parcequ'ils méprisent ce qui
se trouve dans leur pays & sous leurs
pas, ne vantent que les substances qui
viennent de loin, négligent les remedes
domestiques, & recherchent ce qui n'est
fait qu'à grands frais & avec beaucoup
de travail, ainsi que les choses rares &
très précieuses ; comme si Dieu eût rendu
la conservation de la santé plus facile
aux riches qu'aux pauvres. Mais il n'est
pas besoin d'en dire davantage sur cet
abus, qui est aujourd'hui si connu & plus
évité que jamais par les médecius habiles & expérimentés. Les remedes les plus
simples, les plus communs, administrés
comme il convient, doivent passer pour
les plus salutaires ; ceux même qui sont
rares, ou que l'art n'a composé qu'avec
beaueoup de peine & de frais, produisent de très grands maux, & la mort

même, quand on les emploie à contre-temps. C'est ainsi qu'on voit les habiles peintres faire avec des couleurs commu-nes & des pinceaux ordinaires, des tableaux qui imitent parfaitement la nature, tandis que des artistes, qui manquent de science & d'expérience, ne réuffiffent pas également en employant les matieres & les inftruments les plus excellents & les plus rares.

Les remedes fimples & officinaux font fuivis de commentaires dans lefquels on trouve un examen particulier de chacun d'eux. Pour ne rien laiffer à defirer de ce qui eft néceffaire ou utile, on y enfeigne la nature des fubftances fimples que les trois regnes fourniffent à la médecine, & ce qui entre dans la compofition des remedes pharmaceutiques ou officinaux : on donne en peu de mots une idée des opérations ou procédés de la chymie dans leur préparation. Les vertus médicinales de ces divers genres de remedes font déterminées avec exactitude ; & je n'ai rien négligé pour fixer les dofes avec jufteffe : les différentes formes fous lefquelles les remedes fe peuvent donner n'ont point été oubliées. Enfin on a eu grand foin d'avertir des précautions qui ne peuvent être négli-

gées fans rifque pour le malade. La difpofition de cet ouvrage offre à ceux qui
en feront ufage une expofition abrégée
& claire de ce qu'il y a de plus important à connoître dans la *Matiere médicale*, & le plan fur lequel ce livre eft
exécuté, n'a, je crois, encore été imaginé par perfonne.

AVERTISSEMENT

DE L'ÉDITEUR.

Quelque considérable que soit le nombre des livres qui traitent de la Matiere médicale, nous n'hésitons pas à dire, & le lecteur en conviendra bientôt avec nous, qu'il manquoit dans ce genre de connoissances un ouvrage fait suivant le plan que M. LIEUTAUD vient d'exécuter ; une Matiere médicale qui ne contînt que ce qui est essentiel de bien sçavoir pour la pratique de la médecine. Quant aux avantages que peut avoir un tel Précis par-dessus les livres déja publiés en différentes langues sur ce sujet, il sera aisé de les sentir, en faisant usage de l'ouvrage. Mais pour me justifier d'avoir conseillé & facilité la traduction françoise du Précis de Matiere médicale, qu'on me permette d'exposer en peu de mots à qui un pareil livre est nécessaire ou utile ; quels sont les inconvénients des traités précédemment publiés ; enfin combien l'ouvrage de M. LIEUTAUD réunit de différents points d'utilité.

Personne n'ignore que le nombre des médecins consommés dans la pratique est infiniment petit, relativement à celui des malades. On sçait également que la plûpart des hommes qui ont

b iij

besoin de conseils salutaires, ne peuvent en recevoir que des ministres inférieurs de la santé. Ces considérations font souhaiter que ceux à qui est confié le soin du peuple, c'est-à-dire de la plus grande, de la plus utile & de la plus infortunée portion de l'humanité, soient en état de lui conserver la santé & la vie. Le livre de M. Lieutaud leur en fournira les moyens, en levant les obstacles dont je viens de parler.

On a publié sur les médicaments simples, des traités auxquels le titre d'Histoire naturelle de ces substances convient mieux que celui de Matiere médicale. D'autres ont été donnés par des auteurs plus chymistes que praticiens. Dans plusieurs ouvrages de ce genre, on ne juge des vertus des remedes simples & composés que sur des théories particulieres, les analyses par le feu, ou les menstrues, les saveurs, &c. moyens qui ne doivent pas être regardés comme analogues à ce qui se passe dans nos corps. Beaucoup d'auteurs anciens & modernes indiquent les usages médicinaux, d'après les idées & les préjugés du peuple, des gens trop crédules ou peu éclairés, & des enthousiastes, toutes personnes qui voient mal. Il y a un assez grand nombre de livres consacrés aux médicaments officinaux ; mais l'usage de ceux-ci est rarement bien indiqué. Quelques

perfonnes ont pris foin de raffembler des remedes magiftraux , nommés plus communément
formules , recettes ou ordonnances de médecine,
dont la plûpart ne doivent pas être adoptés ,
étant ou trop foibles , ou inutiles , ou mal digérés. Cependant, parmi tant de traités différents , il n'y en a pas où l'on puiffe trouver
quelque chofe d'utile en certains cas. Mais qui
eft-ce qui doit lire cette multitude de livres, &
choifir ce qu'ils renferment d'effentiel pour l'exercice de la médecine ? On ne l'exigera pas , fans
doute , de gens qui n'ont pas les connoiffances
indifpenfables pour juger fainement , qui font
la plûpart dans l'âge des préjugés , & fans expérience. Qu'on ne dife pas à ce fujet, qu'avant de
pratiquer, il faut avoir fait une étude profonde
de la médecine ; c'eft une loi que le médecin
qui exerce dans les villes s'impofe , & à laquelle
ne peuvent fe conformer les miniftres inférieurs
de fanté , qui foignent le peuple des villes &
des campagnes. La plûpart n'ont pas le moyen
d'acquérir tant de livres , & ne les entendroient
pas : encore moins peuvent-ils attendre à voir
des malades , qu'ils fe foient mis en état de les
lire.

On doit donc, autant qu'il eft poffible , mettre les connoiffances pratiques les plus néceffaires à la portée de ceux dont le peuple prend

les conseils , afin que leurs succès soient heureux ; voici en quoi M. LIEUTAUD nous paroît
y avoir contribué. Il a choisi parmi cette multitude presqu'infinie de médicaments simples ,
officinaux & magistraux , ceux qui sont les plus
propres aux différents cas qu'on rencontre : &
en exposant principalement les plus actifs , il
n'a pas omis ceux qui , ayant une action moins
vive , deviennent quelquefois nécessaires , par
la nature du mal , l'état du sujet , ou pour les
vues du médecin. Les remedes simples ou composés qu'il a rapportés , préférablement aux autres , sont les plus usités par les praticiens de
notre tems ; qui , en général , emploient moins
que jamais des remedes sans vertu ; avantage
que n'ont pas la plûpart des livres anciens , où
l'on trouve recommandés des médicaments durant l'usage desquels le mal continue ses progrès. Pour l'ordinaire, les vertus attribuées aux
remedes par ce traité , ont été confirmés par
des succès répétés & non équivoques dont la
nature ou d'autres secours de l'art ne sont pas
les seuls auteurs ; événement commun , qui a
fait la réputation de beaucoup de substances sans
action dans les cas où on les vante le plus.
Aux médicaments officinaux les plus connus , &
que l'on prescrit journellement, l'auteur en ajoute
qui sont épars dans d'autres ouvrages que des

pharmacopées, mais que l'ufage a confacrés in-
fenfiblement, ou parcequ'ils font efficaces, ou
parcequ'ils ont paru réuffir plufieurs fois, ou enfin parceque le public s'en fert & veut qu'on
les lui ordonne. Enfin il y a quelques remedes
qui ne font indiqués que pour avoir occafion
de parler de leur mauvais effet, & des moyens
de remédier aux maux qu'ils font entre les mains
du peuple. Nous ne connoiffons perfonne qui ait
donné une auffi jufte eftimation des dofes des
médicamens fimples & officinaux qui font d'u-
fage; & pour en être inftruit précédemment, il
falloit ouvrir plus de vingt volumes, dont la
plûpart n'avoient pas des juges compétens, je
veux dire des praticiens pour auteurs. Quant
aux remedes magiftraux, formules, recettes,
ordonnances; leur fuccès eft certainement plus
heureux ou plus fûr, quand on les compofe pour
le befoin actuel & particulier de chaque malade;
mais les connoiffances de phyfique, de chymie,
de pharmacie, fans lefquelles on ne réuffit point,
ne fe trouvant pas chez ceux qui voient le peuple
dans fes maux; il étoit néceffaire de leur indiquer ceux que l'expérience, cette principale
régle du médecin, a confacrés comme propres
au plus grand nombre des fujets qui en ont befoin. Ces remedes magiftraux font multipliés &
variés pour chaque cas; de maniere qu'il eft dif-

ficile, dans quelque lieu que l'on foit, de ne pouvoir pas s'en procurer quelqu'un, & fous une forme qui foit indiquée par le mal, ou agréable au malade. Je ne pousserai pas plus loiu le détail de ce qui rend cette Matiere médicale utile aux miniftres de la fanté du peuple, qui ne peuvent confacrer plufieurs années & beaucoup d'argent à acquérir les connoiffances immenfes qui font le médecin. Il me fuffit d'ajouter que l'ouvrage de M. LIEUTAUD fervira également aux jeunes médecins, ainfi qu'à tous ceux qui ont befoin de relire de temps en temps pour ne pas oublier, & qui n'ont pas le temps ou la commodité de faire des recherches; il leur tiendra lieu d'un grand nombre de livres, en leur préfentant ce que ceux ci contiennent de plus effentiel pour la pratique de leur art, avec quelques notions phyfiques, clymiques ou hiftoriques qu'on ne doit pas ignorer.

Un article important, qui eft particulier à cette Matiere médicale, & qu'on chercheroit même inutilement dans tout autre ouvrage, eft celui des eaux minérales dont on fait ufage aujourd'hui. Il falloit précédemment, pour s'inftruire fur ce fujet, confulter autant de traités qu'il y a de ces eaux médicinales; mais outre qu'ils font difficiles à trouver, on ne doit pas y avoir une confiance entiere, parcequ'ils ont

été composés, pour la plûpart, ou par des physiciens & des chymistes auxquels l'expérience n'a
pas servi de guide pour découvrir les vertus des
eaux, ou par des gens qui, ayant intérêt de
mettre ces eaux à la mode, leur ont attribué
plus d'efficacité qu'elles n'en ont. M. LIEUTAUD
a exposé avec exactitude, précision, & d'après
l'expérience, les qualités & les vertus des eaux
minérales, tant froides que chaudes, & des
bains, avec la maniere dont la pratique mo-
derne les fait prendre, & les maladies dans
lesquelles elle a coutume de les prescrire.

TABLE

Des divisions du Précis de la Matiere Médicale.

TOME PREMIER.

LIVRE PREMIER.

Des Médicamens internes.

SECTION PREMIERE.

Des Médicaments généraux qui paroissent agir sur toute l'économie animale, tant sur les solides que sur les fluides.

SECTION SECONDE.

Des Médicaments consacrés au traitement des maladies de certaines parties, ou qui exercent leur action principalement sur ces parties.

TOME SECOND,

LIVRE SECOND.

Des Médicaments externes.

INTRODUCTION.   1

SECTION PREMIERE.

Des médicaments généraux, qui peuvent s'appliquer à toutes les parties du corps.

SECTION SECONDE.

Des Médicaments qui sont consacrés au traitement de certaines parties du corps, où qu'on a coutume d'y employer.

LIVRE TROISIEME.

Des Aliments & des Boissons.

SECTION PREMIERE.

Des Végétaux.

SECTION SECONDE.

Des Animaux.

SECTION TROISIEME.

Des Affaisonnements.

SECTION QUATRIEME.

Des Boissons.

Fin de la Table.

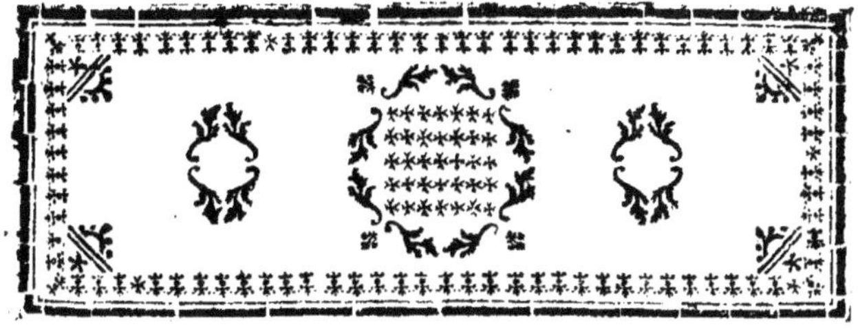

PRÉCIS
DE LA
MATIERE MÉDICALE.

LIVRE PREMIER.
DES MEDICAMENS INTERNES.

INTRODUCTION.

IL est, comme l'on fait, de l'ufage le plus commun & le plus ancien en médecine de divifer les *médicamens* en *internes* & en *externes*; & de ne comprendre fous le mot *internes*, que ceux qui parviennent jufques dans l'eftomac; en fuppofant toutefois qu'ils ont été pris pour cela, & par la bouche. On les nomme *internes* pour les diftinguer, non-feulement dès fimples topiques qui font deftinés à agir fur la peau extérieure, mais encore de plufieurs autres genres

Tom. I.   A

de médicamens qui sont reçus dans les différentes cavités du corps, soit par des ouvertures naturelles, comme celles de la bouche, des oreilles, de la vessie, des intestins, de la matrice, &c.
soit par des ouvertures contre nature, ou morbifiques & artificielles, comme celles des ab-
scès, sinus, fistules, de l'empyeme, &c.

Les circonstances tirées du sujet & de la maladie, obligent de varier la forme des remedes; & de-là dépendent très souvent leurs
bons ou mauvais effets. Les regles qui en facilitent les moyens, sont simples & aisées à retenir; il y a même très peu de mérite à les savoir;
mais il est très honteux de les ignorer. C'est
pourquoi nous avons cru devoir exposer en
peu de mots ce qu'il est le plus nécessaire de
savoir sur ce sujet, sans rapporter une multitude de regles qui enseignent à faire des formules élégantes; regles qui nous ont paru peu
importantes & fastidieuses, & qui se trouvent
déja dans beaucoup de livres. Quant à la forme
de l'ordonnance ou de la formule, ce qu'il y a
de plus important, c'est d'exprimer nettement
& avec précision son intention, & de l'écrire
lisiblement, afin qu'il ne se commette pas d'erreurs qui puissent être funestes aux malades,
dans la préparation & l'administration des remedes magistraux. Sous le nom de *médicamens
magistraux*, on entend ceux qui se préparent
sur l'ordonnance du médecin; & on appelle
médicamens officinaux ceux qui ont été préparés
sur des recettes connues : ceux-ci se conservent
dans les boutiques des apothicaires, pour s'en
servir dans le besoin; ceux-là se prescrivent sur-
le-champ pour les cas présens.

C'est un des devoirs indispensables & essentiels de ceux qui pratiquent la médecine, de
connoître aussi parfaitement qu'il est possible,
& d'avoir toujours présentes à l'esprit, la nature
& les vertus des différentes substances que l'on
trouve à acheter dans les marchés & dans les
boutiques des apothicaires, ainsi que les mar-
ques ou les moyens pour distinguer celles qui
sont bonnes pour l'usage de la médecine, de
celles qui sont altérées, mêlangées, falsifiées,
trop anciennes & gâtées.

Quand on prescrit des plantes vertes ou fraîches, il faut faire attention à la saison où l'on
est, pour ne pas demander celles qui n'existent
pas alors dans cet état : par exemple, en ordon-
nant, en hiver, du pourpier que les premiers
froids détruisent, on donneroit occasion de rire
à ses dépens.

On ne doit pas ignorer que le poids des
plantes fraîches ou vertes est très différent de
celui qu'ont ces mêmes plantes quand elles
sont aussi séches qu'il convient : par exemple,
une quantité de racine de chicorée sauvage,
qui pese quatre onces au moment où on la
tire de la terre, se trouve peser à peine une
demi-once lorsqu'elle est au degré de dessication qu'elle doit avoir pour se conserver. Le
poids de quatre onces des racines de patience,
de chardon-roland, de bardane, de confoude, &c.
se réduit à environ une once, quand elles sont
desséchées autant qu'il est à propos. La différence que produit la dessication dans le poids
des fleurs, & dans celui des feuilles, n'est pas
moins grande : quatre onces, par exemple, de
fleurs de bourrache, de buglosse, de pavot

rouge, de violette, de nénuphar, &c. pesent à peine demi-once lorsqu'elles ont perdu toute leur humidité. On sent qu'il convient d'avoir égard à ce changement des plantes, pour les doser à proportion de ce qu'elles ont d'action & de vertus dans les deux états.

Il n'est pas moins nécessaire de connoître les productions du pays où l'on pratique la médecine, sur-tout celles qui peuvent être employées utilement à rétablir ou à conserver la santé, afin de ne point demander ce qui ne se trouve pas, ou ce qu'on ne peut avoir sur-le-champ; & de peur qu'en prescrivant des médicamens qui ne sont ni en usage, ni dans le commerce, on ne donne occasion ou prétexte aux apothicaires de substituer à ce qu'ils n'ont pas ce qui leur paroît en approcher; liberté qu'ils s'arrogent trop souvent, & qui devient quelquefois funeste au malade, parceque l'art de mélanger & de préparer les médicamens ne renferme pas la connoissance de leurs vertus, & encore moins le don de deviner l'état du malade. On doit, pour les mêmes raisons, ne pas ordonner les médicamens des pays étrangers, qui quelquefois ont perdu toute leur vertu en vieillissant, & dont aucun de ceux qui pratiquent la médecine dans le pays où l'on est, ne font usage.

Il est encore très important de bien connoître l'action des médicamens, les uns sur les autres, quand ils sont mêlés; 1°. afin de ne réunir dans le même remede, que ceux qui peuvent se trouver ensemble, sans que leurs principes en soient altérés, & leurs vertus changées ou détruites, & sans produire un effet différent de celui que le médecin doit en attendre;

1°. pour ne pas faire une formule qui donne sujet aux railleurs de rire aux dépens de l'auteur, ce que l'on voit arriver assez souvent à ceux qui ne savent pas quels sont les principes qui constituent chaque médicament simple, leurs propriétés, leur action & leurs vertus, selon les circonstances & les mêlanges ou ordinaires ou possibles. Le défaut d'attention en formulant, peut aussi faire commettre la même faute à des gens instruits.

Il est d'une bien plus grande nécessité encore, que celui qui prescrit des remedes internes, sache avec précision, & non par des à-peu-près, la dose à laquelle ils doivent être pris par chacun de ses malades, dans les divers momens de leur maladie, parceque ce qui leur arrive ne peut jamais être indifférent, sur-tout dans les maladies aiguës, dans les momens critiques, &c. Donne-t-on un médicament à trop foible dose ? il ne produit pas l'effet qu'on en attend : on perd du tems, une occasion favorable ; quelquefois même il en résulte des effets nuisibles. S'il est pris à une dose trop forte, qui est-ce qui ne sent pas quels ravages il s'ensuivra ; que le mal sera proportionné à l'excès du médicament ; que la mort même peut en être l'effet ? Pour déterminer, avec succès, à quelle dose chaque médicament doit être prescrit dans tous les cas, nous n'avons d'autres régles à suivre, que les résultats des expériences répétées avec soin, un très grand nombre de fois. Qu'on évite sur-tout de se servir pour doser les médicamens, d'une méthode mathématique, comme des médecins qui ne pratiquent pas leur art ont osé le proposer ; quoiqu'il soit presque impossible de ne pas sentir combien ce moyen est insuffisant, & qu'il n'est spécieux que pour des gens peu instruits, qui croient prouver ce qu'on leur annonce comme le résultat d'une opération géométrique, ou ce qu'on a orné de calculs, & qui ne savent pas que, dans le problême des doses, il y a infiniment plus d'inconnues que de connues; ou plutôt que tout y étant suppositions & apparences, ou tout au plus vraisemblances théoriques, il ne peut être soumis au calcul géométrique; comme l'ont reconnu les plus habiles mathématiciens.

On agit avec bien plus de succès, ou du moins on prend le meilleur moyen, lorsque l'expérience est la seule loi qui regle pour doser les médicamens. Je n'entends pas qu'on se conforme à cette loi, comme les empiriques, & machinalement, mais en faisant usage des autres connoissances que l'on a acquises, & que le raisonnement dirige les expériences ou les essais.

L'experience nous apprend à juger des doses que l'on peut prescrire, 1°. par l'âge: par exemple, si la dose d'un médicament convenable à un homme adulte pour produire tel effet, est d'une once, on peut estimer celle qu'il faut donner à un jeune homme de quinze ans, à six gros, pour qu'elle ait le même effet; on en fera prendre demi-once à un enfant qui a environ huit ans: enfin la dose pour les autres âges, au-dessus & au-dessous, sera réglée suivant les mêmes proportions.

2°. Par le volume du corps, ou l'embonpoint. En effet, les gens qui sont grands & gras, ont besoin d'une dose plus forte, que ceux qui sont maigres & délicats.

3°. Par le tempérament. On a remarqué que

les médicamens âcres & irritans font beaucoup
de tort aux personnes bilieuses & mélancoliques,
& qu'on peut, sans courir aucun risque, leur
prescrire des humectans & des rafraîchissans. Il
n'en est pas de même des tempéramens pituiteux ou phlegmatiques, qui se trouvent mal des
humectans, & supportent les irritans.

4°. Par le sexe. Les femmes, qui pour l'ordinaire sont délicates, & ont beaucoup plus de
sensibilité que les hommes, n'ont pas besoin
d'aussi fortes doses que ces derniers.

5°. Enfin par le genre de vie, la coutume ou
l'usage, la constitution particuliere de chaque
individu, l'état maladif, & plusieurs autres circonstances, auxquelles il est de la prudence &
du devoir d'avoir égard en dosant les médicamens.

Cependant il faut en convenir, quoique l'on
fasse usage de tous ces signes pour juger les
doses, souvent il reste encore des doutes ; &
dans la plûpart des cas, c'est par des essais répétés avec prudence sur le malade, qu'on apprend
quelle dose des principaux médicamens il peut
supporter, & laquelle est nécessaire à son état.
Mais que l'on n'appréhende pas ; ces tentatives
se font sans le moindre danger, par un médecin prudent : par exemple, est on appellé, pour
la premiere fois, auprès d'un malade qui a besoin d'un vomitif ou d'un purgatif ? il faut lui
demander ou savoir des personnes qui sont auprès de lui, s'il vomit aisément ou non ; s'il lui
faut des purgatifs forts pour l'évacuer, ou si les
doux produisent l'effet qu'on desire.

On ne doit pas apporter moins de précautions
en administrant les médicamens narcotiques, qui

peuvent devenir mortels pour peu que l'on passe la dose qui convient à chacun. Il est d'une importance presque égale d'éviter les erreurs dans l'usage des médicamens cordiaux, céphaliques ,apéritifs, incisifs , absorbans, astringens , &c.

Un des meilleurs moyens, & le plus sûr que l'on ait pour faire prendre sans courir aucun risque des médicamens que l'on ne sait pas encore doser , est celui-ci ; il est sans inconvénient , du moins de la part du médicament. On en donnera, pour la premiere fois , une très petite dose : si elle est sans effet , ou du moins qu'elle n'ait pas celui que l'on desire , on augmentera peu-à-peu , jusqu'à ce qu'on ait reconnu cette dose juste & efficace , que rien n'indiquoit précédemment. Il est inutile d'ajoûter que , quand on veut fortifier ou affoiblir l'action d'un médicament simple ou composé quelconque , on le fait en augmentant ou diminuant la dose , proportionnément au degré d'action dont on a besoin.

Je ferai remarquer ici en passant , que la difficulté de doser les médicamens simples , que j'ai représentée comme très grande , ne l'est pas à beaucoup près autant que celle qu'on éprouve lorsqu'on veut déterminer en quelle quantité chacun des médicamens qui entrent dans un remede composé , doit s'y trouver pour que le mêlange soit bien fait & produise les effets qu'on a droit d'en attendre. Mais combien de gens ne se doutent seulement pas de cette difficulté , encore moins des fautes grossieres qu'ils commettent dans ces formules très chargées , dont ils s'applaudissent? C'est une des raisons qui doivent engager à faire les formules les plus simples, ou les moins composées que l'on peut. Cette abondance, ou cette superfluité passe plutôt, auprès des gens instruits, pour une preuve d'ignorance, que de savoir.

En effet, les plus célebres praticiens de notre tems semblent persuadés que dans un nombre de médicamens qui ont les mêmes vertus, les moins composés sont ceux dont l'usage est le plus sûr. Aussi ne font-ils pas beaucoup d'usage, ni un grand cas de plusieurs préparations officinales, dont les vertus dépendent de l'exactitude & de l'habileté des apothicaires ou des chymistes, qui tous n'ont pas ces qualités.

Nous allons finir cette introduction par l'explication de plusieurs termes employés dans cet Ouvrage.

L'*infusion* se fait en laissant macérer des végétaux dans l'eau, le vin, ou autre liqueur convenable, à froid, ou à l'aide d'une douce chaleur, mais sans ébullition. C'est aux fleurs, aux feuilles des plantes capillaires, aromatiques, anti-scorbutiques, que l'on fait subir cette légere décomposition, pour en avoir les principes les plus volatils.

On donne le nom de *tisane* à toute décoction ou infusion qui doit servir de boisson ordinaire. La meilleure est celle qui est la plus simple, & la moins désagréable au goût. On appelle encore *tisanes* quelques infusions purgatives, ainsi que des décoctions de racines & de bois sudorifiques; remedes dont on ne boit que deux, trois ou quatre fois par jour.

Il est difficile d'établir avec précision la différence qui est entre la tisane & l'*apozeme*; le

médecin étant le maître de choisir la dénomina‑
tion qui lui plaît, parcequ'une tisane, qui con‑
tient plusieurs médicamens, peut passer pour un
apozeme; & l'apozeme, fait avec peu de médi‑
camens, est souvent bu comme tisane, & en
porte le nom. Cependant, si l'on vouloit juger
ces termes à la rigueur, & donner à chacun un
sens qui lui fût propre; on diroit que, sous le
nom d'*apozeme*, on doit entendre une *décoction*
préparée avec plusieurs végétaux différens, édul‑
corée pour l'ordinaire avec du syrop ou du
sucre, qui communément est clarifiée avec le
blanc d'œuf, & à laquelle on peut ajoûter des
substances animales & minérales, des prépara‑
tions chymiques & pharmaceutiques. Tantôt on
emploie l'eau de fontaine; tantôt on se sert de
vin, & c'est sur-tout pour faire les décoctions
des substances résineuses, comme celles du gaïac,
du bois de geniévre. On pense bien que l'ébulli‑
tion doit être plus ou moins forte, plus ou moins
longue, à proportion de la densité, de la dureté
des matieres qui sont entrées dans l'apozeme. Il
faut soumettre à une longue ébullition les bois
& les racines; les feuilles, les fruits & les se‑
mences inodores à une médiocre, pour extraire
de ces médicamens les substances actives dont
on a besoin; & seulement à une légere & courte
ébullition, les plantes d'une texture peu serrée,
les fleurs, les semences odorantes, les aromates
même, toutes substances qui ont des parties vo‑
latiles & aisées à enlever.

Il y a encore fort peu de différence entre l'apo‑
zeme & le *bouillon* médicamenteux, ou ce médi‑
cament fait, selon la méthode la plus commune,
avec du veau, du mouton, du poulet, des écre‑

viffes, de la vipere, ou toute autre fubftance convenable. Mais il fe fait quelquefois, pour l'ufage
médicinal, une autre efpece de bouillon, dans
un vaiffeau exactement fermé. On fe fert, pour
cela, d'un vafe double, c'eft-à-dire de deux
vafes, dont l'un fe met dans l'autre, & entre lefquels il refte un efpace vuide : le vafe externe
contient de l'eau ; le vafe interne renferme ce
que l'on veut faire cuire, & un fluide approprié ;
il eft fermé avec la plus grande exactitude, & ne
reçoit que la chaleur de l'eau. Par ce moyen, ce
qui eft dans le vafe interne ne peut brûler, fur-
tout lorfqu'on n'y a renfermé que des plantes fucculentes ou pleines de jus, & pas une goutte
d'eau. L'appareil de vaiffeaux qu'on nomme
bain-marie, ne differe de la machine ci-deffus,
que par la forme. Si aux bouillons faits de
quelque façon que ce foit, on ajoûte des fucs
exprimés des plantes, on aura des bouillons
beaucoup plus actifs ou efficaces.

Ce que l'on appelle la *gelée animale*, approche beaucoup du bouillon ; ce n'eft même autre
chofe que du bouillon épaiffi par une longue
cuiffon, verfé dans des vafes, & que le froid a
figé. On fait de la gelée avec la chair de différens
animaux ; les pieds de veau, de cochon, de
mouton ; les rapures de corne de cerf, d'i-
voire, &c.

La *crême*, que l'on retire des plantes fromen-
teufes ou des grains, reffemble aux gelées de
viandes par fa confiftance. Après avoir laiffé,
pendant un certain tems, dans l'eau bouillante,
du riz, de l'orge, du feigle, de l'aveine, &c. jufqu'à ce qu'ils foient crevés ou ouverts, on les
met cuire une feconde fois dans de l'eau ou du

bouillon. Lorfque ce fluide eft épaiffi à un certain dégré, on paffe le tout par un linge ; & en exprimant, il en fort une liqueur chargée de la fubftance farineufe des grains qu'on a employés ; c'eft ce qui fe nomme de la *crême de riz*, *d'orge*, *d'aveine*, &c.

On appelle *fucs des plantes* les liqueurs que l'on tire de certains végétaux, par exemple, de la bourrache, de l'ortie, du creffon, du pourpier, & autres herbes fraîches & fucculentes. Les moyens employés communément pour cela, font de couper groffiérement la plante, de la piler dans un mortier de marbre, & de la mettre fous une preffe qui fait couler le fuc qu'elle contient ; mais ce fuc eft alors trouble & chargé de fécules ou petites parties folides de la plante : on le laiffe quelque tems, fans y toucher ; les fécules fe dépofent au fond d'un vafe, & il paroît clair. Souvent auffi on clarifie les fucs des plantes, foit par le moyen de la cuiffon ou du feu, foit en y mêlant du blanc d'œuf.

Quand le mot *potion* eft pris dans fon fens général, il fignifie un médicament liquide, deftiné à être bu ; mais il a encore d'autres acceptions, c'eft le nom qu'on donne à deux ou trois des préparations magiftrales. Pour l'ordre & la clarté de cet Ouvrage, nous avons donné le nom de *potion*, en particulier, à des médicamens liquides que l'on fait prendre en plufieurs dofes ; c'eft fous cette forme qu'on a coutume de prefcrire les médicamens cordiaux, purgatifs, antihyfteriques.

Nous avons cru, pour les mêmes raifons, pouvoir appeller *verrée* un médicament du même genre que la potion, mais qui eft fait pour être pris en une feule dofe. Par ce moyen, on verra, du premier coup d'œil, la différence de forme entre ces deux médicamens.

Il y a encore une autre efpece de médicament, qui a beaucoup de rapport avec la potion & la verrée ; mais qui fe prend à plus petite dofe ; c'eft la *mixture*. On prépare ce médicament fur-le-champ, d'après l'ordonnance du médecin. Elle eft compofée d'eaux & de teintures fpiritueufes, d'é-lixirs, d'huiles aromatiques, de fels volatils, & d'autres médicamens femblabes, ou aufli conoen-trés, qui ne fe prefcrivent qu'à de petites dofes.

En jugeant à la rigueur, on pourroit rap-porter à la mixture, & confondre avec elle, le julep, l'émulfion & le looch dont il me refte à parler ; mais, puifqu'il eft d'ufage de donner à ces efpeces de boiffons des noms particuliers, nous les leur conferverons.

Le julep eft un médicament dont le goût & la couleur ne font pas défagréables. On le prépare fur-le-champ, principalement avec des eaux diftil-lées, des infufions ou décoctions légeres, du fyrop ou du fucre ; & il eft fait pour être bu d'un feul coup.

L'émulfion, que fa couleur & fa confiftance font reffembler, pour l'ordinaire, à du lait, eft compofée du mêlange intime de l'huile de plu-fieurs efpeces de femences, de leur mucilage & de l'eau qu'on a verfée deffus en les pilant. On prépare des émulfions avec les amandes, les pi-gnons, les femences froides, majeures & mi-neures, les graines de pavot, de carthame, &c. Pour les rendre plus agréables au goût, on y ajoûte du fucre ou quelque fyrop approprié. Il y a quelques perfonnes d'un tempérament fi foible,

qu'on eſt obligé de leur préparer des émulſions
avec l'eau bouillante, ou du moins de les tenir
un peu de tems devant le feu. Je ne dois pas
quitter ce ſujet, ſans avertir que, ſi l'on mêle à
l'émulſion quelque acide végetal ou minéral, la
partie blanche ſe coagule & tombe au fond du
vaſe. On peut, à la vérité, rétablir aiſément l'é-
mulſion dans ſon premier état, en la ſecouant
un peu.

Le *looch* eſt un médicament qui doit être
d'une conſiſtance moyenne entre le ſyrop & l'électuaire, & que l'on preſcrit d'ordinaire pour guérir ou ſoulager les maux de poitrine, de la tra-
chée artere, de l'œſophage, de la gorge & de la
bouche. Il eſt compoſé de ſubſtances mucilagineuſes, graſſes ou huileuſes, de ſyrops, de poudres : on le prend par cuillerées ; & il faut le con-
ſerver quelque tems dans la bouche, pour qu'il
ne deſcende qu'inſenſiblement dans l'eſtomac ;
ou bien on y trempe le bout d'un bâton de régliſſe, effilé en forme de pinceau, que l'on fait
ſucer de tems en tems. On eſpere par ces
moyens, que les parties balſamiques que la
chaleur de la bouche fait détacher du looch, ſeront portées, avec l'air qu'on inſpire, ſur la trachée-artere, les bronches & les poumons. Voilà
quelles ſont les formes uſitées des médicamens
liquides. Nous allons expoſer, en peu de mots,
celles des médicamens ſecs & de conſiſtance
moyenne ou mous.

On peut les reduire aux *poudres*, aux *bols*, aux
opiats & aux *pilules*.

Les formes ſéches, & celles de conſiſtance
molle ſont, *les poudres*, *les bols*, *les opiats*. Perſonne n'ignore comment on doit s'y prendre pour

réduire, ou en *poudre*, ou en particules très petites les substances séches ; mais il n'est pas également
connu de tout le monde par quels moyens
on réussit à broyer les substances grasses, & celles
qui font remplies de sucs fluides, & à les mêler
exactement avec d'autres. Prenons pour exemple
le blanc de baleine : on ne peut le faire paroître sous la forme de poudre, qu'au moyen
des pierres d'écrevisses, ou de toute autre matiere
absorbante. Il y a des médicamens, & ce font
sur-tout les substances qui contiennent du sucre,
dont on a de la peine à désunir les parties, à
moins que l'on n'y ajoûte une ou deux gouttes de
quelque huile distillée ; c'est ce que savent pratiquer les artistes chargés de la préparation des
remedes.

J'ajoûterai, au sujet des poudres, que pour
les conserver plus long-tems & en meilleur état
dans les boutiques, on en fait, par le moyen
d'un mucilage, comme celui de la gomme arabique, ou de la gomme adragant, une pâte dont
on forme les *trochisques, les pastilles* & quelques
autres médicamens pharmaceutiques. Rarement
prescrit-on les poudres à une dose au-dessus d'un
gros. Quand la dose est très petite, comme d'un
ou deux grains, on y ajoûte du sucre ou quelque
poudre qui ne puisse être nuisible : cette addition
ne se fait que pour augmenter le volume de la
poudre qui est trop peu sensible quand elle
est seule. Pour l'ordinaire, les poudres, qui ont
une saveur desagréable, s'enveloppent dans du
pain azyme ou pain à chanter. On les fait prendre
aussi dans de l'eau, du vin, du bouillon, de la
panade, dans la pulpe de pomme cuite, &c.

Le bol est composé de poudres, d'électuaires,

de conferve, d'extraits, de pulpes, de fyrop,
de miel. Son volume ne doit pas excéder celui
d'une noifette de moyenne groffeur ; plus gros,
il feroit difficile à avaler. Ce genre de médicament, dont la confiftance approche de celle d'un
électuaire mou, fe prefcrit pour être pris en une
ou deux dofes qui contiennent communément
depuis un demi-gros, jufqu'à deux gros.

Lorfqu'avec les mêmes matieres qui entrent
dans le bol, mais réunies en plus grande quantité, on forme une maffe plus confidérable, & qui
a la même confiftance, c'eft ce qu'on nomme un
opiat : il fe prefcrit pour plufieurs jours.

Ce n'eft que par la forme & une confiftance
plus folide, que les *pilules* different de l'opiat.
On les fait de la forme & de la groffeur d'un
petit pois, pefant au plus fix grains. Elles font
compofées de poudres, de fyrops, de miel, de
fucs épaiffis, d'extraits, de favons, de gommes,
de réfines, de mucilages, &c. On doit les faire
de façon que, fans qu'on y apporte aucun foin,
elles ne coulent pas, ou ne perdent pas leur
forme, & qu'elles ne deviennent pas trop féches
ou trop dures. Il eft d'ufage de les couvrir de
poudre de rEgliffe ou d'anis, afin qu'elles ne fe
collent pas à ce qui les environne : on les enveloppe auffi de feuilles d'or ou d'argent, pour les
rendre plus agréables à la vue. C'eft fous la forme
de pilules, qu'on a coutume de prefcrire les
préparations de mercure, d'aloës, la coloquinte,
l'agaric, la térébenthine & autres médicamens
qui ont un goût trop défagréable.

Nous ne croyons pas devoir parler des élixirs,
fyrops, tablettes, extraits, conferves, confections & autres préparations officinales. Elles ont
plus

plus naturellement leur place dans les livres de pharmacie & de chymie, que dans ceux qui traitent de la matiere médicale.

Quelqu'envie que nous ayons de passer à des matieres plus intéressantes, il n'est pas possible de terminer ces notions préliminaires, sans expliquer quels sont les poids & les mesures dont nous faisons usage dans ce Traité.

Le grain est la pesanteur d'un grain d'orge ou de froment, de moyenne grosseur.

Le scrupule est le poids de vingt-quatre grains.

La dragme ou *le gros* contient trois scrupules ou soixante & douze grains.

L'once contient huit gros ou dragmes.

La livre contient seize onces.

On emploie encore les mesures suivantes;

La poignée, c'est cette quantité d'un médicament que la main peut en prendre à la fois, ou en empoigner avec les cinq doigts : on l'évalue communément à demi-once.

La pincée, c'est ce que l'on peut prendre avec les trois premiers doigts : on l'évalue pour l'ordinaire au quart de la poignée, ou à un gros.

Mais il est à propos de remarquer que ces mesures ne déterminent pas assez précisément les quantités : c'est pourquoi il ne faut prescrire qu'au poids les médicamens fort actifs , & ne permettre qu'on fasse usage des mesures par poignées ou pincées, que pour ceux dont l'action est fort modérée ou légere, & dont il n'est pas à craindre que les quantités, un peu trop fortes ou trop foibles, puissent préjudicier au malade. Il n'y a point moins d'inconvénient à marquer les doses par *gouttes*, parceque la quantité de liquide, que comprend une goutte en général ,

Tom. I.   B

eſt plus ou moins conſidérable , ſuivant ſon degré de fluidité ; mais , comme il ne ſeroit pas plus ſûr de peſer de ſi petites quantités , nous avons déterminé les doſes par gouttes. C'eſt à deſſein, que nous avons négligé de nous ſervir des caracteres qui ſont d'un uſage ſi commun en pharmacie , & des ſignes ou caracteres moins connus qu'ont employés les chymiſtes. Après avoir examiné les raiſons pour & contre , il nous a paru plus ſûr d'écrire en lettres , & ſans abréviation , les noms des choſes dont ces caracteres ſont la repréſentation ou le ſymbole, de peur qu'à l'impreſſion on ne commît , dans les doſes, quelques fautes qui , n'étant pas remarquées par les gens peu expérimentés , pourroient être préjudiciables aux malades.

Il eſt important de ſavoir que les ouvrages qui ont le plus de vogue, ne ſont pas exempts de ces ſortes de fautes; & qu'on doit là-deſſus être extrêmement ſur ſes gardes. Cependant elles doivent être rarement imputées aux auteurs; mais plutôt aux copiſtes & aux imprimeurs. On en trouve de très dangereuſes dans la Matiere Médicale de M. Geoffroi, aujourd'hui , ſi je ne me trompe, la plus eſtimée : les principales regardent le ſel de mars de riviere, dont la doſe eſt portée à vingt grains : le ſafran oriental & le baume de la Mecque, qu'on peut donner, ſelon cet auteur , à demi gros. Il propoſe encore la teinture de ſuccin à un gros ; la térébenthine à demi once ; l'eau de méliſſe compoſée à une once , &c. Ceux qui ſont inſtruits jugeront combien il ſeroit dangereux de ſuivre un tel guide. On trouve de pareils erreurs dans les ouvrages d'Herman, de Cartheuſer, & dans preſque toutes les autres Matieres Médicales : il est nécessaire d'en être prévenu, pour ne pas s'en rapporter là-dessus à un seul auteur, quelque réputation qu'il puisse avoir. Les jeunes praticiens qui veulent éviter ce danger, doivent former, pour leur usage, un recueil de remedes les plus actifs, qu'on peut réduire à un petit nombre, pour soulager leur mémoire, & les garantir de toute méprise. J'en donne ici un essai, auquel on pourra faire les additions & les retranchemens qu'on jugera convenables.

T A B L E A U

Des Doses, *touchant les Médicamens actifs, tant liquides que solides, les plus en usage, jusqu'à une once pour les premieres, & à un gros pour les autres.*

L'huile de gérofle & de canelle, depuis *une goutte jusqu'à quatre*. L'huile de thim & de lavande ; l'huile de tartre par défaillance, depuis *deux gouttes jusqu'à six*. L'esprit de sel & de nitre dulcifiés ; l'eau de Rabel & l'huile de succin, depuis *trois gouttes jusqu'à dix*. L'esprit de vipere & de corne de cerf ; l'æther vitriolique & les gouttes du général la Motte, depuis *quatre gouttes jusqu'à douze*. Le baume de soufre ; l'esprit de succin & de sel ammoniac ; les gouttes d'angleterre ; le lilium de Paracelse & la quintessence d'absynthe, depuis *quatre gouttes jusqu'à quinze*. Les baumes naturels ; le pétrole ; l'huile de térébenthine ; la teinture du safran ; les gouttes anodynes de Sydenham ; le laudanum liquide & la liqueur anodyne minérale, depuis *six gouttes jusqu'à vingt*. L'élixir de Stoughton, la teinture d'abſynthe & de girofle ; le baume du Commandeur & de Fioraventi, depuis *huit gouttes juſqu'à vingt-cinq*. L'eſſence anti-hyſtérique ; l'élixir de propriété & le ſyrop de Glaubert, depuis *dix gouttes juſqu'à trente*. L'eſprit de geniévre, la teinture de ſuccin & de caſtoreum, depuis *douze gouttes juſqu'à un demi-gros*. La térébenthine, l'eſſence d'écorce de citron & l'eſprit de cochlearia, depuis *demi gros juſqu'à un gros*. L'eau de la Reine de Hongrie, de méliſſe compoſée, de canelle ; l'impériale & thériacale, depuis *un gros juſqu'à deux*. Le vinaigre diſtillé ; l'oxymel ſcillitique, la teinture de mars tartariſée ; l'élixir de Garus & le ſyrop de pavot blanc, depuis *deux gros juſqu'à demi-once*. Le vinaigre ; l'eau de chaux ; le vin émétique & le ſcillitique, depuis *demi-once juſqu'à une once*.

Les remedes ſecs ſont, les cantharides, qu'on donne depuis *un quart de grain juſqu'à un demi-grain*. Le kermes minéral (comme altérant), depuis *un demi-grain juſqu'à un grain*. Le laudanum, depuis *un demi-grain juſqu'à deux grains*. L'ambre gris ; le muſc & le ſel de ſaturne, depuis *un demi-grain juſqu'à trois grains*. Le verre d'antimoine ; le tartre émétique ; le turbith minéral & la poudre d'Algaroth, depuis *un grain juſqu'à quatre*. Le ſafran ; le camphre & le kermes minéral (comme émétique), depuis *deux grains juſqu'à ſix*. Les fleurs de benzoin ; le ſel de mars de riviere ; le ſafran de mars antimonial & les pilules de cynogloſſe, depuis *deux grains juſqu'à huit*. L'aloë (comme altérant), & le cinnabre, depuis *deux grains juſqu'à dix*. La ſabine ; la ſcille ; la gomme gutte ; l'élaterium ; le verre d'antimoine ciré ; les trochiſques Alhandal ; les

fleurs martiales du fel ammoniac ; le fel volatil
de vipere , de corne de cerf, de fuccin & d'angleterre, depuis *deux grains jufqu'à douze*. Le
gingembre ; la canelle ; les clous de girofle & le
macis ; l'ipecacuanha (comme altérant) ; le ftyrax calamite ; le borax ; l'alun ; l'æthiops martial ; l'æthiops minéral brûlé , depuis *quatre grains
jufqu'à quinze*. La zédoaire ; le turbith ; la fuie ;
la térébenthine de chio ; la myrrhe ; la réfine de
gayac ; le caftor ; la poudre de vipere & de cloportes ; le fafran de mars ; le fel de tartre ; les
fleurs & le magiftere de foufre ; l'antimoine ; le
diaphorétique minéral ; l'anti-hectique de Pote-
rius ; le mercure doux ; la panacée mercurielle ,
& les pilules fcillitiques d'Edimbourg, depuis
fix grains jufqu'à un fcrupule. Le chacril ; le jalap ;
les trochifques d'agaric ; l'aloë (comme purgatif) ;
le fang de dragon ; le fucre vermifuge & la terre
foliée de tartre , *depuis huit grains jufqu'à un demi-
gros.* Le quinquina (comme ftomachique) ; le
galanga ; l'acorus ; la ferpentaire de virginie ; le
fuccin ; la gomme ammoniac & adragant ; le benjoin ; le galbanum ; l'affa fœtida ; le nitre , le
cryftal minéral & le tartre vitriolé , depuis *dix
grains jufqu'à un demi-gros.* La rhubarbe (comme
altérant) ; l'ipecacuanha (comme vomitif) ; la
pareira brava ; la graine barbotine ; la noix mufcade ; le maftic ; le fel ammoniac ; la pierre hé-
matite ; la corne de cerf préparée ; la poudre
tempérante & de pattes d'écreviffes ; celle de
guttete ; les pilules balfamiques de Morton , &
les hydropiques de Bontius, depuis *douze grains
jufqu'à un demi-gros.* L'iris noftras , & de Florence ; l'ariftoloche ronde ; l'arum préparé ; le
blanc de baleine ; l'acacia ; le tartre cholybé ; les

trochifques de Karabé ; la poudre cornachine &
antifpafmodique , depuis *douze grains jufqu'à
deux fcrupules*. Le fimarouba ; la canelle blanche ;
le fumach ; le favon ; la crême de tartre ; l'arcanum duplicatum ; la poudre contre vers ; les pilules angéliques & les mercurielles , depuis *un
fcrupule jufqu'à un gros*. La rhubarbe (comme
purgatif) ; la gentiane ; le quinquina (comme
fébrifuge) ; l'impératoire ; l'angélique ; l'agaric ;
les têtes de pavot (en décoction) ; le fel de Glaubert ; la magnéfie blanche ; le baume de Lucatel ;
les trochifques de Gordou , depuis *un demi-gros
jufqu'à un gros*.

SECTION PREMIERE.

DES MÉDICAMENS GÉNÉRAUX,

Qui paroissent agir sur toutes les parties de l'œconomie animale, tant sur les solides, que sur les fluides.

LES DÉLAYANS, LES ADOUCISSANS, LES ÉMOUSSANS.

Délayant étant un terme usité pour exprimer l'action d'un fluide qui diminue la consistance d'un autre a, dans la matiere médicale, la même signification ; ainsi nous ne nous arrêterons pas à en donner une plus longue explication, qui seroit superflue. Il n'est pas plus difficile de sentir que les médicamens appellés *délayans* peuvent être d'un aussi grand usage dans les maladies aiguës, que dans les maladies chroniques. Ils produisent dans les fiévres d'excellens effets, diminuent l'ardeur excessive du sang, amollissent & humectent les parties devenues trop séches, trop roides, & calment les douleurs, quelle que soit leur cause. Ils sont utiles dans la cachexie & le scorbut, soulagent les goutteux, & rendent l'état des mélancoliques plus supportable. On en fait grand cas dans les maladies de la poitrine ; & ils font presque toujours du bien dans les affections catarrhales. Ils font un des moyens qu'on emploie pour nettoyer les premieres voies dont ils entraînent, sans violence ni irritation, les humeurs viciées. On ne peut pas leur refuser la vertu diurétique, puisqu'ils procurent une plus grande abondance d'urine, & qu'ils portent, hors du corps, par cette voie, les particules salines âcres & tartareuses, que contiennent les fluides, ou qui sont adhérentes aux solides. Il est démontré que ce genre de remede reçoit ses vertus de l'eau; c'est cet élément qui produit les effets que nous voyons suivre de l'usage des délayans; & l'on convient que l'eau la plus simple, la plus pure, la plus battue; que l'eau de fontaine & l'eau de riviere sont les plus capables de produire les effets ci-dessus, que l'on attend des délayans. Ceux qui ne jugent que d'après l'expérience & l'observation, préferent ces eaux à toute autre, principalement quand elles réunissent les meilleurs qualités, qu'elles sont légeres, limpides & sans aucune saveur. On recommande comme la plus saine, l'eau qui s'échauffe jusqu'à bouillir, & qui se refroidit en très peu de tems; celle dans laquelle les légumes cuisent & s'attendrissent fort vîte, qui dissout aisément le savon, & dont le linge sort le plus propre & le plus blanc. L'eau qui a ces qualités est la plus propre à la dissolution des alimens, à donner de la fluidité aux humeurs, à déboucher les vaisseaux obstrués, à détremper les substances grossieres qui rallentissent le mouvement du sang, &c.

On peut dire que l'eau est un remede excellent, qui surpasse de beaucoup tous les autres par ses vertus; qu'il suffit seul pour guérir la maladie la plus opiniâtre, & sans lequel on emploieroit souvent en vain tous les autres secours que l'art de guérir fournit , l'eau étant le véhicule naturel des alimens & de la plupart des médicamens , ou ce qui diftribue les uns & les autres aux diverfes parties du corps. On a même vu plufieurs fois, pendant les épidémies , qu'il fuffifoit de boire une grande quantité d'eau , pour empêcher de naître les maladies les plus graves , ou pour en arrêter les progrès dans leurs commencemens : c'eft une vérité que ne doivent pas oublier ceux qui répetent fi fouvent qu'il faut employer des remedes très actifs , pour vaincre les grands maux. Des expériences nombreufes démontrent que les divers minéraux , que contiennent tant de fontaines minérales , font fans action ni vertu , dès qu'ils ne font plus foutenus dans l'eau en particules infiniment petites , & portés par elle. Ces bonnes qualités de l'eau ne doivent pas faire croire qu'elle eft incapable de nuire ; car on voit quelques perfonnes qui l'ont en averfion d après les mauvais effets qu'elles en ònt éprouvés à différentes reprifes. Souvent auffi l'eau très froide , & celle à laquelle on n'eft pas accoutumé , offenfent l'eftomac , & femblent lui caufer de la ftupeur ou de l'inaction & de l'infenfibilité. Qu'on ne croie pas qu'il eft fans danger de boire . pendant un long-tems , de l'eau chaude : elle peut produire un relâchement des fibres de l'eftomac, tel que ce vifcere ne faffe plus fes fonctions comme il faut , & qu'il foit très difficile à rétablir dans fon état naturel. Cette boiffon a cependant la vertu de diffiper le friffon des fiévres intermittentes , & de procurer des fueurs.

Mais il eft tems de revenir à notre fujet principal , en traitant des *adouciffans* & des *émouf-*

sans, qui achevent de composer cette premiere claffe. Perfonne n'ignore combien on a vanté l efficacité de ces médicamens pour adoucir & envelopper les particules irritantes, piquantes : auffi s'en fert-on avec fuccès pour empêcher & corriger l'effet des poifons corrofifs, & des émétiques ou autres médicamens irritans, pris mal-à-propos, qui agiffent trop vivement fur l'eftomac & les inteftins. Ils font également recommandés pour diminuer & tempérer la trop grande chaleur de la poitrine, de la gorge, de l'eftomac, des reins, & pour arrêter la fougue du fang & des efprits. Tout le monde connoiffant les ufages multipliés & les heureux effets des délayans & des adouciffans dans la pratique de la médecine, nous nous abftenons de rien ajouter fur leur façon d'agir, que l'on découvrira très aifément ; dans la crainte d'être foupçonné d'avoir admis quelque hypotèfe.

MÉDICAMENS COMMUNS.

LES racines de régliffe, de guimauve (¹), de nénuphar.

Les feuilles de laitue, de bourrache, de bugloffe, de cynogloffe, de pulmonaire, de chou rouge.

Les fleurs de guimauve, de mauve, de bouillon-blanc, de nénuphar, de coquelicot, de violette, de tuffilage.

Les quatre femences froides majeures (²), les quatre femences froides mineures ; les graines ou femences de violette, de pavot, de chicorée, de laitue, de lin (³), de l'herbe-aux-

puces ;... l'avoine, l'orge, le riz... les amandes
douces (4), les piſtaches, la prune de damas ou
les pruneaux, les dattes, les raiſins ſecs, les jujubes, les figues féches.

Les gommes arabique & adragant; le ſagou...

Le poulet (5), le veau, l'agneau, la tortue (6),
la grenouille (7)... le lait (8), le petit-lait, le
beurre, la crême du lait, le miel, le blanc de
baleine....

Les eaux minérales froides, les eaux minérales
chaudes.

MÉDICAMENS OFFICINAUX.

L'EAU diſtillée de laitue (9); celles de nénuphar, de lys, de coquelicot, de frai de grenouille.... les mucilages des graines de lin,
d'herbe-aux-puces, de coing; celui de la gomme
adragant... les huiles d'amandes douces (10),
de graine de lin... les ſyrops de guimauve, de
nénuphar... le ſucre de lait, les trochiſques de
Gordon.

MÉDICAMENS MAGISTRAUX.

EAU DE POULET. EAU DE VEAU.

PRENEZ un *poulet* écorché & vuidé; faites-le
cuire, pendant deux heures, dans une telle quantité d'eau, qu'il en reſte ſix ou huit livres : paſſez
& exprimez. On peut remplir le ventre du poulet de *riz*, d'*orge*, de *ſemences froides*, &c. &
ajoûter, pour la rendre calmante, deux gros,
& plus, de *tête de pavot blanc.*

PRENEZ de la *chair de veau*, sans graisse ni
membranes, deux livres ; faites cuire dans huit
livres d'eau , & jusqu'à ce que l'eau soit diminuée de moitié : passez au travers d'un linge
mouillé.

EAU DE RIZ. EAU D'ORGE.

PRENEZ du *riz* lavé , une ou deux onces ;
faites bouillir dans environ six livres d'eau, pendant plus d'une heure, ou jusqu'à ce que l'eau
ait pris la saveur ou la couleur du riz : passez la
liqueur. C'est de la même façon qu'on fait les
eaux d'orge mondée, de gruau d'orge, d'aveine
mondée , de gruau d'aveine.

PRENEZ une demi-poignée d'orge entier ;
laissez-la dans l'eau jusqu'à ce qu'elle ait jetté
quelques bouillons ; versez cette eau : mettez-en
environ dix livres de nouvelle , & faites cuire
jusqu'à ce que l'eau soit diminuée d'un tiers ,
ou que le grain d'orge soit crevé.

AMANDÉE.

PRENEZ quinze *amandes douces* , dépouillées
de leur peau ; broyez-les dans un mortier, en versant dessus peu à-peu deux livres d'*eau d'orge* :
passez : ajoutez à la colature une once de sucre.

EAU SUCRÉE.

PRENEZ quatre onces de *sucre blanc* ; faites
fondre ce sucre dans deux livres d'eau : transvasez
la liqueur à plusieurs reprises. Quelquefois on y
ajoûte ce qu'il faut de *jus de limon* pour donner
à la boisson une acidité agréable.

TISANES.

PRENEZ une once de *graines de lin* ; envelop-

pez-la dans un linge : mettez ce nouet infufer
dans quatre livres d’*eau d’orge*, fur les cendres
chaudes, & pendant quatre heures.

PRENEZ une demi-poignée d’*orge entier*, &
qui aura été lavée dans l’eau bouillante ; une
once de *racine de nénuphar*, & autant de celle de
piffenlit ; une poignée de *feuilles de bourrache* ;
de l’eau, une quantité fuffifante, qui fera réduite à fix livres par l’ébullition : paffez.

PRENEZ deux onces de *racines de guimauve* ;
une once de *graines de lin* dont vous formerez
un nouet ; de l’eau, une quantité fuffifante, qui
fera réduite à fix livres par l’ébullition. Quand
vous ferez prêt à retirer la tifane du feu, ajoûtez-y une pincée de *fleurs de guimauve*, & autant
de celles de *bouillon blanc* : paffez.

PRENEZ une once de *racine de nénuphar*, &
autant de celle de *bugloſe* ; une demi-once de
raiſins ſecs ; fix gros de *graines de pavot blanc*
concaffées, dont on fera un nouet ; de l’eau,
une quantité fuffifante, qui fera réduite à fix
livres par l’ébullition.

VERRÉES.

PRENEZ une pincée de *fleurs de mauve* ; faites-
les infufer fur les cendres chaudes, dans fix
onces *d’eau de lys* ; paffez : ajoûtez à la colature
une once de *ſyrop de violette*.

PRENEZ trois onces d’*eau de lys* ; une once
d’*huile d’amandes douces* ; un demi-gros de *blanc
de baleine* ; une once de *ſyrop de violette* : mêlez
exactement.

POTIONS.

PRENEZ deux gros de *gomme arabique*, réduite en poudre ; deux livres d’*eau d’orge* : faites

bouillir jusqu'à ce que la gomme soit dissoute : ajoûtez deux onces de *syrop de guimauve*, en retirant la liqueur du feu.

EMULSIONS.

PRENEZ deux gros de *semences froides* majeures : quatre *amandes douces*, dépouillées de leur peau ; broyez ces substances selon les regles de l'art, en versant dessus & peu à peu, six onces d'eau de fontaine ou *d'infusion de fleurs de mauve* : passez : ajoûtez à la colature une once de *syrop violat* ou une demi-once de *syrop de pavot blanc*.

PRENEZ quatre *amandes douces*, un gros & demi de *pignons* mondés, & autant de *graines de pavot blanc* ; six onces d'*eau de coquelicot* ; faites du tout une émulsion suivant l'art ; ajoutez une once de syrop de *nénuphar*.

PRENEZ trois gros de *graines de lin*, ou de celles de *pavot blanc* ; broyez-les dans un mortier, en versant dessus & peu à peu, six onces *d'eau de coquelicot* ou de *décoction d'orge* : passez : ajoûtez à la colature une once de *syrop de guimauve.*

APOZEMES.

PRENEZ une once de *racines de guimauve*, une poignée de *feuilles de bourrache*, deux pincées de *fleurs de tussilage*, quatre *jujubes*, une demi-once de *graines de pavot blanc* concassées dont on aura fait un nouet ; de l'eau une quantité suffisante, qui sera réduite par l'ébullition à deux livres : passez : ajoûtez à la colature une once & demie de *syrop de nénuphar*.

PRENEZ une once *d'orge entier*, une poignée de *feuilles de buglose*, six grains de *raisins secs*, une demi once de *semences froides*, dont on fera un nouet ; de l'eau, la quantité suffisante,

qui fera réduite par l'ébullition à deux livres :
paffez : ajoûtez à la colature une once & demie
de *fyrop violat.*

BOUILLONS.

PRENEZ une demi-once de *racines de guimauve* & autant de celles *de buglofe*, une demi-
poignée de *feuilles de bourrache* & autant de
celles *du chou rouge*, deux gros de *graines de
lin* concaffées, dont on fera un nouet ; un *poulet*
ou un morceau de rouelle de veau : faites du
bouillon felon l'art.

PRENEZ un *poulet*, une demi-once de *graines
de pavot blanc* concaffées, dont on fera un nouet ;
deux *écreviffes de riviere*, quatre *cuiffes de grenouilles*, une poignée de *feuilles de bourrache :*
faites du bouillon felon l'art.

PRENEZ un *poulet* dont le ventre fera farci
d'orge ; une demi-once des *quatre femences froides* majeures concaffées, & dont on aura fait un
nouet ; quatre *écreviffes de riviere :* faites bouillir
dans une quantité d'eau fuffifante. Lorfque vous
ferez prêt à retirer ce bouillon du feu ; ajoûtez
une poignée de *feuilles de bourrache.*

PRENEZ un *poulet* & une *tortue* dont on aura
ôté l'écaille, la tête, la queue & les pieds : faites
bouillir pendant quatre heures dans une fuffifante quantité d'eau. Un peu avant que de retirer le bouillon du feu, ajoûtez une demi poignée de *feuilles de bourrache* & autant de celles *de
chicorée.*

CRÊMES.

PRENEZ deux cuillerées de *riz* lavé, trente
amandes douces dépouillées de leur écorce : broyez
ces fubftances, & formez-en une pâte avec de

l'eau de poulet : faites bouillir pendant douze heures dans une quantité suffisante *d'eau de poulet :* ajoûtez ce qu'il faut de *sucre,* & un peu de *canelle,* à proportion de la quantité de la liqueur : passez.

PRENEZ deux onces *d'orge mondé :* faites bouillir dans une suffisante quantité d'eau pendant quelques momens : jettez cette eau : remettez sur l'orge de nouvelle eau : faites bouillir sur un feu doux l'espace de six heures : passez : faites épaissir sur le feu la colature jusqu'à ce qu'elle ait acquis la consistance d'une crême : ajoûtez une demi-once de *sucre.*

GELÉES.

PRENEZ trois *poulets,* deux livres de *chair de veau :* faites bouillir dans une suffisante quantité d'eau durant quatre heures : passez avec expression : ajoûtez à la colature deux cuillerées de *sucre* & autant de *jus de limon :* passez une seconde fois, & mettez dans des moules pour que la gelée se prenne.

PRENEZ une demi-livre *d'aveine mondée,* deux onces de *petits raisins secs* & autant de *rapure de corne de cerf,* un *os fémur de veau* concassé : faites une gelée selon l'art.

COMMENTAIRES.

(1.) LA GUIMAUVE. *Althæa Dioscoridis & Plinii, C. B. P.* Le mucilage que contient cette plante, l'a fait regarder comme un des médicamens internes les plus propres à adoucir & à lubréfier. La racine & les fleurs corrigent & préviennent

viennent l'âcreté des humeurs, amolliffent & relâchent les fibres, & calment les douleurs, quelle qu'en foit la caufe. Elles font forr utiles dans les maladies de la poitrine, que la toux augmente: elles ne font pas moins de bien dans les maux des reins & de la veffie, qui font accompagnés ou fuivis de difficulté d'uriner & de rétention d'urine. On prefcrit la racine fraîche à la dofe d'une demi-once ou d'une once fur chaque livre de décoction ou d'infufion, & la racine féche depuis deux gros jufqu'à trois. Les fleurs s'emploient de même, & à la dofe d'une ou deux pincées. On compte auffi au nombre des médicamens externes, émolliens & anodyns les racines & les feuilles de guimauve: c'eft à raifon de ces vertus que ces parties entrent dans les fomentations, les cataplafmes & les lavemens: leur décoction aqueufe, dont les chirurgiens ufent très familierement, porte le nom d'eau de guimauve. C'eft encore une chofe très connue que le mucilage fe retire des racines de guimauve, par le même procédé qu'on l'extrait des graines de lin, de l'herbe-aux-puces, des coings, &c. Voyez les tablettes, fyrops, onguens.

(2.) LES SEMENCES FROIDES MAJEURES, au nombre de quatre, font les graines de melon, de courge, de citrouille & de concombre: ces fruits font, comme on le fait, très eftimés parmi les alimens: le melon fur-tout (*melo vulgaris*, C. B. P.), qui mûrit au mois de Juillet, eft très agréable au goût & à l'odorat lorfqu'il eft à fon vrai point de maturité & d'une bonne efpece. La courge, ou calebaffe (*cucurbita lagenaria flore albo & folio molli*, C. B. P.) eft fouvent employée à la cuifine, & fournit un aliment tempérant &

ADOUCIS-
SANS.

Tom. I.   C

rafraîchiſſant. La citrouille ou la paſteque (*an-
guria citrullus dicta* , *C. B. P.*) eſt moins employée que la précédente , quoiqu'elle ait les
mêmes propriétés. Le concombre enfin (*cucume-
ris ſativus vulgaris* , *C. B. P.*) paſſe avec raiſon
pour un aliment très délicat, propre à tempérer
le ſang & à le rafraîchir : nous dirons en paſſant
qu'on cueille ce dernier encore petit, ou long-
tems avant ſa maturité , pour le confire dans le
vinaigre , ainſi que les capres.

Les ſemences de tous ces fruits, pour revenir
à notre ſujet, s'emploient fréquemment & avec
ſuccès, pourvu qu'elles ſoient récentes & non
rances, comme médicamens adouciſſans & rafraîchiſſans : on les croit même un peu calmans ;
c'eſt par ces effets qu'ils moderent la trop grande
agitation du ſang & de la bile, & qu'ils diſſipent la ſéchereſſe de la langue. Auſſi en uſe-t-on
avec fruit dans les fiévres ardentes & inflammatoires, dans les hémorrhagies , les maladies de la
poitrine , &c. Il eſt à propos de les faire prendre
dans les cas d'une trop grande chaleur aux reins &
à la veſſie. Ils favoriſent la ſortie & la ſecrétion
des urines. On les fait entrer fort ſouvent dans
les émulſions, à la doſe de deux ou trois gros
par chaque verrée d'émulſion. Les ſemences froides ſe preſcrivent auſſi entieres , ou ſeulement
concaſſées, & dans un nouet, depuis une demi-
once juſqu'à ſix gros, ſoit dans un bouillon, ſoit
dans une livre d'apozeme, ſoit dans deux livres
de tiſane. Une émulſion ſimple en fomentation ,
calme la chaleur de la brûlure , humecte les
membranes de l'œil dans l'ophthalmie ſéche , &c.
On donne aux graines de laitue , de chicorée , de pourpier , d'endive le nom de *petites*

fémences froides, parcequ'elles ont moins de volume & moins de vertu que les précédentes
graines.

(3.) LE LIN *Linum fativum C. B. P.* La
graine de lin eft un des médicamens les meilleurs
pour adoucir & lubréfier : elle procure beaucoup
de foulagement dans le cas de fpafme & de douleur des reins, des inteftins & de plufieurs autres
parties : fouvent elle favorife la fortie des urines.
On en prefcrit depuis deux gros jufqu'à une demie-once, dont on fait un nouet, pour chaque
pinte d'infufion, qui fe prend comme de la tifane : il en entre un ou deux gros dans une émulfion. La graine de lin s'ordonne auffi à l'extérieur : on en fait des décoctions que l'on emploie
en lavemens & en fomentations. La farine fert
à faire des cataplafmes émolliens & réfolutifs.
On en exrait par la macération dans l'eau tiéde,
un mucilage qui entre dans la compofition des
loochs adouciffans & des cataplafmes émolliens.
Voyez l'huile de lin.

(4) LES AMANDES font douces ou ameres, comme tout le monde le fait. On fait un très fréquent ufage des premieres : elles fervent lorfqu'on
a befoin d'adouciffans, principalement dans les
maladies de la poitrine & des reins, ainfi que
dans les fiévres ardentes & inflammatoires. On
prépare avec les amandes qui ne font pas trop
anciennes, des émulfions fort utiles dans différentes affections morbifiques, caufées par l'irritation ; mais on doit bien prendre garde que ces
amandes ne foient devenues rances. Le lait d'a-
mandes, qui eft d'un ufage plus commun dans
la cuifine qu'en médecine, fe fait en exprimant
des amandes qui ont été broyées dans l'eau. Il

en entre pour l'ordinaire , depuis six jusqu'à douze dans une émulsion. Cette forme de remede n'est pas seulement usitée dans les maladies internes ; elle est encore employée , ainsi que je l'ai dit ci-dessus , en topique ; & elle devient alors un remede anodin , calmant. Les amandes ameres sont stomachiques & vermifuges : elles possedent même à quelque degré la vertu apéritive ; mais elles sont plutôt alimens que médicamens. On retire de ces deux especes d'amandes une huile dont on parlera dans la suite.

(5) LE POULET , la chair de veau & celle d'agneau servent journellement à faire des bouillons adoucissans , rafraîchissans , calmans ; mais on y ajoute quelqu'autre chose : c'est pour l'ordinaire des semences froides , des graines de pavot , de lin , de l'orge , du riz ou de la chicorée , de la bourrache , &c. Le poulet doit cuire seul pendant demi-heure , & ensuite avec les herbes , jusqu'à ce que la chair se sépare des os : ce bouillon se passe avec expression. Quand un poulet cuit dans une plus grande quantité d'eau qu'il n'en faut pour faire du bouillon , comme dans quatre pintes ; on a une espece de tisane que l'on nomme l'*eau de poulet* , & qui est estimée un bon remede dans les fiévres aiguës , la sécheresse de la langue , la chaleur des entrailles , occasionnée par quelque poison ou par un autre cause quelconque , & dans les inflammations des parties internes , les maux aigus des reins & de la vessie , la colique , le *choléra-morbus* , &c. On peut y faire entrer les semences froides , le riz , l'orge , les têtes de pavot , &c. Un poulet ouvert par le milieu & appliqué sur le sommet de la tête , tandis qu'il a encore sa chaleur na-

turelle, & qu'il est sanglant, a quelquefois procuré du soulagement dans la phrénésie & autres
maladies du cerveau.

(6) Il se prépare avec LA TORTUE de terre,
dont on a retranché l'écaille, la tête, la queue &
les pieds, ou avec environ quatre onces de sa
chair, un bouillon adoucissant, qui est très recommandé pour diminuer la circulation trop vive
des humeurs, leur irritation, leur fermentation
& la grande chaleur des visceres. Ces vertus
rendent le bouillon de tortue très convenable à
ceux qui sont dans le marasme, l'éthisie; & il
n'empêche pas qu'on fasse usage du laitage.

(7) Il entre des CUISSES DE GRENOUILLS, depuis deux paires jusqu'à dix, dans des bouillons
adoucissans & rafraîchissans, dont on fait un
fréquent usage pour soulager ceux qui sont attaqués des maladies chroniques de la poitrine, des
reins, de la vessie, de fièvre lente. de consomption, &c. Voyez le frai de grenouille, l'emplâtre
de grenouille.

(8.) On doit regarder LE LAIT tiré d'un jeune
animal qui, séparé de son mâle, se nourrit d'herbes fraîches, comme un des médicamens les plus
efficaces que nous ayons : il adoucit les humeurs
âcres & irritantes, & corrige les vices de leur
mixtion ou de leur essence : il procure aux parties
organiques l'élasticité, le ton qu'elles doivent
avoir pour être dans l'état naturel; & il est très
propre à remédier aux érosions des visceres. Quand
il est administré à propos, il produit des effets
surprenans dans la consomption, les maux de la
poitrine, des reins & de la vessie, dans les affections goutteuses & spasmodiques, les hémorrhagies chroniques, le flux de ventre opiniâtre. En-

fin on le vante beaucoup comme propre à envelopper, émousser les particules corrosives des poisons & les autres matieres qui irritent ou piquent les fibres nerveuses. Ce n'est qu'avec beaucoup de circonspection qu'on peut faire prendre le lait à ceux qui ont un tempérament bilieux ou mélancolique, principalement lorsqu'ils ont quelque embarras dans les visceres; aux vieillards; aux personnes qui sont dans l'état qu'on nomme *cachexie*, ou sanguines. Il faut s'abstenir de lait quand on a une fievre aiguë. On doit avoir égard à l'état de l'estomac pour prévenir qu'il n'y devienne putride, aigre ou caillé. Un des moyens est de faire sortir de ce viscere la saburre ou les humeurs viciées qui s'y sont amassées, dont l'effet, comme tout le monde en convient, ne peut qu'être préjudiciable à l'usage du lait. On empêche que le lait ne s'aigrisse, en y mêlant le suc de cerfeuil, ou par l'usage des absorbans qui s'opposent à ce que les particules acides agissent; ensuite on en nettoie tout-à-fait l'estomac par le moyen d'une boisson aqueuse, très abondante; à moins qu'il ne soit plus à propos d'employer pour cela les émétiques & les cathartiques.

Il n'est personne qui n'ait entendu parler de la diéte laiteuse, *diéte blanche*, ou, ce qui est la même chose, de vivre de lait seulement; mais bien des gens ignorent comment il faut se conduire dans cet usage continu du lait pour toute nourriture. Le défaut des précautions nécessaires & la maniere de vivre inconsidérée, font souvent cause que la diéte blanche n'est d'aucune utilité à ceux qui se mettent à ce régime, & qu'un traitement qui pourroit être très salutaire, devient nuisible. C'est un usage reçu, que l'on prenne du lait

trois ou quatre fois par jour, & même plus. On
permet de manger du pain à dîner ou à souper ;
& on n'interdit pas à ceux qui ont beaucoup
d'appétit les œufs frais ou à la coque, &c. Il
faut, en commençant, ne preſcrire qu'une petite
doſe de lait, ſur-tout quand on ne connoît pas
bien les forces de l'eſtomac, ou ce qu'il en peut
ſupporter ſans inconvénient ; & il eſt à propos de
n'en faire prendre qu'une ou deux fois par jour,
jnſqu'à ce qu'on voie le malade aſſez fait à cette
nourriture pour en prendre ſans danger, autant
qu'il eſt néceſſaire. Toute fiévre, excepté la fiévre
lente, eſt une raiſon pour ne pas prendre ou pour
ceſſer le lait. Rarement eſt-il profitable aux perſonnes très graſſes ou replettes, & dans la cachexie ; & c'eſt avec circonſpection qu'on en con-
ſeillera l'uſage aux vieillards & aux tempéramens
bilieux ou mélancoliques : ceux enfin qui ſe trouvent bien des martiaux, ne s'accommodent guere
du lait. Ces avis ſont le réſultat de l'obſervation
journaliere : les mépriſer ſeroit une faute eſſentielle. On prévient, comme nous l'avons dit plus
haut, que le lait ne s'aigriſſe dans l'eſtomac, en faiſant uſage de corail, d'yeux ou pierres d'écreviſſes, ou d'autres abſorbans : c'eſt pour le même
effet qu'on preſcrit deux ou trois cuillerées d'eau
de chaux, ou quelques gouttes d'huile de tartre
par défaillance, ſur chaque livre de lait : la rhubarbe, le quinquina & les autres amers font la
même choſe : il faut encore ſavoir que le lait cuit
s'aigrit plus difficilement dans l'eſtomac, & qu'il
remédie beaucoup mieux au cours de ventre. Si,
pour n'avoir pas uſé de ces précautions dans l'u-
ſage du lait, ou parcequ'elles n'ont pas réuſſi,
le lait s'aigrit dans l'eſtomac, il faut, ſans per-

ADOUCIS-
SANS.

C iv

dre de tems, prendre beaucoup de quelque boiffon délayante, par exemple, de l'eau pure, une
infufion de thé, une décoction ou tifane de
chiendent, & tout autre fluide de même nature. On pourroit même fe fervir des médicamens émético-cathartiques, qui emporteroient
encore plus promptement ces reftes d'indigef-
tions, pourvu toutes fois qu'il n'y eût aucune
contre-indication de ce traitement.

Le lait qu'on vient de traire eft celui qui convient le mieux ; c'eft auffi celui qu'on préfere
pour l'ordinaire. Si on ne peut pas fe le procurer
ainfi, il faut du moins faire enforte de lui donner au moyen du bain-marie, un degré de chaleur approchant de celui qu'il auroit en fortant de
l'animal qui le fournit. Quelquefois cependant on
le boit froid pour prévenir la conftipation : d'autres s'affranchiffent de cette incommodité en buvant un grand verre d'eau avant leur lait, ou en y
mêlant une fois par jour quelques grains de poudre de rhubarbe. Le ventre eft-il trop relâché ? On
éteint ou on plonge dans le lait un morceau de
fer ou de brique rougi au feu ; ce qui fe répete
plufieurs fois fucceffivement & même jufqu'à ce
que le lait foit diminué environ d'un quart : quelques-uns fe trouvent encore bien de le faire bouillir en y ajoutant un peu de fel & de le boire chaud.
Le lait que l'on a tenu quelque tems fur le feu
avec de l'écorce de grenade, & celui que l'on a
coupé avec de l'eau & fait bouillir à plufieurs
reprifes pour renouveller l'évaporation des parties les plus fluides, deviennent auffi aftringens.
Quand le lait produit dans l'eftomac un fentiment incommode de pefanteur, il faut le couper
avec de l'eau : fi on le fait cuire avec les deux

tiers d'eau, on fait ce que les Auteurs appellent *hydrogala*, ou l'eau laiteuſe, boiſſon qu'on emploie avec ſuccès dans les mêmes circonſtances : on écrême enfin le lait pur ou mêlé avec l'eau pour le faire mieux paſſer. On l'empêche encore de ſe cailler dans l'eſtomac, en y ajoûtant une doſe convenable de ſucre.

Dans la vue de remplir différentes indications, on mêle avec le lait des infuſions de thé, de café ; des décoctions d'orge, de bois & de racines ſudorifiques ; des plantes béchiques & vulnéraires ; des ſucs de divers végétaux ; des eaux de Cauterets, de Bonnes, de Seltz, de Spa ou d'autres : aſſez ſouvent on met dans le lait chaud un jaune d'œuf avec du ſucre.

Il eſt inutile de faire prendre de tems en tems des purgatifs à ceux qui font uſage du lait, à moins que quelque ſymptome n'indique que l'eſtomac eſt rempli d'humeurs viciées. J'ai veillé pendant plus de deux ans ſur la ſanté de perſonnes qui étoient au lait, & comme il leur réuſſiſſoit parfaitement, je n'ai pas conſeillé le plus léger purgatif, quoique cette conduite m'ait été reprochée comme une faute par les gens à préjugés populaires. Il faut enfin remarquer que la nourriture dont uſent les animaux influe beaucoup ſur la qualité de leur lait. On ſait que le ſafran, la garance, la caſſe, le vin, &c. communiquent leur couleur au lait ; que le thim, la ſarriette & les autres plantes odoriférantes l'aromatiſent, & qu'il prend le goût de l'ail, du céleri, de l'abſynthe, &c. Cette obſervation eſt importante, parcequ'elle nous découvre la facilité que nous avons de le rendre purgatif, aſtringent, inciſif, vulnéraire, antiſcorbutiqe, &c.

en faisant user à l'animal qui le fournit des choses qui ont cette propriété. De ces généralités sur l'usage du lait, passons aux différentes especes de lait.

Le meilleur lait qu'un malade puisse prendre, est celui de femme : il est & plus analogue à la nature humaine & plus tempéré, ou moins sujet à avoir des qualités excessives, que les autres especes de lait ; c'est aussi pour cela qu'il est si efficace dans le marasme, la phthisie, pourvu qu'on en fasse usage à tems, ou avant que la maladie ait fait de grands progrès. On l'estime meilleur quatre ou cinq heures après le repas : avant ce tems il a une sorte de crudité & retient de la nature des alimens ; plus tard il se dissout & jaunit ; il contracte même une odeur urineuse. Mais peu de malades aiment la maniere dont il faut le prendre, c'est-à-dire à tetter ; plusieurs même ont une répugnance singuliere. Le lait de femme est quelquefois employé à l'extérieur comme médicament adoucissant ; & on s'en sert assez souvent pour calmer les douleurs aux dents & aux oreilles.

Le lait d'ânesse est de l'usage le plus commun dans les maladies de poitrine, la fiévre lente, l'ophthalmie, la dysurie, la goutte, &c. On en prend une ou même deux fois par jour, s'il ne cause pas de dévoiement.

Le lait de jument ou de cavalle est à-peu près de la même nature que le lait d'ânesse : il n'a pas plus de vertu, ni des vertus différentes.

Le lait de chévre n'a pas toujours les mêmes qualités, les mêmes vertus : elles dépendent des différentes nourritures que prend l'animal, & varient de même. La chévre a-t-elle mangé du chêne, du lentifque ? fon lait eft aftringent, il conftipe ; mais il produit l'effet contraire quand elle a brouté le garou, le tithymale, la cléma- tite, &c. Ce lait étant moins capable que les au- tres d'augmenter les obftructions des vifceres, parcequ'il eft fort féreux, convient mieux aux tempéramens mélancoliques ; & on peut le leur permettre pour nourriture trois ou quatre fois par jour.

Le lait de vache, épais, gras, butyreux four- nit une nourriture excellente & abondante ; auffi convient-il mieux que tout autre à prendre pour toute nourriture. En coupant une livre de lait de vache avec trois livres d'eau, on a une eau lai- teufe, que l'on peut faire prendre pour boiffon ordinaire, & qui tiendra lieu de petit-lait. Le lait de vache eft un remede promptement efficace dans les hémorrhagies chroniques ou habituelles, & la dyffenterie opiniâtre. Pour parler de toutes les efpeces de lait dont on peut ufer, je terminerai cet article, en difant que les médecins prefcri- vent rarement le lait de brebis, quoiqu'il con- tienne beaucoup de la partie caféeufe ; ce qui le rend plus agréable au goût que celui des autres animaux. On ne doit pas le croire incapable de faire du bien aux malades ; mais à la vérité il il n'a pas autant de vertus que les efpeces de lait plus ufitées.

Quant à l'ufage externe de ce médicament, toutes les efpeces de lait, employées en injec- tion, gargarifme, lavement, fomentation, cata- plafme, ou fous toute autre forme, fourniffent un excellent remede anodyn ou calmant, adoucif- fant, émollient. Un moyen dont on peut fe fer- vir pour que le lait conferve plus long-tems fa

chaleur & qu'il humecte davantage , c'eſt d'enfermer dans une veſſie de cochon le lait échauffé
au degré convenable & d'appliquer cette veſſie
ſur la partie malade.

(9.) LES EAUX DISTILLÉES qui ſe vendent chez
les apothicaires , & qu'on a obtenues par les procédés ordinaires , ne conſervent pas dans cet état
toutes les vertus reconnues dans les plantes qui
les ont fournies. Il y a lieu de croire qu'il ne s'é-
leve dans la diſtillation que les particules
aqueuſes & celles qui ſont volatiles : c'eſt pourquoi on ne ſera pas ſurpris que les ſubſtances
farineuſes , mucilagineuſes , que l'abſinthe , le
chamædrys , qui ſont des plantes très ameres ;
que l'oſeille , les prunes ſauvages , qu'on ſçait
être très acides & acerbes ; que la racine ſi douce
de la régliſſe , &c ne donnnent , par la diſtillation , qu'une eau inſipide & inodore. Ce qui pa-
roîtra plus ſingulier, c'eſt que l'eau diſtillée des
plantes aſtringentes , de celles qui ſont vomir &
& qui purgent , ne retient aucune de ces qualités ;
d'où il eſt naturel d'augurer , autoriſé de l'avis
de Boerhaave , que les eaux diſtillées ſont ſans
vertu & inutiles , en exceptant toutefois , comme
on le penſe bien , les eaux diſtillées qui ſont aromatiques. Cependant on ne manque pas encore
de gens qui ſoutiennent que , dans ces eaux inſipides & inodores , il y a des principes ſalutaires
qui échappent à nos ſens. Nous n'entreprendrons
pas de les ramener à l'opinion commune & de réſoudre cette difficulté ; mais tandis que le doute
ſubſiſtera , on peut continuer à ſe ſervir des eaux
diſtillées comme d'un véhicule ou excipient pour
d'autres médicamens , avec d'autant plus de raiſon , qu'elles ne ſont certainement pas d'une qua-

lité inférieure à l'eau commune. Les eaux diftil-
lées, tant odorantes qu'inodores, les plus ufitées
font les eaux d'armoife, de baies de génievre,
de bardane, bétoine, bourrache, buglofe, renouée, chélidoine, chicorée cochléaria; d écorces
d'orange, de citron, de fleurs d'oranges, de noix,
de fureau, tilleul, fénouil, fumeterre, chiendent, hyffope, laitue, lavande, lys blanc, matricaire, méliffe, menthe, nénuphar, pavot rouge, pariétaire, pourpier, rofes pâles & rouges,
fauge, fcabieufe, germandrée, fcorfonere, folanum, tuffilage, verveine, enfin de frai de grenouille. Il feroit fuperflu de rapporter ici les vertus telles quelles de ces eaux diftillées. On trouvera celles qu'on leur attribue dans les articles
où nous expoferons les vertus des plantes qui
donnent le nom à ces eaux.

Tout le monde connoît l'art de diftiller; mais
chacun ne fait pas ce qu'il faut ajoûter d'eau
aux plantes dont on fe propofe la diftillation, relativement à leur fuc plus ou moins abondant.
Nons ne croyons pas nous écarter de notre fujet
en en donnant ici une notion générale Les plantes
fucculentes, comme le pourpier, la bourrache,
la laitue, &c. ne demandent par livre qu'une
pinte d'eau, dont on tire ordinairement une livre & demie d'eau diftillée : on peut auffi fe paffer d'eau & mettre leur fuc récent dans l'alem-
bic pour en tirer au bain-marie la moitié de la
quantité qu'on y a mife. Les plantes moins chargées de fuc, comme la bétoine, le chardon benit,
la grande éclaire, la chicorée, l'euphraife, la
fumeterre, le plantain, la fcabieufe, le fcordium, la fcorzonere, la verveine, &c. demandent trois fois autant d'eau, dont on ne tire que

la moitié. Pour les plantes odoriferantes ou aromatiques, comme l'armoise, le fenouil, l'hy-
sope, la lavande, la matricaire, la mélisse, la
menthe, &c. il faut y ajoûter quatre fois autant
d'eau, dont on ne tire que la moitié. Nous ne dirons rien des fleurs, des femences & des baies; des
racines, des bois & des écorces; nous renvoyons
aux pharmacopées qui en traitent avec des détails
qui paroîtroient ici déplacés.

(10.) L'HUILE D'AMANDES DOUCES se tire par
expreffion des amandes nouvelles. On ne doit
employer, pour l'usage médicinal, que celle qui
est récemment préparée, parcequ'il ne faut que
très peu de rems pour que cette huile acquiere
une acreté très nuifible à l'eftomac & à la poitrine. Nous n'avons pas d'huile, ni même de
remede qui poffede à un plus haut dégré la propriété adouciffante, & dont l'action foit moins
capable d'irriter : auffi eft-elle employée avec
beaucoup de fuccès dans les maladies de la trachée-artere & des poumons, qui demandent des
adouciffans, ainfi que pour calmer les douleurs
de coliques, favorifer la fortie des urines, faire
ceffer promptement les tranchées des enfans :
elle n'eft pas moins utile aux femmes qui font
en travail, & nouvellement accouchées. Mais il
ne faut pas, ainfi qu'on le pratique parmi le
peuple, en donner trop fouvent, parceque l'eftomac peut en fouffrir, & qu'il peut en réful-
ter des inconvéniens ou des maladies dont on
ignore communément la caufe. L'huile d'amandes
douces fe prefcrit feule & mêlée avec quelque
fyrop pectoral ou béchique : fa dofe ordinaire
eft depuis deux gros jufqu'à une once. On
peut s'en fervir pour faire vomir ceux dont peu

de chofe détermine le vomiffement, fur-tout
en en faifant prendre deux ou trois onces dans
un bouillon. Souvent on affocie cette huile à
la manne ; & ce mêlange eft un excellent remede propre à procurer fans danger les évacuations du ventre, au moment où il y a dans le
bas-ventre des douleurs vives, & même de l'inflammation.

Quant à l'ufage externe, l'huile d'amandes
douces s'ordonne dans les lavemens adouciffans,
relâchans, pour amollir les excrémens endur-
cis qui ne fortent pas, ainfi que pour diminuer
& calmer les douleurs inteftinales. Elle fert encore en linimens, injections, &c. Le marc des
amandes, ou ce qui refte après qu'on en a tiré
l'huile par l'expreffion, eft ce que tout le monde
connoît fous le nom de *pâte d'amandes*, & qui,
pour nettoyer les mains & rendre la peau douce
au toucher, eft préférable aux favons.

LES RAFRAICHISSANS

ET LES ANTI-SEPTIQUES.

ON appelle *rafraíchiffans* & *anti-feptiques* les
médicamens qui diminuent l'effervefcence ou la
trop grande chaleur des humeurs, qui corrigent
leur acrimoniee, préviennent leur diffolution,
leur alkalefcence ou putridité, & qui en arrêtent les progrès. Il y a lieu de penfer qu'ils agiffent auffi fur les nerfs ; & c'eft fur des raifons
plaufibles que des praticiens, qui ont beaucoup
de fagacité, foupçonnent que les nerfs jouent un
rôle dans les maladies produites par la trop

grande ardeur des fluides. Mais, sans nous arrêter davantage à des opinions qui sentent l'hypo-
thèse, passons à des objets plus certains, & exa-
minons les médicamens que l'on dit propres à
combattre ou à corriger cette prétendue putridité
des humeurs, & qui portent le nom d'*anti-septiques*; nom que l'on a si fort répété de notre
tems.

L'état vicié des humeurs qui accompagne plusieurs especes de fiévre intermittente, est-il,
comme on l'a avancé, une vraie putréfaction?
Différentes raisons ont fait naître sur ce sujet
dans notre esprit des doutes que nous avons indiqués dans un autre Ouvrage. On ne voit pas
non plus clairement comment cette prétendue
corruption est détruite par les anti-septiques,
dont M. Pringle a si fort multiplié le nombre d'a-
près les résultats de ses expériences. La sagacité,
l'adresse, la bonne foi & l'habileté de ce médecin ne permettent pas de douter de ce qu'il nous
dit; mais que ceux qui n'ont encore sur ce sujet
aucuns préjugés, examinent avec la plus scrupu-
leuse attention si les substances ameres & aromatiques, ainsi que les sels volatils qui ont la propriété d'empêcher la corruption de substances
qui sont en repos & sans action, car tel est l'état
des matieres mises en expériences; que de tels
médecins, dis-je, jugent si ces matieres peuvent
agir également & produire le même effet sur des
humeurs qui sont dans une agitation continuelle,
& qui participent à la vie du corps. Il faudroit
encore rechercher si ces médicamens, quelles
que soient leurs vertus, qui, avant que de parvenir jusqu'au sang, éprouvent l'action de tous
les agens de la digestion, si, dis-je, ces médicamens

mens n'ont rien perdu de leurs vertus , quand
ils se trouvent mêlés avec le sang. Comme nous
ne trouvons pas cela démontré , les substances
ameres, aromatiques, volatiles, que , sur l'autorité de M. Pringle , beaucoup de médecins prescrivent intérieurement pour remédier à la putridité , seront rayées de notre liste des anti-
septiques jusqu'à ce que de nouvelles expériences ou des observations de médecine pratique
aient prouvé le droit qu'elles ont d'y être.

RAFRAI-
CHISSANS.

Il n'en est pas de même des acides végétaux
& minéraux ; c'est une vérité reconnue par tous
les praticiens , que ces acides sont anti-septiques , même après avoir été soumis dans l'estomac & les intestins aux agens de la digestion &
de la vie : aussi est-ce avec le plus grand succès
qu'on les prescrit journellement pour corriger l'al-
kalescence des humeurs , qui peut bien devenir
la cause de différentes especes de fièvres. Les acides calment très promptement l'effervescence de
la bile , arrêtent le vomissement , sont utiles
dans quelques diarrhées & dyssenteries, guérissent le *choléra-morbus*, dissipent certaines douleurs de coliques , &c. Enfin les grands mangeurs
& buveurs se trouvent bien de leur usage modéré ; mais ils nuisent le plus souvent aux tempéramens mélancoliques. Les Ethiques , comme
ceux qui toussent habituellement, en sont aussi
incommodés.

MÉDICAMENS SIMPLES.

LES racines de chien-dent, de fraisier (¹),
d'oseille (²), de patience sauvage, de chicorée,
de pissenlit, de consoude, d'ortie, de nénuphar.

Les feuilles de laitue (³), d'endive, de chicorée, de pissenlit, de bourrache, de pourpier,
d'oseille, d'alleluia (⁴).

Les fleurs de violette, de nénuphar.

Les semences froides majeures & mineures;
celles d'oseille, d'ortie, d'*agnus-castus*, le riz,
l'orge, le gruau.

Les fruits d'épine-vinette (⁵), de fraisier,
d'alkekenge, d'églantier (⁶); les groseilles (⁷),
pommes de renette (⁸), tamarins... le suc de
limons (⁹), de citrons (¹⁰), d'oranges, de grenades.... le verjus (¹¹), le vinaigre (¹²), la
biere (¹³).

La gomme arabique, la gomme adragant.

Le poulet, le veau, l'agneau, la tortue, la
grenouille, le limaçon... le lait, le petit-lait.

L'eau commune, les eaux minérales froi-
des (¹⁴), sur-tout celles de Vals (¹⁵), de Sainte-
Reine (¹⁶), de Montfrin (¹⁷), de Maine, de
Vesoul (¹⁸).... le nitre, le camphre.

MÉDICAMENS OFFICINAUX.

L'EAU de laitue, de nénuphar, de lys, de
bourrache....

Le syrop de limons (¹⁹), de groseille (²⁰),
d'épine-vinette (²¹), de grenade, de nénuphar,

de violette, de myrte composé.... la gelée de groseille, la conserve de violette... la poudre tempérante....

L'esprit de soufre ([22]), de vitriol ([23]), de nitre dulcifié ([24]), de sel dulcifié ([25]).... le crystal minéral, le tartre vitriolé, la crême de tartre.

MÉDICAMENS MAGISTRAUX.

EAU ACIDULE.

PRENEZ du *suc de limon*, ou *du vinaigre*, une once ; mêlez-le avec deux livres d'eau de fontaine. Pour la boisson ordinaire dans les fiévres putrides & autres cas approchant ; on peut y ajoûter demi-once de *sucre*.

PRENEZ d'eau commune ou d'*eau de riz*, deux livres ; d'*esprit de vitriol* ou *de soufre*, vingt gouttes ; ou, ce qui revient au même, la quantité nécessaire pour donner à l'eau une acidité agréable.

EAU NITRÉE.

PRENEZ de *nitre purifié*, ou de *crystal minéral*, deux gros : faites dissoudre dans six livres d'eau de fontaine ou d'eau de chien-dent.

TISANES.

PRENEZ d'*orge* entier & nettoyée, une once ; de *racines de chiendent* ou de *chicorée*, une poignée : faites bouillir dans une suffisante quantité d'eau & reduire à six livres : peu de tems avant que de retirer la tisane du feu, ajoûtez une demie-once de réglisse coupée par petits morceaux : passez.

PRENEZ *d'aveine* lavée, deux onces ; de *racines de chicorée,* une once : faites bouillir dans une suffisante quantité d'eau de fontaine, & réduire à six livres : passez : ajoûtez à la colature deux gros de crystal minéral, ou dix à douze grains de crême de tartre à chaque verrée.

PRENEZ de *racines de grande consoude,* deux onces : faites bouillir dans une suffisante quantité d'eau de riz, & réduire à deux livres : passez.

PRENEZ de *racines de chiendent* concassées, une poignée ; des *racines de pissenlit & de nénuphar,* de chaque une once : faités bouillir dans une suffisante quantité d'eau, & réduire à six livres : passez : ajoutez à la colature deux gros de *nitre purifié.*

PRENEZ de *racines de nénuphar & de fraisier,* de chaque une once : faites bouillir dans une suffisante quantité d'eau, & réduire à six livres : un moment avant que de retirer la tisane du feu, ajoûtez de *racines de guimauve & de réglisse,* de chaque une demi-once : passez : faites fondre dans la colature, du *nitre purifié,* un gros.

PRENEZ *racines de fraisier & d'oseille,* de chaque une once ; *fruits d'églantier,* quarante, concassés & enfermés dans un nouet : faites cuire dans une suffisante quantité d'eau, & réduire à six livres.

JULEPS.

PRENEZ *eau de pourpier,* six onces ; *syrop de*

limon , une once ; *esprit de soufre* ou *de vitriol ,* six gouttes, ou ce qu'il en faut pour communiquer à la liqueur une acidité agréable : mélez , pour prendre en une fois.

PRENEZ *eau de chicorée ,* six onces ; *syrop d'épine-vinette ,* six gros ; *sel de prunelle ,* un demi-gros : mêlez pour un julep.

PRENEZ *eau de laitue ,* six onces ; *syrop de grenade* ou *de violette ,* une once ; *cryftal minéral ,* un scrupule : mêlez.

L O O C H.

PRENEZ *syrop de guimauve ,* une once ; *huile d'amandes douces ,* six gros ; *eau de canelle ,* un gros ; *de camphre ,* quatre grains : mêlez felon l'art : pour un looch à prendre par cuillerées.

E M U L S I O N S.

PRENEZ des *femences froides majeures ,* trois gros ; des *amandes douces ,* au nombre de quatre : pilez le tout dans un mortier, en verfant deffus, & peu à peu , six onces d'*eau de lys :* paffez : délayez dans la colature une once de *fyrop de limons.*

PRENEZ des *femences froides majeures* & des *graines de payot blanc ,* de chaque deux gros : pilez le tout , & verfez deffus peu à peu douze onces d'une décoction de *racines de nénuphar :* paffez : ajoûtez à la colature une once & demie de *fyrop de guimauve* & un demi-gros de *nitre :* faites une émulfion pour prendre en deux fois.

PRENEZ de *graines de melon ,* six gros ; de *graines de payot blanc ,* deux gros ; douze *amandes douces ,* dont on aura ôté la peau : pilez le tout dans deux livres d'une *décoction d'orge* ou *de riz :* paſſez : ajoûtez à la colature deux onces de *ſyrop de nénuphar*, ou une once de *ſucre :* faites une émulſion à prendre en pluſieurs fois.

APOZEMES.

PRENEZ de *racines d'oſeille* & de *chicorée*, de chaque une demi-once ; des *feuilles d'oſeille* & de *chicorée*, de chaque une demi-poignée ; des *ſemences froides majeures*, une once : faites cuire, ſelon l'art, dans une ſuffiſante quantité d'eau, & réduire à deux livres : paſſez : ajoûtez à la colature deux onces de *ſyrop de violettes*, & deux ſcrupules de *ſel de prunelle*.

PRENEZ *racines fraîches de patience ſauvage* & *de fraiſier*, de chaque une demi-once ; *feuilles de laitue* & *d'endive*, de chaque une demi-poignée ; des *ſemences de melon* concaſſées, une demi-once, dont on fera un nouet : faites bouillir dans une ſuffiſante quantité d'eau, & réduire à deux livres : paſſez : ajoûtez à la colature une once & demie de *ſyrop de limon* ou de *l'eſprit de ſoufre*, ce qu'il en faut pour donner à l'apozeme une acidité agréable.

PRENEZ *d'orge mondé*, une poignée ; *de raiſins de corinthe*, deux onces ; de *crême de tartre*, deux gros : faites bouillir dans quatre livres d'eau, juſqu'à ce que l'orge ſoit crevée.

PRENEZ des *racines de nénuphar* & de *guimauve*, de chaque une once ; des *ſemences froides* majeures, une once, dont on fera un nouet ; des *feuilles de laitue* & de *bourrache*, de chaque une poignée ; deux *pommes de reinette* coupées par morceaux : faites bouillir dans une ſuffiſante quantité d'eau, & réduire à quatre livres : quelques momens avant que de retirer la tiſane du feu, ajoûtez deux pincées de *fleurs de violettes* : paſſez : ajoûtez à la colature deux onces de *ſyrop d'épine-vinette*.

PRENEZ des *racines de chiendent* & *de piſſenlit*, de chaque une demi-once ; des *feuilles d'oſeille*, une poignée ; des *ſemences froides* concaſſées, ſix gros, dont on fera un nouet ; de *crême de tartre*, un gros : faites bouillir dans une ſuffiſante quantité d'eau, & réduire à deux livres : paſſez : ajoûtez à la colature une once & demie de *ſyrop de groſeilles*.

PRENEZ des *racines d'oſeille* & *de piſſenlit*, de chaque une once ; des *feuilles d'allelluia* & *d'endive*, de chaque une poignée ; des *fruits d'églantier* concaſſés, au nombre de vingt, dont on fera un nouet : faites bouillir dans une ſuffiſante quantité d'eau, & réduire à quatre livres : paſſez : ajoûtez ſur chaque doſe deux gros de *ſyrop de grenade*.

BOUILLONS.

PRENEZ un *poulet* écorché & vuidé ; rempliſſez le ventre d'une poignée d'*orge* & d'une demi-once des *ſemences froides* majeures : faites cuire dans une ſuffiſante quantité d'eau, pendant trois heures, & écumez : enſuite ajoûtez des *feuilles de chicorée* & *de laitue*, de chaque une demi-poignée : faites bouillir le tout pendant une demi-heure. On peut ajoûter, pour les eſtomacs foibles, un peu de *cannelle* ; ce qui ſe fera quelques momens avant que d'éloigner le bouillon du feu.

PRENEZ de *chair de veau* ou *d'agneau*, une livre ; des *ſemences froides* majeures, une demi-once, dont on fera un nouet ; des *feuilles de bourrache* & de *chicorée*, de chaque une poignée : faites un bouillon suivant l'art. On peut y ajoûter une once de *fuc de limon*, ou fix gouttes d'*efprit de foufre*.

Prenez un *poulet* vuidé, des *femences froides* majeures concaffées, une demi-once, dont on fera un nouet : faites cuire, pendant deux heures, dans une fuffifante quantité d'eau, & écumez : enfuite ajoûtez quatre *écreviffes de riviere*, tenues dans l'eau bouillante jufqu'à ce qu'elles aient rougi, & concaffées ; faites bouillir le tout, pendant une heure, dans une marmite exactement fermée : quelques inftans avant que d'éloigner ce bouillon du feu, ajoûtez une poignée de *feuilles de bourrache* : paffez avec expreffion.

Prenez une *tortue* fans l'écaille, la tête, la queue ni les pieds : mettez la tremper quelque tems dans l'eau, pour que la matiere vifqueufe, qui y eft adhérente, foit emportée ; puis coupez-la en petits morceaux : faites bouillir, pendant quatre heures, dans une fuffifante quantité d'eau, & écumez. Un peu avant que de retirer le bouillon du feu, ajoûtez-y une poignée de *feuilles de chicorée* & une pincée de *feuilles de cerfeuil* : paffez avec une forte expreffion.

GELÉE.

Prenez du *jus de grofeille* clarifié avec un blanc d'œuf & du *fucre blanc*, de chaque une livre : faites cuire felon l'art, jufqu'à ce que le mélange ait acquis la confiftance d'une gelée.

COMMENTAIRES.

(1.) LE FRAISIER. *Fragaria vulgaris*, *C. B. P.*
La propriété de rafraîchir n'eſt pas la ſeule
qu'on reconnoiſſe dans la racine de cette plante :
elle ſe trouve encore dans les claſſes des apéritifs,
des toniques & des vulnéraires ; c'eſt pourquoi
elle eſt d'un uſage commun dans la cachexie, la
jauniſſe, l'hydropiſie, qui ont pour cauſes ou la
bile viciée, ou le vin & les eaux ſpiritueuſes bues
en trop grande quantité. Elle eſt utile dans les
diarrhées, arrête les hémorrhagies, & procure un
aſſez grand bien dans les cas d'ulceres internes,
même de ceux du poumon. On preſcrit cette racine ſéche depuis deux juſqu'à trois gros pour
chaque livre de la décoction ; mais quand elle
eſt fraîche, on en ordonne une once pour le
même poids d'eau. La plante entiere, cuite dans
le vin juſqu'à ce qu'elle ſoit en bouillie, s'applique en cataplaſme ſur la région du pubis, pour
remédier aux pollutions nocturnes.
(2.) L'OSEILLE franche ; *Acetoſa rotundifolia
hortenſis*, *C. B. P.*
L'oſeille ordinaire ; *Acetoſa pratenſis*, *C. B. P.*
L'oſeille ſauvage ; *Acetoſa arvenſis lanceolata*,
C. B. P.
Les feuilles de ces trois eſpeces d'oſeille, que
l'on emploie indiſtinctement pour l'uſage médicinal, ont une très grande acidité. Quant aux racines, elles ont une certaine amertume, & ſont
légérement aſtringentes. On preſcrit plus fréquemment comme rafraîchiſſantes & anti-ſeptiques les feuilles de ces oſeilles que leurs racines,

par exemple , pour adoucir la bile devenue très
âcre & irritante , modérer la trop vive circulation
du fang, diminuer l'ardeur dans la fiévre & ap-
paifer la foif. Elles font auffi utiles dans les hémorrhagies, les diarrhées, les dyffenteries. On
en a ufé avec fuccès pour diffiper la mauvaife
odeur de la bouche. Les fcorbutiques s'en trouvent
bien , quand à ces feuilles on affocie le creffon &
le cochléaria. On prefcrit pour chaque bouillon &
chaque livre d'apozeme une poignée de feuilles
& une once de racines fraîches : les fucs fe prennent par cuillerées. Les graines d'ofeilles , qui ont
en partie les vertus des autres parties , entrent
dans les émulfions , à la dofe d'un ou deux gros :
le fyrop d'ofeille n'eft plus en ufage. Il peut être
utile d'obferver en paffant que la tifane qui fe
fait avec la racine féche de l'ofeille , a la couleur
du vin , au point que beaucoup de malades s'y
trompent. On fait avec les feuilles de ces plantes
cuites fous la cendre, un cataplafme réfolutif, maturatif , & qui eft un tonique efficace contre les
tumeurs cyftiques récentes.

(3 .) **LA LAITUE** ordinaire ; *Lactuca fativa ,*
C. B. P.

La laitue pommée ; *Lactuca capitata , C. B. P.*

La laitue romaine ; *Lactuca romana , longa ,*
dulcis , C. B. P.

Ces efpeces de laitues , qu'on emploie comme
aliment & comme médicament , font mifes au
nombre des plantes rafraîchiffantes , & des calmans les moins dangereux & les plus fûrs : elles
font encore émollientes, laxatives. La maniere
de les prefcrire , & la dofe font les mêmes que
pour l'ofeille (2). L'eau diftillée de laitue fert à
compofer des juleps rafraîchiffans & calmans. La

graine à laquelle on reconnoît les mêmes vertus, entre dans les émulsions, à la dose de deux ou trois gros. On vante beaucoup son efficacité dans la strangurie ou la rétention d'urine. Plusieurs auteurs ayant assuré, sur le témoignage de Galien, que le suc de laitue n'est pas moins nuisible que la ciguë & le pavot, nous ne devons pas laisser passer cette occasion d'avertir que la fausseté de cette opinion est démontrée par l'expérience.

(4.) L'*ALLELUIA*. Le pain de coucou. *Oxytriphyllum Tragi. Oxys flore albo, Inst. rei herb. Oxys sive trifolium acidum, J. B. Acetosella sive Alleluia officinarum, Brunf.*

L'*allelluia* approche beaucoup de l'oseille par sa saveur & ses vertus : aussi le regarde-t-on comme rafraîchissant & anti-septique. Il se trouve encore dans la classe des anti-scorbutiques ; & même on le croit diurétique. Cette plante est d'un usage fréquent dans les fiévres ardentes, bilieuses & même malignes ; pour appaiser la soif, diminuer l'ardeur excessive des humeurs, prévenir ou corriger leur putridité. On prescrit les feuilles à la dose d'une poignée pour un bouillon & pour chaque livre d'apozeme. Le suc se prend par cuillerée : on l'emploie aussi à l'extérieur en gargarisme pour dissiper les aphthes de la bouche : les feuilles mâchées produisent communément cet effet.

(5.) L'*ÉPINE-VINETTE. Berberis dumetorum, C. B. P. Spina acida vel oxyacantha, Dod.*

Les fruits de cet arbrisseau, qui ont une saveur en même tems acide & austere, doivent être mis dans les classes des rafraîchissans, des anti-septiques & des astringens. Ce ne sont pas là les seuls usages du fruit de l'épine-vinette, il peut augmenter l'appétit , arrêter les diarrhées , les hémorrhagies. Pour l'ordinaire on en fait prendre le jus exprimé , depuis une demi-once. jusqu'à une once. Il s'emploie aussi en gargarisme dans les cas d'inflammation au gosier & pour guérir les gencives que le scorbut a gâtées. Les fruits secs se prescrivent en décoction , depuis deux gros jusqu'à demi-once ; mais on se sert beaucoup plus souvent du syrop qui se fait avec ces fruits , & dont nous parlerons dans un moment.

(6.) L'ÉGLANTIER ou le grate-cu. *Rosa sylvestris vulgaris flore odorato incarnato , Inst. rei. herb. Cynorrhodos seu rosa canina , Thal.*

Les fruits de l'églantier , qui ont une saveur mêlée d'acide & d'austere ou âpre , rafraîchissent, fortifient l'estomac, resserrent le ventre : ils provoquent la sortie de l'urine , & sont , par cette vertu , utiles dans l'hydropisie & même dans les accès de colique néphrétique : la dose de ces fruits nouvellement cueillis , & dont on a ôté la graine & les filamens cotonneux , est depuis une demi-once jusqu'à une once pour chaque livre de décoction. Quand les fruits sont secs , ils ne se prescrivent pas à plus d'un ou deux gros. On prépare avec leur pulpe une conserve connue sous le nom de *conserve de cynorrhodon.* Elle est d'un usage commun , & s'ordonne depuis un gros jusqu'à deux. Sur les branches de ce rosier sauvage végete, en une espece d'éponge, une substance qui se nomme chez les apothicaires du *bédéguar*, c'est un médicament astringent ; & on le prend quelquefois intérieurement pour arrêter le progrès des goîtres , ou en poudre , depuis un scrupule jusqu'à un gros , ou le double en infusion.

(7.) LE GROSEILLIER rouge. *Ribes officinarum.*

Groſſullaria multiplici acino, ſive non ſpinoſa hortenſis rubra, vel ribes, C. B. P.

Les groſeilles ſont regardées comme rafraîchiſſantes & aſtringentes : c'eſt par ces qualités qu'elles éteignent la ſoif, calment l'efferveſcence de la bile, remédient au trop grand relâchement des fibres de l'eſtomac, font ceſſer les flux de ventre & les hémorrhagies. On ordonne environ une demi-once de jus de groſeille délayé dans l'eau ; ou, à ſont défaut, la même quantité de la gelée de groſeille faite pour la table. Il y a encore chez les apothicaires un ſyrop de groſeille, dont nous parlerons dans la ſuite.

Le cassis. *Groſſullaria non ſpinoſa fructu nigro majore T. Ribes nigrum vulgò dictum folio olente, J. B.*

Les feuilles du caſſis, qui ont beaucoup perdu de leur vogue, ont une odeur aſſez gracieuſe : elles n'appartiennent point à la claſſe des médicamens dont nous traitons ; c'eſt à celle des fortifians, des ſtomachiques, des diurétiques qu'elles doivent être rapportées : ces feuilles ſe preſcrivent en infuſion à une poignée ou environ, pour chaque livre d'eau ou de vin, quand elles ſont vertes, & depuis deux gros juſqu'à trois, lorſqu'elles ſont ſéches ; mais l'uſage n'en eſt pas commun. Quoique la ſaveur du fruit ne ſoit pas agréable, cependant on en fait une teinture dont pluſieurs perſonnes boivent à la fin du repas comme du ratafia.

(8.) La pomme de reinette. *Pomum renetium. Malus ſativa fructu ſubrotundo, viridi palleſcente, acido dulci Z.*

La pomme de reinette, qui eſt rafraîchiſſante, adouciſſante, pectorale, s'emploie pour faire une

tifane qui paſſe pour être fort bonne dans les cas
de ſoif, de toux, de ſéchereſſe du goſier. On fait
avec ces pommes cuites dans de l'eau de roſe, de
plantain ou d'euphraiſe, un cataplaſme très vanté
pour les maux d'yeux accompagnés de douleur,
chaleur, inflammation. La pulpe des pommes
pourries, ou cuite ſous la cendre, ſert dans les
mêmes cas, & avec un égal ſuccès.

Il y a d'autres eſpeces de pommes que l'on met
pilées ou réduites en petits morceaux, ſous des
preſſoirs, pour en exprimer ce qui eſt fluide : ce
jus ayant fermenté, & s'étant enſuite éclairci en
dépoſant les parties groſſieres qu'il tenoit ſuſpen-
dues, on a une liqueur très connue ſous le nom de
cidre, pomaceum. Tout le monde ſait que cette
boiſſon approche du vin, pour ſa ſaveur & ſa
ſalubrité.

(9.) Le limon. *Limon vulgaris, Ferrar.* Le limonnier.

L'écorce aromatique du fruit du limonnier,
qu'on appelle *le limon*, ſe met au nombre des
bons remedes toniques, ſtomachiques & alexiteres ou cordiaux. Le jus de limon paſſe, à raiſon
de ſon acidité, pour un excellent médicament rafraîchiſſant & anti-ſeptique. Il fait encore renaître les forces & favoriſe la ſortie des urines,
même dans les accès de néphrétique. On ne peut
pas douter qu'il ne ſoit très propre à prévenir & à
guérir le ſcorbut, lorſqu'on obſerve ce qui arrive aux gens de mer, que cette maladie n'attaque
point pendant tout le tems qu'il ont des limons à
manger. Ce ne ſont pas là les ſeuls bons effets de
ce jus acide : il fait mourir les vers & ceſſer le
vomiſſement, le flux de ventre : il contribue à la
guériſon du *choléra-morbus.* On l'emploie fré-

quemment dans les fiévres ardentes, bilieufes, putrides, malignes, &c. On met depuis deux gros jufqu'à demi-once de jus de limon dans chaque livre d'eau ou de la boiffon ordinaire du malade. Il peut fe joindre auffi, dans la même proportion, à des médicamens, & même aux purgatifs. On prépare avec le jus de limon, à la dofe d'une once pour chaque livre d'eau, & avec du fucre, une boiffon très gracieufe, connüe fous le nom de *limonade*. Enfin, on fait avec ce jus un firop officinal, dont nous parlerons dans un moment. Une remarque qu'il eft à propos de faire ici, c'eft que ceux qui prennent de l'antimoine & de l'opium, ne doivent pas faire ufage pendant le même tems du jus de limon, parcequ'il empêche l'effet ordinaire des narcotiques, & qu'il rend l'antimoine émétique ou vomitif. Cet acide nuit auffi à ceux qui touffent ou qui ont des ulceres aux reins & à la veffie.

(10) LE CITRONNIER. *Citreum vulgare T. I. R. B.*

Le citron, *malum citreum*, eft un fruit du même genre que le limon, & qui a les mêmes ufages. Il eft indifférent de prendre du jus de citron ou de celui de limon, & ils fe peuvent fubftituer l'un à l'autre; il n'en eft pas de même des écorces. L'écorce de citron s'emploie préférablement à l'écorce des limons & des oranges, pour calmer les mouvemens fpafmodiques, & diffiper les vents; c'eft pour quoi on en recommande fort l'ufage dans les affections hyftériques, les palpitations, les vertiges, la cardialgie, &c. L'écorce féche fe preferit en décoction ou en infufion, depuis un demi-gros jufqu'à un gros & demi : la dofe doit être double, fi l'écorce eft

récente. Quand ce médicament est en poudre,
on en prend depuis un scrupule jusqu'à deux
gros. L'écorce de citron donne dans la distillation une eau qui est d'un usage très fréquent.
Enfin, cette écorce mâchée empêche la bouche
de sentir mauvais ; & c'est pour cela qu'elle entre
dans différens gargarismes anti-scorbutiques.

(11) LE VERJUS, *omphacium*, est le jus exprimé des raisins qui ne sont pas mûrs : il a une
saveur acide & styptique ou astringente toute-à-
la fois. On le met dans la classe des médicamens
rafraîchissans & anti-septiques ; & il n'y a presque pas lieu de douter qu'il ne soit un excellent
remede contre la soif, l'effervescence de la bile,
& le mouvement trop violent du sang. On mêle
environ un once de verjus dans deux livres d'eau
pour faire la boisson ordinaire du malade ; mais
ce mêlange s'emploie rarement, à moins que ce
ne soit extérieuremens, comme cosmétique.

(12) LE VINAIGRE est, comme tout le monde
sait, le produit de la seconde fermentation du
vin : le cidre, la biere deviennent également acides. L'expérience nous apprend encore que les
syrops, les liquides de nature farineuse, les
bouillons gras, le lait contractent une assez
grande acidité ; mais le bon vinaigre de vin est
le seul qui soit d'usage en médecine, & reconnu pour être un excellent remede rafraîchissant & anti-septique, qui est capable de modérer la fougue du sang & des autres humeurs du
corps, d'appaiser la soif, de favoriser la sécrétion des urines, de faire cesser le flux de ventre,
les hémorrhagies, les sueurs. Quand on l'administre, comme il convient dans les fiévres malignes & putrides, il a d'heureux succès ; & si nous

en

en jugeons sur l'expérience de Sylvius Deleboë & de plusieurs autres médecins, cet acide est propre à empêcher que celui qui en use ne soit attaqué de maladies épidémiques, & même de la peste. Les personnes lettrées n'ignorent pas que les soldats Romains se servoient avec succès du vinaigre, pour se préserver des maladies si communes & si funestes dans les armées : mais on a, par je ne sais quelle fatalité, abandonné cet excellent préservatif, quelque chose que l'illustre Boerhaave ait pu dire en sa faveur pour qu'on en conservât l'usage. Il est utile aux personnes très grasses, pour empêcher que leur embonpoint ne devienne excessif. On évitera de prendre ce médicament dans toutes les maladies de poitrine, que la toux augmente. Le vinaigre se prescrit depuis demi-once, jusqu'à une once ou seul, ou dans de l'eau, ou mêlé avec du miel. L'oxicrot, qu'on donne pour boisson dans les fiévres d'un mauvais caractere, n'est qu'un mélange d'eau & de vinaigre ; à raison de demi-once de ce dernier sur chaque livre d'eau. Le vinaigre distillé n'a pas d'autres vertus, que le vinaigre ordinaire. Néanmoins il y a des praticiens qui lui donnent la préférence : sa dose est la moitié de celle du vinaigre commun.

Il est fort ordinaire d'employer à l'extérieur le vinaigre commun. Le flairer seulement rappelle les esprits & les forces, dissipe les symptomes de l'estomac, qu'on nomme des *maux de cœur*, & soulage ceux qui ont des nausées. Il réussit quelquefois mieux que le sel d'Angleterre & l'esprit de sel ammoniac, pour faire cesser les affections hystériques, les accès vaporeux ; & ce n'est pas sans succès, qu'on s'en sert pour se

Tom. I.   E

préserver de la contagion des maladies épidémiques. Il corrige l'air infecté, quand on le fait
dissiper en vapeurs, en le jettant sur la surface
d'un fer rouge. Cette vapeur est encore résolutive & fondante ; on en voit très souvent de
bons effets contre les tumeurs squirrheuses ,
qu'on a eu l'attention de ramollir auparavant par
des applications convenables. Envelopper la tête
ou le scrotum dans un linge imbibé de vinaigre
est un moyen d'arrêter les saignemens de nez ;
& si on l'applique sur le bas-ventre d'une femme qui a une perte , elle cessera également ;
mais ce n'est qu'avec beaucoup de prudence ,
qu'on doit se servir , dans les hémorrhagies ,
d'un tel remede , qui, mal administré , deviendroit funeste. Le vinaigre est encore mis au nombre des plus sûrs répercussifs ; mais, pour l'ordinaire , on préfere de se servir de l'oxycrat qui
pour l'usage externe est un mêlange de deux ou
trois onces de vinaigre & d'une livre d'eau ; &
avec cela , se préparent les fomentations , gargarismes , lavemens , &c. C'est en faisant infuser dans le vinaigre des roses rouges , des fleurs
de sureau , des feuilles de rhue , des oignons
de scille , &c. qu'on prépare le vinaigre rosat ,
le vinaigre surat ou de sureau , celui de rhue ,
le vinaigre scillitique , &c. Nous parlerons plus
loin de ces vinaigres , ainsi que du vinaigre anti-septique, de celui de saturne , &c. Nous renvoyons au traité des alimens ce que nous avons
à dire du vinaigre considéré comme assaisonnement.

(13) LA BIERE, *cerevisia* , se fait avec une
décoction de farine d'orge ou de froment , dans
laquelle on met ensuite bouillir des fleurs de

houblon & des sommités d'absynthe ou de toute
autre plante amere. Avant que cette décoction
ait perdu sa chaleur, on la remue avec force,
& pendant long-tems ; puis on laisse fermenter le tout sur sa lie ; & quand la liqueur est
bien éclaircie, on la renferme, comme le vin,
dans des tonneaux exactement bouchés. La biere
ainsi préparée, passe pour humectante & rafraî-
chissante : cependant elle enivre quelquefois ;
& il arrive assez souvent que celle qui est nouvellement faite, cause des rétentions d'urine,
& même la gonorrhée fausse ou bâtarde, auxquels cas l'eau-de-vie est un bon remede, comme l'expérience l'a prouvé plusieurs fois ; la biere
la plus légere passe mieux par les urines & est
estimée la plus salubre, mais il faut convenir que
l'on ne peut rien établir de certain sur les qualités de la biere & sur ses vertus, attendu qu'on prépare cette boisson de plusieurs manieres difi rentes, qui influent sur sa nature & ses qualités.

(14) LES EAUX MINÉRALES FROIDES, consi-
dérées en général, sont regardées comme des médicamens rafraîchissans, apéritifs, diurétiques,
emménagogues. Les gens les moins instruits savent qu'il est arrivé plusieurs fois que ces eaux
ont guéri des fiévres intermittentes anciennes,
& des opthalmies opiniâtres, contre lesquelles
on avoit inutilement employé les secours qui sont
d'usage, ainsi que des dyssenteries d'un mauvais
caractere, des fleurs blanches & d'autres maladies qu'il est difficile de vaincre. Les eaux minérales froides sont moins purgatives que les eaux
minérales chaudes : néanmoins, lorsqu'on en boit
beaucoup en peu de tems, elles lâchent le ventre ; ce que fait aussi l'eau commune : les eaux

ferrugineuſes même ont cette propriété. Perſonné n'ignore que les eaux minérales froides ſont nui-ſibles aux phthiſiques & à ceux qui ont de la toux. Elles dérangent auſſi, par leur froid, les eſto-macs foibles : dans ce dernier cas, on doit les boire tiédes, ou réchauffer de tems en tems l'eſtomac avec de l'anis, du fenouil, de l'angé-lique ; c'eſt pour remédier à cet inconvénient, que bien des gens portent, pendant l'uſage des eaux, des linges chauffés ou des étoffes chau-des appliquées ſur la région de l'eſtomac. Les eaux minérales froides, dont l'uſage eſt le plus commun, ſont les eaux de Vals, de Sainte Reine, de Forges, de Paſſy, d'Aix-la-Chapelle, de Selters, de Spa, de Sedlitz, &c. dont nous par-lerons en particulier.

(15.) Les eaux de Vals prennent leur nom du bourg de Vals, dans le bas Vivarais. Ce bourg, près duquel elles ſe trouvent, eſt à cinq lieues du Rhône, & à ſix lieux nord-eſt de Viviers, ville épiſcopale. Ces eaux, & principalement celles qui ſont puiſées à la ſource nommé *la Mar-quiſe*, ſont miſes au nombre des meilleures eaux acidules rafraîchiſſantes : elles ont auſſi, à quel-que degré, la vertu de calmer ; mais on les vante beaucoup plus encore comme apéritives & diu-rétiques : auſſi conviennent-elles très fort dans les ſuppreſſions de régles, les pâles couleurs, la jauniſſe. Souvent même on parvient à diſſiper par leur moyen, & ſans inconvénient, des fiévres quartes opiniâtres : elles ne ſont pas ſans ſuccès dans les cas de fleurs blanches, de ſtérilité, &c. Les eaux de Vals ſe boivent le matin pendant dix à douze jours, depuis deux livres juſqu'à ſix.

(16.) LES EAUX DE SAINTE-REINE prennent
leur nom du Village de Sainte Reine, qui est
en Bourgogne, à neuf lieues nord-est de Dijon.
Ces eaux sont froides & sans saveur : elles passent pour rafraîchissantes, calmantes, apériti-
tives, diurétiques ; mais ces vertus y sont à un
degré bien peu supérieur à celui où la bonne
eau commune les possede. On boit par jour depuis deux jusqu'à six livres d'eau de Sainte-
Reine, ce qu'on continue pendant environ douze
jours ; mais le plus souvent elle sert de boisson
ordinaire durant plusieurs mois, & même des
années entieres, suivant que le médecin le juge
à propos.

(17.) LES EAUX DE MONTFRIN se nomment
ainsi du bourg où elles sont. Ce bourg est en Languedoc, près du Rhône, & à quatre lieues nord-
est de Nîmes, ville de la plus grande antiquité.
On regarde les eaux de Montfrin comme rafraîchissantes, calmantes, & principalement utiles
dans les affections spasmodiques : elles sont purgatives, désobstructives & diurétiques. Ceux qui
sont sujets aux terreurs nocturnes, ou aux mouvemens nerveux, spasmodiques, se trouvent bien
de leur usage. C'est pour l'ordinaire pendant la
canicule que l'on boit ces eaux, depuis deux
jusqu'à six livres, & durant environ quinze
jours ; ou bien on en fait sa boisson ordinaire au
lieu d'eau commune : dans ce cas elles se prennent plus long tems, & conformément à l'ordonnance du médecin.

Les eaux de Maine, qui se trouvent dans un
bourg de ce nom, à quatre lieues de Nîmes,
sont de la même nature, & ont les mêmes vertus que les eaux de Montfrin.

E iij

(18.) Les eaux de Vesoul , ainfi nommées de la ville de Vefoul , en Franche-Comté , fituée à neuf lieues nord de Befançon , font froides , fans odeur ni faveur , quoiqu'elles deviennent ameres quand elles éprouvent l'action du feu. On les compte au nombre des remedes rafraîchif-fans , anti-fpafmodiques : elles fortifient l'efto-mac ; rendent le ventre libre ; font apéritives & diurétiques ; arrêtent le vomiffement , la diar-rhée ; guériffent les fiévres intermittentes ancien-nes , & font fortir les graviers qui bleffent les reins & la veffie , lorfque leur volume n'y met pas un obftacle invincible.

(19.) Le syrop de limon fe fait avec le jus du limon clarifié , dans lequel on fait fondre , à un feu doux , le double de fon poids de fucre. Ce fyrop eft rafraîchiffant , anti-feptique , fortifiant , diurétique , vermifuge : fa dofe eft depuis une demi-once jufqu'à une once & demie.

(20.) Le syrop de groseilles fe prépare comme le fyrop de limon. Il eft rafraîchiffant , légerement aftringent , propre à calmer l'effer-vefcence de la bile. C'eft par ces vertus qu'il procure un affez prompt foulagement dans les cas de fiévre , de coliques , de flux de ventre produit par des douleurs internes : il fe donne à la même dofe que le fyrop de limon. On peut fubftituer la gelée de grofeille , préparée pour la table , au fyrop des boutiques.

(21.) Le syrop d'épine-vinettte fe fait comme les fyrops précédens : il a les mêmes pro-priétés ; & on l'adminiftre de la même façon.

(22.) L'esprit de soufre. Les vapeurs du foufre qui brûle dans un appareil de vaiffeaux convenable , étant rapprochées & condenfées ;

donnent cette liqueur qui eſt très acide. Ce remede paſſe pour rafraîchiſſant, anti-ſeptique &
diurétique. Il eſt bon de remarquer que ſon uſage
eſt plus ſûr que celui de l'eſprit de vitriol, pour
calmer la ſoif & l'efferveſcence de la bile & du
ſang, ainſi que pour prévenir l'alkaleſcence des
humeurs dans les cas de fiévres ardentes, bilieuſes & malignes. On ne doit pas le preſcrire à
ceux qui ont de la toux, quoique, comme on
le ſait, le baume de ſoufre réuſſiſſe quelquefois
dans des maladies de la poitrine. L'acide du ſoufre ſe preſcrit depuis deux gouttes juſqu'à ſix,
dans environ ſix onces d'un verre de boiſſon quelconque. Quand on a deſſein d'en continuer l'u-
ſage pendant quelque tems, on en mêle à la
boiſſon ordinaire ce qu'il faut pour lui communiquer une acidité agréable : c'eſt ſous la derniere forme, qu'on emploie ce remede dans le
cholera morbus, au défaut des autres ſecours, &
comme facile à adminiſtrer & à trouver. L'acide
du ſoufre, employé à l'extérieur ou en fomentation, empêche la gangrene & la putréfaction de
ſe former, & y remédie. Il ſuffit de toucher les
aphthes ou petits ulceres de la bouche avec du
coton imbibé de cette liqueur, pour les faire diſparoître en peu de tems.

(23.) L'ESPRIT OU L'HUILE DE VITRIOL eſt une
liqueur très acide & la plus peſante après le vif-
argent : on la retire, par la diſtillation, du vitriol vert, calciné à blancheur. Ce remede,
qui eſt du même genre que le précédent, a auſſi
les mêmes vertus : on l'emploie de la même façon, ſoit intérieurement, ſoit extérieurement ;
mais il ſert bien plus fréquemment à l'extérieur,
pour déterger & ſécher : c'eſt dans ce deſſein

qu'on le mêle souvent aux gargarismes; il a aussi les effets des cathérétiques. Lorsqu'on étend l'huile de vitriol avec de l'esprit-de vin , il en résulte une liqueur qu'on nomme *esprit dulcifié de vitriol.* Voyez *Eau de Rabel.*

(24.) L'esprit-de-nitre dulcifié est un mêlange d'esprit-de-nitre ordinaire & d'esprit de-vin , digéré à froid pendant un mois , dans un vaisseau de rencontre. Quoique l'esprit-de-nitre perde beaucoup de sa force par cette addition , cependant ce n'est qu'avec bien de la prudence , qu'on peut le faire prendre intérieurement. Il y a des cas pressans dans lesquels on peut l'employer comme un excellent diurétique , & le prescrire depuis trois gouttes jusqu'à huit , & davantage , dans un bouillon ou autre boisson. On en met aussi dans la boisson ordinaire des malades autant qu'il est nécessaire , pour qu'elle ait une acidité gracieuse , c'est-à-dire , environ un gros par pinte d'eau ou de tisane.

(25.) L'esprit-de-sel dulcifié se prépare de la même façon avec l'esptit-de-sel & l'esprit-de-vin. On doit être aussi prudent en l'administrant ; & il se prescrit dans les mêmes occasions. Il n'a pas seulement les vertus des esprits acides précédens ; c'est encore un remede astringent , très efficace pour guérir les hernies , pourvu toutefois qu'on l'emploie selon la méthode du Prieur de Cabrieres , qui a donné son nom au remede. Si l'on en croit quelques personnes, l'esprit-de-sel dulcifié est très bon pour arrêter & guérir la gangrene qui a pour cause le vice des humeurs. On en prescrit depuis trois gouttes jusqu'à dix , dans une liqueur appropriée , ou , ce qui est encore plus sûr , la quantité nécessaire pour que la boisson ait une acidité agréable.

LES TEMPÉRANS.

IL EST plus aisé de sentir que d'exprimer ce que les auteurs entendent par les mots de *médicamens tempérans ; temperantia*. On convient que ce nom a été donné à des médicamens qui approchent beaucoup, par leurs qualités & leurs vertus, des médicamens rafraîchissans ; de maniere que les tempérans peuvent passer pour de doux rafraîchissans. En effet il y a lieu de croire que les tempérans agissent sur les humeurs échauffées, ou en effervescence, avec plus de lenteur & moins de force que les rafraîchissans ; & ce qui autorise à regarder ces derniers comme beaucoup plus actifs que les premiers, c'est qu'ils diminuent plus promptement la fougue des humeurs. Conséquemment on ne sera pas étonné de trouver dans ces deux classes de remedes plusieurs des mêmes médicamens tant simples qu'officinaux ; & on sentira pouquoi la maniere de les administrer, dépendante de la volonté du médecin, peut toute seule les faire rapporter à l'une des deux classes.

Les médicamens tempérans sont du plus grand usage dans les fiévres aiguës, les maladies inflammatoires, & les autres cas où il est à propos de modérer, par degrés insensibles, le mouvement trop violent du sang, & de corriger peu-à-peu sans secousses, les substances âcres & irritantes, quand il s'en trouve dans ce fluide. Mais, dans le cas où l'ardeur des visceres dépend moins du cours précipité des fluides que de matieres irritantes, il est utile, soit qu'il y ait de la fiévre, soit qu'il n'y en ait pas, d'employer les rafraî-

chiſſans que nous avons lieu de **croire capables**
de briſer ou d'envelopper les particules ſalines ,
ou d'une autre nature , qui produiſent ces maladies. On place encore pluſieurs tempérans dans
une troiſieme claſſe qui eſt celle des dépuratifs :
auſſi ces derniers peuvent-ils quelquefois remplir également les fonctions des tempérans , en
faiſant ſortir, au moyen du lavage, les ſubſtances
qui produiſent de la chaleur : c'eſt ce dernier effet qui a fait mettre dans la claſſe des tempérans
les anti-ſcorbutiques qui cauſent à la bouche une
chaleur très vive.

MÉDICAMENS SIMPLES.

Les racines de chiendent (¹) , de régliſſe , de
patience , de polypode , de chicorée , de piſſenlit , d'oſeille , de fraiſier.

Les feuilles de chicorée (²) , de dent-de-
lion (³) , d'endive , de bourrache (⁴) , d'aigremoine (⁵) , de pimprenelle (⁶) , de patience,
de fumeterre , de houblon , du trefle hépatique (7) , de l'eupatoire , du cerfeuil , du cochléaria , du creſſon d'eau , de berle , de beccabunga ,
des plantes capillaires (⁸) , de la petite cuſcute,
du thé....

Les graines de chicorée , de laitue , de pourpier ; l'orge (¹⁰) , le gruau , le riz (¹¹).

L'écorce de Winter.... le ſagou (¹²) , le camphre , la gomme-lacque....

Les écreviſſes , la tortue , les grenouilles.... le
lait de chévre & celui de brebis ; le petit-lait (¹³).

L'eau commune , les eaux minérales acidules ,
le nitre , le ſel cathartique amer.

MÉDICAMENS OFFICINAUX.

L'EAU de chicorée, de fumeterre, de bourrache, de laitue.

Le syrop de chicorée simple (¹⁴), le syrop de
chicorée composé, celui de capillaires, de violette.

L'extrait de fumeterre, de cochléaria, la poudre tempérante (¹⁵)...

Le sel de prunelle, la crême de tartre (¹⁶), le
cryſtal minéral, le sel de Glaubler (¹⁷), le sel
de duobus (¹⁸), le tartre vitriolé (¹⁹), le sel
sédatif.

MÉDICAMENS MAGISTRAUX.

TISANES.

PRENEZ de l'*orge* entier, deux onces; de
racines de chiendent, une once : faites bouillir
dans une suffisante quantité d'eau & réduire à six
livres : un inſtant avant que de retirer la tisane
du feu, ajoûtez de *réglisse* ratiſſée & concaſſée,
une demi-once.

PRENEZ de *racine de patience sauvage*, une
once; de *feuilles de capillaires* & *de scolopendre*,
une poignée : faites bouillir légerement dans
une suffisante quantité d'eau, & réduire à six
livres.

PRENEZ de la *fleur du sureau* une pincée; *du
miel de Narbonne*, deux onces, & du *vinaigre*,
une once : versez deſſus deux pintes d'eau bouillante, & remuez juſqu'à ce que le miel soit

diſſous. La colature froide ſera employée comme
boiſſon ordinaire.

PETIT-LAIT.

PRENEZ de *tamari·s*, deux onces ; de *petit-
lait*, deux livres : faites bouillir légerement :
paſſez : mêlez dans la colature deux onces de
ſyrop de violette.

JULEPS.

PRENEZ de l'*eau de chicorée*, ſix onces ; de
ſyrop de violette, une once ; de *cryſtal minéral*,
un ſcrupule : mêlez, pour un julep.

PRENEZ de l'*eau de laitue*, ſix onces ; de *liqueur minérale anodyne*, quinze gouttes ; de
nitre purifié, un ſcrupule ; de *ſyrop de limon*,
une once.

POTION.

PRENEZ de *ſalep* ou *ſalop* en poudre, depuis
un juſqu'à deux gros : faites infuſer & fondre
dans huit onces d'eau chaude : paſſez : la colature
ſe prendra par cuillerée, de deux heures l'une.
On peut y ajoûter du *ſucre*, ou un ſyrop approprié, ou de l'*eau de fleurs d'oranges*, ou du
lait, &c.

APOZEMES.

PRENEZ de *racines de piſſenlit*, une once ; de
feuilles de pimprenelle, de *bourrache*, de *fumeterre*, de chaque une poignée : faites bouillir
dans une ſuffiſante quantité d'eau, & réduire à
deux livres : paſſez : ajoûtez à la colature une
once & demie de *ſyrop de chicorée* & un gros de
tartre vitriolé, pour un apozeme.

PRENEZ une once de *racines de patience*, &
autant de celles de *chicorée*; une demi-poignée
de *feuilles d'aigremoine*, & autant de celles de
pissenlit; une poignée de *feuilles de scolopendre*:
faites bouillir dans une suffisante quantité d'eau,
& réduire à deux livres: passez: ajoûtez à la colature deux gros de *sel de Glauber*.

PRENEZ de *racines de chicorée*, une once;
d'*orge*, une demi-once; de *feuilles d'oseille*, une
poignée; de *semences froides*, trois gros; de
fleurs de violette, une pincée: faites bouillir dans
une suffisante quantité d'eau, & réduire à deux
livres: passez: du tout on fera quatre doses,
dans chacune desquelles on ajoûtera une demi-
once de *syrop de nénuphar*, & un demi-scrupule
de *sel de prunelle*.

PRENEZ de *racines de chicorée*, une once, &
autant de celles d'*asperge*; de *feuilles d'endive*,
une poignée; de *scolopendre*, une demi-poignée,
& autant d'*épithym*: faites bouillir dans une suffisante quantité d'eau, & réduire à six livres:
passez: ajoûtez à la colature trois onces de *syrop*
de chicorée, & deux gros de *sel de duobus*.

PRENEZ de *racines de chiendent*, une demi-
once, & autant de celles de *fraisier*; de *racines*
de polypode, deux gros; de *feuilles de bourrache*,
une poignée, & autant de celles de *chicorée*;
de *tamarins* moëlleux, une once & demie: faites
bouillir dans une suffisante quantité d'eau, &
réduire à quatre livres: passez: ajoûtez à la colature deux gros de *sel de Glauber*.

BOUILLONS.

PRENEZ de la *chair de veau*, une demi-livre:
faites bouillir, pendant deux heures, dans une

suffisante quantité d'eau : enfuite ajoûtez quatre *écreviffes de riviere* lavées & concaffées : fermez exactement le vaiffeau : faites bouillir pendant une heure. Peu de tems avant que de retirer le bouillon du feu, ajoûtez une poignée de *feuilles de pimprenelle*, autant de celles de *bourrache*, & une pincée de celles de *cerfeuil* : paffez avec ex-preffion.

PRENEZ de *racines de patience*, une demi-once, & autant de celles d'*afperge* ; de *feuilles de chicorée*, une demi-poignée, & autant de cel-les d'*aigremoine* ; de celles de *cétérac*, une pin-cée : faites bouillir le tout dans une suffifante quantité d'eau, avec un *poulet* ou un morceau de *collet de veau*, pour faire du bouillon à la ma-niere ordinaire.

P O U D R E S.

PRENEZ *tartre vitriolé* & *nitre purifié*, de cha-que un demi-gros ; de *cinnabre naturel*, huit grains : mêlez pour une poudre dont on fera quatre dofes. C'est ce qu'on donne familierement fous le nom de *poudre tempérante*.

PRENEZ de *nitre purifié*, un gros ; de *cam-phre*, quinze grains ; de *laudanum*, un grain : mêlez pour une poudre qu'on partagera en qua-tre dofes, qui fe prendront de trois heures en trois heures.

PRENEZ de *fel de duobus*, dix grains ; de *fucre de Saturne*, quatre grains ; de *camphre*, deux grains : mêlez pour une poudre que l'on peut employer, mais avec beaucoup de prudence, dans les cas de délire, ou folie mélancolique.

O P I A T.

PRENEZ du *fel de duobus*, une once, & autant

de *sel cathartique amer*; du *nitre purifié*, deux gros; du *cinnabre factice*, un scrupule : mêlez : faites, avec l'*extrait de fumeterre*, un opiat dont la dose sera depuis un demi-gros jusqu'à un gros.

COMMENTAIRES.

(1.) LE CHIENDENT ordinaire. *Gramen lo-liaceum radice repente, vel gramen officinarum, Inst. rei herb. Gramen caninum Ger. Agostis Dioscorid.*

Le chiendent, pied-de-poule. *Gramen dacty-lon radice repente, sive officinarum, Inst. rei herbaria.*

Les racines de ces deux plantes sont de l'usage le plus fréquent. C'est avec raison qu'on les compte au nombre des médicamens tempérans ; mais ils ne méritent pas moins d'être mis dans les classes des remedes rafraîchissans, des légers apéritifs & des diurétiques. On leur attribue aussi d'être vermifuges ; & c'est dans la confiance qu'ils peuvent produire cet effet, qu'on s'en sert, com-me l'on fait, pour les enfans qui ont des vers. Le chiendent est utile dans les maladies hypocon-driaques & dans les cas de maigreur ou d'atro-phie, qui ont pour cause l'obstruction des vais-seaux du mésentere. Il débarrasse les reins & les ureteres des graviers & des glaires qui empê-chent la libre circulation & les sécrétions. On a même été, & ce sont des médecins connus, jus-qu'à croire que ce médicament peut attaquer les pierres du corps humain ; n'est-ce pas avoir trop dit ? C'est à l'expérience à prononcer s'ils ont eu raison. Ces racines de chiendent entrent dans les

tifanes ordinaires ; & on en prefcrit, pour chaque pinte d'eau, depuis un gros jufqu'à une
demi-once, quand elles font féches ; & le double, quand elles font nouvellement tirées de la
terre.

(2.) LA CHICORÉE fauvage. *Cichorium fyl-
veftre vel officinarum*, *C. B. P.*

La chicorée douce. *Cichorium latifolium feu
endivia vulgaris*, *Inft. rei herb.*

On préfere, pour l'ufage médicinal, la chicorée fauvage, dont on connoît l'amertume ; mais,
à fon défaut, on emploie la chicorée douce, à
laquelle la culture a fait perdre fa faveur amere.
On fait ufage de la chicorée dans prefque toutes
les maladies ; de maniere qu'il femble qu'on la
croie un remede polychrefte où univerfel. En
effet on trouve ce médicament recommandé par
les auteurs comme tempérant, rafraîchiffant,
adouciffant, réfolutif, diaphorétique, dépuratif, hépatique ou propre aux maladies du foie ;
apéritif, diurétique, ftomachique, tonique, fébrifuge, capable de guérir la goutte, &c. &c.
Les uns difent que la chicorée eft une plante froide ; d'autres foutiennent qu'elle eft chaude : enfin
les plus clairvoyans ne peuvent décider quelles
font fes vraies qualités & fes vertus effectives.
Nous ne ferons aucun effort pour terminer cette
difpute ; ce feroit quitter le plan que nous nous
fommes propofé de fuivre. Les racines & les
feuilles de la chicorée fauvage verte & fraîche
entrent dans les bouillons altérans communs,
ainfi que dans les apozemes & les tifanes, à la
dofe d'une once ou d'une poignée par chaque livre d'eau. Le fuc, tiré par expreffion de toute la
plante, fe prefcrit à la dofe de deux onces jufqu'à
quatre,

quatre, & une ou plusieurs fois par jour, dans les fiévres continues & interminentes, les inflammations de la poitrine, &c. On conserve dans les boutiques des apothicaires, une eau distillée, & un syrop dont nous parlerons ci-dessous. La graine de chicorée entre dans les émulsions rafraîchissantes, à la dose d'un gros ou deux pour une verrée.

(3.) LE PISSENLIT. *Dens leonis latiore folio*, C. B. P. *Taraxacon officinarum*.

Le pissenlit, qui a un peu d'amertume & une légere attriction, est de la même nature que la chicorée. On compte cette plante au nombre des plus excellens médicamens tempérans, dépuratifs & désobstructifs du foie, ainsi que parmi les apéritifs & les diurétiques dont l'action est douce. Le pissenlit rétablit le sang dans son état naturel & primitif, est utile dans les maladies du foie, produit de bons effets dans les affections cutanées, prévient le retour des pollutions nocturnes, & semble même posséder quelque vertu fébrifuge. On prescrit les racines & les feuilles fraîches à la dose d'une once ou d'une poignée pour chaque livre de décoction ou d'infusion. Souvent on emploie dans le traitement de la péripneumonie le suc tiré par expression de toute la plante fraîche ; & le malade en prend depuis deux onces jusqu'à quatre, une ou plusieurs fois le jour.

(4.) LA BOURRACHE. *Borrago floribus cæruleis*, J. B.

L'usage de la bourrache n'est pas moins fréquent que celui des plantes précédentes ; & peut-être mérite-t-il la préférence sur les apéritifs & les légers diaphotétiques. On ne peut se rendre la justice d'avoir employé les ressources de l'art dans les maladies aiguës de la poitrine, quand on a né-

gligé de se servir de ce médicament qui en effet est
très propre à donner aux canaux bronchiques de
la flexibilité, à tempérer l'ardeur des poumons,
& à faciliter l'expectoration. On met une once ou
une poignée des feuilles de bourrache dans chaque livre de bouillon, d'apozeme ou de tisane.
On fait encore boire le suc tiré par expression des
feuilles fraîches, à la dose de deux onces jusqu'à
quatre ; & cela se répete plusieurs fois le jour. Ce
suc se prend seul ou mêlé avec le syrop de guimauve, de pas-d'âne ou tussilage, de capillaires, &c. On conserve dans les boutiques une eau
distillée de bourrache, & de la conserve faite avec
les fleurs de cette plante : cette préparation passe
pour cordiale. J'ajoûterai en finissant, que l'on
peut substituer à la bourrache la plante qui se
nomme la vipérine, *echium vulgare*, *C. B. P.* Elle
est assez généralement connue.

(5.) L'AIGREMOINE ou l'eupatoire des Grecs.
Agrimonia officinarum, *Inst. rei herb. Agrimonia
seu Eupatorium*, *J. B.*

Cette plante est une des plus efficaces de celles
qu'on emploie communément comme tempéran-
tes & propres à lever les obstructions du foie. C'est
avec succès qu'on s'en sert pour corriger le sang
vicié dans ses principes, & pour rendre le ton ou
le degré d'élasticité convenable aux organes sécrétoires du corps : aussi l'aigremoine est-elle de l'u-
sage le plus fréquent dans la cachexie, la jaunisse,
l'hydropisie & les autres maladies du foie ; le nom
d'eupatoire, qu'on a donné à cette plante, n'a
peut-être pas d'autre origine. Elle est encore vulnéraire & détersive ; & c'est à raison de ces effets,
quelle est très vantée dans le pissement de sang &
l'ulcere des reins. Quand l'aigremoine est fraîche,

elle s'emploie à la dose d'une poignée par chaque
livre de décoction : on n'en met que la moitié
lorsqu'elle est séché. Elle sert à l'extérieur, comme vulnéraire & astringente ; & c'est en cette qualité qu'elle entre dans les gargarismes pour les
maux de gorge, & dans les lavemens détersifs.
Si on la fait cuire dans le vin, & qu'on l'applique en cataplasme sur le scrotum ou les bourses
devenues œdémateuses, elle produit d'heureux
effets. Il n'est pas hors de propos de faire remarquer que les Arabes ont donné le nom d'*eupa-*
toire à plusieurs plantes qu'il ne faut pas confondre avec celle dont nous venons d'exposer les
vertus & l'usage ; telles font l'eupatoire proprement dite, *eupatorium cannabinum*, & l'*ageratum*
dont il sera parlé dans la suite.

(6.) LA PIMPRENELLE. *Pimpinella sanguisorba*
minor hirsuta, C B. P.

On fait un aussi grand usage de la pimprenelle
que de la chicorée ; & si l'on en croit les auteurs,
ainsi que la plus grande partie des praticiens, ces
deux plantes réunissent toutes les vertus altérantes des autres. Mais l'expérience ne confirme pas
ces éloges excessifs ; & c'est elle qui nous instruira
à réduire à sa juste valeur tout ce qui a été avancé
trop légérement des propriétés admirables &
multipliées de la pimprenelle. Nous pensons donc
qu'elle mérite d'avoir une place distinguée parmi
les médicamens tempérans & rafraîchissans : c'est
aussi avec raison qu'on la mettra au nombre des
remedes vulnéraires & astringens. On la regarde
comme très salutaire, lorsque le sang est extrêmement échauffé & dans la trop grande effervescence
de la bile : elle est encore très bonne pour cicatriser & guérir les ulceres internes ; c'est ce qui fait

qu'on la recommande beaucoup contre le crachement de fang , la dyffenterie & les autres hémorrhagies : elle n'eft pas moins propre à guérir les
diarrhées , & convient à ceux qui ont le poumon
abreuvé de pituite : on la croit enfin propre au
calcul. Quant aux autres vertus , il me paroît permis d'en douter. On ordonne la pimprenelle en
décoction , en infufion à froid , à la dofe déja dite
ci-deffus pour les autres plantes , c'eft-à-dire une
once ou une poignée pour chaque livre d'eau.
Enfin le fuc , qu'on en a tiré par expreffion , fe
prend à la dofe d'une once , & jufqu'à trois.

(7.) Le trefle hepatique. *Trifolium hepati-
cum five herba Trinitatis , J. B.*

*Hepatica trifolia Cluf. hift. Ranunculus tridenta-
tus vernus flore fimplici caruleo , Inft rei herb.*

Cette plante , qu'on doit diftinguer avec foin
de l'hépatique , *hepatica terreftris* , a été très vantée autrefois ; mais on s'en fert peu dans ce pays-
ci. Ce n'eft pas qu'on refufe de la croire tempérante ou calmante , vulnéraire aftringente , propre à rétablir le fang dans fon état naturel , à faire
du bien aux hémoptyfiques , à arrêter le piffement
de fang , enfin utile dans les érofions internes ,
& même dans la phthifie. Mais l'ufage de cette
plante eft prefque abandonné aujourd'hui , malgré fon nom qui indique en elle une vertu fpécifique contre les maladies du foie. A t-on raifon
de ne pas fe fervir du tréfle hépatique ? C'eft aux
praticiens à le décider. Quand on le prefcrit à l'intérieur , il fe prend en décoction dans l'eau ou
dans des bouillons , à la dofe ordinaire. Rarement s'en fert-on à l'extérieur , à moins que ce
ne foit en gargarifmes , dans les cas d'inflammation au gofier. On aura lieu de s'étonner , en li-

fant le Dictionnaire des Drogues de Lémery, de
n'y pas trouver cette plante tant recommandée
autrefois, quoiqu'il y soit parlé de beaucoup de
choses moins utiles ou même inconnues.

(8.) LE CAPILLAIRE. *Capillus Veneris.* Chez
les apothicaires même on comprend souvent sous
ce nom cinq genres de plantes, qui sont, *adiantum*, le capillaire de Montpellier ou celui de Canada ; *asplenium*, le cétérac ; *ruta muraria*, la sauve-vie ; *polytrichum*, le polytric ; *filicula*, le capillaire blanc ou le capillaire commun. Nous parlerons de chacune de ces plantes lorsqu'il conviendra de le faire.

(9.) LE CAPILLAIRE BLANC. *Filicula fontana
major sive adiantum album filicis folio*, C. B. P.

Le capillaire commun. *Filicula quæ adiantum
nigrum officinarum*, *Inst. rei herb.*

On met ces deux especes de capillaires parmi
les tempérans & les apéritifs légers. C'est principalement dans les maladies chroniques de la
poitrine qu'on s'en sert avec succès. On les fait
infuser, à la dose d'une demi poignée, dans une
ou deux livres d'eau.

(10.) L'ORGE. *Hordeum polystichum*, J. B.

L'orge, que l'on a préalablement retiré de sa
balle, est un des médicamens tempérans, rafraîchissans, adoucissans & émoussans que l'on estime le plus. C'est par ces vertus qu'il diminue
l'ardeur trop grande des humeurs, & qu'il est
un remede utile dans les maladies de la poitrine. L'orge arrondi, que l'on nomme *orge
perlé*, reçoit cette forme de machines faites pour
cela ; il ne change pas de vertus. L'orge dont
on a ôté l'écorce, & que l'on appelle *orge mondé*,
sert à faire la boisson ordinaire dans beaucoup

de maladies. On en met depuis une demi-once
jufqu'à une once dans deux ou trois livres d'eau.
C'eft avec la même dofe d'orge mondé, ou d'orge
broyé que l'on nomme *gruau*, que fe prépare
une crême peu différente de ce que les anciens
appelloient *ptifane*, qui fe prend en une fois,
& peut fe fubftituer aux bouillons dans les fiévres ardentes & inflammatoires. La farine d'orge
fait fouvent partie des cataplafmes émolliens
& anodyns, réfolutifs & digeftifs. La décoction d'orge entier s'emploie comme déterfive en
gargarifme, en lavement, &c. Enfin quelqu'un
ignore-t-il qu'on prépare avec l'orge, ainfi qu'a-
vec les autres efpeces de fromens, la biere dont
nous aurons occafion de parler, & une efpece de
faux orgeat deftiné à flatter le goût, mais qui
reçoit plutôt fes propriétés des amandes qui y
entrent aufli, que de l'orge?

Nous devons faire obferver qu'il y a deux
autres efpeces d'orge, qui femblent avoir plus
de vertus que la premiere. L'une eft l'*hordeum
diftichum*, J. B. dont l'ufage eft très commun en
Provence, où elle fe nomme *paumoulo*; & l'é-
peautre, *hordeum diftichum fpicâ nitidâ, zea nun-
cupatum. Inft. rei herb.* Cette derniere efpece,
que l'on dépouille difficilement de fon écorce, &
qui approche beaucoup du bled proprement dit,
eft pour les gens qui font dans le marafme une
nourriture préférable de beaucoup à celle que
l'on prépare avec la fubftance farineufe, connue
fous le nom de *fagou*, & que les Anglois & les
François ont peut-être trop louée par amour pour
la nouveauté. Il eft bon de faire obferver qu'on
ne doit jamais employer ces orges entiers, ainfi
que les autres grains farineux, fans les avoir fait
auparavant bouillir dans l'eau.

(11.) LE RIZ. *Oryza Mathioli , Inſt. rei herb.*

Perſonne n'ignore que l'on regarde généralement ce grain, dont l'uſage eſt ſi fréquent,
comme tempérant, rafraîchiſſant & adouciſſant.
Ce ſont ces effets qui le rendent utile, quand
on le donne ſous la forme de crême, dans la fiévre lente, le maraſme & la phthiſie, ainſi que
dans le flux de ventre, & principalement dans le
flux hépatique. Dans ces mêmes cas, on preſcrit
auſſi l'eau de riz, qui eſt une eſpece de tiſane
préparée par l'ébullition du riz, juſqu'à ce qu'il
ſoit crevé; & dans la proportion d'une cuillerée
de riz pour une ou deux livres d'eau. Le riz cuit
dans le vin s'applique avec ſuccès ſur les mammelles tuméfiées & enflammées. Enfin ſa farine
ſert, comme celle du ſeigle & de l'orge, à faire
des cataplaſmes réſolutifs.

(12.) LE SAGOU eſt une ſubſtance farineuſe &
blanchâtre, en grains, de la forme de ceux du
millet, & qui, à ce que l'on dit, ſe retire d'une
eſpece de palmier des Indes, dont Rai, Parkin-
ſon & Boerhaave ont parlé. Mais la maniere dont
ſe fait cette préparation, n'eſt pas encore bien
connue. Les uns ont cru que le ſagou eſt le ſuc
épaiſſi du palmier; d'autres ont penſé que l'on
broie & agite cette matiere dans l'eau, juſqu'à
ce qu'elle y ſoit extrêmement diviſée & délayée,
& que le repos, qui ſuccede à ce mouvement,
donne lieu à cette eſpece de fécule de ſe pré-
cipiter ; enfin que le précipité ſéché eſt ce
que nous nommons le *ſagou.* Au reſte, quoi
qu'il en ſoit de la façon dont ce médicament ſe
prépare, on en fait des crêmes, ainſi qu'avec
l'orge & le riz ; & elles ſont très recommandées
dans la fiévre lente, le maraſme, la phthiſie

pulmonaire : la dofe eft de deux gros à une demi-
once par chaque livre d'eau. Quoique nous ne
jugions pas dangereux l'ufage de ce médicament
que nous avons même vu être utile à plufieurs
malades , nous ne croyons cependant pas qu'il
faille y avoir confiance, ni même s'en fervir,
ayant dans notre pays des remedes dont nous connoiffons mieux la nature & les effets , & qui peuvent opérer plus fûrement la guérifon des maladies dont il s'agit.

(▲3.) LE PETIT-LAIT fe retire d'un lait quelconque, dans lequel on a mêlé préalablement un
peu de preffure de veau ou d'agneau , bien délayée dans une petite quantité d'eau. Huit ou dix
grains de preffure, par livre de lait , fuffifent
d'ordinaire pour le faire cailler ; & cela fe fait
en peu de tems, quand on le met fur les cendres
chaudes ou au bain-marie. Le lait fe caille auffi
très promptement lorfqu'on le fait bouillir avec
de la crême de tartre bien pulvérifée, dans la
proportion d'un demi-gros pour chaque livre de
lait , & le petit-lait préparé de cette maniere eft
plus clair : cependant quelques perfonnes qui ont
l'eftomac foible en font incommodées ; & on eft
obligé dans ces cas de recourir à la preffure ordinaire. Le vinaigre , le jus de citron, l'ofeille,
la fleur d'artichaut, celle du gallium jaune , &c.
produifent le même effet. Quelle que foit la méthode que l'on a employée, pour faire cailler le
lait ; le petit-lait qu'on en obtient, & qu'on renouvelle tous les jours , eft prefque généralement eftimé le meilleur des médicamens rafraîchiffans, tempérans, laxatifs : il eft encore apéritif & diurétique.

C'eft à ces qualités qu'on doit les heureux effets

qu'il opere dans les cas où le fang & la bile font échauffés à l'excès, principalement dans les fiévres ardentes & inflammatoires, & lorfqu'il contribue à guérir la dyffenterie, ou qu'il corrige l'âcreté des humeurs qui irritent les fibres nerveufes. Il foulage les hypochondriaques & les fcorbutiques, calme les douleurs de rhumatifme ou de goutte, fait ceffer les difficultés d'uriner ; eft un médicament fouvent utile dans les ulceres internes, dans les maladies de la peau & les autres affections chroniques ou qui réfiftent à l'action des remedes. On prefcrit depuis fix jufqu'à douze onces de petit-lait, une ou plufieurs fois le jour. Mais on ne doit pas oublier qu'il fe rencontre des malades auxquels la foibleffe de leur eftomac ne permet pas l'ufage du petit-lait, à moins qu'on n'y ait éteint un fer rouge, ou plongé une pierre très chaude. S'il s'aigrit dans l'eftomac, on emploiera les abforbans pour prévenir cet effet ; & en outre on évitera de faire cailler le lait avec la crême de tartre, le jus de citron, l'ofeille ou d'autres acides des plus forts. Tantôt on fait prendre le petit-lait feul ; tantôt on y fait cuire, felon l'indication que le médecin veut remplir, ou de la racine de patience, ou du creffon de fontaine, ou de la fumeterre, &c. Enfin il fert à faire des lavemens rafraîchiffans & adouciffans.

(14.) LE SYROP DE CHICORÉE n'eft autre chofe que le fuc de la chicorée, obtenu par la trituration & l'expreffion, éclairci par l'ébullition, & qui a été cuit avec du fucre, jufqu'à ce qu'il ait acquis une certaine confiftance. Ce fyrop a les vertus de la plante, qui en fait la bafe : fa dofe ordinaire eft d'une demi-once à une once & demie.

(15.) LA POUDRE TEMPÉRANTE eft un mélange de nitre, de tartre vitriolé & de cinnabre.
La vertu qu'indique fon nom, n'eft pas la feule
qu'elle poffede : elle eft encore apéritive & diurétique, & même antifpafmodique. Il n'y a pas
fort long-tems que cette poudre eft d'un ufage
commun. On l'ordonne depuis vingt jufqu'à
trente grains une ou deux fois le jour, quelquefois même jufqu'à un gros. Cette derniere
dofe n'eft-elle pas trop forte ? c'eft aux médecins
chymiftes à prononcer. Il eft néceffaire de favoir
qu'il court plufieurs recettes différentes de la
poudre tempérante que le célebre Sthal avoit mife
en vogue : nous avons donné dans nos formules
la plus fimple & la plus approuvée : on peut y
ajoûter, felon les vues qu'on peut avoir, les pierres d'écreviffes, le corail, la nacre des perles,
le diaphorétique minéral, l'arcanum duplicatum, &c.

(16.) LA CRÊME DE TARTRE peut être regardée comme du tartre bien purifié. Cette préparation confifte 1° à réduire le tartre en poudre
très fine ; 2° à le faire bouillir pendant plufieurs
heures dans environ trente fois fon poids d'eau ;
3° à ôter, avec une cuiller percée, la pellicule
ou efpece d'écume qui paroît à la furface de
la liqueur, pendant l'ébullition : cette matiere
féchée forme une pouffiere blanchâtre, que
l'on nomme *la crême de tartre.* Quant à la liqueur, on la filtre ; puis on la porte dans un lieu
froid, où elle foit en repos. Bientôt il s'y forme
des cryftaux qui font de la même nature que la
crême de tartre, & peuvent être employés comme
elle. Ce genre de fel, entiérement différent de
tous ceux que l'on connoît, refte entier dans

l'eau froide & dans l'eau chaude ; mais lorfque l'eau eft bouillante , trois onces fuffifent pour en fondre un gros. La crême de tartre n'eft pas feulement tempérante & anti-putride ; on peut auffi la mettre au nombre des médicamens apéritifs & diurétiques ; on la donne de plus avec fuccès contre les ardeurs d'eftomac. Elle fe prefcrit à la dofe d'un demi gros à un gros , que l'on fait fondre dans une livre d'eau bouillante ; ou bien on délaye , dans une boiffon quelconque , depuis douze grains jufqu'à un demi-gros de ce médicament réduit en poudre très fine , qui refte fufpendue pour quelque tems dans la liqueur ; mais fans s'y diffoudre. On la prend auffi fous la forme féche , comme dans la poudre cornachine. La crême de tartre , jointe à des cathartiques , favorife leur action & prévient les naufées ou envies de vomir : elle eft même laxative , quand on la donne feule , depuis quatre jufqu'à fix gros , ou une once , diftribuée en plufieurs prifes ; & ce purgatif peut être pris pendant la fiévre. La crême de tartre convient aux cachectiques , & même aux hydropiques ; mais il faut s'en abftenir lorfqu'il y a des crudités acides. On affure qu'à la dofe de fix gros ou d'une once , elle guérit les fiévres intermittentes ; mais qu'il faut pour cela qu'elle foit prife au commencement du friffon , dans une décoction de fleurs de camomille. Il eft aifé de fentir , par ce qui a été dit ci-deffus , que ce médicament ne convient pas aux tempéramens mélancoliques , déja trop fujets aux crudités acides.

(17.) LE SEL DE GLAUBER qu'on a nommé auffi *fel admirable de Glauber. Sal Glauberi.*

Après la diftillation de l'efprit acide , fourni

par le mélange du sel marin & de l'huile de vitriol, il reste dans la retorte une masse séche & compacte. Que l'on fasse calciner ce résidu, qu'on le dissolve dans l'eau bouillante & qu'on fasse évaporer à la maniere ordinaire, il se forme des cryftaux qui sont un sel neutre, produit de la combinaison de l'acide vitriolique avec la terre alkaline du sel marin, & qui porte le nom de *Glauber* son inventeur. Ainsi que le sel d'Epsom; ce sel est laxatif, sans être irritant, lorsqu'on le fait prendre à la même dose que le premier, mais il est bien plus commun de l'employer comme tempérant, apéritif ou diurétique, dans les affections hystériques & mélancoliques; & alors on en fait fondre depuis un demi-gros jusqu'à un gros, dans un bouillon ou dans une livre d'apozeme. On le joint aussi, en qualité de doux stimulant, à la manne & aux autres purgatifs.

(18.) LE SEL DE DUOBUS, ou la panacée du duc de Holstein. *Arcanum duplicatum ; sal de duobus.*

Ce sel, qui est le produit de la calcination du nitre & du vitriol verd, paroît être une combinaison de l'alkali nitreux & de l'acide vitriolique. Ce composé étant dissous dans une certaine quantité d'eau & filtré, on verse sur la dissolution quelques gouttes d'huile de tartre par défaillance, afin que, suivant la doctrine des affinités chymiques, les parties métalliques du vitriol, encore soutenues dans la liqueur, se précipitent au fond du vase. Cette dissolution, ayant été filtrée une seconde fois, est mise en évaporation; c'est alors qu'il se forme un sel appellé *sel de duobus*, pour faire entendre qu'il est formé de deux substances; nom qu'il ne devroit pas avoir, si

c'eſt avec raiſon que quelques chymiſtes modernes prétendent qu'on ne ſauroit réuſſir dans
ce procédé, ſi on ne l'a dépouillé de toutes les
parties vitrioliques. Quoi qu'il en ſoit, on met
communément ce ſel au nombre des médicamens
tempérans, diaphorétiques & diurétiques : il eſt
auſſi laxatif, utile aux hydropiques, & dans l'é-
tat de cachexie. On le vante beaucoup comme
dépuratif dans les cas de lait répandu. La doſe
de ce ſel eſt d'un ſcrupule à un gros dans un bouillon ou dans une livre d'apozeme. Lorſqu'on en
donne une plus forte doſe, par exemple une
demi-once, il purge par en-bas. Il eſt à propos
de remarquer que ce ſel eſt un des plus difficiles
à bien faire, & par conſéquent qu'on a lieu de
craindre ſes effets, quand il n'eſt pas fait par un
habile artiſte ; car ſi la précipitation n'eſt pas bien
faite, il retient du vitriol, & donne des nau-
ſeés ; excite même le vomiſſement : c'eſt ce que
ne devroient jamais oublier ceux qui preſcrivent
ſi fréquemment le ſel de duobus.

(19.) LE TARTRE VITRIOLÉ. *Tartarus vitrio-
latus.*

Ce ſel eſt un produit de la combinaiſon de
l'huile de tartre par défaillance, & de l'eſprit de
vitriol. L'efferveſcence qui accompagne ce mêlange, étant ceſſée, on le met en évaporation ſur
un feu doux ; puis, ſuivant le procédé chymique
ordinaire, on le porte dans un lieu frais, afin
que les particules ſalines puiſſent s'unir, & qu'il
s'en forme des cryſtaux qui, après qu'ils ont été
lavés avec de l'eau & ſéchés, ſont ſerrés pour le
beſoin. Ce ſel eſt, dit on, tempérant & ſédatif :
il eſt un doux déſobſtructif & diurétique. On ſait
aſſez qu'il eſt un des principaux ingrédiens de la

poudre tempérante de Stahl. Sa dose est depuis douze grains jusqu'à un demi-gros, dans un bouillon ou une livre d'apozeme. Il y a des gens qui prétendent d'après Stahl, qu'il n'y a point de différence entre le sel de duobus & le tartre vitriolé, dont la préparation ne demande pas moins d habileté ; mais ceci forme une question.

LES FEBRIFUGES.

Depuis la découverte de l'écorce du Pérou , ou du quinquina, qui est le plus excellent remede que nous ayons pour guérir les fiévres intermittentes, mais qui est quelquefois insuffisant & même nuisible , depuis ce tems, dis-je, on a abandonné tous les autres fébrifuges dont on faisoit autrefois tant de cas comme étant incapables de nuire , & le plus souvent très efficaces. Malgré ce discrédit où sont tombés les anciens fébrifuges, nous avons cru nécessaire de rapporter les meilleurs médicamens de cette classe dont on ne doit jamais négliger de s'instruire ou de se servir. Notre dessein , en les réunissant ainsi , est d'en faciliter l'usage dans l'occasion. Les praticiens observateurs , & qui ne sont pas esclaves des opinions vulgaires , savent & disent ouvertement que le quinquina administré mal-à-propos , ce qui est facile & commun , & le mauvais quinquina , ou se trouvent souvent sans succès , ou même font beaucoup de tort aux malades. Ainsi la raison & l'expérience s'accordent pour nous exciter à faire usage des autres remedes fébrifuges. Pour l'ordinaire les habitans de la campagne manquent de quinquina , & toujours de bon quinquina. A la ville

même, combien de gens qui ne font pas en état
d'acheter un médicament aussi cher, quand il est
de bonne qualité ! Lorsqu'on est appellé pour traiter des malades qui font dans ces cas-là, il est
avantageux de connoître des fébrifuges qu'on
puisse se procurer par-tout, & même a bas prix.
Ces médicamens, administrés par des mains habiles, produisent tout le bien qu'on peut desirer ;
c'est ce que nous ne faisons aucune difficulté
d'assurer d'après des expériences multipliées.

Ce ne font pas seulement les amers, les martiaux, les aromatiques, les toniques, les diaphorétiques & les calmans, que l'on met avec raison
dans la classe des fébrifuges : il y a encore d'autres médicamens dont nous ne connoissons pas
la maniere d'agir, & que l'on doit peut-être comparer au quinquina pour leur vertu spécifique. Cependant qu'on ne s'attende pas à trouver ici tous
les medicamens fébrifuges, ou ceux qu'on peut
leur substituer, découverts jusqu'à ce jour. On
peut consulter à ce sujet les auteurs qui ont fait
de cette recherche le but de leurs ouvrages. Pour
moi, je regarde ce travail comme inutile & fans
bornes. J'omettrai aussi à dessein beaucoup de remedes populaires & superstitieux, qui n'ont jamais dû entrer dans un traitement fondé sur la
faine raison & l'expérience éclairée. On doit attribuer leurs succès à la force de l'imagination, &
non à leur propre action ; ou plutôt il faut croire
qu'ils n'ont eu d'autre part à ces heureux effets,
que d'avoir été pris peu de tems avant le moment où la nature seule, & même les médicamens donnés précédemment, les ont opérés. On
ne trouvera point ici la maniere d'agir des fébrifuges, ni les précautions qu'on doit prendre en

les adminiſtrant. Nous éviterons de répéter ce
qui a déja été dit avec aſſez d'étendue , quand
nous avons traité des fiévres intermittentes. Voyez
le *Précis de Médecine pratique.*

MÉDICAMENS SIMPLES.

LE s racines de piſſenlit, de fenouil , de quin-
tefeuille (¹) , de cabaret , de gentiane (²), de
biſtorte , d'aulnée , d'impératoire , de la ſerpen-
taire de Virginie (³) , de l'acorus , du galanga.

Les feuilles de chicorée , de piſſenlit, de cerfeuil , de chardon béni , d'eupatoire , d'argentine (⁴) , de fumeterre , d'aurone , de tanaiſie ,
de ſariette , de bétoine , de la grande abſinthe ,
de la petite abſinthe , de la petite centaurée (⁵) ,
de la germandrée (⁶).

Les fleurs de pêcher , de chauſſe-trape , de camomille.

Les noyaux du pêcher (⁷) , la noix de cyprès ,
la noix de galle , le poivre , les cubebes.

L'écorce de frêne , de quinquina (⁸) , la caſcarille ou le chacril (⁹) , le caſſia-lignea.

. L'opium , le camphre , la myrrhe , le benjoin ,
l'aloës , la gomme-gutte , la ſuie.

Les coquilles d'œuf , l'urine humaine , les cloportes.

L'eau commune , les eaux minérales de Vals ,
de Méri , de Vichi , de Balaruc , de Bourbonne ,
de Bourbon-Lanci , de Bourbon Archambault.

Le ſel cathartique amer , le ſel ammoniac , le
fer , l'antimoine.

MÉDICAMENS

MÉDICAMENS OFFICINAUX.

L'eau de menthe, l'eau de chardon-bénit.

Les syrops d'absinthe, de mercuriale, de fleurs de pêcher, de quinquina ([12]).

L'extrait de quinquina, ceux d'absinthe & de gentiane.

Les trochisques alhandal, ceux d'agaric... la thériaque.... la poudre de viperes... la poudre de tribus.

Le sel d'absinthe, le sel de petite centaurée, le sel de tartre. La crême de tartre ; le tartre chalybé ; le sel de duobus.

Le kermès minéral. L'antimoine diaphorétique.

MÉDICAMENS MAGISTRAUX.

TISANE.

Prenez des *sommités de petite centaurée,* une demi-poignée, & autant *de fleurs de camomille ;* de *racine de réglisse,* ratissée & concassée, deux gros : faites bouillir doucement dans une suffisante quantité d'eau, & réduire à quatre livres.

VERRÉES.

Prenez de *quinquina,* deux gros ; de *cascarille,* un demi-gros ; de bon *vin,* deux onces ; *d'eau-de-vie,* une once : mêlez pour une verrée

Tom. I.   G qu'on boira au commencement du frisson des fiévres intermittentes.

PRENEZ de *fleurs de camomille*, une demi-poignée ; de *crême de tartre*, deux gros : faites bouillir, pendant une demi-heure, dans douze onces d'eau de fontaine. Lorsque le frisson commence, on peut prendre cette potion, qui a été souvent plus efficace que le quinquina, pour chasser les fiévres intermittentes.

PRENEZ des *sommités de la petite centaurée*, une pincée : faites infuser dans six onces d'eau : passez : ajoûtez à la colature depuis douze jusqu'à vingt-cinq gouttes de la *teinture anodyne de Sydenham*. On prendra cette potion une heure entiere avant que le frisson se déclare ; ce qu'on jugera par le tems où il a commencé les jours précédens.

PRENEZ du *jus d'absinthe*, depuis une demi-once jusqu'à une once : mêlez-le avec quatre onces de bon *vin*, & faites boire immédiatement avant que l'accès se manifeste.

EMULSION.

PRENEZ d'écorce du Pérou ou *quinquina*, une once : faites bouillir dans une suffisante quantité d'eau, & réduire à deux livres : passez : versez la colature peu à peu sur une once de *semences froides* majeures : broyez : faites une émulsion selon l'art. Le malade en prendra un verre de trois en trois heures, & dans le milieu de l'intervalle un bouillon.

INFUSION.

PRENEZ de *quinquina*, deux gros ; de *rhu*

barbe, un gros ; de *sel d'absinthe*, un demi-gros : faites infuser chaudement, pendant quatre heures, dans douze onces d'une *décoction de fume-terre*, pour prendre en deux doses.

PRENEZ des *sommités de germandrée* & de *petite centaurée*, de chaque une poignée ; des *fleurs de camomille*, une demi-poignée : faites-les infuser dans une pinte d'eau bouillante. On donnera six onces de la colature froide toutes les trois ou quatre heures.

PRENEZ du *calamus aromaticus* & de la *racine d'aulnée*, de chaque une once & demie ; des *sommités de petite centaurée*, un poignée ; de la *limaille de fer*, deux onces. Faites infuser chaudement dans une pinte de bon *vin blanc* vieux. On en donnera de quatre à six onces de quatre en quatre heures.

PRENEZ de la *poudre de café brûlé*, une once ; faites la infuser & bouillir dans douze onces d'eau que vous réduirez à trois : ajoûtez trois onces de *suc de limon*. On donne ce mêlange après le paroxisme de la fiévre double tierce ; ou le lendemain, si la fiévre est tierce. On réitere deux ou trois fois ce remede, après avoir fait précéder les généraux : quelqu'empirique qu'il soit, il n'est point à mépriser : je l'ai vu réussir plusieurs fois, même dans les cas où le quinquina avoit été infructueux.

APOZÈMES.

PRENEZ de *quinquina*, une demi-once ; de *feuilles de chicorée*, deux poignées ; de *sel d'absinthe*, un demi-gros : faites bouillir dans une suffisante quantité d'eau, & réduire à deux livres, que le malade prendra en quatre doses.

PRENEZ *feuilles de bourrache & de fumeterre*, de chaque une demi-poignée ; feuilles de *scolopendre & sommités de petite centaurée*, de chaque une pincée ; de *quinquina*, six gros ; de *feuilles d'absinthe*, un gros : faites bouillir dans une suffisante quantité d'eau, & réduire à deux livres.

PRENEZ de *quinquina* concassé, une once ; de *fleurs de camomille*, une demi-poignée ; de *sommités de germandrée*, une pincée ; de *sel cathartique amer*, ou sel d'Epsom, deux gros : faites bouillir dans une suffisante quantité d'eau, & réduire à deux livres.

PRENEZ de *quinquina* concassé, une demionce ; *feuilles d'aigremoine & de bourrache*, de chaque une poignée ; de *fleurs de bouillon blanc*, une demi-poignée : faites bouillir dans une suffisante quantité d'eau, & réduire à deux livres. Un peu avant que de retirer cette décoction de devant le feu, ajoûtez une demi-once de *miel de Narbonne* : écumez ; & passez.

PRENEZ de *quinquina*, une demi-once ; de *racines de guimauve*, une once ; *fleurs de pasd'âne & de coquelicot*, de chaque une demionce : faites bouillir dans une suffisante quantité d'eau, & réduire à deux livres : passez : ajoûtez à la colature deux onces de *syrop de capillaires*.

PRENEZ de *racines d'asperge*, une once ; *feuilles de chicorée sauvage & de scolopendre*, de chaque une demi-poignée ; de *quinquina*, une once : faites bouillir dans une suffisante quantité d'eau, & réduire à deux livres : passez : ajoûtez à la colature deux gros de *tartre martial soluble*, pour un apozeme.

PRENEZ de *quinquina*, quatre gros ; de *rhu-*

barbe concaſſée, un gros & demi ; d'*agaric* coupé
par petits morceaux, deux gros ; *racines d'iris de
Florence & ſel ammoniac*, de chaque un gros &
demi ; de *ſommités de germandrée*, une demi-
poignée : faites bouillir dans une ſuffiſante quantité d'eau, & réduire à quatre livres.

PRENEZ de *quinquina*, une demi-once ; *ſéné
& ſel cathartique amer*, de chaque deux gros :
faites bouillir dans une ſuffiſante quantité d'eau,
& réduire à deux livres. Un peu de tems avant
que de retirer cette décoction du feu, ajoûtez
une poignée de *feuilles de chicorée ſauvage &*
une demi-poignée de *ſommités de petite centaurée :* paſſez : ajoutez à la colature deux onces
de *ſyrop de gentiane.*

BOUILLONS.

PRENEZ la moitié d'un *poulet ; la chair, le foie
& le ſang d'une tortue* ; du *quinquina*, deux gros.
Faites un bouillon ſelon les regles de l'art dans
un pot bien bouché : vous y ajoûterez, une demi-
heure avant de le retirer du feu, une demi-
poignée de *lierre terreſtre.*

PRENEZ de la *chair de veau*, une livre ; de
quinquina broyé, deux gros ; de *feuilles de fumeterre*, une poignée ; de *ſommités de la petite
abſinthe*, une pincée : faites bouillir, comme il
eſt d'uſage, dans une ſuffiſante quantité d'eau,
pour faire un bouillon.

VINS.

PRENEZ de *quinquina* en poudre, depuis une
once & demie juſqu'à deux onces ; du *vin rouge*,
deux livres : laiſſez infuſer pendant deux jours,
dans une bouteille bien bouchée, que l'on ſe-

couera de tems-en-tems. Le malade prendra deux
à trois onces de ce vin plusieurs fois le jour.

PRENEZ de *quinquina broyé*, une demi-once ;
de *racine de serpentaire de Virginie*, trois gros :
mettez infuser pendant une nuit dans une livre
de *vin d'absinthe* : la dose sera depuis une once
jusqu'à deux.

PRENEZ de la poudre de *bon quinquina*, six
gros ; du *syrop de fleur de pêche*, trois onces ;
du meilleur *vin blanc*, une chopine. Mêlez le
tout pour trois doses, qu'on donnera de quatre
en quatre heures.

PRENEZ du *quinquina* réduit en poudre très
fine, une once ; du *miel de Narbonne*, demi-
once ; du *syrop de fleur de pêche*, deux onces.
Faites infuser le tout dans une chopine ou une
livre de *vin blanc*, pour trois prises, en laissant
des intervalles de quatre heures.

PRENEZ de *quinquina*, six gros ; de *cassia-
lignea*, deux gros ; de *sel de tartre*, un gros :
mettez infuser pendant une nuit sur les cendres
chaudes, dans deux livres de *vin blanc* : la dose
sera de deux onces jusqu'à quatre.

PRENEZ de *quinquina*, une once ; de *racines
d'aulnée*, une demi-once ; de *sommités de petite
absinthe*, une demi-poignée ; de *limaille de fer*
rouillé, une once, dont on fera un nouet ; de
sel de tartre, un gros : mettez infuser pendant
trois jours, dans deux livres de *vin blanc* : la
dose sera depuis deux onces jusqu'à quatre.

PRENEZ *quinquina & baies de laurier*, de chaque une once ; de *racines de gentiane*, une demi-
once ; de *feuilles de chardon-bénit*, une demi-
poignée ; d'*aloës succotrin*, un demi-scrupule :
faites infuser pendant une nuit, dans deux livres

de *vin blanc* : la dose sera depuis deux onces jusqu'à quatre.

POUDRES.

PRENEZ de *quinquina*, un gros ; de *fleurs de camomille*, un scrupule ; ou douze grains de *rhubarbe* : mêlez, pour une poudre.

PRENEZ *racines d'impératoire* & de *gentiane*, de chaque un demi-scrupule ; de *quinquina*, un gros : mêlez.

PRENEZ du *sel polychreste*, deux scrupules ; du *sel ammoniac*, un scrupule. Mêlez pour une poudre qu'on peut réitérer deux ou trois fois par jour, en buvant par-dessus un verre d'*infusion de petite centaurée*, ou de *fleurs de camomille*.

PRENEZ trois grains de *camphre* ; du *nitre* purifié, huit grains : mêlez pour une poudre qu'on peut réitérer toutes les quatre heures, entre les deux paroxysmes.

PRENEZ *quinquina* & *rhubarbe*, de chaque quinze grains ; de *safran de Mars* apéritif, huit grains : mêlez.

PRENEZ de *fleurs de camomille*, un demi-gros ; *antimoine diaphorétique* & *sel d'absinthe*, de chaque un scrupule : mêlez.

PRENEZ de *sel ammoniac*, un demi-gros ; de *pierres d'écrevisses*, un scrupule : mêlez, pour une poudre que l'on prendra avant le retour de l'accès.

PRENEZ de *quinquina*, un gros ; d'*agaric*, un demi-gros ; d'*iris de Florence*, un scrupule : mêlez.

BOLS.

PRENEZ de *quinquina*, un gros ; de *thériaque*

ancienne ou de *confection hyacinthe*, un demi-gros ; de *sel ammoniac*, douze grains ; du *syrop d'absinthe*, la quantité suffisante : mêlez, pour un bol.

PRENEZ de *fleurs de camomille*, un demi-gros ; de *sel ammoniac*, un scrupule ; de *syrop de gentiane*, la quantité suffisante : mêlez, pour un bol.

PRENEZ *quinquina* & *diaprun*, de chaque un gros : mêlez : faites un bol avec du *syrop de fleurs de pêcher*.

PRENEZ de *cascarille*, deux scrupules ; de *sel cathartique amer*, un scrupule ; de *tartre martial*, dix grains : mêlez : faites un bol avec le *syrop de chicorée composé*.

PRENEZ de *racine de gentiane*, un demi-gros ; de *jalap* & de *poudre cornachine*, un scrupule : faites un bol avec le *syrop de mercuriale*.

PRENEZ *quinquina*, *noix de galles*, de chaque environ un demi-gros ; de *sel ammoniac*, un scrupule : mêlez : faites un bol avec le *syrop de mercuriale*.

PRENEZ de *fleurs de camomille*, un demi-gros ; *antimoine diaphorétique* & *sel d'absinthe*, de chaque dix grains : mêlez : faites un bol avec le *syrop de fleurs de pêcher*.

O P I A T S.

PRENEZ de *quinquina*, une demi-once ; *rhubarbe* & *cascarille*, de chaque deux gros ; de *sel ammoniac*, un gros & demi : mêlez : faites un opiat avec le *syrop de chicorée composé* : la dose sera d'un gros.

PRENEZ de *quinquina*, six gros ; de *rhubarbe*, deux gros ; de *sel ammoniac*, un gros :

mêlez : faites un opiat avec le *syrop solutif de rose*. On divisera le tout en dix doses.

PRENEZ de *quinquina*, une demi-once ; *cascarille & séné*, de chaque deux gros ; *sel ammoniac & sel cathartique amer*, de chaque un gros ; *diagrede*, un gros & demi : mêlez : faites un opiat avec le *syrop de chicorée composé* de rhubarbe, la dose sera jusqu'à un gros.

PRENEZ *safran de Mars & quinquina*, de chaque une demi-once ; *cascarille & rhubarbe*, de chaque deux gros ; de *sel ammoniac*, un gros ; de *trochisques d'agaric*, un gros & demi : mêlez : faites un opiat avec le *syrop de fleurs de pêcher :* la dose sera d'un gros.

PRENEZ du *quinquina*, une demi-once ; de *chacril*, des *fleurs de camomille* & de la *crême de tartre*, de chaque deux gros : mêlez, pour former un opiat avec ce qu'il faut de *syrop de chicorée composé* ; pour dix doses.

PRENEZ du *quinquina*, une once ; de la *poudre de fleur de camomille*, trois gros ; de l'*extrait de petite centaurée & de genievre*, de chaque un gros ; de *nitre*, un gros & demi. On formera de ce mélange un opiat avec le *syrop de limon*, dont la dose sera d'un gros à un gros & demi.

PRENEZ de la *poudre d'absinthe* & de *petite centaurée*, de chaque une once ; de la *myrrhe* & de l'*extrait de genièvre*, de chaque six gros : faites le mélange exactement, & formez l'opiat avec ce qu'il faut de *syrop de gentiane*. On en donnera depuis un gros jusqu'à un gros & demi toutes les trois heures.

PRENEZ du *quinquina*, demi-once ; de la *rhubarbe* & du *chacril*, de chaque deux gros ; du *sel ammoniac*, un gros ; pour faire selon l'art un opiat avec le *fyrop d'abfinthe*, dont la dofe fera d'un gros & demi, deux fois par jour, hors du tems de la fiévre quarte.

PILULES.

PRENEZ de l'*extrait de petite centaurée*, trois gros ; du *quinquina*, deux gros ; des *fleurs de fel ammoniac*, un demi-gros : faites de ce mêlange des pilules avec le *fyrop de gentiane*. On en donne plufieurs fois dans la journée, depuis demi-gros jufqu'à un gros.

COMMENTAIRES.

(1.) LA QUINTE-FEUILLE. *Pentaphyllum vul-gatiffimum Parkinf. Quintefolium majus repens*, *C. B. P.*

La vertu fébrifuge de toutes les parties de cette plante eft très connue ; mais ce n'eft pas la feule qu'elle poffede : on la compte encore au nombre des meilleurs médicamens vulnéraires & aftrin-gens ; c'eft ce dernier effet qui lui a valu le cas qu'on en fait dans le piffement de fang & dans les pertes utérines & hémorrhoïdales exceffives. On prefcrit la racine, en fubftance, depuis un demi-gros jufqu'à un gros, & on en fait mettre une once par livre d'apozeme, ou dans deux livres de tifane. Il s'en fait de fortes décoctions pour des gargarifmes, dans les cas d'ulcérations à la bou-che.

(2.) LA GENTIANE. *Gentiana major lutea*, *C. B. P.*

La racine de cette plante eft très amere, fans avoir de goût abfolument défagréable. Sa vertu febrifuge l'a reudu autrefois d'un grand ufage : elle eft auffi regardée comme ftomachique, fortifiante & vermifuge : enfin on l'affocie aux diurétiques & aux emménagogues. Quelques aureurs en parlent comme d'un fpécifique contre les effets des morfures des chiens enragés, & en général de tous les animaux vénimeux ; mais il feroit imprudent de fe fier à un tel préfervatif. La dofe de la gentiane en fubftance eft d'un à deux fcrupules ; & en infufion, d'un à deux gros pour chaque livre d'eau. Il s'en trouve chez les apothicaires un extrait dont on prend depuis quinze grains jufqu'à un demi-gros. La racine de la gentiane s'emploie auffi à l'extérieur comme un détersif & un anti-feptique excellent. Cette partie de la plante battue & amollie par ce moyen comme une éponge, s'introduit dans les ulceres fquirrheux, pour les dilater.

. (3.) LA VIPÉRINE OU LA SERPENTAIRE DE VIRGINIE. *Ariftolochia, piftolochia, feu ferpentaria virginiana caule nodofo*, Pluck.

La racine de cette plante eft fibreufe, & a une odeur très forte, une faveur un peu âcre & amere. Elle mérite une des premieres places parmi les fébrifuges même les plus efficaces. Souvent on a parfaitement réuffi à chaffer, avec ce remede, les fiévres quartes les plus opiniâtres, contre lefquelles le quinquina n'avoit rien fait. Les racines d'angélique, d'impératoire & les autres racines aromatiques ont moins de vertu que celle-ci, pour rendre aux vifceres, & fur-tout à l'eftomac & au cerveau, le degré de chaleur qui leur eft néceffaire. C'eft pour remplir cette indication, qu'on fait entrer cette racine dans la poudre compofée, dite *poudre de pattes d'écreviffes*. Ce n'eft pas là

le feul ufage de la vipérine : elle eft employée,
avec beaucoup de fuccès, comme remede tonique, dans les cas d'hydropifie ; & on l'a éprouvée
très utile, lorfqu'il y a eu befoin de prévenir ou
de détruire l'état putride des humeurs inteftinales, qu'occafionne la préfence dès vers dans les
inteftins. On en prefcrit depuis un demi-gros jufqu'à un gros en fubftance. Elle fe prend à cette
dofe, & fous la même forme, dans les fiévres intermittentes, deux heures avant le commencement de l'accès Quand on en fait une infufion,
la dofe doit être double.

(4.) L'ARGENTINE. *Argentina Dodon. Penta-
phylloïdes argenteum alatum, feu potentilla, Inft.
reł herb.*

C'eft une chofe avouée de tous les gens de l'art,
que la plupart des parties de cette plante font fébrifuges. Malgré cela il eft rare qu'on s'en ferve
pour guérir la fiévre. Seulement elle s'emploie
quelquefois comme remede aftringent dans les
cas d'hémorrhagies, de diarrhée, de fleurs blanches, &c. Ceux qui ont la fiévre, peuvent boire
depuis trois jufqu'à quatre onces du fuc de cette
plante. On prefcrit jufqu'à une poignée de feuilles, pour préparer chaque livre de décoction &
d'infufion aftringente : la dofe doit être double,
quand on en fait un gargarifme.

(5.) LA PETITE CENTAURÉE. *Centaurium minus, C. B. P.*

Il faut que l'efprit foit aveuglé par les préjugés,
pour refufer de croire que cette plante, fi commune & extrêmement amere, n'a pas autant d'efficacité que le quinquina, pour guérir les fiévres intermittentes. Elle eft auffi un des meilleurs ftomachiques fortifians & vermifuges que nous ayons

On la croit très utile pour lever les obstructions , & faire reparoître les régles & les hémorrhoïdes. On peut encore s'en servir comme d'un médicament dépuratif. C'est à raison de ces vertus , que la centaurée convient dans la cachexie , les pâles couleurs , la jauniſſe , l'hydropiſie , la goutte & dans une infinité d'autres affections chroniques. Quelques auteurs ont été juſqu'à dire que cette plante eſt un ſpécifique contre la morſure des chiens enragés , & qu'il faut pour cela l'employer à l'intérieur & à l'extérieur. L'expérience s'oppoſe à ce qu'on les en croie ſur leur parole. On ne ſe ſert que des ſommités de la centaurée prête à fleurir : elles ſe preſcrivent ſéches depuis un demi-gros juſqu'à un gros en ſubſtance ; ou le double de ce poids pour faire , ſoit une décoction , ſoit une infuſion dans l'eau ou dans le vin. On doit prendre le double de ces ſommités pour chaque livre d'eau , lorſqu'elles ſont employées vertes. La petite centaurée s'emploie auſſi à l'extérieur, & elle eſt dans la claſſe des médicamens vulnéraires & des déterſifs les plus actifs & les plus uſités. On retire encore de cette plante , mais avec le ſecours du feu ainſi que de l'abſinthe , un ſel dont l'uſage eſt le même que celui du ſel d'abſinthe. Voyez *Abſinthe* , *Sel lixiviel* & *Sel eſſentiel*.

(6.) LA GERMANDRÉE, OU LE PETIT CHÊNE. *Chamædrys minor repens* , C. B. P.

Le degré d'amertume & les vertus médicinales de cette plante la font reſſembler beaucoup à la petite centaurée. Elle n'eſt pas moins à recommander contre les fiévres intermittentes & contre la fiévre quarte même ; dans les cas d'atonie, ou de relâchement exceſſif de l'eſtomac & de pluſieurs autres parties, pour faire mourir les vers ,

détruire les obstructions des visceres, enfin rétablir le sang dans son état sain. En considérant ces
vertus, on ne sera pas surpris que le chamædrys
soit un aussi bon remede dans la cachexie, le scorbut, les fleurs blanches, la goutte, les maladies
de la peau, & qu'il ait procuré quelque soulagement à plusieurs asthmatiques ; à quoi on peut
ajoûter qu'il est un médicament résolutif, excellent pour prévenir les stagnations & autres suites
funestes des chutes. Pour ne pas répéter ce qui a
déja été expliqué suffisamment, nous ne dirons
rien des doses & des formes de l'administration
interne ou externe de la germandrée. On se con-
formera sur ces objets à ce qui a été dit à l'article de la petite centaurée.

(7.) LES NOYAUX DE PÊCHE. *Nuclei persici.*

Les noyaux de la pêche, qui ont une très grande
amertume, ont été employés plusieurs fois avec
succès, pour dissiper la fiévre, & faire mourir les
vers. Ce médicament se prend sous la forme d'é-
mulsion, depuis deux gros jusqu'à trois. On dit
que l'on en retire une huile utile, dans les tintemens d'oreille.

(8.) LE QUINQUINA, l'écorce du Pérou. *Kinakina, cortex peruvianus.*

Ce médicament est l'écorce d'un arbre qui croît
naturellement dans l'Amérique méridionale. On
en peut voir la description & la figure dans les
Mémoires de l'Académie royale des Sciences de
Paris pour l'année 1738. Nous avons déja averti
que l'on vendoit pour quinquina une écorce qui
n'est pas le bon quinquina, & qui est sophisti-
quée : c'est pourquoi il est très nécessaire de faire
un choix, & de ce choix dépend la plus grande
partie de l'événement. Pour n'être pas trompé

par les apparences de reſſemblance, il faut ſavoir
que l'écorce, qui eſt de bonne qualité, & on
en rencontre des morceaux de différente grandeur, a une amertume exceſſive, quelque choſe
d'aromatique, une odeur qui approche du moiſi,
& une couleur rougeâtre reſſemblante à celle de
la cannelle ; enfin qu'on peut la broyer facilement
entre les dents, quoiqu'elle ſoit d'un tiſſu ſerré.
Il paroît tout-à-fait certain qu'une écorce de
quinquina de bonne qualité, & qui n'eſt pas ancienne, eſt le plus excellent fébrifuge que nous
poſſédions : mais il n'en eſt pas de même du quinquina d'une mauvaiſe qualité, qui bien loin de
guérir la fiévre, excite d'autres maladies toujours plus dangereuſes que la fiévre : de ſorte que
le choix de cette écorce eſt un point très important. C'eſt un moyen non-ſeulement de diſſiper
les fiévres intermittentes & les fiévres continues
qui ont dégénéré de la premiere eſpece, mais de
guérir beaucoup de fiévres de toute autre nature,
en faiſant prendre ce médicament après qu'on a
employé les remedes généraux.

Ce n'eſt pas ſeulement comme fébrifuge que le
quinquina mérite les plus grands éloges. On en
fait auſſi l'uſage le plus fréquent & le plus heureux, comme tonique, ſtomachique, relâchant,
antiſpaſmodique & anti-ſeptique. Nous le voyons
tous les jours redonner la chaleur & la force aux
eſtomacs affoiblis & trop froids ; procurer de bonnes digeſtions ; rendre à quelques perſonnes trop
reſſerrées le ventre lâche, ſur-tout quand on le
fait prendre en ſubſtance. Souvent il fait ceſſer ces
ſueurs imcommodes de la nuit, les accès hyſtériques, épileptiques & les autres convulſions pé-
riodiques ; ſur-tout ſi on l'aſſocie aux cépha-

liques. Il empêche la putréfaction , l'arrête , la
détruit , & guérit ordinairement la gangrene qui
a pour cause la dégénérascence ou la décomposition du sang. Le quinquina se prescrit en substance depuis dix grains jusqu'à un gros : il en
entre le double dans les décoctions dont il faut
faire réduire l'eau environ à la moitié. On le fait
aussi infuser pendant deux jours à la dose d'une
once , dans deux livres de vin ; & cette infusion
se prend par verrées qui ne doivent pas excéder
trois ou quatre onces. Nous ne devons pas laisser
ignorer que les médecins de Vienne font un
grand usage du quinquina dans la fiévre maligne ,
& qu'ils en donnent même une très forte dose
par jour , comme de demi once à une once : c'est
au tems & à l'experience à justifier cette pratique.
Il se vend chez les apothicaires un extrait de quinquina fait au moyen d'une décoction & de l'évaporation : sa dose est depuis douze grains jusqu'à
un demi-gros. On prépare encore un autre extrait ,
par une longue & forte agitation de l'écorce du
quinquina dans l'eau froide , & par l'évaporation
du fluide au soleil ou au bain-marie : cet extrait
est connu sous le nom de *sel de quinquina de la
Garaye* : il n'a d'autre avantage sur l'extrait de
quinquina ordinaire , que de pouvoir être donné
à plus petite dose , avec le même effet , c'est-à-
dire , qu'il suffit d'en prescrire depuis dix jusqu'à vingt grains. On fait , avec ce médicament ,
un syrop dont nous parlerons dans la suite. Mais
il est bon d'avertir que la simple poudre de quinquina a paru aux médecins attentifs plus efficace
que toutes les préparations officinales & magistrales qu'on peut imaginer.

   Quelle que soit la forme sous laquelle se prefcrit

crit le quinquina, pour guérir les fièvres intermittentes, qu'on le donne seul ou joint à des purgatifs, le malade en doit prendre autour d'un
gros trois ou quatre fois, & même davantage
tous les jours, jusqu'à ce qu'il ne revienne plus
d'accès : après quoi on n'en fera plus d'usage
qu'une ou deux fois le jour ; enfin on terminera
le traitement, en n'en usant qu'une fois en deux
jours. C'est pour prévenir le retour de la fièvre,
qu'il faut prolonger ainsi l'espace de quinze à
vingt jours l'usage du quinquina même après le
dernier accès de fièvre. En effet la plus petite faute
dans le régime, un peu de froid ressenti le matin
ou le soir, un purgatif que l'on aura pris, ou une
autre cause, dont il y a grand nombre, qui aura
agi bientôt après la cessation de la fièvre, opérée
par le quinquina, sera suffisante pour la faire reparoître ; & alors le médecin trouve beaucoup plus
de difficulté à la guérir. Le quinquina est aussi un
médicament externe. On en prescrit jusqu'à une
once pour faire un lavement fébrifuge, dont
l'usage, continué plusieurs jours, peut seul dissiper certaines fièvres intermittentes. Si on applique cette écorce sur la peau, sous la forme de
cataplasme, c'est employer un des meilleurs remedes qu'il soit possible d'avoir contre la gangrene. Je terminerai cet article par une remarque importante ; c'est que l'usage interne du
quinquina ne réussit pas à tous les sujets également. Il en est auxquels ce médicament fait beaucoup de mal, & un bien plus grand nombre encore à qui il est nuisible, parcequ'il leur est administré mal-à-propos & à trop forte dose, ou
parceque celui qu'ils prennent est de mauvaise
qualité. On doit redouter l'usage du quinquina

FEBRIFU-
GES.

Tom. I.   H

lorſqu'on rend les urines rouges , & qu'elles de-
meurent telles : ſi les paroxyſmes ſont plus longs
qu'ils ne doivent être ordinairement , ou s'ils
reviennent trop tard ; & enfin s'ils ne ſont pas
précédés du froid & ne finiſſent pas par la ſueur.
De tout ce que nous venons de dire , il en réſulte qu'on doit donner le quinquina avec beaucoup de précaution , quoi qu'en puiſſe dire Triller , qui en a fait un éloge outré. C'eſt , ſelon cet
auteur , un remede polychreſte , dont les vertus
ſont innombrables : il faudroit , dit-il , bien des
années pour en faire mention , & pluſieurs gros
volumes pour les y renfermer : mais laiſſons toutes ces hyperboles pour paſſer à une autre matiere.

(9.) Le chacril ou la cascarille. *Caſ-
carilla. Kinakina aromatica.*

Ce médicament eſt l'écorce d'une eſpece de
ricinoïdes de l'Amérique , dont Catesbi a donné
l'hiſtoire & la figure, dans ſon Hiſtoire naturelle
de la Caroline. Sa ſaveur eſt amere & aromatique ; & quand on le brûle , il répand une fumée
d'une odeur gracieuſe , qui approche de celle
du muſc ou de l'ambre gris. Il jouit , comme le
quinquina , de la réputation d'être un ſpécifique
des fiévres intermittentes. Qui plus eſt , ſouvent
après avoir employé inutilement le quinquina
dans le traitement des fiévres quartes , nous ſom-
mes obligés d'avoir recours à la caſcarille , comme
à une derniere reſſource , qui effectivement a
eu plus d'une fois en pareil cas tout le ſuccès
qu'on pouvoit deſirer. On recommande auſſi la
caſcarille pour la guériſon des fiévres intermittentes , malignes & épidémiques. Pluſieurs auteurs en conſeillent l'uſage contre la toux catar-

thale épidémique , mais à petite dose. Cette
écorce mérite encore d'être comptée parmi les
médicamens fortifians, anti-spasmodiques, apéritifs & diaphorétiques. Aussi favorise-t-elle la
guérison de la cachexie , du scorbut , des affections hystériques, des fleurs blanches ; mais on
l'emploie fort rarement dans ce pays-ci , pour
remplir de pareilles indications. La cascarille
se prescrit , en infusion dans du vin , depuis un
demi-gros jusqu'à un gros ; & en substance, depuis quinze grains jusqu'à un demi-gros & plus:
Pour l'ordinaire on l'associe au quinquina ; & la
dose est alors un demi-gros de chacune de ces
deux écorces que l'on fait prendre sous la forme
de bol , auquel il est assez d'usage d'ajoûter depuis vingt jusqu'à trente grains de poudre cornachine.

(10.) LES EAUX DE BOURBON-LANCY. *Aquæ
Borbonienses Anselmienses.*

Ces eaux prennent leur nom de la petite ville
où elles coulent. Bourbon-Lancy est situé dans le
duché de Bourgogne , ayant la Loire , du côté
de l'est , à une lieue ; & à sept lieues , du même
côté , la ville de Moulins : sa distance de Paris
est de soixante & neuf lieues. Ces eaux sont
très chaudes & sans odeur ni saveur, quoiqu'on
les juge bitumineuses & sulfureuses. Elles s'emploient avec succès pour guérir les fiévres opiniâtres ; & elles possedent cette vertu à un plus
haut degré que les autres eaux thermales ou
chaudes , que l'on fait prendre dans le même
cas. Ce n'est pas tout ; elles rendent le ventre
lâche , & augmentent la sécrétion des urines,
les regles & la transpiration. On les met encore
dans les classes des médicamens apéritifs , & des

toniques : c'eft par ces derniers effets qu'elles conviennent dans la cachexie œdémateufe ; qu'elles rétabliffent les eftomacs trop relâchés & affoiblis ; qu'elles guériffent les diarrhées opiniâtres ; enfin qu'elles font utiles dans les fleurs blanches, la ftérilité & l'afthme. Ces eaux fe boivent chaudes pendant neuf ou douze jours de fuite, & depuis deux jufqu'à quatre livres par jour. Il eft d'ufage, & cela ne peut être qu'avantageux, de prendre un bouillon de poulet chaque jour, lorfque les eaux ont fait la plus grande partie de leur effet. Enfin on fe fert des eaux de Bourbon-Lancy à l'extérieur, en douches & en bains, pour guérir la paralyfie, le tremblement, le rhumatifme, les membres retirés, les maladies de la peau, &c.

(11.) LE SEL AMMONIAC, *fal ammoniacum*, que l'on trouve aujourd'hui dans le commerce, n'eft pas le même que celui dont on fe fervoit autrefois : il en differe par une faveur âcre & tout-à-fait défagréable. On le croit formé de la combinaifon d'un fel urineux & du fel marin. C'eft dans l'Egypte & dans les contrées voifines que ce fel fe retire, par le moyen de la fublimation, de la fuie la plus commune qui eft fournie par les excrémens folides de différens animaux, mais principalement par les excrémens des chameaux que l'on brûle au lieu de bois, celui-ci étant très rare dans ce pays. Le fel ammoniac, deftiné pour l'ufage interne, reçoit encore une préparation qui le purifie. On le fait fondre dans de l'eau tiéde, & on le fait cryftallifer par les procédés ordinaires. L'expérience journaliere a fuffifamment prouvé que ce médicament eft un excellent fébrifuge, & guérit même les fiévres quartes. On

peut auffi le compter, fans craindre de réclama-
tion, au nombre des meilleurs remedes incififs,
apéritifs & diaphorétiques. Il fe prefcrit depuis
douze grains jufqu'à un demi-gros. On s'en fert
encore. fort fréquemment pour l'ufage externe,
comme d'un très bon médicament réfolutif & anti-feptique : pour lors on le fait fondre dans de
l'urine ou de l'eau vulnéraire, ou dans tout autre
liquide. Nous ne devons pas paffer fous filence la
propriété particuliere du fel ammoniac, pour rafraîchir l'eau. Voyez *Fleurs martiales* & *Efprit
de fel ammoniac.*

(12.) LE SYROP DE QUINQUINA fe fait en mettant infufer cette écorce dans de l'eau ou du vin
blanc pendant l'efpace de trois jours. Enfuite
cette liqueur ayant fouffert une légere ébullition,
on la paffe ; enfin on y ajoûte du fucre, & on en
fait un fyrop à la maniere ordinaire. La dofe,
pour un adulte, eft depuis une demi-once jufqu'à
une once & demie. Quant aux enfans, pour lefquels principalement cette préparation eft defti-
née, il faut régler la dofe qui leur convient fur
leur âge & leur conftitution. Nous n'ajoûterons
rien fur la méthode de fe fervir de ce médicament, & les précautions à fuivre, cela ayant
déja été expofé ailleurs comme nous l'avons dit
ci-deffus.

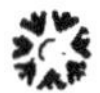

LES DÉPURATIFS.

LE TERME de *dépuratifs*, qui n'est pas usité dans la langue françoise non plus que celui de *depurantia* dans la langue latine porte avec lui sa signification, & convient mieux qu'aucun autre à ceux des médicamens auxquels nous le donnons ici ; leur effet étant de corriger & de purifier toute la masse du sang & des humeurs du corps, ou d'en séparer & faire sortir les substances étrangeres, hétérogenes & de mauvaise qualité, qui peuvent nuire de différentes manieres à l'économie animale. C'est sous ce rapport, qu'on considere les dépuratifs dans l'usage journalier qu'on en fait pour guérir les affections cutanées, vénériennes, scorbutiques, goutteuses, rhumatismales, &c. D'où l'on doit conclure que cette classe de médicamens est de la plus grande importance. Nous ne devons pas taire que la maniere d'agir des dépuratifs nous est entierement inconnue ; car n'est-il pas permis de douter que ce soit en faisant sortir peu-à-peu par les vaisseaux excrétoires ordinaires les molécules nuisibles, adhérentes aux solides & mêlées aux fluides, ou en changeant leur nature de toute autre maniere imaginée, que les dépuratifs agissent & qu'ils operent dans le sang une dépuration semblable à celle qui a pour effet la clarification des liqueurs troubles ? Au reste, les praticiens s'embarrassent peu de ces connoissances théoriques : il leur suffit de savoir quelles sont les maladies que l'on peut guérir ou prévenir, en employant de tels remedes, lorsque rien ne s'oppofe à leur ufage. Mon deffein eft de n'expofer ici que les dépuratifs les meilleurs & les plus ufités. Je pafferois les bornes que je me fuis prefcrites, fi je réuniffois ici tous les médicamens que l'on juge propres à faire la fonction de dépuratifs.

MÉDICAMENS SIMPLES.

L E S racines de patience fauvage (¹), de bardane (²), d'ortie, d'aulnée, de gentiane, de carline (³), de fquine, de falfepareille, de rhubarbe, de contrayerva.

Les feuilles de fumeterre (⁴), de patience fauvage, de chicorée, de piffenlit, d'eupatoire, d'aigremoine, de cerfeuil, de véronique (⁵), de houblon, de lierre terreftre, de grande abfinthe, de petite abfinthe, de beccabunga, de berle, de cochléaria, de creffon. Les herbes capillaires, l'épithyme ou la cufcute (⁶), l'hépatique....

L'écorce de tamarifque, de frêne... le bois de gaïac, de faffafras, de genevrier.

Les écreviffes de riviere (⁷), les cloportes, les viperes (⁸), les couleuvres (⁹)... la corne de cerf; le lait, le petit-lait.

Les eaux de Seltz (¹⁰), de Spa (¹¹), d'You- fet (¹²), de Saint-Amand (¹³), de Bourbon- ne (¹⁴), &c.

Le mercure, l'antimoine, le foufre.

MÉDICAMENS OFFICINAUX.

L'EAU de bardane, de fumeterre.... l'eau de goudron, la tisane appellée *callac* ([15]), la tisane dite *de vinache* ([16]).

Le syrop de chicorée, celui de mercuriale, celui de cochléaria, le syrop anti-scorbutique.

L'extrait de fumeterre.... les pilules mercurielles ([17]).... la résine de gaïac.... le magistere de soufre....

La terre foliée de tartre, le sel de duobus, l'antimoine diaphorétique, l'anti-hectique de Potérius.... l'æthiops minéral, l'aquila-alba, la panacée, le turbith minéral, l'arcane corallin.

MÉDICAMENS MAGISTRAUX.

TISANES.

PRENEZ de *racines de patience sauvage*, deux onces : faites bouillir légerement dans une suffisante quantité d'eau, & réduire à quatre livres : mettez infuser une demi-once de *racine de réglisse* : passez.

PRENEZ des *racines de bardane*, quatre onces ; du *nitre*, deux gros : faites-les bouillir dans ce qu'il faut d'eau pour avoir deux pintes de tisane.

PRENEZ d'*antimoine crud*, six onces ; faites-en un nouet ; de *salsepareille* coupée par petits morceaux, deux onces : mettez infuser chaudement pendant vingt-quatre heures dans huit livres d'eau : faites bouillir & réduire à quatre livres :

paſſez : la doſe ſera depuis trois juſqu'à ſix verrées par jour, dans le traitement des maladies
vénériennes.

PRENEZ *racines de ſquine* & de *bardane*, de
chaque une once ; de *bois de gaïac* rapé, une
demi-once ; d'*antimoine crud*, dont on fera un
nouet, quatre onces : mettez infuſer chaudement, pendant la nuit, dans huit livres d'eau :
faites bouillir & réduire à ſix livres : pour une
tiſane dont on prendra chaque jour depuis trois
juſqu'à ſix verres.

PETIT-LAIT COMPOSÉ.

PRENEZ douze onces de *petit-lait bien clarifié* ; de *feuilles de fumeterre*, une poignée : faites
bouillir légérement : ajoûtez, ſi vous voulez,
une demi-once de *ſucre* : on prendra le tout en
deux fois.

PRENEZ huit *cloportes lavés* : faites bouillir légérement dans une ſuffiſante quantité d'eau, &
réduire à huit onces : paſſez : ajoûtez à la colature deux onces de *ſuc de creſſon* clarifié, & deux
gros de *ſucre* pour chaque doſe.

PRENEZ de *feuilles d'eupatoire*, deux poignées ;
de *feuilles de fumeterre*, une poignée : faires
bouillir légérement dans une ſuffiſante quantité
de *petit-lait*, & réduire à deux livres : paſſez : la
colature pour boiſſon dans les maladies de la
peau.

INFUSION.

PRENEZ *ſommités de germandrée*, de *petite
centaurée* & d'*ivette*, de chaque une demi-poignée : mettez infuſer chaudement, pendant la
nuit, dans quatre livres d'eau : paſſez ; la cola-

ture pour boisson depuis deux jusqu'à trois onces
à chaque fois.

A P O Z E M E S.

PRENEZ de *racines de patience sauvage*, deux
onces ; *feuilles de la même & sommités de houblon*, de chaque une poignée : faites bouillir
dans une suffisante quantité d'eau, & réduire à
quatre livres : passez : ajoûtez à la colature deux
onces de *syrop de chicorée*.

PRENEZ *racines de patience sauvage & de bardane*, de chaque une once ; de *racines séches
d'aulnée*, deux gros ; *feuilles de fumeterre & de
scabieuse*, de chaque une poignée ; *d'antimoine*
pilé, deux onces, dont on fait un nouet : faites
bouillir dans une suffisante quantité d'eau, &
réduire à quatre livres : passez : ajoûtez à la colature deux onces de *syrop de mercuriale*.

PRENEZ *racines d'aulnée & de polypode*, de
chaque une demi-once ; *feuilles d'aigremoine &
de fumeterre*, de chaque une poignée ; *fleurs de
petite centaurée & de genêt*, de chaque une
demi-poignée : faites bouillir dans une suffisante
quantité d'eau, & réduire à quatre livres : ajoûtez à chaque dose deux gros de *suc de fumeterre*,
& autant de *sucre*.

PRENEZ de *polypode de chêne*, une once ;
bois de gaïac rapé & *salsepareille* coupée par
petits morceaux, de chaque six gros ; de *feuilles
de séné*, une demi-once ; de *sel de tartre*, deux
gros ; *d'antimoine* pilé, quatre onces, dont on
fera un nouet : mettez infuser, pendant une
nuit, dans une suffisante quantité d'eau : le lendemain matin, faites bouillir & réduire à quatre
livres : passez.

PRENEZ *gaïac* rapé & *racines de scorsonere*, de chaque une once ; de *raisins secs* sans pépins, une demi-once : faites bouillir dans une suffisante quantité d'eau, & réduire à quatre livres. Quelques minutes avant que d'éloigner la tisane du feu, ajoûtez une poignée de *sommités de germandrée*, & une demi-poignée de *fleurs de romarin :* passez ; la colature pour la boisson des goutteux.

BOUILLONS.

PRENEZ de *chair de veau*, dont on aura ôté la graisse & les membranes, une livre : faites bouillir dans une suffisante quantité d'eau, jusqu'à ce que celle-ci soit réduite à moitié : ajoûtez de *racines fraîches de patience sauvage*, une demi-once ; *feuilles de bourrache* & de *fumeterre*, de chaque une demi-poignée : faites un bouillon selon l'art.

PRENEZ un *jeune poulet*, trois *écrevisses de riviere*, de la *racine d'aulnée*, six gros ; & de la *fumeterre*, une poignée : faites un bouillon selon les regles de l'art.

PRENEZ de la *racine fraîche de patience*, des *racines séches d'aulnée* ; dix *cloportes* lavés & écrasés, & une poignée de *cresson de fontaine :* on en fera un bouillon avec un morceau de veau.

PRENEZ les *cuisses de quatre grenouilles*, deux *écrevisses de riviere*, avec une poignée de *feuilles de pimprenelle*, dont on fera un bouillon avec ce qu'il faut d'un *col de mouton*.

PRENEZ un *jeune poulet* & *trois écrevisses* ; de la *racine d'esquine*, un gros ; des *feuilles de chicorée sauvage*, une poigné ; dont on fera un bouillon contre les dartres.

PRENEZ une livre de *chair de veau* ; quatre écreviſſes ; des *feuilles de chicorée ſauvage* & de *creſſon d'eau*, de chaque une poignée : faites-les cuire dans ce qu'il faut d'eau, & vous y ajoûterez, un quart d'heure avant de retirer le pot du feu, une poignée de *cerfeuil*; pour un bouillon très convenable aux goutteux.

PRENEZ douze *écreviſſes de riviere* lavées & pilées : faites bouillir dans une ſuffiſante quantité d'eau. Un peu avant que d'éloigner le vaiſſeau du feu, ajoûtez une demi-poignée de *feuilles de fumeterre*, & autant de celles de *chicorée*.

PRENEZ de *chair de veau*, une demi-livre ; une *vipere* dont on aura ôté la peau, la tête & la queue, ou quatre onces de *chair de couleuvre* ; *feuilles de bourrache* & de *cerfeuil*, de chaque une poignée ; quatre livres d'*eau* : faites cuire au bain-marie, pendant quatre heures : paſſez avec expreſſion.

PRENEZ un *poulet écorché* ; de *racine de ſquine* concaſſée, un gros ; *feuilles de creſſon de fontaine* & de *chicorée*, de chaque une demi-poignée : faites bouillir, ſuivant l'art, dans une ſuffiſante quantité d'eau. Quelques momens avant que de retirer cette décoction du feu, ajoûtez trente *cloportes* lavés & pilés : paſſez avec expreſſion.

PRENEZ de *racine de ſquine*, deux gros ; quatre *écreviſſes de riviere*, douze *cloportes* lavés & pilés ; *feuilles de fumeterre*, de *cerfeuil* & de *chicorée*, de chaque une demi-poignée : faites bouillir, ſuivant l'art, dans une ſuffiſante quantité d'eau.

PRENEZ *ſalſepareille* & *ſquine*, de chaque un gros ; *feuilles de fumeterre* & de *ſcolopendre*, de

chaque une demi-poignée : faites bouillir, suivant l'art, dans une suffisante quantité d'eau,
avec un petit morceau de *chair de veau* : passez :
ajoûtez à la colature un demi-gros de *sel de
duobus*.

P O U D R E S.

PRENEZ de *racine de carline*, deux gros ; d'é-
corce de bois de *saffafras*, un gros : mêlez, pour
une poudre dont on fera quatre doses.

PRENEZ de *poudre de vipere*, un scrupule ; de
cloportes préparés, douze grains : mêlez, pour
une poudre.

PRENEZ de *nitre purifié*, deux gros ; *poudre de
vipere* & de *vers de terre*, de chaque un gros ; de
cinnabre d'antimoine, un demi-gros : mêlez,
pour une poudre dont la dose sera depuis un
scrupule jusqu'à un demi-gros.

PRENEZ *racines de gentiane* & d'*aristoloche
ronde*, de chaque une once ; *sommités de petite
centaurée* & d'*ivette*, de chaque une demi-poignée : mêlez, pour une poudre dont on prendra
jusqu'à un gros chaque fois.

PRENEZ des *fleurs de soufre*, deux onces ; de
l'*antimoine diaphorétique*, une once & demie ;
de la *myrrhe rouge*, demi-once. On fera de ce
mêlange une poudre très subtile, dont la dose
sera de douze à vingt-quatre grains ; en buvant
par dessus un bouillon ou un verre de tisane. Elle
est employée utilement contre la gale.

B O L S.

PRENEZ de *fleurs de soufre*, dix grains ; de
panacée, six grains, ou bien dix grains de *mercure doux*, ou *aquila-alba* : faites avec *l'extrait*

de fumeterre un bol que l'on enveloppera, pour l'avaler dans du pain à chanter.

PRENEZ d'*éthiops minéral*, préparé par le feu & pulvérisé, douze grains ; d'*antimoine diapho-
rétique*, dix grains ; de *poudre de vipere*, huit grains : faites, avec le *syrop de gentiane*, un bol que l'on enveloppera, pour l'avaler, dans du pain à chanter.

O P I A T S.

PRENEZ *safran de Mars apéritif*, *cloportes préparés*, *æthiops minéral*, de chaque une demi-
once ; *cachou* & *résine de gaïac*, de chaque deux gros : mêlez : faites, avec le *syrop d'absinthe*, un opiat dont la dose sera jusqu'à un gros : immédiatement après, le malade prendra un bouil-
lon de poulet.

PRENEZ de *salsepareille*, une once ; de *squine*, une demi-once ; *cinnabre factice* & *antimoine diaphorétique*, de chaque deux gros ; *rhubarbe* & *jalap*, de chaque un gros : mêlez, faites, avec le *syrop de mercuriale*, un opiat dont la dose sera jusqu'à un gros.

P I L U L E S.

PRENEZ d'*antimoine crud*, deux gros ; *æthiops minéral*, préparé par le feu & brûlé, & *gomme ammoniac*, de chaque un gros ; de *térébenthine de Chio*, deux scrupules : mêlez : faites des pilules, selon l'art, avec du jaune d'œuf. La dose sera depuis un scrupule jusqu'à deux

PRENEZ *rhubarbe* & *mirobolans citrins*, de chaque une once ; *aloës succotrin* & *gomme ammo-
niac*, de chaque six gros ; *tartre soluble*, une demi-once : mêlez : faites des pilules avec le

syrop de fumeterre : la dofe fera depuis un fcrupule jufqu'à deux. Ces pilules conviennent dans les maladies de la peau, qui font accompagnées de démangeaifons.

COMMENTAIRES.

(1.) La patience sauvage. *Lapathum folio acuto plano, C. B. P.*

On trouve prefque par-tout plufieurs efpeces de patience qui paroiffent avoir les mêmes vertus; mais on préfere à toutes les autres celles que nous confeillons ici. Sà racine fraîche s'emploie comme un excellent médicament dépuratif & tempérant, qui agit très efficacement dans les maladies cutanées ou de la peau : elle procure la liberté du ventre, leve les obftructions, eft utile aux fcorbutiques, à ceux qui ont la jauniffe, dans la cachexie, &c. La dofe de cette racine eft depuis une demi-once jufqu'à une once pour les infufions & les décoctions, pour un bouillon & une livre d'apozeme, & pour deux livres de tifane. La racine de patience fert auffi de médicament externe, & elle paffe pour un réfolutif & un déterfif très actif; & c'eft pour remplir ces indications qu'on l'emploie avec fuccès dans les cas de démangeaifon à la peau, de l'efpece d'éréfipele qu'on homme *herpes*, & de diverfes autres affections cutanées.

(2.) La bardane ou le glouteron. *Bardana five lappa major Dod. Lappa major, arctium Diofcorid. C. B. P.*

Cette racine a un peu d'amertume, eft légerement ftyptique, & paffe pour dépurative : on la

recommande encore comme tonique , alexitere ;
diaphorétique , diurétique & anti-spafmodique.
Auffi dit-on qu'elle eft un médicament utile dans
les maladies vénériennes , le fcorbut , la goutte ,
le rhumatifme & diverfes autres maladies que l'on
diminue & même que l'on guérit entiérement ;
en rendant la tranfpiration facile & abondante.
C'eft cette derniere propriété qui a mérité à la racine de bardane , ainfi qu'à celle de fcorfonere ,
le cas qu'on en fait dans plufieurs efpeces de petite
vérole & de fiévre maligne. Enfin elle procure du
foulagement aux femmes hyftériques , & favorife
l'écoulement des régles & des vuidanges. On la
donne très fouvent & avec fuccès aux femmes
nouvellement accouchées , pour remplir cette derniere indication. La racine fraîche de bardane fe
prefcrit jufqu'à une once pour chaque livre de
décoction : quand elle eft féche , on n'en ordonne
qu'une demi-once pour la même quantité d'eau.
Elle fe prend en fubftance depuis un demi-gros
jufqu'à un gros; mais il eft rare qu'on l'adminiftre
de cette façon. La femence de bardane leve les
embarras des vaiffeaux fécrétoires des reins ; &
quand elle eft employée pour cela , on la donne
depuis un gros jufqu'à trois fous la forme d'é-
mulfion , ou en poudre à la dofe d'un gros qu'on
mêle avec une décoction de pariétaire. On emploie fouvent à l'extérieur les feuilles & les racines de bardane ; elles agiffent comme réfolutives.
La racine , réduite en pulpe , s'applique avec fuccès en cataplafme fur les parties du corps qui
ont été meurtries ou violemment frappées. Les
feuilles diffipent les embarras & les tumeurs œdé-
mateufes : elles procurent auffi quelques momens
de relâche dans les attaques de goutte.

(3.) LA

(3.) LA CARLINE. *Carlina acaulos magno flore,*
C. B. P.

La racine de carline séche a une odeur forte &
désagréable : elle est presque sans saveur. Les auteurs anciens paroissent avoir fait grand cas de
cette plante, dont on se sert à peine dans ce pays ci.
Cependant elle mérite d'être placée parmi les médicamens diaphorétiques, les alexiteres & ceux
qui rétablissent le sang dans son état sain. Il n'y a
que quelques personnes qui prescrivent la racine
de carline ; & elles le font dans les érésipeles &
les autres maladies de la peau, qui sont accompagnées de démangeaison. La dose de ce médicament est d'un demi-gros à un gros, quand on le
prend en substance : on en fait entrer le double
dans les infusions & les décoctions.

(4.) LA FUMETERRE. *Fumaria officinarum,*
C. B. P.

Cette plante, qui est très commune & qui a
une amertume assez forte, est mise généralement
au nombre des plus excellens médicamens dépuratifs & propres à lever les obstructions du foie.
Quelquefois elle rend le ventre lâche, elle fond
doucement les obstructions & favorise l'écoulement des régles & des urines. La fumeterre est
de l'usage le plus fréquent ; & on la regarde presque comme spécifique dans les érésipeles, la gale,
les maladies du genre des deux précédentes, &
dans différentes maladies chroniques qui ont
pour cause des embarras au foie. C'est par cette
propriété, qu'elle procure un aussi prompt soulagement aux personnes cachectiques, mélancoliques, scorbutiques, &c. L'herbe de la fumeterre
se prescrit à la dose d'une poignée pour chaque
livre d'eau ou de petit-lait, en infusion, ou en

décoction qui ne doit bouillir que très peu. On boit depuis deux jusqu'à trois onces de suc de fumeterre. Il se prépare un extrait de fumeterre, dont la dose est depuis deux gros jusqu'à un gros. Enfin on trouve chez les apothicaires une eau distillée de fumeterre.

(5.) LA VÉRONIQUE. *Veronica mas. supina & vulgatissima, C. B. P.*

L'usage de cette plante a été autrefois si prodigieusement étendu, qu'on a peine à trouver une maladie dans le traitement de laquelle elle n'ait pas été employée ; & ce qu'il y a d'étonnant à ce sujet, c'est que, parmi ce grand nombre de propriétés que les anciens lui ont attribuées, & qu'ils ont cru qu'elle possédoit à un haut degré, à peine en est-il une dont on ne puisse douter avec raison. Tous les auteurs mettent la véronique dans la classe des dépuratifs & des doux apéritifs : elle est consacrée en particulier aux maladies de la poitrine : on la croit aussi vulnéraire & résolutive, soit à l'intérieur, soit à l'extérieur : elle a encore ce double usage dans les maladies de la peau. Je ne crois pas devoir exposer toutes les vertus & propriétés qu'on lui a attribuées. Les feuilles, qui sont un peu ameres, se prescrivent en infusion comme du thé : leur décoction s'emploie souvent avec succès en fomentation, dans la vue de résoudre & de déterger.

(6.) L'ÉPITHYM. La cuscute. *Epithymum Mathioli. Cuscuta minor, Inst. rei herb.*

Quoique cette plante, l'une des plus petites du regne végétal, croisse naturellement presque par-tout, cependant on ne se sert en médecine que de celle qui est apportée des pays étrangers, de l'isle de Candie & de Venise. Elle passe pour

un médicament dépuratif & un doux apéritif.
Ces propriétés la rendent utile dans la goutte,
le rhumatifme, la cachexie fcorbutique : en outre elle eft purgative ; & c'eft par cet effet que
fon ufage convient aux mélancoliques qui,
pour l'ordinaire, ont le ventre trop refferré. La
dofe de l'épithym en fubftance eft depuis un
demi-gros jufqu'à un gros : il en entre le double
dans l'infufion & la décoction.

(7.) LES ÉCREVISSES DE RIVIÈRE. *Cancri flu-*
viatiles.

On recommande les écreviffes comme un médicament dépuratif, diurétique & pectoral ; &
elles font très fréquemment employées dans les
maladies de la peau, les embarras des reins,
l'afthme, la phthifie, &c. Quand les écreviffes
ont été lavées dans l'eau bouillante & concaffées, on les fait cuire, pendant une heure,
dans un bouillon approprié : il y en entre depuis
deux jufqu'à fix. Quoique l'on vende des écreviffes pendant toute l'année, comme aliment,
cependant ce n'eft que pendant l'été qu'elles font
employées comme médicament. On prépare,
avec les écreviffes féchées dans le four, une
poudre qui fe prefcrit en qualité d'abforbant,
depuis un demi-gros jufqu'à un gros ; mais les
pierres d'écreviffes, dont nous parlerons quand
l'occafion s'en préfentera, ont bien plus cette
vertu. Le médicament, *chela cancrorum,* pinces
d'écreviffes que l'on trouve chez les apothicaires, eft la pince ou patte de devant d'une écre-
viffe de mer ou crabe. Il a les mêmes vertus &
s'emploie en poudre comme les écreviffes.

(8.) LA VIPERE. *Vipera.*

On prépare, avec le tronc entier d'une vipere

à laquelle on a ôté la tête & la peau, ou avec une moitié feulement, un bouillon que l'on regarde comme un excellent médicament pour purifier le fang & augmenter la tranfpiration. C'eft auffi avec raifon que l'on attribue la propriété analeptique ou fortifiante à la vipere. Ces vertus la rendent très propre à guérir les affections rhumatifmales & les maladies de la peau, & fort utile à ceux qui ont le fcorbut, les écrouelles, & qui font paralytiques & décrépits ou ufés de vieilleffe. Plufieurs perfonnes penfent que la vipere peut contribuer à guérir l'aveuglement qui a pour caufe la paralyfie du nerf optique; & le raifonnement femble confirmer cette opinion. On prépare, avec le tronc, le foie & le cœur féchés de cet animal, une poudre de vipere, dont nous parlerons dans la fuite, ainfi que de fon fel volatil, &c.

(9.) La couleuvre approche beaucoup de la vipere pour les vertus médicinales. On fait entrer depuis trois jufqu'à quatre onces de fa chair dans des bouillons dépuratifs & diaphorétiques. Si l'on en juge par l'expérience, ces bouillons n'ont pas moins d'efficacité que ceux de vipere. La couleuvre fournit encore une graiffe qui eft un des meilleurs topiques calmans & réfolutifs que nous ayons. Auffi l'emploie-t-on fréquemment pour diminuer les douleurs rhumatifmales, goutteufes, &c.

(10.) Les eaux de Seltz, *aqua felterana,* reçoivent leur nom du lieu où elles coulent. Seltz eft une petite ville de la baffe Alface, fituée fur le Rhin, & diftante de Strasbourg de neuf lieues, du côté du fud eft. Ces eaux font froides & ont la faveur d'un alkali fixe. On les met au nombre des médicamens dépuratifs : elles augmentent la sécrétion des urines, favorisent leur sortie & resserrent le ventre : coupées avec du lait, elles conviennent fort dans les maladies de la poitrine. Elles sont salutaires dans le rhumatisme & la goutte, aux hypochondriaques & aux hystériques. Enfin on les prescrit, avec succès, contre les maladies de la peau qui sont accompagnées de démangeaisons, & contre les autres affections du même genre. Il est à propos de remarquer que le mélange des acides avec ces eaux est suivi d'une fermentation qui démontre qu'elles sont de nature alkaline. Cette qualité fait que, pour l'ordinaire, elles préviennent les crudités acides, qui suivent si communément l'usage du lait. On transporte au loin les eaux de Seltz, dans des bouteilles qui doivent être bouchées avec le plus grand soin ; car, sans cette attention, elles se corromproient très vîte.

(11.) Les eaux de Spa, *aquæ spadanæ*, sont ainsi nommées du bourg d'Allemagne où elles se trouvent. Spa est à neuf lieues de Liége, du côté du sud-est, & à trois lieues de Limbourg, du côté de l'ouest. Ces eaux sont froides, acidules & ferrugineuses. Peu de tems après qu'elles ont été puisées, elles déposent, au fond du vaisseau qui les contient, une substance qui ressemble beaucoup à de l'ochre. Outre la vertu dépurative que la plus grande partie des médecins s'accorde à leur attribuer, on les recommande comme toniques, stomachiques, apéritives & diurétiques. Elles sont utiles dans les suppressions de régles & dans leur écoulement excessif. Les hypochondriaques, les scorbutiques, les cachectiques, les hydropiques se trouvent bien de leur usage :

elles rétablissent les digestions, remédient aux embarras des reins; & on les a vu réussir dans la gonorrhée bénigne & les fleurs blanches. Les eaux de Spa peuvent se transporter au loin. On les boit, pendant environ neuf jours, depuis une livre jusqu'à quatre chaque jour.

(12.) LES EAUX D'YOUSET, *aquæ ysallienses*, ont leur source à Youset, petit village dans le bas Languedoc, entre les villes d'Uzès & d'Alais, & à trois lieues de cette derniere ville, du côté de l'est. Ces eaux sont froides, bitumineuses, & ont une saveur désagréable, causée par le bitume dont le terrein de cette contrée abonde, & que l'on voit couler tout pur à peu de distance d'Youset. Ces eaux ne sont pas seulement dépuratives & vulnéraires; elles rendent le ventre lâche, favorisent la sortie des urines, & levent les obstructions. Par de telles vertus, elles remédient aux maladies qui sont accompagnées de démangeaison, & elles conviennent spécialement dans les maladies de poitrine. On les recommande aussi dans les obstructions squirrheuses des visceres. Ces eaux se boivent, depuis une livre jusqu'à quatre, pendant l'espace de huit ou dix jours.

(13.) LES EAUX DE SAINT-AMAND, *aquæ elonenses* ou *aquæ amandinæ*, prennent leur nom de la petite ville de Saint-Amand, aux Pays-bas, dans le comté de Flandres, qui est distante d'environ trois lieues de Valenciennes, & à cinquante lieues de Paris, du côté de l'est. Ces eaux sont tiédes, ont une saveur insipide & une odeur sulfureuse & comme nidoreuse. Elles appartiennent à la classe des médicamens dépuratifs & tempérans, rendent le ventre libre, favorisent la sortie des urines, & levent les obstructions des visceres. Aussi sont elles salutaires dans les maladies de la peau & la cachexie, aux hypochondriaques & aux scorbutiques : elles font cesser les vomissemens, les flux de ventre : elles sont employées avec succès dans les difficultés d'uriner, & lorsque les régles ou le flux hémorrhoïdal sont dérangés : enfin on les recommande dans la gonorrhée bénigne & dans les fleurs blanches Les eaux de Saint Amand se prennent durant quinze ou vingt jours, & depuis deux jusqu'à six livres. On vante beaucoup les bons effets des boues ou du sédiment de ces eaux en topique, quoiqu'il soit froid, contre la paralysie, les douleurs de rhumatisme, l'enflure des membres & leur retirement, l'ankylose, les maladies de la peau, les vieux ulceres, &c.

(14.) LES EAUX DE BOURBONNE , *aquæ vervonenses* , portent le nom de la petite ville de Bourbonne, en Champagne, dans le Bassigny ; elle est distante de sept lieues de Langres, du côté de l'est, & à soixante & neuf lieues de Paris La chaleur de ces eaux est si grande, que les plumes d'un oiseau, qu'on y plonge, se détachent de son corps. Leur saveur est salée, leur odeur sulfureuse & désagréable. Elles sont mises au nombre des meilleurs médicamens dépuratifs, apéritifs & incisifs. Elles redonnent de la force aux estomacs affoiblis, rendent le ventre libre, favorisent la sortie des urines & les sueurs : enfin elles dissipent les fiévres les plus opiniâtres. Les eaux de Bourbonne se boivent pendant l'espace de neuf à quinze jours, & depuis une livre jusqu'à quatre chaque jour. Ce n'est qu'avec précaution qu'on doit les faire prendre aux gens maigres & bilieux. On recommande de faire ufage de ces eaux en douche , en bains , & d'employer leurs boues ou leur fédiment en topique , quand il eft befoin de fortifier , de déterger , de fondre. De telles vertus rendent ces remedes fort convenables aux paralytiques , dans les tremblemens , les retiremens des mufcles & dans les rhumatifmes : ils diffipent les enflures des membres , & foulagent dans les maladies qui font accompagnées de démangeaifon. Ils font encore très efficaces pour déterger & cicatrifer les ulceres que l'on a le plus de peine à amener à ce point.

(15) LA TISANE , connue fous le nom de CALLAC , que l'on a tant vantée , & pendant fi long-tems. , tandis qu'elle étoit un fecret & que l'on en ignoroit la nature , mais qui a été enfuite trop négligée , lorfqu'on a fu de quoi elle étoit compofée ; cette tifane , dis-je , a été , à ce que je crois , préparée d'après une mauvaife recette. Voici la meilleure maniere de la faire :

PRENEZ de *falfepareille* coupée par petits morceaux , deux onces ; de *mercure doux* un ou deux gros , dont on fera un nouet : faites bouillir dans quinze livres d'eau de fontaine jufqu'à réduction d'un tiers. Peu de tems avant que d'éloigner la tifane du feu , ajoutez une once de *féné* , fix gros de *coriandre* , & un demi-gros d'*alun* : on fera un nouet particulier de chacun de ces médicamens.

Lorfque cette tifane aura été filtrée à la maniere ordinaire , on la confervera dans des bouteilles de verre , pour le moment du befoin. Elle paffe pour être un remede dépuratif & diaphorétique , convenable dans les maladies vénériennes , & qui ne peuvent être guéries par les autres fecours que l'art fournit. On vit de régime pen-

dant son usage , qui se continue durant trente ou
quarante jours : la dose est d’environ six onces ,
qui se prennent deux ou trois fois le jour , aux
heures convenables. De toutes les tisanes mercurielles , ou dans lesquelles il entre du mercure ,
& qui ont été composées ou employées par des
charlatans & des empiriques , il n’en est aucune
qui ait mieux réussi que celle-ci entre les mains
des médecins. A la vérité on a lieu d’être étonné
que cette méthode , certainement très simple , de
traiter les maladies vénériennes , puisse détruire
un mal des plus opiniâtres , qui a résisté à toutes
les frictions & les fumigations mercurielles. Il
faut supposer toutefois que la tisane sera prise
avec les précautions & dans le moment convenable.

On vend à Marseille une tisane du même genre
que celle de callac , qui a pour inventeur un empirique nommé *Guichard*. Celle ci paroît avoir
les mêmes vertus que la premiere : peut-être même n’en differe-t-elle point du tout ; mais c’est
ce que nous ignorons encore.

(16) LA TISANE DE VINACHE a reçu ce nom
du charlatan Vinache , qui la donnoit comme un
remede universel. Elle a été autrefois dans la plus
grande réputation à Paris , mais peu connue ailleurs. On ne sait que par conjectures ce qui entre dans la composition de cette tisane , qui est
mise au nombre des bons remedes dépuratifs. Des
médecins même qui en font prendre , quoiqu’ils
ignorent la maniere de la préparer , se louent de
ses succès. Ceux qui ont cru que la vertu purgative de cette tisane lui est communiquée par le
séné , ne devinent pas juste : elle est l’effet d un autre purgatif tiré du regne végétal , qui entre dans

la compofition de ce médicament, & qui y eft
en plus petite dofe que ne pourroit être le féné.
Ses principales propriétés lui viennent de quelques préparations d'antimoine & de plufieurs
fubftances aromatiques. La tifane de Vinache
rend le ventre libre, augmente la tranfpiration,
fépare des fluides les matieres hétérogenes, ou
qui ne doivent pas s'y trouver mêlées. C'eft par
ces effets qu'elle convient dans les douleurs vénériennes, qu'elle calme celles de rhumatifme,
& qu'elle guérit fouvent les maladies de la peau
les plus opiniâtres. On prend un verre de cette
tifane le matin, pendant trois jours de fuite ; &
quand les circonftances le demandent, un fecond
verre le foir : on peut même continuer plus long-
tems l'ufage de ce remede à une dofe convenable,
& en obfervant un régime.

(17) LES PILULES MERCURIELLES que l'on
trouve chez les apothicaires, font compofées de
mercure, de rhubarbe, de diagrede & de réfine
de jalap : elles ont l'effet dépuratif, & font purgatives. On les recommande dans les affections
vénériennes, & leur ufage eft falutaire dans les
maladies chroniques de la peau. Quand on prend
depuis un demi-gros jufqu'à un gros de ces pilules, elles purgent ; & on ne les prefcrit qu'à une
dofe moins forte, lorfqu'on les donne pour remplir quelqu'autre indication. C'eft à tort que plufieurs auteurs ont avancé que ces pilules ne font
pas différentes d'autres pilules mercurielles que
débitoit un fameux chirurgien d'armée, nommé
Belofte. Le même médicament purgatif entre,
à la vérité, dans ces deux efpeces de pilules ;
mais tout le refte eft différent. Outre cela, le
mercure que l'on met dans les compofitions offi-

cinales, s'éteint avec du fucre ; & il n'en eft pas
de même de celui des pilules de Belofte. Enfin il
y a dans ces dernieres pilules un purgatif drafti-
que ou violent, qui n'entre pas dans les pilules
officinales ; purgatif qui, pour l'ordinaire, fait
beaucoup de mal à ceux qui, quoique foibles &
avec de la toux, prennent des pilules de Belofte ;
c'eft ce que je me fouviens d'avoir remarqué plufieurs fois.

ANTI-SCORBUTIQUES.

LA CLASSE des médicamens anti-fcorbutiques
forme un fecond genre de remedes dépuratifs,
que je crois devoir faire fuivre les dépuratifs proprement dits. Cette claffe de médicamens en
renferme de différente nature, & qui femble-
roient même contraires, fi on en jugeoit par leur
faveur, la langue trouvant les uns très âcres, &
les autres acides. Nous avons, par exemple, entre les anti-fcorbutiques âcres, la femence de
finapi, le raifort, le cochléaria, le creffon, &c.
fubftances qui, comme tout le monde en convient, peuvent caufer une grande chaleur ; &
nous avons, parmi les anti-fcorbutiques acides,
l'ofeille, l'alleluia, le fuc du citron, celui du limon, le fruit de l'épine-vinette, &c. qui nous
paroiffent avoir un effet abfolument oppofé. On
a de la peine à concevoir comment des fubftances que l'on regarde comme étant d'une nature
très différente, peuvent toutes deux attaquer
également la caufe de la même maladie. Nous
croyons cependant qu'on trouvera la folution de

ce problême, si on fait avec soin l'examen ou l'analyse des substances anti-scorbutiques ; mais nous laissons ce point difficile de théorie à éclaircir à ceux qui s'occupent de faire des hypotheses. Pour nous, qui sommes très éloignés de laisser tant de liberté à notre imagination, nous allons exposer des connoissances qui ont plus de certitude. Instruits donc par l'expérience, nous ne faisons aucune difficulté d'avancer que ces deux genres de médicamens anti-scorbutiques, tant les anti scorbutiques âcres, que les anti scorbutiques acides, peuvent opérer la guérison du scorbut, soit qu'on les prenne séparément, soit qu'on les prenne réunis. Que l'on ne regarde pas comme indifférent d'employer les uns ou les autres dans les mêmes cas. Il est des raisons pour donner la préférence aux uns sur les autres ; & même nous croyons très nécessaire d'avoir égard, dans ce choix, au degré de la maladie, aux symptomes, au tempérament, à l'âge, &c. Il n'est pas moins à propos, dans ces momens embarrassans, de consulter la nature, en éprouvant ce qui lui nuit, & ce qui lui est utile ; & quand elle parle, on seroit condamnable de ne pas faire usage de cette indication dans la pratique.

MÉDICAMENS SIMPLES.

LES racines de raifort sauvage (1), de raifort cultivé, de patience sauvage, d'oseille, de persil, d'ache & de céleri, de bardane, d'aulnée, d'angélique, d'impératoire (2).... l'ail & l'oignon ; la rhubarbe, le curcuma, le gingembre, la pyrethre.

Les feuilles de cochléaria (3), de creſſon de fontaine (4), de berle (5), de beccabunga (6), de fumeterre, de houblon, de l'alliaire, de ſcordium, de capucine, d'eſtragon, de roquette (7), de vélar, de perſil, de cerfeuil, d'hyſſope, d'oſeille, d'alleluia, d'ortie, de patience, de pourpier, d'épithym ou cuſcute.

Les jeunes pouſſes de ſapin (8), & de pin ſauvage; les graines de ſinapi ou moutarde, de roquette.... les fruits d'épine-vinette, les fraiſes, les tamarins, les baies de génévrier.... le ſuc de limon, de citron, d'orange (9), de pêches.... l'écorce de Winter, le bois de gaïac... la gomme-lacque.... l'antimoine.

MÉDICAMENS OFFICINAUX.

L'EAU de cochléaria; celles de fumeterre, de creſſon de fontaine, de geniévre.... l'eau de goudron.... le vin de Mouret (10)...

Le ſyrop anti-ſcorbutique (11); ceux de cochléaria (12) & de limon... l'extrait de cochléaria, ceux de fumeterre & de geniévre..... l'eſprit de cochléaria.... la réſine de gaïac.... l'anti-hectique de Potérius, l'antimoine diaphorétique.

MÉDICAMENS MAGISTRAUX.

TISANES.

PRENEZ de *racines fraîches de raifort ſauvage*, coupées par rouelles, une once & demie : faites infuſer chaudement, pendant une nuit,

dans quatre livres d'eau d'orge : paſſez ; la colature pour boiſſon.

PRENEZ de *racine de patience ſauvage*, une
once ; de *feuilles d'oſeille*, une poignée ; d'*épithym* ou *cuſcute*, une pincée : faites bouillir dans
une ſuffiſante quantité d'eau, & réduire à quatre
livres.

PRENEZ deux onces de *racine de raifort ſauvage* ; une poignée de *feuilles de creſſon de fontaine* : verſez ſur ces plantes, coupées en petits
morceaux, deux pintes d'eau bouillante ; laiſſez
refroidir la liqueur, & la paſſez.

S U C S.

PRENEZ *feuilles de creſſon de fontaine*, de *cochléaria* & de *beccabunga*, de chacune telle quantité qu'on jugera à propos. Après avoir coupé &
pilé ces feuilles, exprimez le jus ou le ſuc, qui
ſe boira matin & ſoir, à la doſe d'environ deux
onces par priſe. On pourra ajoûter à chaque doſe
des ſucs précédens une demi-once de *ſyrop anti-
ſcorbutique*.

PRENEZ *feuilles de chicorée*, *de cerfeuil* & *dé
creſſon de jardin*, de chaque une telle quantité,
qu'après qu'elles auront été pilées, on puiſſe en
exprimer environ douze onces de ſucs : clarifiez
ſelon l'art : faites fondre, dans la liqueur clarifiée & ſéparée de ſon dépôt, un gros de *terre
foliée de tartre*, ou un gros & demi de *ſel de
Glauber* : on ſera du tout trois doſes égales, &
on en prendra une de quatre en quatre heures,
obſervant de boire un bouillon deux heures après
chaque priſe.

PRENEZ *feuilles de berle*, *de chicorée* & *de
creſſon de fontaine*, de chaque deux poignées :

coupez ces feuilles : ajoûtez vingt *cloportes* qui auront été préalablement lavés & pilés : mettez le tout en digeſtion ſur les cendres chaudes & l'eſpace d'une nuit, dans un vaiſſeau de terre fermé exactement : exprimez le ſuc Chaque doſe ſera de quatre onces, & on en prendra deux fois le jour.

PRENEZ de *racines de raifort ſauvage*, quatre onces ; *feuilles de cochléaria* & *d'ortie*, de chaque deux poignées : tirez-en le ſuc par les procédés de l'art : ajoûtez à ce ſuc exprimé la quantité de *ſucre* ſuffiſante. La doſe ſera de deux onces : elle ſe prendra trois ou quatre fois par jour.

PETIT-LAIT.

PRENEZ de *petit-lait*, dix onces ; de *creſſon de fontaine*, une demi poignée : faites bouillir pendant un quart-d'heure : paſſez avec expreſſion ; ou bien

PRENEZ dix onces de *petit-lait*, & ajoûtez-y une ou deux onces de *ſuc de creſſon de fontaine*.

INFUSION.

PRENEZ de *racines de raifort ſauvage*, une once ; de *feuilles de cochléaria* & de *creſſon*, de chaque une poignée : faites infuſer chaudement, l'eſpace de douze heures, dans une quantité d'eau ſuffiſante pour qu'il en reſte quatre livres : paſſez : ajoûtez à la colature deux onces de *ſyrop de cochléaria*.

PRENEZ deux onces de *bourgeons de pin* deſſéchés. Infuſez-les chaudement pendant vingt-quatre heures dans trois pintes d'eau de fontaine. On donne la colature par verrées trois ou quatre fois par jour.

APOZEMES.

PRENEZ *racines de patience sauvage & d'o-seille*, de chaque une once ; *feuilles de cresson & de fumeterre*, de chaque une poignée : faites bouillir dans une suffisante quantité d'eau, & réduire à quatre livres : ajoûtez à chaque dose une demi-once de *syrop de chicorée* & dix gouttes d'*esprit de cochléaria*.

PRENEZ de *racines de raifort sauvage*, une once : faites bouillir dans une suffisante quantité d'eau, & réduire à quatre livres. Peu de tems avant que d'éloigner l'apozeme du feu, ajoûtez un *limon* coupé par rouelles ; *feuilles de cochléaria & de cresson*, de chaque une poignée : mettez encore une demi-once de *sucre* par livre de liqueur.

PRENEZ de *racine de bardane*, une once ; de *racine de pyrethre*, un demi gros ; de *feuilles de fumeterre*, une poignée : faites bouillir dans une suffisante quantité d'eau, & réduire à quatre livres. Peu de tems avant que d'éloigner la décoction du feu, ajoûtez une poignée de *feuilles de cresson* : mettez sur chaque dose une demi-once de *syrop anti-scorbutique*.

PRENEZ de *racines de persil*, une once ; de *racines d'aulnée*, une demi-once : faites bouillir pendant une demi-heure, dans une suffisante quantité d'eau, & réduire à quatre livres. Peu de tems avant que d'éloigner du feu la décoction, ajoûtez *feuilles de cresson & de beccabunga*, de chaque une poignée ; de *sommités d'hyssope*, une demi poignée : mettez sur chaque dose une cuillerée de *syrop de limon*.

BOUILLONS.

BOUILLONS.

PRENEZ un *poulet* qui sera farci d'*orge* : faites bouillir, pendant une heure, dans une suffisante quantité d'eau : ajoûtez ensuite dix *écrevisses de riviere*, qui auront été préalablement cuites dans l'eau chaude & pilées ; *feuilles de cresson de fontaine*, une poignée ; *feuilles de cerfeuil*, une demi-poignée : faites bouillir, pendant une demi-heure, dans un vaisseau exactement fermé : prenez pour un bouillon.

PRENEZ de *collet de veau* ou de *collet d'agneau*, une demi-livre ; de *racines de patience sauvage*, six gros ; les *cuisses* écorchées & concassées de quatre *grenouilles* ; deux *écrevisses de riviere* ; *feuilles de cresson & de chicorée*, de chaque une demi-poigeée : faites un bouillon selon l'art.

PRENEZ *racine de patience & de raifort sauvage*, de chaque une demi-once ; de *racine séche d'aulnée*, un gros : faites bouillir avec un morceau de *chair de veau*, dans une suffisante quantité d'eau. Quelques instans avant que d'éloigner du feu le bouillon, ajoûtez *feuilles d'alleluia & de cresson*, de chaque une demi-poignée : passez : faites fondre dans la colature trois grains de *sel de Mars de riviere*.

PRENEZ de *racine de squine* coupée par tranches, deux gros ; deux *écrevisses de riviere* lavées & concassées ; *feuilles de cresson & de cochléaria*, de chaque une demi-poignée ; un morceau de *veau* : faites un bouillon suivant l'art. Peu de tems avant que d'éloigner du feu ce bouillon, ajoûtez vingt *cloportes* qu'on aura fait mourir dans le vin blanc : passez avec expression.

V I N.

PRENEZ de *racine fraîche de raifort sauvage,* une once ; de *racine d'Iris de Florence,* deux gros ; *feuilles de beccabunga, de cresson & de cochléaria,* de chaque une poignée : faites infuser le tout à froid, pendant vingt quatre heures, dans quinze livres de *vin blanc* : passez. La dose de ce vin sera depuis deux jusqu'a six onces, que l'on prendra matin & soir. Le vin de Mouret, dont nous parlerons dans les Commentaires, doit être regardé comme beaucoup plus actif que celui-ci.

O P I A T.

PRENEZ de *safran de Mars,* une demi-once ; *séné & rhubarbe,* de chaque trois gros ; *extrait de cochléaria & de sel tamarisc,* de chaque deux gros ; *racine de curcuma & écorce de Winter,* de chaque un gros ; de *gomme-lacque,* un gros & demi : mêlez : faites, avec le *syrop anti-scorbutique,* un opiat : la dose sera d'un gros.

COMMENTAIRES.

(1.) L E GRAND RAIFORT SAUVAGE, OU LE CRAM. *Raphanus rusticanus, C. B. P. Cochlearia folio cubitali, Inst. rei herb.*

La racine de cette plante, nouvellement tirée de la terre, est la seule partie qu'on emploie. Elle approche beaucoup de la moutarde par sa saveur âcre & brûlante. On recommande cette racine comme un des meilleurs médicamens anti-scorbutiques. Elle se trouve aussi, avec raison

dans les classes des remedes toniques, des apéritifs & des diurétiques. Ces propriétés la rendent
assez souvent utile aux paralytiques & dans la cachexie, la jaunisse, les embarras des reins. On a été
jusqu'à lui attribuer la vertu lithontriptique, ou
de fondre les calculs. Il ne faut la faire prendre
qu'avec beaucoup de précaution aux personnes
foibles & maigres. La racine de raifort, coupée
par rouelles, ou rapée, se met infuser, pendant
dix ou douze jours, à la dose d'une demi-once à
une once, dans deux livres d'eau ; & cette infusion se prend plusieurs fois le jour par verrées. On
en exprime aussi le suc, qui se prend depuis une
demi-once jusqu'à une once. Ce médicament,
employé à l'extérieur en topique, est résolutif,
cause de la rougeur à la peau, y produit de la chaleur, en augmente la sensibilité.

(2.) L'IMPÉRATOIRE. *Imperatoria major*, *C.*
B. P. & Inst. rei. herb.

La racine de cette plante séche a une odeur aromatique, une saveur amere, piquante, désagréable. On la regarde comme anti-scorbutique ;
mais elle s'emploie plus souvent pour remplir
d'autres indications, & comme un excellent médicament analeptique ou fortifiant & stomachique, qui augmente l'appétit, dissipe les flatuosités, détruit les obstructions des vaisseaux, & remédie aux foiblesses de la tête & à plusieurs maux
de poitrine. C'est par ces effets qu'il soulage dans
les cas de vertiges, de paralysie ; qu'il calme les
douleurs de colique ; qu'il est utile aux asthmatiques, à ceux qui respirent difficilement, dans la
cachexie, les pâles couleurs & même dans la fiévre quarte. Nous ne nous étendrons pas sur sa
vertu alexipharmaque ; beaucoup de médicamens

exotiques la poffedent à un plus haut degré. La dofe de cette racine en fubftance eft depuis un fcrupule jufqu'à un gros : on met le double de cette quantité dans les infufions ; elles fe font avec l'eau ou le vin. Sa décoction eft employée en gargarifme, & eft eftimée contre les affections fcorbutiques de la bouche. On a auffi confeillé de tenir dans fa bouche un morceau de racine d'impératoire, pour augmenter la falivation, & pour fe garantir de la contagion.

Il y a une autre plante, c'eft une angélique, qui, pour les qualités & les vertus, reffemble beaucoup à l'impératoire. Les botaniftes la nomment auffi *impératoire ; imperatoria fativa, Inft. r. herb* Il arrive fouvent qu'on fubftitue l'une à l'autre. J'ai cru devoir en avertir, pour qu'on y prît garde, quoique cette méprife foit fans danger pour le malade.

(3.) L'HERBE-AUX-CUILLERS. *Cochlearia folio fubrotundo, C. B. P.*

Cette plante eft une des meilleures & des plus actives de celles qui font connues pour être de bons anti-fcorbutiques. On la met auffi dans la claffe des dépuratifs : cette derniere propriété l'a fait employer, avec fuccès, dans les maladies de la peau, & les douleurs de différente efpece qui ont leur fiége dans les membres. Elle n'eft pas moins falutaire dans les affections hypocondriaques, la cachexie & d'autres maladies chroniques, dont la caufe eft l'obftruction de quelque vifcere. Ce médicament fe prend en infufion, ou en décoction qui n'a bouilli que très peu ; & elle y entre à la dofe d'une poignée fur une livre d'eau. On en prefcrit auffi le fuc depuis une once jufqu'à trois. Il eft à propos d'obferver, au fujet du fuc

de cette plante, qu’il ne faut jamais la piler dans
un mortier de cuivre, ce métal rendant la liqueur
émétique ou vomitive. On fait, chez les apothicaires, un extrait de cochléaria, qui a fort peu
d’efficacité, parceque les particules spiritueuses les
plus actives ont été dissipées par le feu : la dose de
cet extrait est depuis un demi-scrupule jusqu’à un
demi-gros. Le même jugement convient à la conserve de cochléaria, dont on prend depuis deux
gros jusqu’à une demi-once. On ne fait pas communément usage de l’eau distillée de cochléaria.
Cette plante est très fréquemment employée en
gargarisme contre les affections scorbutiques de
la bouche. Elle est encore un bon résolutif, quand
on s’en sert en topique dans les contusions, principalement si on applique sur la partie qui a été
meurtrie du cochléaria écrasé & arrosé d’eau-de-
vie. *Voyez Esprit de cochléaria.*

(4.) LE CRESSON D’EAU, le cresson de fontaine.
*Nasturtium aquaticum vulgare, Parkins. Sisym-
brium aquaticum Mathioli.*

Cette espece de cresson ne le cede point en
vertu au cochléaria; & on l’emploie plus fréquemment encore dans le traitement du scorbut.
Le cresson d’eau possede les mêmes propriétés
que le cochléaria; & on le met au nombre des
meilleurs médicamens qui composent les classes
des dépuratifs, des apéritifs, des incisifs & des
remedes propres aux maladies du foie. C’est par
ces effets, qu’il est un des plus utiles médicamens
dans les maladies accompagnées de démangeaison ou toutes autres du même genre, & dans les
obstructions; qu’il procure du soulagement aux
personnes hypocondriaques & asthmatiques ;
qu’il favorise l’écoulement des régles & des uri-

nes , &c. On preſcrit cette plante en décoction, & mieux encore en infuſion , à la doſe d'une poignée pour un bouillon ou pour une livre d'apozeme. Elle ſe mange auſſi en ſalade , & réuſſit aſſez bien , priſe de cette façon. On mêle depuis une once juſqu'à trois du ſuc de creſſon de fontaine dans un bouillon , dans du lait , du petit lait ou toute autre boiſſon à prendre en une fois. Le creſſon eſt auſſi un bon médicament externe. On fait, avec le ſuc de la plante , ſon infuſion ou ſa décoction , des gargariſmes , lotions ou fomentations anti ſcorbutiques , ou bien on en mâche les feuilles , ainſi que celles de cochléaria , pour prévenir ou détruire la corruption ou l'affection ſcorbutique *des gencives.*

(5.) LA BERLE. *Berula officinarum. Sium ſeu apium paluſtre foliis oblongis ,* C. B. P.

Cette plante , qui eſt très commune , a également place parmi les anti-ſcorbutiques fort doux , les dépuratifs & les apéritifs. Elle a beaucoup moins d'activité que les médicamens précédens ; & ſon uſage n'eſt pas fréquent. Sa doſe eſt depuis une poignée juſqu'à deux pour chaque livre de décoction. On en fait prendre auſſi le ſuc tiré par expreſſion , à la doſe de deux onces , & juſqu'à quatre onces dans du lait , du petitlait , &c.

(6.) LE BECCABUNGA. *Beccabunga German. Veronica aquatica folio ſubrotundo. Moriſon Hiſt. Anagallis aquatica folio ſubrotundo ,* C. B. P.

Les propriétés & les vertus de cette plante ſont les mêmes que celles du cochléaria & du creſſon ; mais elle les poſſede à un moindre degré ; cependant on peut la leur ſubſtituer. Quelquefois on s'en eſt ſervi , avec ſuccès , pour guérir les maladies de la peau. Elle s'adminiſtre ſous les mêmes formes, & se prescrit aux mêmes doses que le cochléaria & le cresson.

(7.) LA ROQUETTE DES JARDINS. *Eruca latifolia, alba, sativa Dioscoridis, C. B. P.*

LA ROQUETTE SAUVAGE. *Eruca tenuifolia, perennis, flore luteo, J. B.*

Ces deux especes de roquette, dont on connoît la saveur piquante, sont anti scorbutiques & comptées parmi les médicamens fortifians & stomachiques : on les met même au nombre des remedes aphrodisiaques. La roquette des jardins a un goût moins piquant que la roquette sauvage : ses vertus sont aussi moins grandes. On prescrit les feuilles de ces deux plantes en infusion, & à la dose d'une poignée pour chaque livre d'eau ; mais les graines sont d'un usage plus fréquent ; & on en fait prendre en substance depuis dix grains jusqu'à un scrupule. Ces semences s'emploient aussi à l'extérieur, comme sialogogues ou propres à augmenter l'excrétion de la salive, & comme sternutatoires.

(8.) LE SAPIN. *Abies taxi folio ; fructu sursùm spectante, Inst. rei herb.*

LA PESSE. *Abies tenuiore folio, fructu deorsùm inflexo, Inst. rei. herb.*

LA SAPINETTE. *Abies minor pectinatis foliis, conis parvis & subrotundis, Pluck.*

Les especes de sapin, & principalement celles du Canada, qui ont beaucoup de résine, & sont toujours vertes, on peut même ajoûter la mélese, *larix*, & le pin, *pinus*, méritent tous, par leurs effets, d'être mis au nombre des médicamens anti-scorbutiques, comme l'ont déja fait plusieurs auteurs. En effet, il arrive assez souvent que l'usage de leurs parties guérit des maladies scorbuti-

ques qu'on a traitées inutilement avec les remedes qui réussissent le plus souvent, comme le cref-
son, le cochléaria, le raifort sauvage. Les parties
de ces arbres, dont on se sert en médecine, sont
l'écorce, les cones, les feuilles, les sommités,
les bourgeons ou jeunes pousses. On en fait des
médicamens internes, & des bains, ou plutôt des fomentations. On prescrit le plus souvent, les pousses nouvelles, dans la proportion d'une demi-poignée pour deux livres d'eau,
qu'il faut faire bouillir pendant deux heures au
moins, pour que l'eau se charge suffisamment des
parties du médicament, & jusqu'à ce qu'elle ait
une saveur désagréable, semblable à celle de
l'eau de goudron, qui est un remede de la même
nature, & possédant les mêmes vertus. On boit
depuis trois jusqu'à quatre onces de cette décoction de sapin. Il est bon de savoir que la troisieme espece de sapin fournit le baume de Canada, dont nous parlerons ailleurs. *Voyez* POIX.

(9.) L'ORANGE. *Aurantia malus.*

L'orange aigre. *Aurantium acri medullâ vulgare
Ferrar. & Inst. rei herb.*

L'orange douce. *Aurantium dulci medullâ Ferrar. & Inst. rei herb.*

Ces deux especes de fruits sont d'usage comme
aliment ou assaisonnement, & comme remede ;
mais on emploie plus souvent, en médecine, les
oranges aigres. Le suc des oranges aigres & celui
des oranges douces, est un excellent médicament
anti scorbutique & rafraîchissant. Leur écorce soit
fraîche, soit séche, & même celle qui est confite, & si fréquemment employée, dans ce dernier état, par le confiseur, a des vertus différentes : elle passe généralement pour un des meil-

leurs ſtomachiques que nous poſſédions , & on la
met dans les claſſes des médicamens cordiaux ,
vermifuges & emménagogues.

Quand on emploie cette écorce ſéche , elle s'ordonne en ſubſtance à la doſe d'un demi-gros , &
juſqu'à un gros ; ou en infuſion , & il y en entre
le double : celle qui eſt fraîche , ſe preſcrit depuis
une demi-once juſqu'à une once. On fait une
eau d'écorce d'orange , en faiſant macérer pendant deux jours une livre de cette écorce dans
trois pintes d'eau , dont on retire la moitié par la
diſtillation au bain-marie : on l'eſtime carminative
& ſtomachique : elle s'ordonne dans les douleurs
de coliques , à la doſe de deux onces , & juſqu'à
trois onces. On reconnoît les mêmes vertus ſtomachiques & carminatives dans la fleur d'orange , qui , étant préparée avec le ſucre , forme un
remede propre à réchauffer l'eſtomac , à faire ſortir les vents , & à ſoulager les vaporeux. La conſerve , qui ſe compoſe avec cette fleur , a les mêmes vertus ; & on en peut prendre un ou deux
gros. Enfin on obtient , par la diſtillation , une
eau de fleurs d'orange. *Aqua florum aurantiorum ,
Aqua napha* , dont l'odeur gracieuſe eſt bien au-
deſſus de celle de toutes les autres eaux diſtillées,
& qui ſert avec ſuccès & fréquemment dans toutes
les affections hyſtériques & les vapeurs. Cette eau
eſt encore ſtomachique , cordiale , céphalique ,
emménagogue , &c. On la preſcrit , ou ſeule ,
depuis une once juſqu'à quatre , ou dans les juleps & les émulſions , à la doſe de deux gros &
juſqu'à une demi-once. On fait cuire la quantité
qu'on veut de cette eau , avec le double de ſucre
au bain-marie , pour compoſer le *ſyrop de fleur
d'orange* , très agréable au goût , & qui a les

mêmes propriétés : on l'ajoûte, ainsi que les autres syrops, aux différentes potions, à la dose de demi-once à une once : il est principalement utile lorsqu'on craint le vomissement. On peut mettre encore, selon M. de Haen, dont on connoît l'habileté, les feuilles d'orangers, au nombre des anti-spasmodiques ; mais cette opinion, toute vraisemblable qu'elle est, a besoin d'être confirmée par l'expérience.

(10.) Le vin de Mouret. Ce vin composé porte le nom d'un empirique qui le débitoit, en en faisant un secret. Ce remede a peut-être eu plus de réputation qu'il n'en devoit avoir : cependant il n'est pas sans mérite, lorsqu'il est administré comme il convient. En effet l'expérience journaliere apprend qu'il fait beaucoup de mal lorsqu'on ne le donne pas avec ménagement, & dans les circonstances convenables. Il y a déja long-tems que l'on sait ce qui compose le vin de Mouret. En voici la recette :

Prenez de *racines fraîches de raifort sauvage*, douze onces ; de *racines de bardane*, six onces ; *feuilles de cochléaria*, de *cresson de fontaine*, de *beccabunga* & *de fumeterre*, de chaque deux poignées ; de *graines de moutarde* concassées, quatre onces : mettez infuser le tout au bain-marie, à un feu doux pendant douze heures, & dans un vaisseau bien fermé, avec trente livres de *bon vin* : passez. Lorsque la colature sera refroidie, faites-y fondre dix gros de *sel ammoniac*. Conservez ce vin dans des bouteilles de verre, en un lieu frais. Il est à propos de ne pas se servir de celui qui est fait depuis plus de trois mois, parceque cet espace de tems suffit pour qu'il s'altere.

L'usage du vin de Mouret doit être précédé

d'un purgatif ; & il faut réitérer la purgation une fois par femaine , tant qu'il eft continué. On prend ce vin matin & foir, & environ fix onces à chaque fois : le traitement avec ce remede eft pour l'ordinaire d'un mois , & plus ; on peut l'interrompre felon les circonftances. En faifant attention aux différens médicamens qui entrent dans cette compofition , on doit fentir qu'elle ne convient pas à tous les fujets indiftinctement ; & elle doit être regardée comme un remede dangereux , quand le malade n'eft pas conduit par un médecin habile. Ce n'eft qu'avec beaucoup de circonfpection qu'il faut la faire prendre aux perfonnes maigres & bilieufes ; car elles ne peuvent en foutenir l'action , à moins que fon ufage ne foit accompagné de celui des délayans & d'humectans qui diminuent la chaleur trop grande des fluides. Ce vin eft affez bon pour les enfans, pourvu toutefois qu'on le leur donne à propos , & à une dofe convenable : autrement l'événement ne répondroit pas à l'effet qu'on fe propofe. Le même empirique diftribuoit encore plufieurs autres *fecrets* , comme un opiat purgatif , un liniment réfolutif, un gargarifme fpiritueux ; mais en général on fait peu de cas de ces compofitions antifcorbutiques , qui démontrent plus d'ignorance que d'habileté dans leur auteur : c'eft pourquoi nous omettrons à deffein la maniere de les préparer & de s'en fervir.

(11.) LE SYROP ANTI-SCORBUTIQUE. Il n'eft pas aifé de préparer ce fyrop de maniere à empêcher que les parties les plus volatiles des médicamens ne fe diffipent ; ce qui eft très important, le remede n'ayant plus d'efficacité quand il en eft privé ; & alors c'eft inutilement qu'on le prend. On fait macérer, pendant trois jours, dans une cucurbite bien bouchée, & avec du vin blanc, des feuilles de cochléaria, de cresson & de beccabunga, des racines de raifort sauvage, des oranges ameres & de la cannelle : ensuite on retire de ce mêlange, par la distillation au bain-marie, une eau, avec laquelle, en y ajoûtant du sucre, on prépare un syrop qui doit se faire à une chaleur très douce, & dans des vaisseaux bien fermés. Ce syrop doit être compté parmi les plus excellentes compositions anti-scorbutiques & dépuratives : sa dose est depuis une demi-once jusqu'à une once.

(12.) LE SYROP DE COCHLÉARIA, dont les vertus approchent beaucoup de celles du syrop anti-scorbutique, n'est autre chose que le jus de cochléaria bien clarifié & cuit avec du sucre dans un matras, à une chaleur douce de bain-marie. Plusieurs y ajoûtent du sel ou de l'esprit de-cochléaria, pour en faire un remede plus efficace. On en prescrit depuis une demi-once jusqu'à une once & demie. Ses vertus sont celles du cochléaria ; elles ont été exposées à l'article de cette plante.

LES DIAPHORÉTIQUES
ET LES SUDORIFIQUES.

PERSONNE n'ignore combien les médicamens sudorifiques & diaphorétiques, que nous rassemblons dans cette classe, sont utiles dans les maladies qui ont pour cause ou la suppression de la transpiration insensible, ou celle de la sueur. On sait aussi que la sueur, qui s'échappe naturelle-

ment par les pores ſi multipliés de la peau, &
celle que l'art produit, contribuent infiniment à
la guériſon de beaucoup d autres maladies, même
de celles qui ſont les plus difficiles à vaincre. En
effet combien de fois la cauſe d'une fiévre quelconque n'a-t-elle pas été détruite par ce ſeul
moyen? On parvient quelquefois aſſez facilement à déterminer la cauſe interne & immédiate
des maladies contagieuſes à ſe dépoſer à la ſuper-
ficie du corps. Le poiſon, communiqué par la
morſure ou la piquûre des animaux, ſemble prendre naturellement cette voie pour ſortir. Le virus
vénérien même, quoique profondément enra-
ciné, eſt quelquefois chaſſé par cet organe excré-
toire ſi étendu. Souvent l'humeur du rhumatiſme
traverſe facilement la peau. Enfin c'eſt en excitant une tranſpiration abondante, qu'on guérit
beaucoup de maladies de la peau, que les affections catarrhales diminuent, que les flux de ventre ceſſent, &c. Mais on doit toujours avoir préſent à l'eſprit que les remedes que l'on emploie
pour augmenter la tranſpiration inſenſible &
exciter des ſueurs, ne produiſent pas toujours
l'effet qu'on en attend. Il faut, pour qu'ils réuſ-
ſiſſent, que la nature ſoit diſpoſée à cette excrétion; ce qui eſt principalement vrai dans les
maladies aiguës. Quand on les fait prendre ſans
cette préparation de la nature, il eſt à craindre
que le malade ne s'en trouve plus mal; car qui
eſt-ce qui doute qu'une chaleur exceſſivedu ſang,
ou ſa circulation trop rapide, ſoit un obſtacle à
la tranſpiration? Que l'on donne, dans ces circonſtances, des médicamens ſudorifiques, il eſt
aiſé de ſentir combien ils ſeront nuiſibles.

Les remedes diaphorétiques ſont peu diffé-

rens, pour la nature & les propriétés, des remedes cordiaux & alexiteres ; mais leur affinité ou
reſſemblance eſt encore plus grande avec les dépuratifs ; & c'eſt à raiſon de cet effet qu'ils conviennent dans les maladies vénériennes, le ſcorbut, le rhumatiſme, les maladis cutanées, &
beaucoup d'autres dont la cauſe ou la matiere
morbifique peut être portée hors du corps par les
pores excrétoires de la peau. Rarement ſont-ils
utiles dans la leucophlegmatie, comme nous l'a-
vons dit ci-deſſus. Il eſt important de remarquer
que ces médicamens, propres à augmenter la
tranſpiration, & à faire ſuer, n'ont leur effet
qu'autant que les malades ſe tiennent tranquil-
les dans leur lit, & y ſont enfermés ſous beaucoup de couvertures, ou plutôt ſont tenus chaudement, de quelque maniere que ce ſoit. Lorſqu'on manque de prendre ces précautions, l'air,
qui parvient à la ſurface du corps, reſſerre les
orifices des pores, par ſa fraîcheur, & forme un
obſtacle à l'effet des remedes, auquel on s'attendoit. On a quelquefois fait ſuer abondamment
des malades, en les entourant de pains, au moment où ceux-ci ſortent du four ; d'autres fois
on a provoqué des ſueurs, en appliquant ſur pluſieurs parties des vaiſſeaux d'étain remplis d'eau
très chaude ; enfin on a employé, pour favoriſer
cette excrétion ou la déterminer, l'application
des briques, de petites pierres, du ſable extrêmement chaud, &c. On peut encore produire
le même effet, en expoſant à la chaleur du feu &
à celle du ſoleil, ou par le moyen des bains
chauds, mais principalement des étuves. Enfin
le travail du corps, ou un exercice, portés à un
certain degré & continués quelque tems, ſont

encore un moyen plus certain de faire ſuer ;
mais ce moyen n'eſt pas praticable pour la plûpart des malades.

MÉDICAMENS SIMPLES.

Les racines de ſquine (¹) , de ſalſepareille (²) ,
de bardane , de carline , de ſcorſonere , de fenouil , de valériane ſauvage , & de celle de jardin , de ſcabieuſe, de reine des prés , de dompte-
venin.... l'ail , le contrayerva , le zédoaire , le
gingembre.

Les feuilles de bourrache (³) , de bugloſe (⁴) ,
de chardon-bénit (⁵) , de ſcordium , de bardane ,
de reine des prés (⁶) , de ſcabieuſe , de véronique , d'aurone , d'ivette , de dictamne de Créte...

Les fleurs de coquelicot , de ſureau , de ſouci ,
d'œillet (⁷) , de ſafran.

La graine de chardon-bénit.... les baies de
laurier , de genévrier....

La caſcarille , le caſſia-lignea... le gaïac (⁸),
le ſaſſafras (⁹), le bois du genévrier , celui du
buis (¹⁰).... le baume du Pérou , le camphre ,
l'opium.

La vipere , la couleuvre.... le ſang de bouc
préparé ; les pierres d'écreviſſes... la corne de cerf
préparée ; le crâne humain , l'ivoire (¹¹) ; les pinces des écreviſſes de mer.

L'eau tiéde , les eaux thermales ou eaux minérales chaudes.... le ſel ammoniac.... l'antimoine (¹²) , le ſoufre , le cinnabre.... la terre
ſigillée.

MÉDICAMENS OFFICINAUX.

LES eaux de coquelicot, de scabieuse, de scorsonere, de chardon-bénit, de noix; les syrops de stœchas, de coquelicot (13), de pavot blanc, d'œillet....

Le laudanum, l'extrait de geniévre.... la thériaque, la confection alkermes, l'orviétan.... la poudre de vipere (14), la corne de cerf préparée, la poudre de pinces d'écrevisses de mer.

L'esprit de geniévre, l'esprit volatil de vipere, le sel ammoniac, l'eau de Luce, la liqueur anodyne minérale

La résine de gaïac (15), le sel d'Angleterre, le sel volatil de vipere, le sel volatil de corne de cerf, le kermès minéral, l'antimoine diaphorétique (16), l'anti-hectique de Potérius, le cinnabre d'antimoine.

MÉDICAMENS MAGISTRAUX.

TISANES.

PRENEZ de *rapure de corne de cerf*, une once, dont on fera un nouet; de *feuilles de bourrache*, deux poignées : faites cuire dans une suffisante quantité d'eau, & réduire à quatre livres. Péu de tems avant que d'éloigner la tisane du feu, ajoûtez une demi-once de *réglisse* : passez; la colature pour boisson.

PRENEZ de *fleurs de coquelicot*, une poignée;
de

de *réglisse* concassée, deux gros : versez sur ces substances quatre livres d'eau bouillante : laissez infuser pendant quatre heures, & passez.

PRENEZ de *bois de gaïac* en poudre, une once : faites infuser pendant une nuit dans six livres d'eau : le lendemain matin faites bouillir jusqu'à réduction d'un tiers : avant que d'éloigner la tisane du feu, ajoûtez une demi-once de *réglisse*.

PRENEZ de *squine* coupée par petits morceaux, six gros : faites bouillir dans six onces d'eau, & réduire à quatre livres : ajoûtez pour lors deux gros de *réglisse*.

PRENEZ *racines de scorsonere & de fenouil*, de chaque deux onces : suspendez dans le vaisseau un nouet contenant deux onces d'*antimoine crud* : faites bouillir dans six livres d'eau, jusqu'à réduction d'un tiers : avant que de retirer la tisane du feu, ajoûtez-y une demi-once de *réglisse*.

PRENEZ de *racines de bardane*, deux onces ; de *salsepareille*, une once : faites bouillir dans huit livres d'eau, jusqu'à réduction d'un quart : peu de tems avant que d'éloigner la tisane du feu, ajoûtez-y une demi-once de *réglisse*.

PRENEZ de *racines de bardane*, deux onces ; de *salsepareille*, une once : faites bouillir dans huit livres d'eau, jusqu'à réduction du quart. Peu de tems avant que la tisane soit faite, ajoûtez *feuilles de scabieuse & d'aigremoine*, de chaque une poignée ; de *réglisse*, une demi-once.

VERRÉES.

PRENEZ de *fleurs de coquelicot*, deux pincées : faites bouillir légérement dans huit onces d'eau : passez : ajoûtez à la colature une once de *syrop*

Tom. I.   L

de coquelicot : mêlez ; pour une potion, dans laquelle on peut mettre encore quinze grains de *diaphorétique minéral.*

PRENEZ *eau de mélisse & de chardon-bénit,* de chaque deux onces ; *sang de bouquetin,* depuis un scrupule jusqu'à un demi-gros ; de *syrop de coquelicot,* une once : mêlez.

E M U L S I O N S.

PRENEZ de *semences de chardon-bénit,* une demi once : pilez, en versant dessus peu-à-peu six onces d'*eau de coquelicot :* passez : ajoûtez à la colature une once de *syrop du même.*

PRENEZ *semences de pavot blanc & chardon-bénit,* de chaque deux gros : pilez dans un mortier, en versant dessus peu à-peu six onces d'*eau de scorsonere :* passez : ajoûtez à la colature une demi-once de *syrop diacode :* mêlez, pour une émulsion.

PRENEZ des *semences de chardon-bénit,* demi-once, & trois gros de *semence de pavot blanc :* on fera à la maniere ordinaire une émulsion avec six onces d'*eau de pavot rouge,* & ce qu'il faut de *sucre.*

D É C O C T I O N S.

PRENEZ de *bois de gaïac* en poudre, trois onces : mettez infuser dans douze livres d'eau, pendant vingt-quatre heures : faites bouillir & réduire à quatre livres : passez : conservez la colature dans des bouteilles de verre : la dose sera jusqu'à huit onces, & se prendra trois ou quatre fois le jour.

PRENEZ de *racine de squine* coupée par tranches, une once & demie : mettez infuser chaudement, & pendant une nuit, dans huit livres d'eau : faites bouillir & réduire à quatre livres. Quelques inſtans avant que de retirer la décoction du feu, ajoûtez une poignée de *feuilles d'ivette :* la doſe ſera de huit onces ; & on la prendra trois ou quatre fois par jour.

PRENEZ de *ſalſepareille* coupée par petits morceaux, deux onces ; de *baies de genévrier,* une once : mettez macérer chaudement pendant une nuit, dans huit livres d'eau : faites bouillir & réduire à quatre livres.

PRENEZ de *bois de gaïac,* une once ; *ſalſepareille* & *ſquine,* de chaque trois gros ; de *racine d'iris de Florence,* une demi-once : mettez infuſer pendant vingt-quatre heures dans huit livres d'eau entretenue à un degré de chaleur doux : faites bouillir juſqu'à réduction d'un quart de la liqueur : paſſez : la doſe ſera juſqu'à ſix onces, & ſe prendra trois ou quatre fois le jour.

PRENEZ d'*écorce de bois de gaïac,* une once & demie ; de *racine de ſalſepareille,* une once ; de *ſquine,* une demi-once ; de *polypode de chêne,* une once ; d'*antimoine crud,* deux onces, dont on fera un nouet : mettez le tout en macération pendant une nuit, dans huit livres d'eau : faites bouillir & réduire à quatre livres. Peu de tems avant que de retirer la décoction du feu, ajoûtez une once de *feuilles de ſéné* & ſix gros d'*épithym :* paſſez.

PRENEZ d'*antimoine crud,* concaſſé, quatre onces, dont on fera un nouet ; *ſalſepareille* coupée par petits morceaux, & *écorce de gaïac,* de chaque une once & demie ; *racine de ſquine* & *bois de ſaſſafras,* de chaque une demi-once : mettez infuſer chaudement, l'eſpace d'une nuit, dans huit livres d'eau. Au bout de ce tems, faites bouillir & réduire à quatre livres. Quand il sera tems de retirer la décoction du feu, ajoûtez un gros de *semence d'anis* : paſſez : la doſe ſera juſqu'à ſix onces, & ſe répétera trois ou quatre fois par jour.

B O U I L L O N.

PRENEZ une *vipere vivante* ; coupez la tête, la queue ; ôtez encore la peau & les entrailles, à l'exception du cœur & du foie : pilez dans un mortier : ajoûtez une poignée de *feuilles de bourrache*, & une demi-poignée de *feuilles de cerfeuil* : faites cuire, au bain-marie, dans un vaiſſeau bien fermé & avec un peu d'eau, durant l'eſpace de trois heures : paſſez avec expreſſion ; pour un bouillon que le malade prendra le matin dans le lit, & étant bien couvert, afin de procurer une ſueur abondante.

P O U D R E S.

PRENEZ *pierres d'écreviſſes de riviere & antimoine diaphorétique*, de chaque douze grains ; de *ſel ammoniac*, deux grains ; de *poudre de vipere*, quatre grains : mêlez, pour une poudre à prendre en une ſeule doſe.

PRENEZ de *diaphorétique minéral*, un ſcrupule ; *cinnàbre d'antimoine & ſel volatil de corne de cerf*, de chaque dix grains ; de *camphre*, deux grains : mêlez ; pour une poudre à prendre en deux ou trois fois.

B O L S.

PRENEZ *poudre de vipere & antimoine diaphorétique*, de chaque quinze grains ; *kermès minéral*, un demi-grain : mêlez : faites, avec le *ſyrop de coquelicot*, un bol qu'on enveloppera, pour l'avaler, dans du pain à chanter.

PRENEZ de *thériaque ancienne*, un demi gros; poudre de *pinces d'écreviffes de mer*, dix grains; de *fel volatil de vipere*, fix grains; de *camphre*, deux grains : mêlez : faites, avec le *fyrop de ftachas*, un bol.

PRENEZ de *conferve de fumeterre*, un gros; d'*antimoine diaphorétique*, un fcrupule : faites, avec du *fyrop de fumeterre*, un bol : ce remede convient dans les maladies chroniques de la peau.

P I L U L E S.

PRENEZ de *camphre*, une demi-once; d'*amandes douces*, auxquelles on aura ôté la peau, une once : pilez le tout dans un mortier, & faites des pilules : la dofe fera depuis huit grains jufqu'à un fcrupule & plus.

COMMENTAIRES.

(1). LA SQUINE. *China radix. Smilax minus fpinofa, fructu rubicundo, radice virtuosâ, china dicta*. Kœmpfer. *Aman*.

Cette plante a reçu fon premier nom de la Chine, quoiqu'elle croiffe auffi dans les Indes orientales & en Amérique. Sa racine n'a prefque pas de faveur. La fquine eft, felon les botaniftes, une efpece de fmilax épineux & grimpant, dont l'hiftoire fe trouve dans l'ouvrage de Kœmpfer, cité ci-deffus. Ce médicament mérite une place parmi les fudorifiques les meilleurs, & eft des plus ufités. Il eft vrai que M. Cartheufer, dont l'opinion en chymie a la plus grande autorité, ne croit pas que la squine ait d'action; mais peut-être n'en a-t-il pas fait des essais suffisans sur les malades. Cette racine est encore un bon dépuratif. Ces vertus la rendent très utile dans le traitement des affections vénériennes, écrouelleuses, rhumatismales & goutteuses. On la recommande aussi pour les cas de paralysies, de tremblement. Plusieurs hydropiques se sont bien trouvés de son usage. La squine a une action moins vive que le gaïac & la salsepareille, dont les propriétés sont les mêmes. On prescrit cette racine en substance, depuis un demi-gros jusqu'à un gros; & pour une décoction, depuis deux gros jusqu'à six par chaque livre d'eau.

(2.) LA SALSEPAREILLE. *Salsaparilla. Smilax aspera, peruviana sive salsa-parilla, C. B. P.*

Cette racine fibreuse, flexible & très longue, a une saveur un peu amere. On l'apporte de diverses contrées de l'Amérique méridionale. La salsepareille est regardée par les botanistes comme une espece de smilax; du moins on a déterminé ainsi la plante qui fournit la vraie salsepareille. On ne distingue cette bonne espece qu'avec peine de plusieurs fausses salsepareilles qui sont envoyées de l'Arabie, & que l'on trouve dans les boutiques, ainsi que de la christophoriane & de quelques autres genres de plantes. Cette racine, ou ses longues fibres, ont été mises par des auteurs estimés au nombre des médicamens sudorifiques & des dépuratifs. On a été jusqu'à lui attribuer plus d'efficacité qu'à la squine & au bois de gaïac. M. Cartheuser rejette ce sentiment comme n'étant pas fondé, & regarde cette plante comme peu active. Cependant la squine

est utile dans les affections rhumatifmales &
goutteufes. On la recommande pour le traitement des maladies vénériennes ; & elle a contribué à la guérifon des écrouelles , de la paralyfie ,
des maladies chroniques de la peau , &c. Pour
l'ordinaire on en met en macération deux ou trois
onces ; enfuite on les fait bouillir dans huit livres
d'eau , & réduire à quatre livres. On fait prendre plufieurs fois le jour un verre de cette décoction , ou on en prefcrit depuis deux jufqu'à trois
onces dans un bouillon de poulet.

(3.) LE MORS DU DIABLE. *Succifa , five mor-
fus diaboli J. B. Scabiofa folio integro , glabro ,
flore cœruleo , Inft. rei. herb.*

La racine de cette plante eft diaphorétique :
elle paffe auffi pour vulnéraire & pour réfolutive.
On dit qu'elle poffede à peu-près les mêmes vertus que la fcabieufe des boutiques : au refte il eft
permis de ne pas croire beaucoup d'efficacité à
l'une ni à l'autre de ces plantes. Cette racine fe
prefcrit quelquefois , quand on foupçonne un
abfcès ou un ulcere interne ; mais il eft rare que
ce traitement foit fuffifant pour guérir. Le mors
du diable a plus de fuccès lorfqu'on l'ordonne à
des perfonnes qui ont été frappées rudement par
la chûte de quelque corps fur eux , ou en fe
heurtant avec violence , pour remédier à la ftagnation des humeurs épanchées par cet accident :
l'expérience femble lui avoir confirmé cette propriété. Cette racine fe prefcrit fraîche , en infufion & en décoction , à la dofe d'une once par
chaque livre d'eau. On l'emploie auffi en topique , pour réfoudre & déterger ; & plufieurs fois
elle a réuffi fous la forme de gargarifme ou de

cataplafme dans les maux de gorge caufés par le gonflement des amygdales.

(4.) La buglose. *Bugloſſum anguſtifolium majus , florc cæruleo , C. B. P. & Inſt. rei herb.*

Les feuilles de cette plante ſont ſucculentes : on les met , avec raiſon , au nombre des meilleurs diaphorétiques dont l'action eſt tempérée , & des réſolutifs. C'eſt à raiſon de ces propriétés , qu'elles ſont ſalutaires dans les maladies inflammatoires de la poitrine , ainſi que les feuilles de la bourrache. On met une ou deux poignées de feuilles de bugloſe dans un bouillon , & pour chaque livre de décoction ; ou bien on en fait boire le ſuc tiré par expreſſion , à la doſe de deux onces , & juſqu'à quatre , pluſieurs fois dans le jour. Les fleurs ſont , à ce que l'on croit , cordiales ; mais rarement en fait-on uſage. On preſcrit plus fréquemment l'eau qui a été diſtillée de toute la bugloſe ; mais il eſt probable que cette eau n'a pas plus d'action & de vertu que les autres eaux diſtillées qui manquent d'odeur.

(5.) Le chardon-bénit. *Carduus benedictus , J. B. Cnicus ſylveſtris-hirſutior ,ſive carduus benedictus , C. B. P.*

Cette plante a une ſaveur amere : on en a fait autrefois le plus fréquent uſage ; & l'épithete qu'elle porte , prouve dans quelle eſtime elle a été. On la met dans la claſſe des diaphorétiques , dans celle des alexiteres ou cordiaux , & même avec les médicamens réſolutifs. C'eſt d'après cela qu'on recommande l'uſage du chardon-bénit dans les fievres qui ont un mauvais caractere, dans l'inflammation commençante des poumons & autres viſceres , & dans les contuſions. On a auſſi attri-

bué à cette plante la vertu fébrifuge ; & l'expérience paroît la confirmer. Les feuilles fe prefcrivent dans la proportion d'une poignée pour chaque livre de décoction ou d'infufion. On fait prendre auffi le fuc tiré par expreffion à la dofe d'une
à deux onces. Il fe trouve chez les apothicaires
une eau diftillée, qui, le plus fouvent, eft la
bafe des potions cordiales & alexiteres, quoique
l'efficacité de cette eau ne foit pas certaine. Les
femences auxquelles on attribue les mêmes vertus qu'aux feuilles, font partie des émulfions où
il en entre depuis deux gros jufqu'à une demi-
once. Quant à l'ufage externe du chardon bénit,
plufieurs auteurs recommandent les feuilles comme vulnéraires.

(6.) LA REINE DES PRÉS. *Ulmaria, Inft.
rei herb. Barba capræ floribus compactis, C. B. P.*

Cette plante eft haute : fa racine & fes feuilles fe mettent dans la claffe des médicamens diaphorétiques, & dans celle des vulnéraires ; mais
il eft rare qu'on en faffe ufage, parceque nous
avons plufieurs remedes qui ont les mêmes vertus, & dont l'efficacité eft plus certaine, & éta-
blie fur une expérience conftante. La racine feche fe prefcrit en décoction depuis deux gros jufqu'à une demi-once pour chaque livre d'eau : on
met une poignée des feuilles dans la même quantité d'eau.

L'ŒILLET. *Caryophyllus hortenfis, fimplex,
flore majore, C. B. P. Tunica, Fuchs.*

Les fleurs de toutes les efpeces de ce genre
femblent avoir les mêmes vertus ; mais on préfere, pour l'ufage médicinal, l'efpece dont nous
parlons ; c'eft auffi la plus commune. Ses fleurs
font belles, & ont une odeur gracieufe très forte.

Elles ne font pas feulement diaphorétiques &
alexiteres ; on les met encore au nombre des
médicamens céphaliques & des cordiaux : ces
vertus rendent les fleurs d'œillet utiles dans les
fiévres malignes, dans celles qui en approchent,
dans les cas d'apoplexie, de vertige, de fyncope, &c. On peut les prefcrire en infufion dans
du vin, à la dofe d'une ou deux poignées ; mais
le fyrop d'œillet qui fe fait avec ces fleurs, &
dont nous aurons occafion de parler, eft d'un
ufage bien plus commun.

(8.) Le gaïac, le bois de gaïac, le bois-
faint. *Guaïacum vel lignum fanctum*, font les noms
que l'on donne au bois d'un arbre dont Monardès
a donné l'hiftoire, & que Parkinfon appelle
*guaïacum flore cæruleo, fimbriato, fructu tetra-
gono* ; c'eft le *guaïacum officinale* de Linnæus.
Cet arbre croît naturellement dans l'Amérique,
& principalement aux ifles Antilles ; il fe trouve
auffi dans les Indes orientales. Il en découle une
gomme réfineufe qu'on nous apporte en petits
fragmens, qui tiennent très fouvent à la propre
écorce de l'arbre.

Le bois de gaïac a une faveur aromatique, un
peu amere ; l'odeur en eft affez agréable. Il eft
réfineux, d'un tiffu très dur, & plus pefant
qu'un pareil volume d'eau. On le met avec raifon
au nombre des plus excellens fudorifiques & dépuratifs ; à cela il joint les propriétés toniques &
anti-fcorbutiques. Il eft, après le mercure, le
meilleur médicament anti-vénérien que nous
poffédions, pourvu cependant que la maladie
n'ait pas jetté de trop profondes racines ; c'eft ce
qui paroît prouvé, fans réplique, par un très
grand nombre d'obfervations. Quand ce remede

s'ordonne dans un cas vénérien , on fait prendre , après les préparations convenables & durant quarante jours , une forte décoction de bois de gaïac , à la dose d'une livre par jour , en plusieurs fois ; & le malade fait sa boisson ordinaire d'une seconde décoction préparée avec la même rapure : cette seconde décoction sur le même médicament se nommoit *bochetum*.

Le bois de gaïac a des succès surprenans dans le rhumatisme & la goutte. Les paralytiques se trouvent très bien de son usage ; & c'est avec grande raison qu'on le recommande dans le traitement des maladies chroniques de la peau : il est utile dans la cachexie , les obstructions. Quelquefois les asthmatiques trouvent du soulagement dans son usage : on l'a même vu contribuer à la guérison des fleurs blanches. Une remarque qu'il est important de retenir , c'est que le gaïac cause beaucoup plus de chaleur que la squine & la salsepareille. La dose de ce bois , en substance , est depuis un demi-gros jusqu'à un gros ; mais il est bien plus commun de se servir de la décoction qu'on en fait avec environ trois onces de gaïac rapé pour six livres d'eau. On la laisse en macération dans l'eau l'espace de vingt-quatre heures ; après quoi on fait bouillir jusqu'à réduction de la moitié de la liqueur. Dans la décoction qu'on prépare pour traiter des maladies vénériennes , il entre le double de bois de gaïac pour la même quantité d'eau. On reconnoît à l'écorce du gaïac les mêmes vertus qu'au bois , mais elles sont plus foibles dans l'écorce. Quant à la maniere de l'administrer , elle est la même pour ces deux substances.

On trouve chez les apothicaires de la résine de

gaïac, dont nous avons déja parlé, que quelques auteurs nomment fort improprement de la *gomme de gaïac*, & qui se retire du bois, par le moyen de l'esprit-de-vin, dans lequel on le met en macération, ou qui découle de l'arbre par des incisions, & naturellement. Cette résine passe pour avoir les mêmes vertus que le bois, & se prescrit communément à la dose de huit grains, & jusqu'à un scrupule. Il est bon de savoir que, quand la dose est trop forte, pour l'ordinaire elle rend le ventre lâche. Ce médicament est aussi employé à l'extérieur. On fait usage d'une décoction de gaïac en gargarisme, pour dissiper les affections scorbutiques de la bouche, le gonflement des amygdales, la chute de la luette. Nous parlerons, dans un autre endroit de l'huile de gaïac.

(9.) LE SASSAFRAS, le bois de sassafras. *Sassafras lignum, sassafras arbor Clusii. Laurus foliis integris & trilobis, Linn.*

Ce bois est léger & poreux : l'arbre auquel il appartient, est une espece de laurier très commun dans diverses contrées de l'Amérique. La saveur de ce bois est aromatique, piquante ; & son odeur approche de celle du fenouil. L'écorce & le bois réunis ont les mêmes vertus que la squine & la salsepareille ; mais tout le monde convient qu'elles sont dans le sassafras à un degré moindre que dans les autres médicamens du même genre : néanmoins il est estimé comme étant diaphorétique & dépuratif. On lui reconoît aussi les propriétés toniques, résolutives, diurétiques : il réussit parfaitement à dissiper les douleurs vénériennes & celles des rhumatismes goutteux : il contribue à la guérison de la cachexie, du scorbut, soulage les asthmatiques, rappelle

l'eſtomac à ſes fonctions, y rétablit la chaleur &
l'élaſticité naturelle : enfin on le donne avec ſuccès dans les maladies chroniques de la peau. Le
ſaſſafras ſe preſcrit en infuſion, ou en décoction,
dépuis deux gros juſqu'à une demi-once pour
chaque livre d'eau ; mais on ne doit lui faire
éprouver qu'une légere ébullition, pour qu'il
conſerve ſon odeur gracieuſe. On prend de la
poudre de ſaſſafras juſqu'à un gros ; mais il eſt
rarement d'uſage ſous cette forme. Je crois devoir faire remarquer qu'on attribue plus d'efficacité à l'écorce qu'au bois , parcequelle a une
plus forte odeur.

(10.) LE BUIS. *Buxus arboreſcens , C. B. P.*

Il eſt rare qu'on emploie en médecine le bois
de cet arbriſſeau, l'un des plus communs de ce
pays-ci : cependant c'eſt avec raiſon qu'on le met
dans la claſſe des médicamens diaphorétiques.
Quand on manque des médicamens ſudorifiques,
exotiques, dont nous avons parlé ci-deſſus, on peut
faire uſage de la rapure de bois de buis , à la doſe
d'une on deux onces pour chaque livre d'eau. Ce
bois , mis en diſtillation à un feu violent, donne
une huile fétide & plus peſante que l'eau, de la
même nature que l'huile de pétrole & l'huile de
gaïac. L'huile de buis ſe prend quelquefois comme
anti-ſpaſmodique, depuis quatre gouttes juſqu'à
ſix & davantage, dans de l'eau de fleur d'orange.
Elle ſe donne pour diſſiper les accès hyſtériques,
& même les épileptiques. Mais il eſt bien plus
commun d'employer cette huile comme médicament externe , pour calmer & diſſiper la douleur
des dents. Dans cette vue , on imbibe d'huile de
buis ce qu'il faut de coton , & on le fait entrer
dans la cavité de la dent cariée : elle eſt auſſi un

liniment excellent pour guérir la gale ; mais en ce cas , il faut avoir grand soin d'obvier aux mauvais effets de la rentrée de cette humeur , par les remedes altérans & évacuans qui auront précédé cette application.

(11.) L'IVOIRE. *Ebur.*

On donne ce nom à la substance dont sont formées les plus grandes dents qui sortent de chaque côté de la bouche de l'éléphant , comme nous le voyons dans le sanglier : elles tiennent à la machoire supérieure par une base large & creuse ; & se terminent en pointes : leur courbure les rend plus fortes relativement à l'usage que l'animal en fait ; leur grosseur enfin est proportionée à l'âge de l'éléphant. On ne peut douter que l'ivoire , quoique très sec , ne contienne néanmoins une matiere gélatineuse , semblable à celle qui entre dans la composition des os & de la corne. On reconnoît à ce médicament la vertu diaphorétique & la vertu alexitere. Il resserre le ventre ; & , si l'on en croit plusieurs auteurs , il peut faire périr les vers du corps humain. On prend quelquefois l'ivoire en poudre , la dose est alors d'un demi-gros à un gros , mais il est bien plus ordinaire d'ordonner la décoction faite de la rapure d'ivoire , dont la dose est jusqu'à deux onces pour environ deux livres d'eau.

(12.) L'ANTIMOINE. *Antimonium seu stibium.*

L'antimoine est un minéral qui paroît strié & formé de longues aiguilles brillantes : il se fond au feu ; & sa partie réguline approche beaucoup des métaux ; à la vérité elle n'est pas ductile. La France , l'allemagne & la Hongrie en fournissent abondamment. Par une multide de procédés chymiques , dans lesquels l'antimoine a été sommis à divers agens , on a retiré de ce demi-métal des remedes excellens, dont nous aurons occafion de parler. Dans l'état naturel, l'antimoine , que l'on nomme *crud* , *crudum* ou *emporeticum* , eſt auſſi un médicament eſtimé. On le donne en ſubſtance ou en décoction : celui qui s'adminiſtre en ſubſtance eſt réduit en poudre très fine , & mis dans de l'eau que l'on agite avec force , & long-tems ; on dé-cante cette eau encore trouble , & on verſe ſur le réſidu de l'antimoine de nouvelle eau qui ſe charge de ſemblables particules métalliques , au moyen de la même opération méchanique. Ces opérations ſe répetent de la même maniere , juſqu'à ce que l'on ne voie plus l'eau ſe charger d'antimoine. Cette poudre , infiniment ſubtile , qui étoit ſuſpendue dans l'eau , tombe bientôt au fond du vaſe qui la contient, comme il arrive dans la préparation de l'æthiops martial. On fait ſécher ce ſédiment , & on le conſerve pour le beſoin.

L'antimoine crud , préparé par ce procédé des plus ſimples , eſt diaphorétique & dépuratif : on le met auſſi dans les claſſes des apéritifs & des inciſifs : il eſt encore un aſſez bon diurétique : ſouvent même on lui remarque l'effet d'un purga-tif doux, ou d'un laxatif. Ces propriétés de l'an-timoine crud le rendent utile dans diverſes mala-dies chroniques , qui ont pour cauſe l'état vicié des humeurs , & leur ſtagnation. Il diſſipe la fie-vre quarte la plus opiniâtre , ſoulage les aſthma-tiques , produit des effets ſurprenans dans les maladies chroniques de la peau ; eſt utile contre le rhumatiſme & la goutte : enfin il n'eſt pas ſans action ſalutaire dans les cas de cachexie ſcorbu-tique , de fleurs blanches , de rachitis , &c. Les effets de l'antimoine crud, administré en poudre, font tels, que plufieurs perfonnes n'ont pas héfité de le comparer, à raifon de fes propriétés altérantes, au kermès minéral même ; mais cette opinion ne me paroît pas devoir être admife dans toute fon étendue. La dofe de la poudre d'antimoine eft depuis fix grains jufqu'à vingt & davantage. Quelques praticiens plus hardis le font prendre jufqu'à un gros, même jufqu'à deux. Cette méthode eft-elle la meilleure ? c'eft à l'expérience à le décider. Tant que dure l'ufage de l'antimoine, il faut éviter de prendre des acides, quels qu'ils foient, parcequ'alors ce médicament deviendroit émétique dans l'eftomac. La feconde maniere d'adminiftrer l'antimoine crud, c'eft la décoction. Pour la faire, on met depuis une demi-once jufqu'à une once d'antimoine crud & broyé par chaque livre d'eau. Ce médicament s'ordonne très fréquemment fous la derniere forme, contre les maladies vénériennes, & il poffede les mêmes propriétés que nous avons reconnues dans la poudre. Enfin la poudre très fine fe fouffle dans les yeux, ainfi que la tuthie, pour deffécher les ulceres de la cornée, & dans quelques autres obfcurciffemens de l'organe de la vue.

Les préparations antimoniales les plus ufitées, font, le foie & le verre d'antimoine, le verre d'antimoine avec la cire, le beurre & le cinnabre d'antimoine, le fafran des métaux, l'antimoine diaphorétique, l'anti hectique de Potérius, le kermès minéral, le fafran de Mars antimonié, le lilium de Paracelfe, le vin d'antimoine, le tartre émétique ou ftibié, la poudre d'algaroth, &c. Nous aurons occafion d'en parler. Je terminerai

cet

cet article, en faisant remarquer que, par le moyen du feu, on sépare de l'antimoine une partie métallique, ou un régule qui excite le vomissement, lorsqu'on en fait prendre de quatre à huit grains ; mais rarement se sert-on de ce remede. On fait encore avec le régule des pilules que l'on pourroit reprendre jusqu'à mille fois, sans qu'elles euffent, après cela, perdu leur propriété purgative & émétique ; c'eft ce qui fait qu'on les nomme des *pilules perpétuelles* La même matiere, ou le régule, fert à faire des gobelets qui communiquent la qualité émétiq e à du vin qu'on y laiffe l'efpace d'une nuit ; mais heureufement ces deux dernieres efpeces de médicamens fe trouvent plutôt dans les cabinets des curieux, que dans les endroits où l'on prepare des remedes d'après les ordres des médecins qui n'en emploient pas d'auffi infideles.

(13.) Le syrop de coquelicot. *Syrupus florum papaveris rhœados.*

La maniere de préparer ce fyrop eft des plus fimples. On laiffe les fleurs de fyrop en macération dans l'eau tiéde, l'efpace de douze heures : paffez la liqueur avec expreffion : laiffez la éclaircir en dépofant : décantez ce qui eft clair : faites-le bouillir légérement, & felon l'art, avec du fucre. Ce fyrop paffe pour un excellent remede diaphorétique : on le met auffi au nombre de ceux qui font anodyns. Ces propriétés en font recommander l'ufage dans la toux, le catarrhe, l'hémoptyfie, &c. Sa dofe eft depuis une demi once jufqu'à une once & demie.

(14.) La poudre de vipere fe prépare, au moment du befoin, avec le tronc, le cœur & le foie des viperes que l'on conferve fecs. Elle tient

une des premieres places dans la claſſe des diaphorétiques , & dans celle des alexiteres. Ces
vertus en font un médicament utile dans la petite
vérole , la rougeole , la fievre maligne , &c. Mais
nous avons déja fait obſerver que les diaphorétiques ne ſont pas ſalutaires pour tous les ſujets
indiſtinctement. La doſe de cette poudre eſt depuis quatre grains juſqu'à un ſcrupule , dans un
bouillon ou dans une autre potion. La graiſſe
préparée de la vipere a les mêmes vertus que la
poudre. Pour l'ordinaire , elle ſe preſcrit depuis
deux gouttes juſqu'à ſix.

(15.) La réſine de gaïac ſe retire du bois
de gaïac , par le moyen de l'eſprit-de-vin , en ſuivant les procédés d'uſage pour les extraits. Cette
partie du gaïac , comme nous l'avons fait remarquer ci-deſſus , paroît poſſéder les principales propriétés du bois ; auſſi la réſine de gaïac ſe met-elle
dans la claſſe des dépuratifs , & dans celle des
diaphorétiques. On s'en ſert fréquemment : ſa
doſe eſt de ſix à quinze grains.

(16.) L'antimoine diaphorétique , *Antimonium diaphoreticum. Diaphoreticum minerale ;*
eſt une eſpece de chaux.

On met dans un creuſet rouge , entre les charbons ardens , de l'antimoine ou du régule d'antimoine , avec du nitre en poudre ; ce qui eſt accompagné de déflagration. On termine le procédé en l'édulcorant , autant qu'il faut , par pluſieurs lotions , pour lui ôter tout ce qu'il a de particules nitreuſes. C'eſt avec grande raiſon que
l'on regarde ce médicament comme diaphorétique & dépuratif ; & il ne me paroît pas qu'on
doive adopter le ſentiment de pluſieurs chymiſtes qui mépriſent ce remede , & qui , d'après des

raifonnemens & des principes théoriques , difent
hautement que le réfultat de ce procédé eft une
fubftance fans vertu & fans principes actifs. Cependant le diaphorétique minéral peut être recommandé comme très propre à atténuer & divifer les humeurs épaiffes, & celles qui , en s'at-
tachant à ce qui les environne , n'ont pas une libre circulation. C'eft pourquoi il convient de les
faire prendre dans diverfes maladies chroniques ,
qui ont pour caufe des obftructions, ou une humeur morbifique d'une nature particuliere. Il eft
principalement utile dans la cachexie, le fcorbut , le rhumatifme , les maladies chroniques
de la peau , les maladies vénériennes , les
écrouelles , &c. On le compte aufli parmi les
alexiteres, & plufieurs perfonnes en recommandent l'ufage dans les fievres malignes ; mais il eft
rare qu'on l'emploie , en pareil cas , dans ce pays-
ci. La dofe de l'antimoine diaphorétique eft depuis quatre grains jufqu'à un demi gros. Si l'on
en donnoit davantage , on courroit rifque de
caufer des vomiffemens. Il eft enfin important
de favoir qu'on ne doit point garder long-tems
l'antimoine diaphorétique , parcequ'il fe gru-
melle , jaunit , devient âcre & pernicieux par la
vétufté ; de forte qu'il faut le choifir récent ,
c'eft à-dire , blanc, infipide & doux au toucher.

LES ALEXITERES.

Nous avons déja eu occafion d'obferver qu'il
y a peu de différence entre les médicamens alexiteres, & ceux que l'on nomme *cordiaux & diaphorétiques ;* & cela eft vrai au point que les diffé-

M ij

rens médicamens qui compofent ces claffes, peuvent porter l'un ou l'autre titre, felon le but que
fe propofe le médecin. Les alexiteres ou les alexi-
pharmaques, dont il s'agit ici, font, à proprement parler, des médicamens qui s'oppofent à
l'action ou à l'effet des poifons, ou qui font capables d'adoucir & de corriger la prétendue ma-
lignité que l'on attribue à plufieurs efpeces de
fievres. Leur maniere d'agir nous eft entiérement
inconnue, & nous ne ferons point de tentatives
pour l'imaginer : c'eft un fujet propre à exercer
les jeunes gens dans les écoles de médecine. Cependant nous n'héfiterons pas à affurer, d'après
l'expérience, que ces remedes font falutaires &
capables de détruire, foit les miafmes infenfi-
bles, que l'on regarde comme funeftes, & qui,
fous l'apparence d'une fievre, font fouvent beaucoup de ravages, foit les poifons que communiquent au corps.la morfure ou la piquure de plufieurs animaux, & qui tendent à la deftruction
de l'économie humaine. Pour empêcher qu'on ne
foupçonne, dans notre explication, aucune hy-
pothefe, nous dirons fimplement que nous enten-
dons, par le terme d'*alexiteres*, les médicamens
que l'on donne dans les fievres d'un mauvais caractere, & dans les cas quelconques de poifons, au
moment convenable, & après avoir fuivi préalablement le traitement approprié, & qui procurent
quelque foulagement.

Tandis que l'on fait ufage de ces remedes, il
faut avoir égard au genre de maladie qui regne
alors, à la nature de la contagion dominante,
aux forces des malades, parceque ces remedes
ne font pas toujours de faifon. En effet fi les malades ont toute leur force, & en ont beaucoup,

pour l'ordinaire les alexiteres font nuifibles : ils
le font également dans les cas où les organes des
fonctions vitales éprouvent quelque contraction
ou mouvement fpafmodique, où le fang circule
avec une grande rapidité, où il y a une hémorrhagie quelconque, & feulement une difpofition
prochaine à cet accident, ou lorfque l'état inflammatoire du fang le retient en ftagnation dans
quelque partie. De-là il eft aifé de fentir qu'on
ne doit avoir recours aux alexiteres qu'avec beaucoup de circonfpection ; que c'eft agir contre la
raifon & l'expérience, que d'avoir la témérité
d'en faire prendre à toutes fortes de fujets indiftinctement, pour fe conformer aux defirs des
femmes, & au fentiment du peuple ignorant ;
enfin que l'erreur de ceux qui les emploient dans
des maladies dont les apparences les leur ont fait
confondre avec d'autres, eft le plus fouvent fu-
nefte aux malades.

MÉDICAMENS SIMPLES.

LES racines de fcorfonere (¹), de fuccifa,
de dompte-venin (²), de bardane, de carline,
de reine des prés, d'angélique, d'impératoire,
de contrayerva (³), de ferpentaire de Virginie,
de nard (⁴).... l'ail, l'acorus, le fouchet long,
le galanga (⁵), la zédoaire (⁶), le gingembre,
le fénéka (⁷).

Les feuilles de chardon-bénit, de fcabieufe (⁸),
de fcordium, de mélifse, de reine des prés, de
lierre terreftre, de marum, de népéta, de rhue,
de fantoline, de ferpolet, de dictamne de
Créte.

M iij

Les feuilles de calendula.

Les semences de chardon-bénit, de bardane... les cloux de girofle, l'amomum, le macis ([9]), la noix ([10]).

Le cassia-lignea... l'écorce de limons, de citrons... le camphre, la gomme-lacque.

Le bon vin vieux, le vin d'Alicant ([11])... la corne de cerf, & l'os qu'on trouve au cœur du même animal ([12]); l'ivoire.... le musc, le bézoard ([13]).

MÉDICAMENS OFFICINAUX.

L ES EAUX de scorsonere, de scabieuse, de chardon bénit, de bardane, de noix.

Le syrop d'œiller, de stœchas.

La poudre de vipere, celle de pinces d'écrevisses de mer ([14]), celle de Palmarius ([15]).

La thériaque ([16]), la confection alkermes, l'opiat de Salomon, l'orviétan ([17]).

L'eau thériacale.... l'esprit de geniévre, l'esprit volatil de sel ammoniac, l'esprit de corne de cerf, celui de vipere ([18]).

L'essence anti-hystérique; les gouttes d'Angleterre, le lilium de Paracelse.... l'huile de girofle.... le sel d'Angleterre, le sel volatil de corne de cerf, celui de vipere.

MÉDICAMENS MAGISTRAUX.

TISANES.

PRENEZ *racines de scorsonere & de bardane*, de chaque une once : faites bouillir dans une suffisante quantité d'eau, & réduire à quatre livres. Peu de tems avant que d'éloigner la tisane du feu, ajoûtez-y une demi-once de *réglisse ratissée & concassée*; pour une tisane.

PRENEZ de *rapure de corne de cerf*, deux onces, dont on fera un nouet : faites bouillir dans six livres d'eau, & réduire à quatre livres. On peut mettre infuser un demi-gros de *cannelle* : passez ; la colature pour boisson.

JULEPS.

PRENEZ *eau de chardon-bénit*, six onces ; de *confection alkermes*, un gros ; de *syrop d'œillet*, une once : mêlez ; pour un julep.

PRENEZ *eau de bardane*, quatre onces ; *eau de fleurs d'orange*, deux gros : *poudre de vipere*, quinze grains ; *syrop de coquelicot*, six gros : mêlez.

EMULSION.

PRENEZ de *semences de bardane & de chardon-bénit*, de chaque deux gros : pilez, suivant le procédé ordinaire, en versant dessus six onces d'*eau de mélisse* : passez : ajoûtez à la colature un scrupule de *poudre de vipere* ; *syrop d'œillet*, une once ; pour une verrée.

PRENEZ quatre *amandes douces* sans peau ; se-

*mences de pavot blanc & de chardon-bénit, de
chaque un gros : pilez, en versant dessus six onces d'*eau de scabieuse* : passez : ajoûtez à la colature une demi-once de *syrop de stœchas.*

POTION.

PRENEZ *eau de scabieuse & de bardane*, de chaque trois onces ; de *thériaque ancienne*, un gros
& demi ; *antimoine diaphorétique & poudre de
vipere*, de chaque un scrupule ; de *syrop d'œillet*,
une once & demie : mêlez ; pour une potion qui
se prendra par cuillerées.

PRENEZ d *huile d'amandes douces*, trois onces :
faites-y fondre vingt grains de *camphre* : ajoûtez
une once de *syrop de limons* : mêlez ; pour une
potion qui se prendra par cuillerée. Elle convient
dans les esquinancies ou maux de gorge gangre-
neux.

PRENEZ de *camphre*, un gros ; broyez dans un
mortier de verre avec vingt gouttes d'*esprit-de-
vin* : ajoûtez deux onces de *sucre.* Ces substances
étant broyées ensemble, mettez-y dix onces de
vinaigre ; pour une potion dont on prendra une
cuillerée toutes les heures ; & on boira immédiatement après trois onces de *petit-lait.* Cette
potion convient dans les cas où une humeur érup-
tive de mauvaise nature est rentrée, & doit être
repoussée au-dehors.

APOZEMES.

PRENEZ *racines de scorsonere & de bardane*,
de chaque une once ; *feuilles de bourrahe & de
scabieuse*, de chaque une poignée ; de *rapure de
corne de cerf*, une once, dont on fera un nouet ;
de *fleurs de bourrache*, une demi poignée : faites

bouillir dans une suffisante quantité d'eau & réduire à quatre livres : passez & ajoûtez, par chaque livre d'apozeme, une once de *syrop d'œillet*.

PRENEZ *racines de polypode & d'angélique*, de chaque une demi once ; feuilles de *chardon-bénit*, une poignée & demie ; de *tamarins*, une once : faites bouillir dans une suffisante quantité d'eau & réduire à quatre livres. Lorsqu'il s'en faudra peu que l'apozeme soit fait, ajoûtez un gros d'*épithym* concassé ; de *fleurs de buglose*, une demi-poignée : passez avec expression.

POUDRES.

PRENEZ de *sel de prunelle*, deux gros ; de *camphre*, un scrupule : mêlez ; pour une poudre dont on fera quatre ou six doses. On en prendra une de quatre en quatre heures.

PRENEZ de *sucre blanc*, trois gros ; de *gingembre*, deux gros ; de *camphre*, un demi-gros : mêlez ; pour une poudre : la dose sera depuis un jusqu'à deux scrupules.

PRENEZ *sel volatil de corne de cerf*, dix grains ; de *camphre*, trois grains : mêlez ; pour une dose.

PRENEZ d'*antimoine diaphorétique*, dix grains ; de *cinnabre d'antimoine*, six grains ; de *sel volatil de corne de cerf*, quatre grains ; de *camphre*, deux grains : mêlez ; pour une poudre dont l'effet est très salutaire dans les convulsions qui surviennent pendant les fiévres malignes.

PRENEZ du *nitre purifié*, deux gros ; de la *corne de cerf préparée*, six gros ; du *camphre* & du *gingembre*, de chaque un scrupule : faites selon l'art une poudre dont la dose sera d'un à deux gros.

PRENEZ de *poudre de contrayerya*, un demi-
gros ; de *camphre*, trois grains : mêlez : faites
un bol avec le *syrop d'œillet*.

PRENEZ de *racine de serpentaire de Virginie*,
vingt grains ; de *thériaque ancienne*, un demi-
gros : mêlez : faites un bol avec le *syrop de
stœchas*.

PRENEZ de la *racine d'impératoire*, un demi-
gros ; du *camphre*, six grains : faites-en un bol
avec ce qu'il faut de *confection d'hyacinthe*.

COMMENTAIRES.

(1.) LA SCORSONERE ou le cercifi. *Scorsonera
latifolia sinuata*, C. B. P.

Outre l'usage si connu de la racine de scorsonere comme aliment, elle en a un médical, que
les praticiens lui donnent presque unanimement.
On la met au nombre des médicamens diaphorétiques, dont l'action est douce, & même des alexiteres. Il est vrai que Fuller & Cartheuser ont pensé
que cette plante ne devoit point entrer dans la
matiere médicale, parcequ'ils la croyoient sans
vertu. Ne se seroient-ils point rappellés que le
nom de *scorsonere* lui a été donné à cause de sa
vertu spécifique contre la morsure d'un serpent
que les Espagnols nomment *scareu*, sur lequel
Monardès a fait un traité étendu ? Ajoûtez à cela
que l'usage le plus fréquent a constaté son utilité
dans la petite vérole & la rougeole, dans les
fiévres malignes ou d'un mauvais caractere. La
racine de scorsonere fraîche se prescrit jusqu'à

une once, pour chaque livre de décoction. On trouve chez les apothicaires une eau distillée de scorsonere, qui n'a peut-être pas plus d'efficacité que les autres eaux distillées, qui sont sans odeur ni saveur.

(2.) LE DOMPTE-VENIN. *Vincetoxicum Mathioli. Asclepias flore albo*, C. B. P.

Les propriétés médicinales du dompte-venin ne me paroissent pas répondre à une dénomination aussi hyperbolique. Il est assez rare qu'on fasse usage de cette plante dans ce pays-ci : cependant on doit en compter la racine au nombre des médicamens alexiteres : sa saveur est amere & douceâtre ; l'odeur en est désagréable. On ne peut pas lui refuser une place dans les classes des médicamens apéritifs, des incisifs & des diurétiques ; car elle contribue beaucoup à la guérison de la cachexie & des maladies causées par une trop grande abondance de sérosités. On dit même que des écrouelleux se sont bien trouvés de son usage. La racine de dompte-venin séchée se prescrit, depuis une demi-once jusqu'à une once, pour chaque pinte de décoction ; ou on la fait prendre en substance, depuis un demi-gros jusqu'à un gros.

(3.) La racine de CONTRAYERVA est petite, du genre de celles qu'on nomme *tubéreuses*. La plante à laquelle elle appartient, croît naturellement en Amérique. Il en est parlé dans Boccone, Barrelier, Linnæus & d'autres auteurs qui la désignent sous différens noms. Sa saveur est amere & un peu astringente ; son odeur a quelque chose d'aromatique. Les Espagnols lui ont donné le nom de *contrayerva*, à cause de sa vertu alexitere. Mais on en a peut-être trop exagéré les effets dans les cas de poisons , soit qu'ils aient été pris par la bouche , soit qu'ils aient été communiqués par la morsure de quelques animaux , ainsi que dans les fiévres malignes , les petites véroles qui ont un mauvais caractere , &c. Quant à nous , nous ne pensons pas qu'on doive avoir grande confiance dans les effets de ce médicament , pour détruire ou empêcher l'action de causes morbifiques aussi puissantes. On prescrit de cette racine en substance , jusqu'à un demi-gros , dans du bouillon & du vin , & le double en infusion.

(4.) LE NARD CELTIQUE , *nardus celtica , spica Gallica vel Romana* , est la racine fibreuse & chevelue d'une espece de valériane qui croît sur les Alpes & plusieurs hautes montagnes. Sa saveur est âcre & amere , son odeur assez forte. On met cette racine au nombre des médicamens alexiteres & fortifians. Ces vertus la font employer dans la thériaque , l'orviétan , le mithridat ; mais rarement entre-t-elle dans les compositions magistrales. On peut en ordonner depuis un demi-gros jusqu'à un gros en substance ; il en entre le double dans une infusion. Il y a un autre médicament qui porte le même nom de *nardus* ; mais il est surnommé *Indica* , le nard indien , pour le distinguer de celui-ci qu'on appelle *Celtica*. Nous aurons occasion de parler de cette espece.

(5.) LE PETIT GALANGA ou galanga de la Chine , *galanga minor , vel galanga Sinensis. Kœmpferia foliis ovatis , sessilibus. Linnæi Spec. plant.* est une racine tubéreuse : elle a la couleur brune , l'odeur vive , aromatique , la saveur un peu amere , âcre , & produisant une vive sensation de chaleur , comme feroit du poivre. Cette racine nous vient de la Chine & des régions voi-

fmes, toute coupée par petits morceaux. On la
compte parmi les meilleurs alexiteres & toniques :

elle se met encore dans les classes des stomachiques, des carminatifs & des céphaliques. C'est
par ces qualités, qu'elle diminue les étourdissemens ou vertiges, qu'elle guérit les palpitations,
qu'elle aide la digestion, dissipe les vents, calme
les tranchées des femmes nouvellement accouchées. Le petit galanga se prescrit en substance
depuis six grains jusqu'à un scrupule : il en entre,
depuis un scrupule jusqu'à un gros, dans des infusions que l'on fait avec le vin. Il y a une autre
espece de galanga que l'on nomme *le grand galanga, galanga major, galanga javanensis,* pour
le distinguer du précédent : c'est la racine d'un autre genre de plante. Celui-ci paroît posséder les
mêmes vertus que le grand galanga ; mais on ne
s'en sert point en médecine dans ce pays-ci : il
ne se trouve même pas chez la plûpart des apothicaires.

(6.) LA ZÉDOAIRE est une racine tubéreuse :
elle a une saveur un peu amere, & une odeur
très forte, qui tient un peu de celle du camphre.
La plante à laquelle elle appartient, croît naturellement en Chine : c'est une espece de *Kœmpferia,* selon M. Linnæus ; & elle est indiquée dans
ses Ouvrages par la phrase suivante, *Kæmpfe-
ria foliis lanceolatis, petiolatis. Spec. plant.* On
trouve chez les apothicaires, deux especes de zédoaire, que l'on nomme l'une la *zédoaire longue,
zedoaria longa,* & l'autre la *zédoaire ronde, zedoaria rotunda.* Mais il n'y a, entre ces substances, que la forme de différente ; & on ne peut
douter qu'elles ne soient des racines de la même
plante. La zédoaire passe avec raison, pour être

alexitere, diaphorétique & analeptique. On la
met aussi dans la classe des médicamens stomachiques, & dans celle des diurétiques. Il y a beaucoup de cas de poisons, dans lesquels son usage
est salutaire : elle convient dans la morsure des
animaux, est utile dans les fiévres malignes &
pestilentielles, se donne avec succès dans les pâles
couleurs, la cachexie, l'hydropisie, procure du
soulagement aux apoplectiques & aux paralytiques, calme le vomissement, dissipe les vents,
contribue à guérir la lienterie & les autres flux de
ventre. Les asthmatiques s'en trouvent bien, &c.
On prescrit de galanga en substance, depuis six
grains jusqu'à douze, & plus : il en entre depuis
un demi-gros jusqu'à un gros, dans des infusions
qui se font avec le vin.

(7.) Le senéka est la racine d'une espece de
polygala de Virginie, qu'on trouve dans le Dictionnaire de Miller, & dans Gronovius, *flora vir-*
ginica. Linnæus nomme cette plante *Polygala flo-*
ribus imberbibus, spicatis, caule erecto, herbaceo,
simplicissimo, foliis latolanceolatis, Spec. plant.
Le sénéka passe pour être alexitere & diaphorétique : on lui reconnoît aussi les qualités d'atténuant & de diurétique. En Amérique, il est le
remede spécifique contre la morsure du serpent
à sonnette qui, sans cela est mortelle. Plusieurs
bons praticiens disent en avoir vu de bons effets
dans la cachexie & l'hydropisie : on en trouve
même qui le recommandent comme un excellent
résolutif dans les inflammations du poumon ; doit-
on s'en rapporter à eux ? Le sénéka se prescrit en
infusion, à la dose d'une once, pour chaque livre
d'infusion, qui se fait avec le vin, & qu'on prend
par verrée ; mais il est rare, à ce que je crois, que

l'on en fasse usage dans ce pays ci. On a avancé, d'après quelques expériences, que le polygala de ce pays possede les mêmes propriétés que celui de Virginie ; cela a besoin d'être confirmé par un plus grand nombre d'observations. Elles peuvent se faire sur le *polygala vulgaris* & le *polygala buxi minoris folio Vaill.*

(8.) LA SCABIEUSE. *Scabiosa pratensis, hirsuta, seu officinarum, C. B. P.*

Cette plante, qui a été autrefois très estimée, & du plus grand usage, est aujourd'hui fort peu employée : cependant on la fait entrer encore dans la liste des alexiteres, & dans celle des diaphorétiques : ces vertus la font employer quelquefois dans les petites véroles & les fiévres malignes. On la met encore au nombre des médicamens béchiques, & on la recommande dans différentes affections du poumon, soit aiguës, soit chroniques. La racine de scabieuse se prescrit en décoction, & jusqu'à une poignée pour chaque livre d'eau ; ou on en boit le suc, à la dose de quatre onces chaque fois. Il se trouve chez les apothicaires une eau distillée de scabieuse, dans laquelle il ne faut pas avoir beaucoup de confiance.

(9.) LE MACIS, la fleur de muscade. *Macis. Cortex flavus nucis moschatæ.*

Ce médicament est la pellicule membraneuse, jaunâtre & très odorante, qui recouvre la muscade. C'est avec fondement qu'on regarde le macis comme un des meilleurs remedes alexiteres & analeptiques que nous ayons : il a encore place parmi les céphaliques, les cordiaux, les stomachiques, les carminatifs, &c. Il se prend en substance depuis quatre grains jusqu'à douze, & il en entre jusqu'à un scrupule dans les infusions qui

fe font avec le vin. On le mâche auffi pour corriger la mauvaife odeur de la bouche ; & ce moyen
eft un des meilleurs qu'on emploie. Le macis fournit une huile graffe par expreffion , & une huile
effentielle diftillée , qui fe prend intérieurement ,
depuis une goutte jufqu'à quatre , & eft réputée
un ftomachique & un carminatif excellens. Elle
fert auffi à l'extérieur en liniment , pour calmer
le vomiffement , le hoquet , & faire ceffer les coliques des enfans ; mais il y a peu d'apothicaires
qui aient de cette huile.

(10.) LA NOIX. *Nux juglans , five regia vulgaris , C. B. P.*

Les noix confites , qui font propres à fortifier
l'eftomac , fe fervent fur les tables comme aliment , & pour leur propriété ftomachique. Il fe
trouve chez les apothicaires une eau dite *eau de
trois noix , aqua nucum*, qui fe prépare par trois
diftillations : la premiere fe fait avec les chatons
ou les fleurs ; la feconde avec les fruits verds ,
ou qui ne font pas encore mûrs , & en verfant
deffus l'eau diftillée qui eft le produit de la premiere diftillation. Dans la troifieme , on diftille
les noix mûres , ou qui font très proches de leur
maturité , en employant l'eau qui a déja été diftillée deux fois. L'eau de noix eft un des meilleurs
remedes alexiteres & ftomachiques fortifians :
elle paffe pour apéritive , diurérique , &c. On
l'emploie avec fuccès dans les petites véroles &
les fiévres malignes , en fuppofant toutefois qu'on
a fait préalablement les remedes qui convenoient.
Ce remede fait renaître les forces & l'appetit : il
favorife la digeftion , eft utile dans la cachexie ,
l'hydropyfie , les affections hyftériques , &c. Sa
dofe

doſe eſt depuis une once juſqu'à ſix. Nóus parlerons ailleurs de l'huile de noix.

(11.) LA CORNE DE CERF ſe donne en ſubſtance ou en décoction. Quelle que ſoit la forme
ſous laquelle on l'adminiſtre , elle paſſe pour alexitere & diaphorétique , & elle paroît utile dans
les petites véroles, les fiévres malignes & les autres maladies où il eſt avantageux que le malade
ait des ſueurs. Quant à la qualité abſorbante de ce
médicament, & à la propriété qu'il a de reſſerrer
le ventre ; on ne doit les attribuer qu'à la poudre
que l'on fait prendre avec ſuccès dans différens
cours de ventre, ſoit dans ſon état naturel, ſoit
préparée. La rapure de corne de cerf ſe preſcrit
en décoction juſqu'à une once, pour deux livres
d'eau ; & en ſubſtance depuis un ſcrupule juſqu'à
une drachme. Perſonne n'ignore que la corne de
cerf ſe change, par une longue cuiſſon, en une
gelée dont on ſe ſert communément pour réparer
les forces perdues, & mettre l'eſtomac en état de
faire ſes fonctions, &c. Enfin on retire , par dés
procédés chymiques, de la corne de cerf un ſel
& un eſprit dont nous aurons occaſion de parler,
ainſi que de la corne de cerf préparée.

(12.) L'OS DU CŒUR DU CERF, *os de corde
cervi*, eſt un petit corps oſſeux plat & mince ,
triangulaire & quelquefois cruciforme , qu'on
tire du cœur de vieux cerfs. Le bœuf & les autres quadrupedes ; l'homme même, peuvent en
fournir des pareils. Les anciens l'ont mis au nombre des cordiaux & des alexiteres ; mais les modernes lui ont refuſé ces qualités ; ſans être pourtant fondés à le rejetter comme abſolument inutile. Ce remede a quelque choſe de fortifiant &
d'aſtringent & peut être employé comme tel en

Tom. I.   N

poudre depuis un demi-gros jufqu'à un gros. Cependant il faut convenir qu'on peut très bien s'en
paffer, & je n'en fais mention ici que parceque
ce remede a eu de la célebrité, & qu'il entre d'ailleurs dans beaucoup de préparations officinales.

(13.) LE BEZOARD, *bezoard orientalis*, eft,
ainfi que tous les gens inftruits le favent, une
pierre fameufe, qui fe trouve dans le corps de
plufieurs animaux de différens genres, & entr'autres, de chévres & de finges. Cette concrétion a
eu la plus grande réputation qu'un remede puiffe
avoir. On recommande principalement le bezoard
oriental comme le plus puiffant antidote ou con-
tre-poifon que nous poffédions; il eft extrêmement cher. Il paroît participer de la pierre & de
la réfine : fa poudre fe diffout dans l'efprit de
nitre, qui en devient rougeâtre. Le bezoard convient, dit-on, dans les fiévres malignes peftilen-
tielles, dans les petites véroles, lorfqu'on a pris
du poifon, ou que le corps en eft infecté par la
morfure d'un animal. Le bezoard n'eft pas à beaucoup près d'un ufage fi commun aujourd'hui qu'autrefois. Il eft très difficile de diftinguer le bezoard
naturel du bezoard factice ou occidental, dit auffi
pierre de Goa, *bezoard occidentalis vel compofitus*, *five lapis de Goa* : on ne rencontre prefque
plus le premier, que dans les cabinets des curieux.
Ces faits nous perfuadent qu'il eft fort inutile
d'examiner fi les vertus attribuées à ce remede,
ne font pas fuppofées, comme l'ont penfé plufieurs
praticiens du premier ordre. Il fe prefcrit depuis
quatre grains jufqu'à douze & davantage

On ne doit pas ignorer que la poudre de vipere eft affez fouvent nommée *bezoard animal*,
bezoard animale, & que les chymiftes ont com-

posé un médicament qu'ils ont appellé *bezoard minéral*, *bezoard minerale*. Celui-ci est une préparation d'antimoine absolument inutile, & qui n'a
que les propriétés du diaphorétique minéral que
l'expérience a mieux fait connoître.

(14.) LA POUDRE DE PINCES D'ÉCREVISSES de
mer ou de crabes, que l'on nomme aussi la *poudre
de la comtesse de Kent. Pulvis è chelis cancrorum*,
vel comitissæ Kent.

Les médecins de Londres & ceux de Paris ont
peut-être donné à ce remede plus d'éloges qu'il
n'en mérite. La poudre de pinces d'écrevisses de
mer est composée de bézoard oriental, de perles,
de poudre de viperes, de l'extrêmité ou partie
noire des pinces d'écrevisses de mer, de corail &
de plusieurs autres absorbans. On la conserve
sous la forme de trochisques. Cette poudre passe
pour être alexitere, cordiale & absorbante : aussi
la dit on salutaire dans la petite vérole, les fiévres malignes. On en prescrit depuis douze grains
jusqu'à un demi-gros ; mais on peut inférer de ce
qui a été dit ci-dessus, qu'il y a peu de confiance
à avoir dans un pareil remede.

(15.) LA POUDRE DE PALMARIUS, quoique
composée de médicamens communs, mérite que
l'on en fasse cas dans le traitement de ceux qui
ont été mordus par des chiens enragés. Cette poudre est composée de parties égales de feuilles de
rhue, de verveine, de petite sauge, de plantain, de polypode, d'absinthe, de petite centaurée, de menthe, d'armoise, de bétoine, de mélisse & de millepertuis. On conserve ces plantes
entieres, & elles doivent être renouvellées tous
les ans. Au moment du besoin, on en prépare
sur-le-champ une poudre dont on prend le matin

jufqu'à deux gros, dans du bouillon ou dans du vin ; ce qui fe continue pendant quarante ou cinquante jours. On fait quelquefois entrer dans cette compofition, & cela eft très à propos, la poudre de vipere. Ce remede a été autrefois fort vanté comme propre à prévenir la rage ; & je fuis témoin que plufieurs perfonnes fe font bien trouvées de fon ufage en pareil cas. Depuis ce tems-là on a découvert que le mercure a beaucoup plus d'efficacité contre cette maladie que tous les autres médicamens fimples ou compofés, auxquels on attribuoit des guérifons qui n'avoient pas été plus difficiles à opérer que celles des plaies ordinaires, les animaux qui avoient mordu étant réputés enragés, mais ne l'étant réellement pas.

(16.) LA THÉRIAQUE, *theriaca*, fe compofe prefque par-tout ; & pour l'ordinaire chacun la prépare à fa façon, retranchant ou augmentant, fuivant fes lumieres. On donne communément la préférence à celle de Venife. A-t-on raifon ? C'eft ce qu'on ne peut décider, parcequ'on ignore la compofition de cette thériaque. Il entre dans ce fameux antidote une fi grande quantité de médicamens, que ceux qui ont donné le plus d'attention à connoître ce monftrueux affemblage, font fort embarraffés pour déterminer quelles vertus a cet enfemble. En effet, outre une très grande quantité de fubftances aromatiques, il contient des médicamens céphaliques, des antifpafmodiques, des narcotiques, des cordiaux & ftomachiques ; des purgatifs & des abforbans, des diaphorétiques & des diurétiques, des vulnéraires & des aftringens. Il y a du vin, du miel, des drogues ameres & de douces ; les unes ont une odeur agréable, les autres une odeur fétide.

Quand on réfléchit fur cette compofition faite
fans regle , on eft tenté de croire que celui qui
en eft l'auteur a pris indiftinctement tout ce qui
s'eft trouvé fous fa main. Elle a été attribuée à
un certain Andromaque , qui en a célébré les vertus dans un poëme dédié à Néron.

Néanmoins il eft arrivé , par un heureux ha-
fard , que de ce mêlange fans principes & ridicule
de fubftances qui fe combattent , il réfulte un
médicament qui ne le cede en vertus à aucun de
ceux du même genre , & qui eft prefque le meilleur remede alexitere , tonique , ftomachique &
cardiaque que la médecine poffede ; & c'eft une
chofe remarquable , & qui eft particuliere à ce
remede d'un ufage vulgaire , qu'on ne voit pas
qu'il foit nuifible , quoique des ignorans & des
femmes le faffent prendre journellement à des
malades comme un remede univerfel , & fans
qu'il y ait certitude qu'il foit à propos. On vante
fort la thériaque , comme capable d'empêcher les
effets funeftes de la morfure des animaux qui in-
fectent d'un poifon ce qu'ils mordent ; & fi on en
excepte les poifons corrofifs , il prévient les accidens fâcheux qui accompagnent tous les autres.
Il contribue à la guérifon des fievres d'un mauvais caractere , & plus fouvent encore à calmer la
cardialgie & les douleurs de coliques. Enfin on
l'a vû quelquefois procurer du foulagement dans
des toux fréquentes , & dans la difficulté de refpirer accidentelle. La thériaque fe prefcrit depuis un fcrupule jufqu'à un gros , dans du bouillon , du vin ou une autre boiffon : on la prend auffi
en bol.

(16.) L'ORVIÉTAN. *Orvietanum.*
Cette compofition , qui , par fa nature & fes

propriétés, approche beaucoup de la thériaque,
n'est guere employée que par les charlatans. Il est
à propos de sçavoir qu'il y a presqu'autant de
descriptions ou de recettes d'orviétan, qu'il y a
de dispensaires; mais la meilleure est celle d'Hof-
man; du moins M. Lémery, dont l'expérience
en pareille matiere étoit très grande, l'a jugé
ainsi; & les médecins de Paris ont approuvé ce
jugement, en la mettant dans leur Codex, sous
ce titre : *orvietanum præstantius.* Les médicamens
alexiteres, céphaliques, cordiaux, stomachiques
& diaphorétiques, qui entrent dans cette composition, en font un remede qui differe peu des
autres électuaires; mais l'usage a prévalu de faire
prendre l'orviétan, par préférence à toutes les autres compositions de ce genre, tant dans le cas où
l'on a avalé des poisons qui ne sont pas corrosifs,
que dans ceux où on a été mordu de quelqu'animal qui a laissé un poison dans la plaie qu'il a
faite. Il est rare qu'on en fasse usage pour remplir une autre indication; quoique les charlatans
qui vendent un orviétan composé à leur maniere
ne tarissent pas dans l'énumération de ses propriétés admirables & de ses effets surprenans. On
prescrit depuis un demi-gros jusqu'à un gros d'orviétan.

(18.) L'ESPRIT VOLATIL DE VIPERE, *spiritus volatilis viperarum*, est le produit de la distillation de la vipere faite dans une cornue au feu
de réverbere. Il passe d'abord une eau sans qualité, insipide, ensuite un esprit avec un sel volatil. On ajoûte à ce dernier produit de l'esprit de
vin; & c'est ainsi que ce médicament se conserve
pour le besoin; ou bien on soumet ce mêlange à
une seconde distillation, afin de faire sublimer

le fel que l'on a, par ce moyen, féparé du fluide. Ces médicamens font mis, avec raifon, parmi les alexiteres & les diaphorétiques les plus actifs. On les compte auffi dans la claffe des remedes céphaliques. Ces vertus rendent leur ufage falutaire dans la petite vérole, la rougeole, les fievres malignes & plufieurs maladies à éruption, qui font contagieufes. Les auteurs en vantent beaucoup l'efficacité dans le traitement de la morfure de la vipere & des autres animaux venimeux. On s'en fert fouvent avec fuccès dans l'apoplexie & les autres affections comateufes. L'efprit volatil de vipere fe prefcrit depuis fix gouttes jufqu'à vingt, & même trente, dans une potion appropriée. Ce fel s'ordonne depuis quatre grains jufqu'à quinze dans une liqueur convenable ; ou il fe prend fous la forme de bol. Nous ne devons pas laiffer ignorer que des chymiftes très célebres foutiennent qu'il n'y a aucune différence, quant à la nature & aux propriétés, tant entre les efprits volatils, qu'entre les fels volatils que l'on tire des animaux. Ce fentiment nous paroît conforme à la raifon & à l'expérience.

LES APÉRITIFS.

On DONNE, en médecine, le titre d'*apéritif* aux médicamens dont l'effet eft de rendre fluides, & de mettre en mouvement les humeurs vifqueufes qui s'arrêtent & prennent de la confiftance. Un autre effet eft de lever les embarras qui fe trouvent dans les vaiffeaux, & de faciliter par-là la circulation. On connoît aifément l'exif-

tence de cette maladie, quand le volume des vifceres est plus gros que dans l'état naturel, ainfi
que par leur dureté & une certaine douleur four-
de, accompagnée d'une fenfation de pefanteur.
Mais lorfque ces accidens ne fe remarquent pas,
comme cela arrive fort fouvent, on ne peut que
conjecturer ou deviner la caufe & le fiége de la
maladie. Il n'est pas poffible de s'affurer d'une
maniere plus certaine, fi c'est l'obftruction des
vifceres qui caufe certains maux, comme les
affections hypochondriaques & hyftériques, la
cachexie, l'hydropifie, &c. ou fi ces maladies
ont produit l'embarras des vifceres. Il n'est pas
moins difficile de connoître la maniere d'agir des
apéritifs. Cette matiere est encore couverte d'é-
paiffes ténebres; quoi que difent ceux qui ne
rougiffent pas de paffer leur vie à faire des hypo-
thefes. Mais les médecins, qui fe glorifient de
ne rien apprendre que par l'obfervation, mettent
toute leur attention à diftinguer les cas dans lefquels on doit employer tel ou tel remede : il est
fort permis de s'embarraffer peu du refte.

C'est une chofe digne de remarque que, dans
la claffe des apéritifs, il fe trouve plufieurs remedes qui ne font pas de la même nature, & même
dont les qualités font contraires; de ce genre font
les martiaux ou les médicamens que fournit le fer.
On les met à la tête des apéritifs : cependant on
ne peut pas douter que ces remedes ne foient
encore aftringens ; propriété qui paroît entiérement oppofée à celle que l'on défigne par le mot
d'*apéritif*. Cette fingularité n'empêche pas cependant que l'on ne mette les martiaux au nombre
des meilleurs apéritifs & défobftructifs ; cette conduite est autorifée par l'expérience. On ne peut

APÉRITIFS

pas douter que les médicamens tirés du fer n'a-
gissent, non pas en divisant & en atténuant les
humeurs épaisses, comme on le dit pour l'ordinaire, mais plûtôt en faisant renaître l'élasticité
nécessaire dans des vaisseaux qui, par leur relâchement, n'étoient plus en état d'agir sur les humeurs, pour les atténuer & les rendre fluides.
Cette maniere d'agir rénd sensible pourquoi les
martiaux ne conviennent pas à tous les sujets, &
principalement quand les fibres sont tendues &
roides. Ils ne peuvent que nuire quand on les
donne en pareille circonstance; & l'expérience
s'accorde avec le raisonnement, pour démontrer
que quand on fait prendre les martiaux à contre-
tems, c'est-à-dire, à des sujets auxquels ils ne
conviennent pas, ou sans avoir fait précéder leur
usage de celui des humectans & des délayans;
alors, dis-je, les malades éprouvent des difficultés de respirer, l'enflure du ventre, des stagnations, ou amas de sérosités, & d'autres incommodités dont nous avons suffisamment parlé ailleurs. Ces effets prouvent évidemment que les
médicamens que l'on retire du fer ne seront salutaires qu'autant que le systême vasculeux sera dans
un état de relâchement & de foiblesse.

On doit rapporter à la classe des apéritifs, les
diurétiques stimulans ou irritans, dont les bons
effets sont aussi certains que ceux de tout autre
remede, quand ils sont donnés à propos. Les médicamens purgatifs ou cathartiques, donnés comme des altérans, ou en petite dose; se peuvent
ajoûter à la classe des apéritifs : ils ont souvent eu
de très heureux effets. Enfin on pourroit encore
y faire entrer bien des remedes qui ont peut-être
une propriété particuliere de résoudre & d'atté-

nuer. Mais en voilà assez pour faire voir que la classe des apéritifs est beaucoup plus ample que les autres. Nous en avons borné l'étendue, pour ne pas sortir du plan que nous suivons, & ne pas tomber dans des répétitions. Nous ajoûterons ici en passant, que les racines d'ache, d'asperges, de fenouil, de persil & de petit houx, sont ce qu'on entend par les cinq grandes racines apéritives, & que les racines de caprier, du chardon-roland, du chiendent, de l'arrête-bœuf & de la garence, sont ce qu'on appelle les cinq petites racines apéritives.

MÉDICAMENS SIMPLES.

LES racines de chiendent, de chardon-roland (¹), de chausse-trape, de persil, de fenouil, d'ache, de raifort, d'arrête-bœuf, de petit houx (²), de garence (³), de caprier (⁴), de gentiane, de cabaret, de bryone (⁵), d'orcanette, d'aulnée, d'ancolie, de bénoite, d'impératoire, d'iris d'Allemagne, d'iris de notre pays, de polypode, de sceau de Salomon. La rhubarbe, la zédoaire, le curcuma, le galanga, l'acorus, le gingembre.

Les feuilles de chicorée, d'eupatoire, de fumeterre, de tanaisie, d'aurone, de camphorata, de véronique, de verge dorée (⁶), de houblon, de cassis, de gratiole, de petite centaurée, de la grande absinthe, de la petite absinthe, de germandrée, de cochléaria, de cresson alénois ou de jardin, de cresson de fontaine, de berle, de beccabunga, de dictamne de Créte, d'hyssope,

de marum, de marrube blanc, de menthe, de
fauge, de botrys, de farriette, de fantoline; les
herbes vulnéraires & les capillaires, l'épythim.

Les fleurs de millepertuis, de romarin, de
ftœchas d'Arabie.

Les graines d'ancolie, de moutarde, de genêt.

Les fruits d'alkékenge, les baies de geniévre,
l'écorce d'oranges.... les cloux de girofle, les
cubebes.

Le bois de lentifque.... l'écorce de tamarifque, celle de frêne.... la cafcarille, la cannelle,
l'écorce de Winter.

Les baumes naturels.... le favon... le ftorax
calamite, le bdellium, le galbanum, l'aloës.

Le lait de chévre.... le petit-lait... le blanc
d'œuf.... les cloportes (7).

Les eaux de Vals, de Forges, de Spa, de
Paffy, de Cranffac, de Vichy (8), de Balaruc,
de Luxeuil, &c. Le nitre, le fel ammoniac, le
fel cathartique amer.

Le fer (9), l'antimoine, la pierre hæmatite.

MÉDICAMENS OFFICINAUX.

LES eaux de chicorée, de baies de geniévre,
de noix.

L'eau de goudron; l'eau de chaux feconde;
la leffive de cendres de genêt, d'abfinthe, &c. le
fyrop des cinq racines (10); ceux de chicorée
fimple, de chicorée compofé, de mercuriale, de
bétoine, de cochléaria, de fleurs de pêcher... le
vin d'abfinthe.

Le fafran de Mars (11); l'extrait de Mars;

l'æthiops minéral (¹²) ; l'extrait de geniévre ;
l'extrait d'abfinthe , celui d'aulnée.... les pilules
de Starkey ; les pilules de Bontius (¹³) , les pilules fcillitiques , les pilules d'Edimbourg.

La teinture de Mars tartarifée (¹⁴) , l'efprit-de-
fuccin ; l'efprit de clou de girofle.... l'efprit-de-
nitre dulcifié ; l'efprit-de-Mindérérus...

Le fel de genêt , le fel de tamarifc , le fel de
tartre , le fel végétal (¹⁶) , ou le tartre foluble ,
le fel de Glauber.... le fel de fuccin , le fel de
Mars de Riviere... le tartre chalybé (¹⁷) , le tartre vitriolé , la crême de tartre , la terre foliée
de tartre (¹⁸).... les fleurs martiales , les fleurs
de fel ammoniac (¹⁹)....

Le fafran de Mars antimonié de Stahl.... la
magnéfie blanche , le kermès minéral , l'anti-
hectique de Potérius , l'antimoine diaphorétique.

MÉDICAMENS MAGISTRAUX.

EAU DE RHUBARBE.

PRENEZ de *rhubarbe* concaffée , deux gros ,
dont on fera un nouet : mettez infufer chaudement pendant quatre heures : enfuite faites bouillir légerement dans une fuffifante quantité d'eau
& réduire à quatre livres : paffez.

AUTRE.

PRENEZ de *rhubarbe* concaffée groffierement ,
un gros & demi ; *fel de genêt & fel végétal ,* de
chaque un demi-gros : faites du tout un nouet
que l'on fufpendra dans un vaiffeau de verre qui

contiendra quatre livres d'eau que l'on y versera
tiéde : laissez macérer pendant une nuit.

EAU MINÉRALE ARTIFICIELLE.

PRENEZ *limaille de fer* couverte de rouille &
crème de tartre, de chaque deux onces : faites
bouillir dans huit livres d'eau, & réduire à six
livres : laissez infuser, à une chaleur douce, pendant vingt-quatre heures. Lorsque la liqueur
aura déposé, versez, par inclinaison, ce qui se
trouve sur le dépôt : passez cette eau minérale.

PRENEZ de la *limaille de fer* bien lavée, une
demi-once. Faites-la infuser pendant vingt quatre heures dans une chopine de *vin blanc :* mêlez
la colature avec six pintes d'eau de fontaine, que
vous garderez dans des flacons de verre bien
bouchés, pour la boisson ordinaire.

TISANES.

PRENEZ de *feuilles de scolopendre*, trois poignées ; de *cétérac*, une poignée : faites bouillir
légérement dans quatre livres d'eau. Quand vous
serez prêt à retirer la tisane du feu, ajoûtez une
demi-once de *réglisse* concassée : passez.

PRENEZ *racines de chiendent* & de *chardon-
roland*, de chaque une once ; de *feuilles de scolopendre*, une poignée : faites bouillir dans une
suffisante quantité d'eau, & réduire à quatre
livres : ajoûtez une demi-once de *réglisse*.

PRENEZ *racines de persil* & de *fraisier*, de chaque une once ; vingt *fruits d'églantier* & un gros
de *tartre martial soluble :* faites-les cuire dans ce
qu'il faut d'eau pour deux pintes de tisane.

PRENEZ *racines de petit houx* & d'*asperge*, de
chaque une once : de *cendres de sarmens* de vigne,

APÉRITIFS

trois onces, dont on fera un nouet : faites bouillir dans une suffisante quantité d'eau, & réduire à six livres : ajoûtez sur la fin une quantité suffisante de racine de *réglisse*.

PRENEZ des *baies de geniévre*, deux onces ; de *racine d'iris de Florence*, une demi-once ; de *sommités de petite centaurée*, une demi-poignée : faites bouillir dans une suffisante quantité d'eau, & réduire à six livres.

S u c s.

PRENEZ *feuilles de chicorée & d'ache*, de chaque une poignée & demie : coupez ces plantes : ajoûtez vingt *cloportes lavés*, & un gros de *safran de Mars* apéritif : laissez en digestion durant l'espace d'une nuit : ensuite retirez-en le suc suivant les procédés ordinaires. On en fera deux doses.

PRENEZ du *suc de pariétaire & de cerfeuil*, de chaque deux onces ; *sel de tartre & cloportes préparés*, de chaque douze grains : mêlez-les pour une prise.

PRENEZ *feuilles de chicorée, de pimprenelle & de cresson d'eau* : hachez-les & les mettez en digestion pendant la nuit, avec dix *cloportes* bien lavés, & vous en tirerez le suc pour deux doses.

P e t i t - l a i t.

PRENEZ de *limaille de fer* couverte de rouille, deux gros : réduisez en poudre très fine, & faites-en un nouet : mettez infuser, à une chaleur douce, dans une livre de *petit-lait* : passez avec une légere expression.

A p o z e m e s.

PRENEZ *racines de petit houx & d'asperge*, de

chaque une once ; *rhubarbe* concaffée & *fel de tartre* , de chaque deux gros , dont on fera un nouet ; de *fruits d'alkekenge* , une once ; de *feuilles de fcolopendre & de cerfeuil* , de chaque une demi-poignée : faites bouillir dans une fuffifante quantité d'eau , & réduire à quatre livres : paffez & mettez une demi-once de *fyrop des cinq racines apéritives* par chaque livre de colature.

PRENEZ *racines de fenouil & de garance* , & *écorce moyenne de fureau* , de chaque une once ; *feuilles de chicorée & de fcolopendre* , de chaque une poignée ; de *fommités d'afperge* , une demi-poignée : faites bouillir dans une fuffifante quantité d'eau , & réduire à quatre livres : paffez : ajoûtez à la colature deux gros de *tartre chalybé* ; pour un apozeme.

PRENEZ de *limaille de fer rouillée* , deux onces , dont on fera un nouet ; *racines de chardon-roland & d'ache* , de chaque une once ; *racines féches d'aulnée* , deux gros ; de *feuilles de cerfeuil* , une poignée ; des *cloportes lavés* , au nombre de vingt : faites bouillir dans une fuffifante quantité d'eau , & réduire à quatre livres : paffez : ajoûtez à la colature deux gros de *fel de duobus*.

PRENEZ de *baies de geniévre* , deux onces ; *racines d'aulnée & de bryone* , de chaque une demi-once ; des *fruits d'alkekenge*, au nombre de vingt ; de *fommités de romarin* , une demi-poignée ; de *feuilles de féné* , une demi once , dont on fera un nouet : faites bouillir dans une fuffifante quantité d'eau , & réduire à quatre livres : paffez : ajoûtez à la colature deux onces de *fyrop de chicorée compofé* avec de la *rhubarbe*.

BOUILLONS.

PRENEZ *racines de fenouil & d'afperge* , de

chaque une demi-once ; de *limaille de fer* couverte de rouille , deux gros , dont on fera un nouet ; de *rhubarbe* concaffée , un demi-gros , enfermée auffi dans le nouet : faites bouillir pendant une heure dans du *bouillon de poulet* : enfuite ajoûtez *feuilles de chicorée & de fcolopendre* , de chaque une demi-poignée : faites bouillir pendant un quart-d'heure ; pour un bouillon auquel on peut ajoûter , fuivant les indications à remplir , de la manne , des feuilles de féné , des fels purgatifs , &c.

Prenez de *racines d'ache* ou *de perfil* , une once ; *d'écorce moyenne de fureau* , une demi-once ; de *rhubarbe* , un demi-gros , dont on fera un nouet : faites bouillir pendant une heure dans du *bouillon de veau* : ajoûtez *feuilles d'aigremoine & de fcolopendre* , de chaque une demi-poignée : faites bouillir pendant une demi-heure ; pour un bouillon qu'on prendra de la maniere fuivante. Faites fondre dans une cuillerée de ce bouillon un demi-gros de *tartre martial chalybé*. On prendra cela feul ; & immédiatement après on boira le refte du bouillon.

Prenez de *polypode de chêne* , une once ; de *racines féches d'aulnée* , un gros ; *douze cloportes* lavés & en poudre ; de *feuilles de piffenlit* , une demi poignée : faites un bouillon , felon l'art , avec un morceau de *chair maigre de veau* : ajoûtez à ce bouillon un demi-gros de *fel de duobus* ; ou bien trois grains de *fel de Mars de Riviere*.

Prenez de *chair maigre de veau* , coupée par morceaux , deux livres ; *feuilles de creffon de fontaine & de chicorée* , de chaque une poignée ; de *feuilles de cerfeuil* , une demi-poignée ; de *rhubarbe* réduite en poudre , un demi-gros ; quinze

cloportes

cloportes lavés & écrafés encore vivans ; de *fleurs martiales de fel ammoniac* , douze grains : arrangez le tout par lits dans un vafe de terre , & verfez fur ce mêlange trois onces d'eau : enfuite , ayant fermé le pot auffi exactement qu'il eft poffible , mettez-le au bain-marie , & faites bouillir pendant fix heures : paffez avec expreffion ; pour un bouillon.

V I N S.

P RENEZ de *limaille de fer rouillée* , quatre onces ; de *cannelle broyée* , deux gros : mettez infufer pendant vingt-quatre heures dans quatre livres de *vin blanc*. Le vin fera fuffifamment fait pour qu'on en puiffe prendre : on laiffera le refte en infufion : la dofe fera depuis deux onces jufqu'à quatre , & fe prendra deux fois le jour.

P RENEZ de *fafran de Mars apéritif* , trois onces , dont on fera un nouet ; de *rhubarbe* concaffée , une demi-once , qu'on mettra dans le nouet ; de *fommités de la petite abfinthe* , une poignée ; des *cloportes* lavés & pilés , au nombre de foixante , dont on fera un nouet : mettez infufer dans quatre livres de *vin blanc* , durant l'efpace de vingt-quatre heures. La dofe fera depuis deux onces jufqu'à quatre : elle fe réitérera plufieurs fois le jour.

P RENEZ d'*iris de Florence* , deux onces ; de *racines d'aulnée & de fcille* , de chaque une demi-once ; d'*écorce moyenne de fureau* , deux onces ; d'*écorce de Winter* ; deux gros ; des *feuilles de féné* , deux onces : mettez infufer à froid pendant deux jours , dans quatre livres de *vin blanc*. On en peut prendre jufqu'à quatre onces , & ce doit être le matin.

Tom. I. O

PRENEZ de *racine de scille préparée*, une demi-once : mettez infuser pendant deux jours dans quatre livres de *vin blanc* : passez : la colature se prendra une ou deux fois le jour, à la dose d'une once, & jusqu'à deux.

PRENEZ de la *racine de gentiane* & du *calamus aromaticus*, de chaque une once ; des *sommités d'absinthe*, deux onces ; des *baies de geniévre*, quatre onces : infusez le tout, après l'avoir pilé, chaudement pendant vingt-quatre heures dans trois pintes de *vin blanc*, le vase étant bien bouché : coulez pour l'usage. On le donne depuis deux onces jusqu'à quatre.

PRENEZ *limaille de fer*, deux onces ; *suc d'orange aigre*, quatre onces. Laissez-les en digestion pendant vingt-quatre heures. Ajoûtez ensuite deux pintes de *vin blanc* & six gros de *cannelle*. Faites infuser chaudement pendant quatre jours : passez pour l'usage. On en donne de deux à quatre onces, une ou deux fois par jour.

POUDRES.

PRENEZ de la *poudre cornachine*, & de *rhubarbe*, de chaque douze grains ; *safran de Mars apéritif* & *cloportes préparés*, de chaque dix grains : mêlez pour une prise.

PRENEZ des *cloportes préparés* & *du safran de Mars apéritif*, de chaque dix grains ; de la *poudre de jalap*, six grains : mêlez ; pour une poudre qu'on renouvellera tous les jours.

PRENEZ de *rhubarbe*, un demi gros ; de *sel de tartre*, ou *de terre foliée de tartre*, douze grains : mêlez ; pour une poudre qui se prendra dans du *vin* chaud.

PRENEZ de *safran de Mars apéritif*, douze

grains ; de *cassia-lignea*, six grains : mêlez ; pour prendre en commençant le dîner, ou le matin, en buvant un bouillon immédiatement après.

PRENEZ *cloportes préparés* & *safran de Mars apéritif*, de chaque huit grains ; de *cannelle*, six grains : mêlez ; pour une poudre.

PRENEZ *safran de Mars* & *cloportes préparés*, de chaque deux gros ; *cassia lignea* & *racine d'iris de Florence*, de chaque un demi-gros ; de *sucre blanc*, deux gros : mêlez ; la dose sera de vingt grains.

B o l s.

PRENEZ de *rhubarbe*, un demi-gros ; de *crême de tartre*, un scrupule : mêlez : faites, avec *le syrop de chicorée composé*, un bol.

PRENEZ *safran de Mars* & *rhubarbe*, de chaque douze grains ; *cassia-lignea* & *sel d'absinthe*, de chaque un scrupule : mêlez : faites un bol avec le *syrop de fleurs de pêcher*.

PRENEZ de *sel de Mars de Riviere*, depuis six grains jusqu'à huit grains ; *d'extrait de fumeterre*, la quantité suffisante pour faire un bol.

PRENEZ *gomme ammoniac* & *safran de Mars apéritif*, de chaque un demi-scrupule ; de *tartre vitriolé*, dix grains ; de *cloportes preparés*, huit grains ; de *mercure doux*, six grains : mêlez : faites un bol avec le *syrop des cinq racines*.

O p i a t s.

PRENEZ de *safran de Mars*, une demi-once ; *rhubarbe* & *cloportes préparés*, de chaque deux dos ; de *sel de tamarisc* ou *d'absinthe*, un gros & demi : mêlez : faites un opiat avec le *syrop de chicorée composé* ; la dose sera jusqu'à un gros.

PRENEZ de *safran de Mars apéritif*, une once ;

rhubarbe & *jalap*, de chaque une demi-once ; *tartre vitriolé* & *antimoine diaphorétique*, de chaque deux gros ; de *diagrede*, un gros & demi ; de *cannelle*, un gros : mêlez : faites un opiat avec le *syrop de fleurs de pêcher* ; la dose sera jusqu'à un gros.

Prenez de *safran de Mars*, une demi-once ; *gomme ammoniac*, *rhubarbe* & *séné*, de chaque deux gros ; *jalap* & *diagrede*, de chaque un gros & demi ; *antimoine diaphorétique*, *æthiops minéral* & *sel ammoniac*, de chaque un gros ; *safran* & *sel de tamarisc*, de chaque deux scrupules : pulvérisez toutes ces substances : mêlez : faites un opiat avec le *syrop des cinq racines* ; la dose sera depuis un gros jusqu'à deux, & se prendra enveloppée dans du pain à chanter.

Prenez de *safran de Mars*, une once ; de *racine d'aulnée*, une demi-once ; *jalap*, *rhubarbe* & *aloës succotrin*, de chaque un demi-gros ; *tartre vitriolé* & *sel de genêt*, de chaque un gros & demi, de *cassia-lignea*, un gros : mêlez : faites un opiat avec le *syrop de mercuriale* ; la dose sera depuis un demi-gros jusqu'à deux scrupules.

Prenez d'*extrait de Mars*, une demi-once ; *séné*, *rhubarbe* & *jalap*, de chaque deux gros ; *cloportes préparés* & *æthiops minéral*, de chaque un gros ; de *sel cathartique amer*, ou d'Epsom, une demi-once ; d'*électuaire diaphœnic*, six gros : mêlez : faites un opiat avec le *syrop de roses pâles* ; la dose sera jusqu'à un gros.

Prenez de *racine d'arum préparée*, deux gros ; de *safran de Mars*, une demi once ; *myrrhe* & *gomme ammoniac*, de chaque un gros ; de *fleurs martiales de sel ammoniac*, un demi-gros : mêlez :

faites un opiat avec le *syrop d'absinthe*; la dose sera jusqu'à un demi gros.

PRENEZ de *borax*, un demi gros; de *safran de Mars apéritif*, deux scrupules; *cloportes préparés & tartre vitriolé*, de chaque deux gros : mêlez : faites un opiat avec le *syrop de fumeterre*; on le partagera en dix doses égales.

PRENEZ un gros de *safran de Mars apéritif*, deux scrupules de *rhubarbe*, un scrupu'e de *cannelle* & autant de *diagrede* : mêlez exactement; & faites un opiat avec ce qu'il faut de *syrop de chicorée composé*; pour quatre doses.

PILULES.

PRENEZ de *rhubarbe*, une once & demie; *trochisques alhandal* & *gomme-gutte*, de chaque une once; *gomme ammoniac* & *tartre vitriolé*, de chaque un demi gros : réduisez toutes ces substances en poudre fine : mêlez : faites une masse de pilules avec le *syrop de chicorée composé*; la dose sera depuis un scrupule jusqu à deux scrupules.

PRENEZ d'*aloës succotrin*, une once & demie; *gomme-gutte* & *gomme ammoniac*, de chaque deux gros; *diagrede* & *tartre vitriolé*, de chaque un gros : mêlez : faites une masse de pilules avec le *syrop de roses solutif*; la dose sera depuis un demi-scrupule jusqu'à un scrupule entier.

PRENEZ de *savon d'Espagne*, six gros; de *rhubarbe*, trois gros; de *safran*, un gros : mêlez : faites une masse de pilules avec le *syrop de gentiane* : formez les pilules, & enveloppez-les d'une feuille d'or; la dose sera jusqu'à un demi-gros & plus.

PRENEZ de *savon de Venise*, trois gros; de *crême de tartre*, un gros : mêlez en broyant :

faites des pilules ; la dofe fera depuis un demi-gros jufqu'à un gros.

PRENEZ de la *gomme ammoniac*, deux onces ; de la *myrrhe rouge*, une once ; du *fafran de Mars apéritif*, un demi-gros : formez, avec ce qu'il faut d'*élixir de propriété*, foixante pilules, dont la dofe fera de trois à cinq.

PRENEZ du *favon de Venife*, une demi-once ; de la *gomme ammoniac*, *des cloportes préparés* & *de la fcille préparée*, de chaque un gros : formez des pilules avec le *fyrop de gentiane*. La dofe fera d'un fcrupule à deux.

COMMENTAIRES.

(1.) **L**E GHARDON-ROLAND ou le panicaut. *Eringium vulgare*, *C. B. P.*

Cette plante fe trouve très communément dans ce pays-ci. L'écorce de la racine eft de l'ufage le plus fréquent, & eft regardée comme un excellent médicament apéritif & diurétique. Ce n'eft pas feulement dans les maladies chroniques qu'on s'en fert, mais auffi dans plufieurs qui approchent du genre des maladies aiguës, & notamment pendant les accès de néphrétique. L'écorce fraîche de chardon-roland fe prefcrit en décoction à la dofe d'une once pour chaque livre d'eau. Lorfque ce médicament eft fec, il a beaucoup moins de vertu.

(2.) LE PETIT HOUX. *Brufcus* **C. B. P.** *Rufcus myrtifolius*, *aculeatus*, *Inft. rei herb.*

La racine de cet arbriffeau fe met dans les claffes des apéritifs & des diurétiques. Elle eft fort falutaire dans le traitement des obftruétions des vifceres, & utile dans les embarras des reins, qui font un obftacle à la fecrétion des urines; mais on ne doit l'employer dans le dernier cas, que quand on eft sûr qu'il n'y a pas d'inflammation à ces organes. Plufieurs auteurs vantent fes effets dans le traitement des écrouelles : y font-ils fuffifamment autorifés ? c'eft aux maîtres de l'art à confulter fur cela la nature. La racine de petit-houx fe prefcrit féche, à la dofe d'une demi-once, pour chaque livre d'infufion ou de décoétion : on la prend auffi en fubftance depuis un demi-gros jufqu'à un gros.

(3.) LA GARENCE. *Rubia tinctorum fativa ,* *C. B. P.*

La racine de cette plante eft rougeâtre : elle entre dans les claffes des apéritifs & des diurétiques : on la compte parmi les réfolutifs, & on lui remarque la vertu tonique. C'eft à raifon de ces propriétés , qu'on en recommande beaucoup l'ufage dans le traitement de la cachexie, de la jauniffe, de l'hydropifie. La garence eft encore utile dans les pâles-couleurs & les fuppreffions de regles : elle prévient fur-tout les fuites fâcheufes des contufions; & il eft à propos de la faire prendre après les chûtes : enfin on croit qu'elle peut contribuer à la guérifon des rachitiques. La racine de garence s'emploie feche , en infufion ou en décoétion; à la dofe de deux gros, & jufqu'à une demi once pour chaqne livre d'eau. Je n'ai pas befoin de dire que cette racine fert dans l'art de la teinture , pour préparer différens tiffus à recevoir la couleur rouge; c'eft une chofe très connue, & le nom feul indique cet ufage.

(4.) LE CAPRIER. *Capparis fpinofa ,* J. B.

La racine de caprier a une espece d'amertume : elle passe pour être apéritive & tonique. C'est par ces effets qu'elle est utile dans le traitement des pâles couleurs, de la cachexie, de la jaunisse, de l'hydropisie : les paralytiques mêmes se trouvent bien de son usage. On prescrit la racine de caprier en infusion à la dose de deux gros, & jusqu'à une demi-once pour chaque livre d'eau ou de vin, lorsque celle dont on se sert est séche ; si cette racine est fraîche, ou nouvellement tirée de la terre, il en entre le double dans la même quantité de liquide. Ce médicament se prend aussi en substance depuis un demi gros jusqu'à un gros, & dans du vin blanc. Tout le monde connoît les capres, qui sont les boutons de fleurs du caprier, qui se cueillent avant qu'ils soient ouverts, & que l'on conserve dans le vinaigre. Les capres sont agréables au goût, & peuvent rendre à un estomac languissant l'exercice de ses fonctions. Mais il est très important d'être averti qu'on emploie en plusieurs endroits le verd de gris pour leur donner cette belle couleur, qui les fait rechercher : ce qui ne peut être, comme on le pense bien, que très dangereux.

(5.) La bryone, nommée aussi *couleuvrée*, vigne blanche. *Bryonia aspera, sive alba, baccis rubris, C.B.P.*

Cette plante, du genre de celles qui grimpent, se trouve dans les buissons, les haies. Sa racine a une saveur un peu amere, & une odeur désagréable. On la met au nombre des apéritifs & des diurétiques ; & elle peut être comptée parmi les purgatifs, parcequ'elle a cet effet lorsqu'on la fait prendre à une dose plus forte qu'il n'est besoin de la donner, pour qu'elle agisse comme apéritive &

diurétique. Ces propriétés la rendent utile dans la cachexie, l'hydropisie de poitrine & toutes les maladies causées par une trop grande abondance de sérosités qui ont perdu, par l'épaississement, une partie de leur fluidité. Elle a d'heureux succès dans l'espece d'asthme que l'on nomme *asthme humide*; & on vante beaucoup son efficacité pour la guérison des obstructions de la matrice. Plusieurs auteurs vont même jusqu'à dire, qu'en pareil cas, la bryone est un remede spécifique. On ordonne de cette racine fraîche depuis une demionce jusqu'à une once & demie pour chaque livre de décoction; lorsqu'elle est seche, elle se prescrit depuis deux gros jusqu'à une demi-once. On la fait prendre aussi en substance & en poudre, à la dose d'un scrupule & jusqu'à deux. Quelquefois le suc se retire de cette racine par expression, & on en met depuis deux gros jusqu'à une demi-once dans un bouillon. Lorsqu'on fait éclaircir ou dépurer le suc de racine de bryone, il tombe au fond du vaisseau qui le contient une substance farineuse, qui, étant desséchée, est un médicament connu sous le nom de *fécules de bryone*, que plusieurs médecins prescrivent depuis dix grains jusqu'à un demi gros; mais cette fécule a peu d'efficacité. La racine de bryone est aussi employée à l'extérieur. On regarde celle qui est fraîche comme un excellent résolutif; appliquée sur les parties qui ont souffert quelques contusions, elle a d'heureux succès. On regarde comme utile de l'appliquer sur les tumeurs scrophuleuses, cystiques, &c.

(6.) LA VERGE DORÉE. *Virga aurea, vulgaris, latifolia,* C. B. P.

Cette plante, dans toutes ses parties, est apé-

ritive & diurétique ; c'eſt pourquoi on l'emploie
dans le traitement de la cachexie & de l'hydropiſie. Les perſonnes ſujettes aux maladies néphrétiques , ſe trouvent bien d'en faire uſage ; mais
ils doivent l'interrompre pendant les accès de
leur mal. Ce ſont les ſommités des branches qui
portent les fleurs prêtes à épanouir, dont on ordonne juſqu'à une poignée & davantage pour
chaque livre de décoction & d'infuſion. La verge
dorée eſt encore d'uſage pour l'extérieur , comme
un bon médicament vulnéraire & déterſif.

(7.) Les cloportes. *Mille-pedes. Aſelli.*

Les cloportes , ces inſectes plats qu'on trouve
dans les caves & autres lieux humides , qui
ſont pourvus d'un grand nombre de pieds , &
qui forment en ſe repliant , de petites bou-
les, réguliérement ſphériques, ſont un des meilleurs médicamens apéritifs & inciſifs : on les met
auſſi dans la claſſe des diurétiques ; leur vertu
dépurative n'eſt pas moins conſtante. Ils ſont d'un
uſage fréquent dans la cachexie , la jauniſſe &
l'hydropiſie : ils conviennent fort dans les embarras ſquirrheux , & ſont très utiles pour combattre & corriger les virus écrouelleux & cancéreux. Beaucoup d'aſthmatiques ſe trouvent ſoula-
gés en uſant de ce remede. On vante très fort ſon
efficacité pour chaſſer les graviers des reins & des
ureteres. Quelques-uns même ont été juſqu'à lui
attribuer la vertu de briſer les pierres ou calculs
humains. Enfin il y a des gens qui croient les cloportes le remede le plus ſûr pour prévenir la ca-
taracte ; mais doit-on les en croire ſur leur parole ? Les cloportes ſe lavent dans le vin blanc ,
puis on les pile, & on en fait un nouet qui ſe
met dans les tiſanes, les apozemes, les bouil-

lons, le petit lait. On les y laiſſe bouillir pendant quelques minutes. On ordonne auſſi de ſimples infuſions de cloportes dans le vin blanc ou la décoction de pariétaire. Quand on fait prendre les cloportes ſous ces deux formes, on en preſcrit depuis dix juſqu'à trente pour chaque doſe de boiſſon ; ou bien on en preſcrit un plus grand nombre, dont on retire le ſuc par expreſſion ; & il ſe prend dans un bouillon. Les cloportes ſéchés & enſuite mis en poudre ont les mêmes vertus que dans les autres états : cette poudre ſe prend depuis ſix grains juſqu'à un demi-gros & davantage, ſur-tout ſi on n'en fait prendre qu'une fois par jour. On lui donne le nom de cloportes préparés.

(8.) LES EAUX DE VICHY. *Aquæ Vicienſes.*

Ces eaux reçoivent leur nom du lieu où elles coulent. Vichy eſt une petite ville ſituée dans le Bourbonnois, ſur la rive droite de l'Allier, à la diſtance de dix lieues, & à l'oueſt de la ville de Moulins. Les eaux de Vichy ſont tiédes, ont une ſaveur vineuſe, une odeur ſulfureuſe & ferrugineuſe. On les met au nombre des meilleurs remedes apéritifs & diurétiques. Elles entrent dans les claſſes des diaphorétiques & des dépuratifs. On les compte encore parmi les médicamens toniques, céphaliques, ſtomachiques. Enfin, ce qui fait encore plus eſtimer ces eaux des praticiens, elles ont la vertu purgative. Ces propriétés en ont fait recommander l'uſage dans les cas d'obſtructions, de cachexie, de jauniſſe. Leur uſage convient dans les maladies des reins & de la veſſie : elles ſont très utiles dans les fleurs blanches ; & on vante beaucoup leur efficacité dans le traitement de la fiévre quarte & des autres fiévres intermittentes. Enfin elles rétablissent les fonctions de l'estomac, sont salutaires pour les paralytiques, remédient aux vertiges ou étourdissemens, &c. On boit de ces eaux depuis une livre jusqu'à six & plus.

(9.) LE FER. *Ferrum, Mars.*

Ce médicament possede, comme nous l'avons déja dit, deux vertus qui semblent opposées ; il est apéritif & astringent. Cela n'est pas particulier au fer ; car il se trouve, dans la liste des remedes apéritifs, plusieurs substances qui produisent leurs effets principaux, & les plus salutaires, en fortifiant ; ce qu'ils font en rendant aux vaisseaux l'élasticité, le ton qu'ils ont perdu. Au reste, quoi qu'il en soit de la maniere dont ils agissent, on parle généralement du fer comme d'un des plus excellens apéritifs que nous ayons. La limaille de fer entiere & celle qui est réduite en poudre très fine, sans autre préparation, sont des remedes efficaces & prompts contre les obstructions, la cachexie, la jaunisse, les suppressions de régles. Il est souvent à propos de faire prendre du fer dans le traitement de la fiévre quarte ainsi que les autres apéritifs. Les mélancoliques & vaporeux, sur-tout ceux qui se plaignent de crudités acides ou, comme ils le disent, d'aigreurs, se trouvent bien de son usage. Le fer se prescrit depuis quatre grains jusqu'à vingt. On ne doit nullement douter que la teinture de fer ou de mars ne parvienne jusqu'au sang, quoique l'on voie les selles teintes en noir : ce sont les parties les plus grossieres du minéral qui les colorent ainsi. Tout le monde sait sans doute que, pendant le tems où l'on fait usage de cette poudre, on doit éviter avec soin de prendre des alimens acides. Un fer rougi au feu , & plongé à plusieurs reprises dans de l'eau ou du vin , communique à ces fluides la qualité astringente. C'est à raison de cet effet qu'une telle boisson convient dans plusieurs flux de ventre. Ce même moyen sert pour rendre astringens le lait & le petit-lait, lorsqu'ils occasionnent la diarrhée , & qu'on est obligé d'en continuer l'usage. On prépare une boisson apéritive , en usant d'une eau dans laquelle on a mis de la limaille de fer ou des cloux ; mais il faut à cette eau, pour produire l'un & l'autre des effets du fer, un tems plus long qu'aux autres formes sous lesquelles on le donne. La limaille de fer, qui a contracté de la rouille , s'ordonne depuis une demi-once jusqu'à une once : on en fait un nouet que l'on suspend , & que l'on laisse infuser dans des bouillons très chauds, des apozemes , des tisanes , &c.

Quand on fait prendre le fer ou les martiaux en substance, il faut examiner si les selles sont teintes en noir par le minéral , parceque , lorsqu'elles ne sont pas colorées, le médicament est nuisible ; ce qui est sur tout à remarquer quand le malade prend les martiaux à une dose un peu plus forte qu'on ne la donne communément. Enfin les personnes , qui toussent ou sont sujettes à la toux ; celles qui se trouvent bien des saignées , comme des laiteux , ne doivent pas user des médicamens que fournit le fer , quelque préparation qu'il ait reçue. Outre les préparations de fer dont nous venons de parler , on en trouve encore plusieurs autres chez les apothicaires, comme le safran de Mars , tant apéritif qu'astringent ; la teinture de Mars , l'extrait & le sel de Mars , le tartre martial , les fleurs martiales , dont nous parlerons quand l'occasion s'en présentera. Mais je ne dois pas laisser ignorer que plusieurs très habiles praticiens, après Sydenham, regardent toutes ces préparations non-seulement comme inutiles, n'ajoûtant rien à la bonté du fer, mais encore comme nuisibles, diminuant beaucoup ses vertus ; je dois ajoûter que mon expérience a été toujours favorable à cette opinion.

(10.) LE SYROP DES CINQ RACINES. *Syrupus de quinque radicibus.*

Ce syrop se prépare avec une décoction des racines d'ache, de fenouil, de persil, d'asperge, de petit houx. Lorsque la décoction est clarifiée, on la remet cuire avec du sucre, pour en faire un syrop suivant le procédé ordinaire. Ce médicament est du nombre des apéritifs & des diurétiques. Pour l'ordinaire il entre, à la dose d'une demi-once jusqu'à une once & demie, dans les apozemes que l'on fait prendre pour le traitement des obstructions, de la cachexie, de l'hydropisie, &c.

(11.) LE SAFRAN DE MARS APÉRITIF. *Crocus Martis aperiens* ; ainsi appellé pour le distinguer du safran de Mars astringent qu'on prépare au feu.

Ce médicament est une rouille du fer. Pour le préparer, on tient exposée à l'air de la limaille de fer, jusqu'à ce que, après avoir été mouillée par la pluie & la rosée, elle se soit couverte de rouille. Cette poudre se met au nombre des plus excellens remedes apéritifs & de ceux qui font le plus capables de faire venir les régles : aussi est-elle très utile dans les cas de cachexie, de pâles couleurs & d'hydropisie. Il semble outre cela qu'elle est absorbante & qu'elle resserre le ventre

Son usage est nuisible aux sujets hypocondriaques, vaporeux, hystériques, à moins qu'on ne le fasse précéder de celui des délayans & des humectans ; c'est ce qu'on ne doit jamais oublier dans la pratique. Le safran de Mars se prescrit, depuis huit grains jusqu'à quinze & davantage, en poudre, ou en bol ou en opiat ; mais il est à propos de remarquer qu'on a plus de succès, en faisant prendre ce médicament en petite dose & pendant un certain tems qu'en le donnant à grande dose, & plus rarement. On en renferme, depuis une demionce jusqu'à une once, dans un nouet, ainsi que nous avons dit pour la limaille de fer ; & ce nouet se met en infusion dans un bouillon, une livre d'apozeme, ou deux livres de tisane. Ce nouet peut servir plusieurs fois, pourvu qu'on y ajoûte autant de safran de Mars qu'il s'en manque pour faire le même poids.

(12.) L'ÆTHIOPS MARTIAL. *Æthiops martialis.*

Cette préparation est du fer tout pur, réduit en une poudre très fine. La limaille de fer, tenue sous l'eau, & fréquemment agitée, se divise en particules assez déliées pour rester quelques momens suspendues dans l'eau : cette eau séparée dépose un fer très divisé, qui, étant séché, forme la poudre noire dont il s'agit ici. Sa dose est depuis quatre grains jusqu'à huit : mais l'usage n'en est pas commun. Ce médicament ne me paroît pas avoir plus de vertu que les autres préparations du même genre ; & le procédé qu'on suit pour l'obtenir, n'est pas facile.

(13.) LES PILULES DE BONTIUS, *pilulæ hydropicæ Bontii*, sont composées d'aloës, de gomme-gutte, de diagrede, de gomme ammoniac & de tartre vitriolé. Quand on connoît les propriétés de chacun de ces médicamens, on sait quelles doivent être les vertus d'une composition qui les réunit. Les pilules de Bontius se prescrivent depuis douze grains jusqu'à un demi-gros.

(14) LA TEINTURE DE MARS TARTARISÉE, *tinctura Martis tartarisata*, est une dissolution du fer par l'acide du tartre. Elle se fait en suivant un procédé très simple, & que voici : Faites bouillir de la limaille de fer & du tartre blanc dans de l'eau de pluie ; puis filtrez la liqueur : mettez-la ensuite en évaporation, jusqu'à ce qu'elle ait acquis la consistance d'un syrop : enfin ajoûtez-y de l'esprit-de-vin, pour qu'elle puisse se garder sans fermenter ni se moisir, & sans prendre un mauvais goût.

Quand on fait évaporer sur le feu de la teinture de Mars tartarisée qui a été filtrée, & que l'évaporation est continuée assez long-tems, on a une préparation qui se nomme l'*extrait de Mars*, *extractum Martis*. Il se prépare de différentes manieres, sans que ses propriétés cessent d'être les mêmes.

Personne n'ignore que la teinture de Mars est apéritive & fortifiante. C'est à raison de ces vertus, qu'elle est très utile dans les cas de cachexie & dans d'autres affections chroniques, qui ont pour cause des obstructions ou le trop grand relâchement des solides. La teinture de Mars tartarisée se prescrit depuis un demi-gros jusqu'à un gros, dans un bouillon ou dans toute autre boisson à prendre en une fois.

(15.) LE SEL DE GENÊT. *Sal genista.*

Ce sel se retire des cendres ou du suc du genêt, que l'on prend pour cela quand il est verd ; ce
qui

qui forme deux efpeces de fel. On nomme l'un
fel lixiviel, & l'autre *fel effentiel*. Une plante
quelconque, que l'on fait calciner jufqu'à blancheur, donne un fel lixiviel. Pour l'obtenir, on
fait bouillir les cendres de cette plante dans l'eau :
puis on filtre la liqueur que l'on met enfuite en
évaporation, jufqu'à ce que le fel qu'elle contient, & dont il s'agit ici, prenne de la confiftance ou une forme féche & folide. Les fels lixiviels ne confervent rien de la nature des plantes
dont on les a tirés ; & le fel de genêt n'a rien qui
doive le faire préférer à ceux que peuvent fournir les autres plantes. Quant à la faveur & aux
propriétés médicinales, il n'y a point de différence entre les fels de genêt, de tamarifc, d'o-
feille, d'abfinthe, de féné, de quinquina, &c.
Auffi reconnoît-on que tous ces fels font apéritifs
& diurétiques, lorfqu'on en fait prendre depuis
douze grains jufqu'à vingt & même un peu plus.
Ce remede ne doit être adminiftré qu'avec précaution, à caufe de la grande âcreté qu'ont les
fels lixiviels ; âcreté qui s'y trouve à des degrés
qui different à raifon de la calcination plus ou
moins forte qu'ils ont éprouvée. On fait d'ailleurs
que ces fels font de nature purement alkaline,
conféquemment qu'ils ont, à quelque degré, la
qualité cauftique.

Les fels lixiviels font un peu plus doux, quand
ils ont été préparés à la maniere de Tachénius ; la
voici. Dans un vaiffeau de fer, garni de fon cou-
vercle, on met des plantes fraîchement cueillies ;
& on les tient fur le feu, jufqu'à ce qu'elles foient
brûlées & réduites en charbon, en empêchant
toutefois qu'elles ne s'enflamment. On expofe ce
charbon à l'air, jufqu'à ce qu'il foit devenu blanc,

ou qu'il soit réduit en cendres dont on retire le sel par une lessive qui se fait à la maniere ordinaire. Les sels préparés, suivant ce dernier procédé, ont une couleur brune, sont moins âcres que ceux qui se font à feu ouvert ; leur fermentation avec les acides est moins violente. Ces raisons engagent souvent à user des sels faits à la maniere de Tachénius, preférablement aux autres ; mais, comme il est fort difficile de les préparer, beaucoup d'apothicaires n'en ont point.

La seconde espece de sel, que l'on retire du suc des plantes, & que l'on nomme *sel essentiel*, tient de la nature de la plante qui l'a fourni, & il est de beaucoup préférable aux autres sels. Pour obtenir ce médicament, on met en digestion sur un feu lent des plantes pleines de sucs : quand on n'a que des plantes séches, on les fait préalablement macérer & imbiber d'eau. Après cette premiere opération, les unes ou les autres sont broyées, & on en exprime le suc qui se met ensuite en évaporation, pour lui ôter toute l'humidité qu'il a de trop ; puis on porte le résidu dans un lieu frais, où il doit rester pendant plusieurs jours sans être remué, afin que les parties terreuses & la fécule se précipitent au fond du vase ; alors il se forme, à la surface, des crystaux qui sont le sel essentiel des plantes. On ne doit pas ignorer qu'on peut encore retirer des sels de même genre d'une forte décoction des plantes. Mais les procédés qu'il faut suivre pour obtenir l'un & l'autre de ces sels, sont très difficiles, & on rencontre bien des obstacles à vaincre ; ce qui est cause que dans plusieurs endroits on ne trouve point ces sels à acheter. Les sels essentiels se prescrivent depuis un scrupule jusqu'à un gros. Je n'ai pas besoin de dire que le sucre & le sel sont des sels essentiels.

On a renouvellé, il y a quelques années, une autre méthode de retirer des plantes un médicament que l'auteur a appellé *sels essentiels*. Elle consiste en macération, trituration & évaporation ; mais, après un travail pénible & long, on a beaucoup moins qu'on ne comptoit avoir : c'est pourquoi je regarde ce procédé très long & très difficile comme fort inutile. En effet une simple décoction ou une infusion de plantes, que l'on fait évaporer dans des assiettes communes, donne une matiere saline, semblable aux prétendus sels essentiels & qui brille comme eux. Cette préparation n'est rien autre chose qu'un extrait des plantes sous une forme séche. Tout son mérite, comparée aux autres extraits, est d'avoir la même efficacité sous un plus petit volume, & conséquemment de pouvoir se donner en plus petite dose. En effet vingt grains de ce prétendu sel de quinquina & un gros de son écorce, produisent le même effet, étant en même proportion pour les vertus. Néanmoins il y a des gens qui pensent que, quand rien n'empêche de choisir la forme des médicamens, on doit préférer la décoction & l'infusion des plantes à leurs extraits, dont une aussi longue évaporation dissipe entiérement les parties volatiles, qui dans beaucoup de médicamens, sont les plus actives.

(16.) LE SEL VÉGÉTAL, ou le tartre soluble. *Sal vegetabile, vel tartarus solubilis.*

Ce sel est un sel moyen, ou, suivant la maniere de parler plus usitée, un sel neutre. Il est formé d'un sel de tartre purement alkali, & de la crême de tartre, à laquelle personne ne fait difficulté de reconnoître de l'acidité. Ce sel a la même vertu purgative que le sel de la Rochelle, ou le

sel de Seignette : on croit même que le sel végétal a plus d'efficacité que l'autre. On le met aussi
dans la classe des remedes apéritifs ; & il est très
salutaire dans les cas d'obstuctions, de cachexie,
d'hydropisie. Losqu'on fait fondre depuis six gros
jusqu'à une once de ce sel dans deux livres d'eau,
elle est purgative : quand on met une plus petite
dose dans la même quantité d'eau, le sel n'agit
plus que comme altérant, ou en changeant peu-
à peu l'état des fluides ou des solides. Il est d'un
usage très commun de faire entrer depuis un
demi-gros jusqu'à deux gros de ce sel dans les potions purgatives, & même dans des potions d'une
autre nature, pour tirer plus facilement la teinture des médicamens qui les composent.

(17.) Le tartre martial, le tartre chalybé. *Tartarus chalybeatus.*

Ce sel est le produit de la cuisson du tartre
blanc, avec de la limaille de fer, continuée jusqu'à ce que le tartre soit dissous. On met la dissolution reposer dans un lieu frais, pour qu'il s'y
forme des crystaux. Ce médicament est regardé
comme un des plus excellens remedes apéritifs ;
& il a des succès étonnans dans les cas d'obstructions, de cachexie, de pâles couleurs, &c. Une
remarque importante à faire, c'est que ce sel a
l'avantage de ne pas resserrer le ventre, comme
font les autres préparations martiales. On prescrit
depuis douze grains jusqu'à un scrupule de tartre martial ; & il se prend dans un bouillon
ou dans toute autre boisson, & sous la forme
de bol.

On trouve chez les apothicaires une autre préparation qui se nomme *le tartre martial soluble,*
tartarus chalybeatus solubilis. Il s'obtient en fai-

fant fondre dans une teinture de Mars tartarifée du fel végétal, jufqu'à parfaite faturation. Cette diffolution s'évapore à un feu lent jufqu'à ficcité. Le réfidu eft brun : il doit être gardé dans un vaif-feau exactement fermé, parceque le contact de l'air humide le fait tomber en liquéfaction. Le tartre martial foluble a les mêmes vertus que le tartre martial fimplement dit, & il fe donne aux mêmes dofes.

(18.) La terre foliée de tartre. *Terra foliata tartari.*

C'eft une matiere faline & comme favonneufe, qui eft formée de petites lames, feuillets ou écailles minces comme du talc. Elle eft le produit du fel de tartre diffous par un acide très vif. La combinaifon eft au point où elle doit être, lorf-que la faturation eft parfaite, & qu'il n'y a plus du tout de fermentation. Alors il faut mettre le mêlange en évaporation fur un feu lent, où il doit refter jufqu'à ce qu'il ne refte plus qu'une matiere très féche, qui fe diffout dans l'efprit-de-vin ; après quoi on lui fait éprouver une feconde évaporation ; & cette derniere opération doit être répétée plufieurs fois, afin qu'il en réfulte une matiere très féche & en feuillets ; c'eft-là le médicament dont il s'agit ici. La terre foliée de tartre fe diffout non-feulement dans l'eau & dans l'efprit-de-vin ; mais elle fe réfout en liqueur, pour peu qu'elle ait de communication avec un air humide : de forte qu'on peut le re-garder comme le fel effentiel du tartre. On met avec raifon ce médicament parmi les apéritifs, les diaphorétiques & les dépuratifs ; il eft auffi diurétique : fon ufage eft fort commun dans les cas de lait répandu. Il fe prefcrit depuis huit grains jusqu'à un demi gros & davantage. Nous ne devons pas manquer d'avertir que le procédé pour faire la terre foliée, est très difficile, & qu'il y a peu d'apothicaires affez habiles pour que toute cette opération leur réuffiffe parfaitement : c'eft pourquoi les plus habiles médecins ne l'ordonnent pas auffi fouvent qu'ils le feroient s'ils étoient sûrs d'avoir le médicament bien préparé.

(19. LES FLEURS MARTIALES DE SEL AMMONIAC. *Flores martia.es falis ammoniaci.*

On obtient ce médicament, en mettant en fublimation un mêlange de fafran de Mars & de fel ammoniac qui préalablement a été gardé vingt-quatre heures dans un air humide. Les fleurs martiales de fel ammoniac font un des plus excellens remedes apéritifs & incififs ; & elles font très efficaces lorfqu'on a befoin de remedes de ce genre ; ce que j'ai déja indiqué tant de fois dans les articles précédens. On en fait prendre, depuis deux grains jufqu'à douze, dans un bouillon ou fous la forme de bol.

INCISIFS.

ON appelle *médicamens incififs* des médicamens très pénétrans, qui ont la propriété de rendre fluides des fucs épaiffis, & qui ont acquis une forme folide dans les vaiffeaux, ou qui font retenus dans le tiffu des vifceres ; de maniere qu'après qu'ils ont agi, les parties, qui étoient enflées & rénitentes, reprennent leur volume ordinaire, & s'amolliffent. Il n'eft pas aifé de répréfenter comment ces médicamens parviennent jufqu'aux parties les plus internes des organes, & quelle eft leur

maniere d'agir fur les humeurs épaiffies, & qui
ont acquis de la folidité. Nous obmettons, à deffein, de donner fur ce fujet une théorie auffi inutile que peu fondée, & dont l'expofition ne fait
pas partie de notre plan. On n'écrit pour l'ordinaire en pareille matiere, que des fictions telles
qu'en peut former l'imagination, quand on lui
donne une libre carriere; de pareilles idées ne fa-
tisfont pas un efprit qui ne cherche que la vérité.
Ainfi nous n'expoferons que des connoiffances
plus claires & plus utiles. Il eft à propos de favoir
que les incififs ne different des apéritifs, que par
le degré d'efficacité ou l'intenfité de leur action. En
effet on donne les uns & les autres dans les mêmes maladies; mais les incififs font d'ufage dans
celles qui font plus opiniâtres. C'eft une chofe
reconnue de tous ceux qui ne reçoivent d'inftruc-
tions que de l'expérience, que ces médicamens
donnés à propos produifent les effets les plus heureux & furprenans; mais ils favent également que
ces médicamens font très nuifibles, lorfqu'ils font
mal adminiftrés pour le tems, la quantité ou la
forme. Auffi eft-on très autorifé à regarder comme
téméraires & imprudens ceux qui, n'étant pas
bien affurés de la nature d'une maladie, ne changent point de traitement, s'en tenant opiniâtre-
ment à l'idée qu'ils ont conçue dès le premier moment, & continuant à donner des incififs. En
effet les embarras fquirrheux, dans le traitement
defquels principalement les incififs réuffiffent,
font caufés pour l'ordinaire par un virus caché,
foit vénerien, foit fcorbutique, ou écrouelleux,
cancéreux &c. C'eft pourquoi il eft de la plus
grande importance de découvrir la caufe premiere & véritable de la maladie qui doit d'abord

être traitée avec les remedes fpécifiques, afin que l'ufage des incififs ait plus de fuccès.

Outre cela, le fiége de la maladie eft encore uu point par lequel elles different entr'elles, & qui demande divers remedes ; car il y a des médicamens plus propres que les autres à détruire les embarras du foie : d'autres font principalement utiles dans les obftructions qui arrivent aux vaiffeaux de la matrice. Il en eft qu'on emploie plus efficacement dans les gonflemens & tumeurs des glandes, qui feroient très nuifibles, fi on les donnoit dans la vue de guérir le poumon attaqué du même mal &c. Je pourrois encore parler des tophus, des dépôts ou tumeurs goutteufes, & des concrétions pierreufes, qu'on obferve dans diverfes parties du corps humain, & qu'aucun des remedes incififs indiqués ci-deffus ne peut diffiper. La claffe des incififs nous offre des médicamens de toute efpece en ce genre, de maniere qu'il eft néceffaire de faire un choix ; & nous en donnerons les moyens dans les Commentaires. Si on n'y réuffit pas, le traitement ne fera pas heureux ; & ceux qui fe mêlent de l'art de guérir, ne peuvent agir fur ce fujet avec trop de précaution, pour ne pas accélerer la mort des malades, en employant des remedes contraires à leurs maux, au moment où l'on s'occupe à les empêcher d'augmenter.

MÉDICAMENS SIMPLES.

LES racines d'arum (¹), de fcille, de raifort fauvage, d'iris de Florence, d'iris de ce pays-ci, ou flambe, de bryone, de chélidoine, de pain de pourceau, de gratiole, de gentiane.... la

falfepareille, la zédoaire, le gingembre, le nardus celtica.

Les feuilles d'hyffope, de vélar, d'ivette, de
poivre d'eau, ou curage (²), de fariette, de
marrube blanc, d'aurone, de marum, de tanaifie, de rhue, de véronique, de gratiole, de fabine; les herbes ameres, celles qui font anti-
fcorbutiques; on peut même ajoûter la ciguë.

Les fleurs de romarin.

La femence de moutarde, le poivre.

Le bois de gaïac, celui de faffafras. . . . la cannelle.

La gomme ammoniac (³), la gomme-lacque,
le ftyrax calamite, le bdellium, le benjoin, le
galbanum, la myrrhe.

Le favon (⁴), la foude ordinaire (⁵), la fuie.

Les cloportes.

Les eaux thermales ou chaudes (⁶), & principalement celles de Bareges (⁷), de Plombieres,
de Luxueil, de Vichy, de Bourbonne, du
Mont-d'Or, de la Motte, d'Aix-la-Chapelle (⁸),
de Digne (⁹).

Le fel ammoniac. . . . le fel cathartique amer. . .
le borax (¹⁰).

Le fer, l'antimoine, le foufre, le mercure,
le cinnabre natif.

MÉDICAMENS OFFICINAUX.

L'EAU de chaux feconde. . ., l'oxymel fcillitique. . . . la tifane de Callac.

Les trochifques alhandal, les trochifques d'a-
garic. . . . les pilules mercurielles, les pilules de

Starkei (¹¹) , les pilules scillitiques d'Edimbourg....

Le sel de tartre , le sel de Glauber , la magnésie blanche.... les fleurs martiales de sel ammoniac.... le diagrede, la résine de gaïac... l'extrait de ciguë... le mercure doux (¹²) , la panacée mercurielle (¹³) , le turbith minéral (¹⁴) ,
l'æthiops minéral (¹⁵) , l'æthiops antimonial...

Le kermès minéral , l'antimoine diaphorétique , l'anti-hectique de Potérius... le cinnabre
de mercure (¹⁶) , le cinnabre d'antimoine.....le
fondant de Rottrou (¹⁷) , l'arcane corallin (¹⁸).

MÉDICAMENS MAGISTRAUX.

POUDRES.

PRENEZ de *safran de Mars* , un scrupule ;
diagrede & *cloportes préparés* , de chaque douze
grains : mêlez ; pour une poudre.

PRENEZ *rhubarbe* & *safran de Mars apéritif* ,
de chaque deux gros ; *borax* & *cloportes préparés* , de chaque un gros ; *iris de Florence* & *cannelle* , de chaque un demi-gros ; du *sucre blanc* ,
trois gros : mêlez ; pour une poudre dont la dose
sera depuis un scrupule jusqu'à deux.

PRENEZ de *cloportes préparés* , un scrupule ;
de *sabine* , quatre grains : mêlez. On fera du tout
deux doses qui se prendront dans une cuillerée
de *vin blanc*.

PRENEZ de *safran de Mars apéritif* , quinze
grains ; de la *rhubarbe* , douze grains ; du *jalap*
& *du sel de tamarisc* , de chaque six grains ; du
mercure doux , quatre grains : mêlez ; pour une
poudre.

BOLS.

PRENEZ de *panacée mercurielle*, huit grains ; *tartre martial* & *diaphorétique minéral*, de chaque dix grains : mêlez : faites un bol avec le *syrop des cinq racines*.

PRENEZ d'*æthiops minéral*, préparé par le feu & brûlé, douze grains ; *rhubarbe* & *diagrede*, de chaque dix grains ; de *tartre soluble*, quinze grains : mêlez : faites un bol avec le *syrop de fleurs de pêcher*.

PRENEZ *poudre de vipere*, ou *poudre de cloportes*, quinze grains ; de *mercure doux*, huit grains ; de *fleurs martiales de sel ammoniac*, quatre grains : mêlez : faites un bol avec le *syrop des cinq racines*.

PRENEZ d'*antimoine diaphorétique*, douze grains ; *sel ammoniac* & *mercure doux*, de chaque huit grains : mêlez : faites un bol avec la *confection hamech*.

PRENEZ de *diaphorétique minéral*, quinze grains ; de *mercure doux*, quatre grains ; de *camphre*, deux grains : mêlez : faites un bol avec le *syrop de chicorée composé*.

PRENEZ *trochisques alhandal* & *gomme-gutte*, de chaque quatre grains ; *gomme ammoniac* & *mercure doux*, de chaque quinze grains ; de *tartre vitriolé*, quatre grains : mêlez : faites un bol avec l'*extrait de genièvre*.

PRENEZ du *savon d'Espagne*, un scrupule ; de *l'éponge calcinée*, de la *poudre de scrophulaire* & *du safran de Mars apéritif*, de chaque dix grains. Formez de ce mêlange un bol avec le *syrop de fleurs de pêcher*. On le donne avec succès contre les engorgemens squirrheux & scrophuleux.

PRENEZ du *cachou* & des *cloportes préparés*, de chaque douze grains; d'*antimoine diaphorétique*, dix grains; du *ſyrop de chicorée compoſé*, ce qu'il faut pour un bol.

OPIATS.

PRENEZ d'*æthiops minéral* préparé ſans feu, trois gros; *rhubarbe & diagrede*, de chaque deux gros; *cloportes préparés & tartre ſoluble*, de chaque un gros & demi : mêlez : faites un opiat avec le *ſyrop de roſes pâles*. On en peut preſcrire juſqu'à deux ſcrupules.

PRENEZ de *ſafran de Mars*, une once & demie; *rhubarbe & jalap*, de chaque deux gros; *mercure doux & borax*, de chaque un gros & demi; *diagrede & fleurs martiales de ſel ammoniac*, de chaque un gros : mêlez : faites un opiat avec le *ſyrop de guimauve* : la doſe ſera depuis un demi-gros juſqu'à un gros.

PRENEZ *extrait de fumeterre & de gentiane*, de chaque une demi-once; de *panacée mercurielle*, une demi-once; de *réſine de jalap*, deux ſcrupules : mêlez : faites un opiat avec le *ſyrop de chicorée* : on en fera prendre juſqu'à un gros.

PRENEZ de *ſavon blanc*, une once; de *borax*, une demi-once; d'*aloës ſuccotrin*, trois gros; de *cannelle* en poudre, un gros : mêlez : faites un opiat avec le *ſyrop de nerprun* : la doſe ſera juſqu'à un demi-gros.

PRENEZ *gomme ammoniac & cloportes* préparés, de chaque une demi-once; de *racine d'ariſtoloche ronde*, trois gros; de *fleurs de ſoufre*, deux gros : mêlez : faites un opiat avec le *ſyrop d'éryſimum* : la doſe ſera juſqu'à un demi-gros & même un peu plus.

P I L U L E S.

PRENEZ de *savon blanc*, quatre onces ; de la *farine de graine de lin*, une demi-once : mêlez : faites une maſſe de pilules : la doſe ſera depuis un demi-gros juſqu'à un gros.

PRENEZ de *savon d'Alicante*, deux onces ; de *gomme ammoniac*, une once ; de *trochiſques alhandal*, deux gros ; d'*huile d'anis*, la quantité ſuffiſante pour faire une maſſe de pilules : la doſe ſera depuis un ſcrupule juſqu'à deux.

PRENEZ de *savon de Veniſe*, une once ; de *borax*, une demi-once ; d'*aloës ſuccotrin*, trois gros : mêlez : faites une maſſe de pilules : la doſe ſera depuis un demi-gros juſqu'à deux ſcrupules. On boira un bouillon immédiatement après avoir pris ce remede, qui doit être regardé comme très efficace pour détruire les embarras du foie.

PRENEZ de *gomme ammoniac*, deux gros ; de *ſavon blanc*, une demi-once ; de *ſcille* préparée, un gros ; de *trochiſques d'agaric*, deux ſcrupules : faites une maſſe de pilules avec le *ſyrop de mercuriale* : la doſe ſera depuis un demi-gros juſqu'à un gros. Les circonſtances indiqueront combien de fois le jour on en doit prendre.

PRENEZ de *ſavon de Veniſe*, demi-once ; du *quinquina*, deux gros : formez des pilules avec ce qu'il faut de *ſyrop de gentiane*. On en donne tous les jours quinze à vingt grains avant le dîner. Les goutteux s'en trouvent très bien.

PRENEZ de la *ſcille fraîche*, de la *gomme ammoniac* & *des cloportes*, de chaque demi-once ; du *ſavon de Veniſe*, une once ; du *baume de Copahu*, ce qu'il faut pour former des pilules, dont la doſe ſera de huit à vingt grains. On les donne

avec succès aux ictériques & aux hydropiques.
Elles sont encore utiles dans la fièvre quarte.

COMMENTAIRES.

(1.) LE PIED DE VEAU. *Arum vulgare, maculatum & non maculatum, C. B. P.*

Cette plante est très commune. On ne fait jamais usage de la racine encore fraîche, à cause de sa saveur très âcre & brûlante. Celle qui est séche, quoique beaucoup plus douce & moins active, a besoin d'être préparée par une macération de vingt-quatre heures dans le vinaigre; après quoi on la fait sécher pour la seconde fois. La racine d'arum, ainsi privée de sa trop forte action, se met dans les classes des apéritifs, des incisifs & des résolutifs. Ces propriétés la rendent utile dans les cas d'obstructions, de cachexie, de jaunisse & d'hydropisie. On dit que plusieurs asthmatiques se sont bien trouvés de son usage. Cependant il est rare qu'on emploie ici ce médicament, parcequ'il y en a de plus sûrs & de mieux éprouvés. La dose sera, si on la donne en substance, depuis un scrupule jusqu'à deux; & pour une infusion avec le vin, jusqu'à un gros & même deux par chaque livre de vin. On prépare encore avec cette racine, ainsi qu'avec celle de bryone & d'iris, une fécule qui, donnée depuis dix grains jusqu'à trente, est communément purgative; mais ces especes de médicamens s'ordonnent rarement.

(2.) LE POIVRE D'EAU, le curage. *Persicaria urens, sive hydropiper, C. B. P.*

Cette plante croît dans les prairies humides,

& sa saveur est très piquante. On la compte au nombre des médicamens incisifs & apéritifs. Le poivre d'eau est utile, à ce que l'on prétend, dans les cas de cachexie, de jaunisse & d hydropisie, quand on en fait prendre l'infusion qui se prépare avec une demi poignée de la plante, pour chaque livre d'eau. Mais il est rare qu'on emploie cette plante, parcequ'il y a plusieurs autres remedes plus connus & plus efficaces, qui ont les mêmes propriétés. On peut porter le même jugement sur la persicaire douce, tachée, *persicaria mitis, maculosa*. Elle a un peu l'effet astringent, mais n'est pas fort estimée.

(3.) LA GOMME AMMONIAC. *Gummi ammoniacum.*

Ce médicament, que la Lybie & les Indes Orientales nous fournissent, approche des résines par sa nature ; & il differe beaucoup, par ses principes, des substances avec lesquelles son nom pourroit faire croire qu'il a de l'affinité. Cette gomme en brûlant jette de la flamme : elle est jaune en dehors, & blanche en dedans : son odeur est désagréable, & sa saveur un peu amere. Des auteurs ont avancé que la gomme ammoniac est le suc qui découle de la tige d'une grande espece de férule qui croît naturellement en Afrique, non loin du fameux temple de Jupiter Ammon. On met ce médicament parmi les plus doux incisifs, dans la classe des béchiques adoucissans & incisifs, dans celles des vulnéraires & des résolutifs, & même avec les anti-hystériques & les remedes propres à faire paroître les régles. Il se prend avec succès pour détruire les embarras squirrheux des visceres ; fait du bien aux hypocondriaques & aux scorbutiques, est utile à ceux qui touffent, aux afthmatiques, & contribue à la guérifon des ulceres internes : il paroît même fervir à faire paffer les fleurs blanches. La gomme ammoniac fe donne en fubftance depuis douze grains jufqu'à un demi-gros & même davantage, fous la forme d'émulfion, de bol & de pilules. Ce médicament eft encore d'ufage extérieurement, & mérite d'être mis au nombre des émolliens, des réfolutifs & des maturatifs. En effet on l'applique avec affez de fuccès fur les tumeurs fort dures, fquirrheufes, écrouelleufes & goutteufes, anciennes & opiniâtres. Il eft encore un moyen de diffiper les cors des pieds fur lefquels on le met.

(4.) LE SAVON, *fapo*, eft une efpece de fubftance homogene, qui fe mêle facilement avec l'eau, & qui fe forme par des procédés très connus de l'union d'une huile naturelle, effentielle, ou par expreffion, avec un alkali fixe. Nous avons des efpeces de favons qui, pour l'ufage interne, font préférables aux autres, & plus efficaces; tels font le favon ordinaire, *fapo albus* ; le favon de Geneve & de Venife, *fapo italicus* ; le favon d'Alicante, *fapo hifpanicus*. Le favon noir, ou celui qui n'a pas de confiftance, n'eft employé qu'à l'extérieur. Le favon eft un des meilleurs médicamens apéritifs & incififs que la médecine poffede ; & il produit les effets les plus falutaires dans les embarras du foie & des autres vifceres, ainfi que dans la cachexie & dans les œdemes généraux : on l'eftime encore vermifuge. C'eft un remede fouverain pour guérir la goutte, & foulager ceux qui ont des pierres ou des graviers dans les reins & la veffie. Ce dernier effet l'a fait croire capable de brifer les pierres de cette efpece. Pour l'ordinaire

on

On prescrit le savon depuis un demi-gros jusqu'à un gros & même davantage, ou sous la forme de pilules, ou en décoction. Il se donne ou seul, ou avec du miel, pour qu'il agisse avec moins de vivacité. Les personnes qui toussent, qui sont sujettes à la toux & au crachement de sang, ne doivent pas faire usage de savon, non plus que ceux qui sont dans le marasme, ou attaqués de scorbut. Au reste, ce n'est qu'avec précaution qu'on doit administrer ce médicament à quelque personne que ce soit ; car, si on en fait prendre à quelqu'un à qui il ne convienne pas, ou que son usage soit continué trop long-tems, il s'ensuit des hémorrhagies dont le traitement donne beaucoup de peine au médecin qui les traite. Toute espece de savon, employée en topique, passe pour un excellent résolutif. Il est un remede éprouvé & généralement connu, pour dissiper l'effet des contusions chez les enfans : il réussit parfaitement dans les enflures œdémateuses : il contribue à la guérison des gonflemens & des embarras à la matrice ; & son usage est suivi d'heureux succès, quand on le fait prendre pour dissiper les tumeurs cystiques & anomales. Pour employer ce médicament à l'extérieur, on le fait dissoudre dans de l'eau-de-vie, ou on l'applique en cataplasme & en emplâtre sur la partie malade. Le mêlange du savon mou, ou liquide, avec de la chaux vive, donne un caustique qui le cede à peine aux remedes de ce genre, qui sont les plus usités. Enfin on fait avec du savon sec & ferme, des suppositoires qui servent fréquemment pour les enfans qui ont le ventre trop paresseux.

Tom. I.   Q

(5.) **La soude ordinaire.** *Kali majus co-chleato femine*, *C. B. P.*

Cette plante, qui croît fur les bords de la mer, eft fort recherchée par ceux qui font le verre & le favon, à caufe du fel alkali qu'ils en retirent. C'eft de ce fel, comme on fait, que le favon reçoit fes vertus ; de maniere que la foude peut être comptée parmi les médicamens incififs & apéritifs, quoiqu'on ne l'emploie jamais feule.

(6.) **Les eaux thermales**, les eaux chaudes. *Aquæ thermales.*

Ce médicament eft de l'ufage le plus étendu & le plus fréquent. On peut mettre les eaux chaudes au nombre des plus excellens incififs & apéritifs que nous ayons. Elles méritent un des premiers rangs dans la lifte des diurétiques, & dans celle des diaphorétiques : elles fe comptent parmi les dépuratifs. Enfin on ne peut pas leur refufer place avec les réfolutifs. Les vertus des eaux thermales ne fe bornent pas là. Ces eaux rendent à l'eftomac trop affoibli le degré de force dont il a befoin pour faire fes fonctions, diffipent les fiévres les plus opiniâtres du genre des intermittentes, détruifent les embarras fquirrheux des vifceres, contribuent beaucoup à la guérifon des maladies de la peau, font un remede utile dans les cas de ftérilité, de fleurs blanches & dans plufieurs autres maux de la matrice : elles ont une efficacité très reconnue contre les douleurs de rhumatifme, le tremblement, la paralyfie & les contractions des membres. Leur action n'eft pas moins falutaire & moins certaine pour diffiper les tumeurs que l'on nomme *froides,*

celles qui viennent aux articulations , les douleurs qui fe font reffentir long-tems , foit dans les
parties qui ont fouffert des fractures , luxations ,
foulures , entorfes , foit auprès des cicatrices qui
ont fuccédé à de grandes plaies; & elles rétabliffent dans fon état ordinaire le mouvement des
mufcles , tant celui qui eft perdu entiérement ,
que celui qui n'eft que diminué par quelqu'une
des caufes dont nous venons de parler. Non-feulement on fait boire les eaux thermales ; mais on
les emploie encore à des ufages externes , comme
les bains , les douches , les étuves , les lotions ,
les injections , &c. au moyen defquels on parvient à guérir les maladies dont nous venons de
faire une énumération , & un très grand nombre
d'autres encore. Ces eaux fe trouvent avoir différens degrés de chaleur : il y en a de tiédes , d'autres font chaudes ; on en trouve quelques-unes de
brûlantes. Un phénomene digne de remarque ,
au fujet des dernieres , ou des eaux très chaudes ,
c'eft qu'elles n'offenfent ni la bouche ni la langue ;
ce qui ne manqueroit pas d'arriver , fi l'on buvoit
de l'eau ordinaire , quoiqu'elle ne parût chauffée
qu'au même degré. Il y a encore un autre phénomene à remarquer ; c'eft que les eaux minérales
les plus chaudes , mifes fur le feu , ne prennent
pas le mouvement de l'ébullition plutôt que l'eau
commune , qui eft très froide. Il eft vrai que les
eaux minérales chaudes fe refroidiffent moins
vîte que l'eau commune , quand l'une & l'autre
ont été chauffées jufqu'à l'ébullition.

(7.) LES EAUX DE BARÈGES. *Aquæ Baregien-
fes.*

Ces eaux prennent leur nom du petit village
de Barèges , qui eft fitué dans les montagnes des

Pyrénées, dans cette partie de la Guienne quel'on nomme le *Bigorre*, à quatorze lieues de la ville de Pau, du côté du sud-est. Les eaux de Barèges sont de nature presque savoneuse ; leur saveur est un peu douce, & leur odeur bitumineuse ne répugne pas. Elles sont un de nos meilleurs médicamens apéritifs & incisifs, & entrent dans les classes des diurétiques & des apéritifs. Comme elles ont une qualité balsamique, on les consacre particuliérement aux maladies de la poitrine. Il est rare qu'elles purgent, mais elles mettent l'estomac en état de bien faire ses fonctions. Aussi en recommande-t-on très fort l'usage dans les cas d'œdeme général, de jaunisse, d'obstructions des visceres. Elles soulagent les hypochondriaques, les hystériques, les vaporeux. Les phthisiques & les asthmatiques se trouvent bien d'en user ; & elles sont un des meilleurs moyens de remédier au dérangement des régles & des hémorrhoïdes. On s'en sert avec succès, tant intérieurement qu'extérieurement, pour dissiper les engorgemens des mammelles, les tumeurs écrouelleuses, les exostoses, les ankyloses, les tumeurs ou dépôts goutteux. Quelques personnes ont cru ces eaux capables de fondre les pierres ; & pour y parvenir, on en fait boire, & on en injecte dans la vessie. L'eau de Barèges se boit depuis une livre jusqu'à quatre. Quand on a besoin de remedes adoucissans, c'est avec succès qu'on les coupe avec du lait. Les eaux de Barèges s'emploient aussi, à l'extérieur, dans les cas de paralysies ou autres affections nerveuses, de rhumatismes, maladies de la peau, ulceres les plus opiniâtres, fistules anciennes, &c.

(8.) Les eaux d'Aix-la-Chapelle. *Aquæ Granenses.*

Ces eaux prennent leur nom de la ville d'Aix-la-Chapelle, qui eſt ſituée dans la baſſe Allemagne, à cinq lieues de Maſtricht, du côté de l'eſt, & à quatre-vingts lieues de Paris. Elles contiennent une ſi grande quantité de ſoufre, qu'elles noirciſſent l'argent, & que, dans les bains même, on trouve du ſoufre qui s'eſt ſublimé. On recommande avec raiſon les eaux d'Aix-la-Chapelle comme un médicament inciſif & apéritif : elles ſont auſſi diurétiques, & même rendent le ventre lâche. On les fait prendre, avec ſuccès, dans la cardialgie : elles procurent du ſoulagement aux aſthmatiques, diſſipent la fiévre quarte, ſont capables de remédier à la ſtérilité, & très propres à faire ceſſer les pertes, & à empêcher leur retour, &c. On boit de ces eaux depuis une livre juſqu'à quatre & davantage. Les bains & les douches ſont d'un uſage fréquent dans le traitement de la paralyſie, du tremblement, de la contraction des membres, du rhumatiſme, des tumeurs opiniâtres, des maladies de la peau, &c.

(9.) LES EAUX DE DIGNE. *Aquæ Dinienſes.*

Ces eaux portent le nom de la ville de Digne, auprès de laquelle elles ſe trouvent. Digne eſt une petite ville de Provence, ſituée à quinze lieues de la ville d'Aix, du coté du nord, & à cinq lieues de Siſteron, du côté de l'oueſt. Les eaux de Digne ſont très chaudes ; leur ſaveur eſt ſalée, & leur odeur ſulfureuſe. On les regarde comme inciſives & apéritives : elles ſe mettent dans les claſſes des remedes fortifians & diurétiques ; on les reconnoît même propres à fortifier l'eſtomac : leur uſage rend le ventre lâche, &c. On recommande les eaux de Digne pour le traitement des obſtructions, des embarras ſquirrheux des viſceres; elles ſont auſſi ſalutaires aux écrouelleux. Il eſt rare qu'on les donne ſans ſuccès dans les vertiges, la paralyſie & les autres affections nerveuſes Les aſthmatiques & ceux qui touſſent, ou ſont ſujets à la toux, ſe trouvent bien d'en faire uſage. Enfin on les regarde comme très propres pour fortifier l'eſtomac, & faire ſortir la ſaburre amaſſée dans les premieres voies, &c. On boit depuis une livre juſqu'à quatre des eaux de Digne. On eſtime encore beaucoup les bains, les douches & les boues des eaux thermales, pour guérir la paralyſie, le rhumatiſme, la contraction des membres, le gonflement des jointures, les douleurs qui ont ſuccédé à des plaies, des fractures, des contuſions, les maladies de la peau, &c.

(10.) Le borax. *Borax ſeu chryſocolla.*

Ce médicament eſt un ſel minéral, dont la nature eſt très difficile à découvrir On nous l'apporte du Levant, ſous la forme de petites pierres tranſparentes, d'un verd obſcur, comme enveloppées d'une ſubſtance graiſſeuſe. On le prépare pour l'uſage médicinal, en le faiſant diſſoudre dans de l'eau bouillante; & cette diſſolution étant miſe dans un lieu convenable, il s'y forme des cryſtaux qui reſſemblent à l'alun, & qui ſe fondent très aiſément quand on les expoſe au feu. Cependant ces cryſtaux ne peuvent ſe diſſoudre que dans une très grande quantité d'eau : il faut une livre d'eau par chaque once de ſel ou de borax préparé. Il ſeroit difficile de trouver dans le nombre ſi conſidérable de ſubſtances naturelles & artificielles qui compoſent la matiere médicale ; il ſeroit, dis-je, difficile de trouver un médicament qui ait plus d'efficacité que le borax, en supposant toutefois qu'il soit administré comme il convient. En effet il est un apéritif & un incisif excellens. Son usage est principalement salutaire dans les différentes maladies de la matrice. Ces propriétés le rendent très propre à remédier aux obstructions & aux embarras squirrheux des visceres, à faire paroître les régles & couler les vuidanges, à accélerer l'acouchement & la sortie de quelque partie du délivre qui seroit restée dans la matrice. On met encore ce remede au nombre des anodyns ou calmans ; & il n'est pas possible de douter avec fondement, que ce soit du borax que le sel sédatif reçoive ses vertus principales. Le borax s'ordonne depuis six grains jusqu'à douze ; & dans des cas pressans, comme ceux des suppressions de vuidanges, ou du placenta restant dans la matrice, on peut en prescrire jusqu'à vingt grains. L'expérience a appris que ce médicament, pris à une dose plus forte, excite quelquefois le vomissement & d'autres symptômes fâcheux. Le borax est aussi employé extérieurement : on le met au nombre des cathérétiques ou rongeans ; & il est très propre à consumer les chairs baveuses des ulceres. C'est pourquoi on ne doit prescrire ce remede pour l'extérieur qu'avec beaucoup de circonspection. Ceci mérite toute l'attention des personnes qui, sur l'autorité de Cartheufer, osent faire prendre intérieurement jusqu'à un demi-gros & deux scrupules de borax. Il est à présumer qu'ils ont bientôt lieu de se repentir, mais trop tard, de cette témérité.

(11.) LES PILULES DE STARKEI. *Pilulæ Starkii.*

Ces pilules sont composées de savon de tartre, d'huile de térébenthine, d'hellébore blanc & de laudanum. Le favon de tartre fe fait avec le nitre fixé par le moyen du tartre, & avec l'huile de térébenthine ; mais ce procédé eft embarraffant & pénible, quand on obferve ce que recommandent la plûpart des chymiftes : c'eft pourquoi ce n eft qu'avec la plus grande circonfpection qu'on doit prefcrire ces pilules fi vantées autrefois, parcequ il s'en rencontre rarement dans la compofition defquelles on ait fuivi le procédé convenable, & qui foient bien faites. Mais quand ces pilules font préparées comme il faut, elles font un des plus excellens apéritifs & incififs, & ont la vertu parégorique ou calmante. Ces propriétés les rendent très utiles dans les embarras du foie & des autres vifceres : elles font encore falutaires dans les douleurs de rhumatifme ; & on les a même vu réuffir dans la goutte. On a coutume d'en prefcrire depuis quatre grains jufqu'à douze ; & leur ufage fe continue autant que les circonftances le demandent.

(12.) LE MERCURE DOUX. *Aquila alba, mercurius dulcis.*

Ce médicament réfulte d'un mêlange de mercure crud & de mercure fublimé corrofif, que l'on fait fublimer plufieurs fois, jufqu'à ce que l'on ait obtenu une fubftance blanchâtre, qui, étant mife fur la langue, n'y produife aucun fentiment de corrofion. Outre la vertu incifive & dépurative, que l'on reconnoît à ce médicament, il eft auffi purgatif & propre à faire mourir les vers ; c'eft ce qui le rend d'un ufage encore plus fréquent pour les enfans que pour les adultes. Il réuffit parfaitement dans les maladies vénériennes, ainfi que la panacée & les autres préparations mercurielles. On fe trouve bien de fon ufage dans la jauniffe. Il foulage les afthmatiques, diffipe la fiévre quarte la plus opiniâtre, contribue à la guérifon des fleurs blanches, &c. On prefcrit le mercure doux depuis quatre grains jufqu'à vingt & davantage ; mais quand on veut en continuer l'ufage pendant un certain tems, il faut le commencer par une petite quantité. Ce remede ne fe donne jamais feul, & on le prefcrit fous la forme de bol, en le mêlant avec de la moëlle de caffe, des électuaires, des extraits, des conferves, &c. Il s'ordonne quelquefois avec des potions purgatives ; & alors on fait prendre le mercure en bol, immédiatement avant la purgation. Comme ce médicament fe fait avec le fublimé corrofif, la prudence exige qu'on ne prenne que celui qui eft compofé par d'habiles artiftes, parceque, s'il n'étoit pas préparé avec foin, il feroit capable de faire beaucoup de mal, comme l'experience l'a démontré plufieurs fois.

(13.) LA PANACÉE MERCURIELLE. *Panacea mercurialis.*

Nous ne nous arrêterons pas au nom hyperbolique de *panacée*. Ce médicament eft du mercure doux, fublimé de nouveau à fix ou fept reprifes différentes, & enfin mis en digeftion dans l'efprit-de-vin, pour qu'il devienne encore plus doux qu'il ne l'étoit. C'eft le feul moyen dont on s'eft fervi autrefois pendant un certain tems, pour exciter la falivation, & traiter les maladies vénériennes ; mais dans la fuite les frictions ont été entre les mains des médecins un moyen beaucoup plus fûr de guérir ces maladies. Il y a encore aujourd'hui des chirurgiens qui fe fervent de la panacée pour traiter la gonorrhée ; mais on réuffit encore mieux, & on va plus au but eu

appliquant de l'onguent napolitain dans le voisi-
nage des parties malades. Néanmois, dans l'un
& l'autre cas, la panacée est un remede à employer principalement quand une maladie quelconque de la peau ne permet pas de faire usage
des frictions. Au reste, on met la panacée au
nombre des remedes incisifs, des dépuratifs &
des anthelmintiques ou vermifuges. Elle est utile
dans les rhumatismes chroniques, & réussit très
bien dans le traitement des écrouelles. On la
donne avec succès dans les cas de gale ou autre
maladie de la peau. La panacée mercurielle ne
doit se donner qu'avec précaution aux personnes
délicates, d'un tempérament sensible, parcequ'assez souvent elle offense l'estomac, excite des
hémorrhagies, &c. Sa dose est depuis dix grains
jusqu'à trente ; mais dans le cas où on auroit dessein d'en prolonger l'usage, il convient de commencer par une plus petite dose, par exemple,
de quatre à six grains, & d'augmenter ensuite
peu-à-peu, comme il se pratique d'ordinaire dans
le traitement des maladies vénériennes. Il y a
des personnes qui parviennent, par le moyen de
la panacée, à avoir une eau chargée de mercure.
Pour cela on fait bouillir deux gros de cette poudre mercurielle, pendant environ quatre heures,
dans quatre livres d'eau ou de tisane. La poudre
qui se dépose au fond du vaisseau, quand l'eau
est demeurée tranquille pendant quelque tems,
se broie de nouveau, & on lui fait éprouver une
nouvelle ébullition. Ces opérations se répetent
plusieurs fois, jusqu'à ce que l'eau ne forme aucun dépôt. La dose de cette eau mercurielle se
regle sur la quantité de panacée qui est entrée.

(14.) LE TURBITH MINÉRAL. *Turpethum mi-*
nérale. Le mercure précipité jaune.

Ce médicament est une dissolution du mercure dans l'huile bouillante de vitriol, que l'on fait évaporer jusqu'à siccité. Cette matiere réduite en poudre, & lavée à plusieurs reprises dans l'eau chaude, prend une couleur jaune, comme tout le monde sait. Elle passe pour un médicament excellent, incisif & dépuratif. C'est par ces propriétés qu'elle est utile dans le traitement des maladies chroniques, que j'ai nommées tant de fois précédemment, & spécialement dans celui des maladies vénériennes. Des expériences nouvelles, & faites par d'habiles mains, nous représentent le turbith minéral presque comme un spécifique contre la rage ; mais il n'y a, pour ainsi dire, plus lieu de douter que toutes les autres préparations mercurielles n'aient la même vertu. On prescrit depuis un demi-grain jusqu'à un grain de ce médicament, & on l'associe, pour l'ordinaire, avec du camphre. Quand le turbith se prend depuis quatre grains jusqu'à six, il a les effets d'un émérique ou d'un purgatif violent ; mais il n'y a que dans des cas très urgens où on le donne pour remplir ces indications. On en fait prendre sept ou huit grains dans de la mie de pain, en forme de bol, aux chiens enragés, ou qui ont été mordus.

(15.) L'ÆTHIOPS MINÉRAL. *Æthiops mineralis.*

Le nom d'*æthiops* a été donné à ce médicament, à cause de sa couleur noire. Il est formé par la combinaison du mercure & du soufre ; mais il y a différentes manieres de le préparer. Dans la premiere, on se contente de broyer ces substances à froid, jusqu'à ce qu'on ne puisse plus distinguer le mercure, & que la poudre ait une cou-

 leur noir foncée ; ce procédé eſt le plus ſimple &
le plus uſité. Une ſeconde méthode eſt de verſer
du mercure ſur du ſoufre en fuſion ; & on conſerve la maſſe ſolide qui en réſulte, pour la mettre en poudre au beſoin. Il y a une troiſieme façon
de faire l'æthiops, qui ne diff…re pas de la ſeconde, ſinon que l'on fait prendre flamme au ſoufre,
en l'approchant du feu ; mais on ſent bien que,
par cette déflagration, la maſſe totale eſt diminuée. Quelle que ſoit la méthode que l'on ait
ſuivie dans la compoſition de l'æthiops, il ſe met
parmi les remedes inciſifs, les dépuratifs, les anthelmintiques. Ces propriétés le rendent utile
dans les embarras des viſceres : on le recommande
pour le traitement des écrouelles. Il contribue à
la guériſon des maladies vénériennes & des maladies de la peau : il fait mourir les vers, &c. Pluſieurs auteurs ſoutiennent, d'après Boerhaave,
que l'æthiops minéral ne parvient jamais juſqu'aux
vaiſſeaux ſanguins. Ce ſentiment eſt-il fondé ſur
la vérité ? Le doute doit être levé par ceux qui
ont été témoins de ſalivations produites par l'u-
ſage de ce remede trop long-tems continué. Un
tel fait répété, ſuffit ſeul pour détruire entiérement tout ce que les auteurs, dont je viens de
parler, ont avancé afin de prouver leur opinion.
On preſcrit depuis quinze grains juſqu'à un demi-
gros de l'æthiops préparé ſans feu. La doſe de
celui qui ſe fait en ſuivant le ſecond procédé,
n'eſt que depuis ſix grains juſqu'à vingt. Quant
à l'æthiops qui eſt privé, par la déflagration, de
la plus grande partie du ſoufre avec lequel on l'a-
voit mêlé, il ne s'ordonne que depuis quatre
grains juſqu'à douze.

Outre l'æthiops martial, dont nous avons parlé

précédemment, & l'æthiops minéral ci-deſſus, on a inventé une autre eſpece d'æthiops, qui eſt ſurnommé *antimonial*. Celui-ci eſt formé de mercure & de régule d'antimoine que l'on retire de ce minéral en le tenant en fuſion avec du ſel marin. On mêle ces ſubſtances en les broyant pendant un tems conſidérable. Cette poudre paſſe pour un des meilleurs inciſifs qu'il y ait. On en preſcrit depuis ſix grains juſqu'à quinze. Il eſt vrai que les plus célebres praticiens font peu de cas de ce médicament.

(16.) LE CINNABRE NATIF. *Cinnabaris nativa.*

Ce médicament eſt une ſubſtance minérale rouge, que l'on dit généralement être formée de mercure & de ſoufre étroitement combinés. C'eſt de ces matieres miſes en ſublimation que ſe fait ce cinnabre qui a une ſi belle couleur pourpre, & que l'on nomme le *cinnabre factice* ou *vermillon*, & que l'on préfere, pour l'uſage médicinal, au cinnabre natif, parceque cette derniere ſubſtance renferme quelquefois des parties vitrioliques ou arſénicales. Le cinnabre, deſtiné à être pris intérieurement, doit paſſer, ainſi que l'antimoine crud, par une préparation très connue, c'eſt-à-dire, être réduit en poudre très fine. C'eſt avec raiſon qu'on met le cinnabre au nombre des remedes inciſifs, des diaphorétiques & des dépuratifs. Mais il eſt permis de douter qu'il ait également droit d'être placé parmi les remedes céphaliques, les anti-epileptiques & les ſédatifs. Il n'eſt pas plus aiſé de deviner pourquoi le cinnabre fait partie de la poudre tempérante de Stahl. Le cinnabre agit de la même maniere que les autres préparations mercurielles. Ses vertus ne ſont pas différentes, & ſon uſage eſt utile dans les mêmes maladies que j'ai nommées tant de fois. On preſcrit le cinnabre depuis deux grains juſqu'à douze , ſous la forme de bol ou de pilules. Quelques perſonnes ſont encore dans le doute ſi le cinnabre , pris intérieurement , pénetre juſques dans les vaiſſeaux lactés ; mais la ſalivation qui arrive , loſqu'on en a fait uſage quelque tems , comme après l'æthiops minéral , doit ſuffire pour réſoudre cette difficulté.

Le cinnabre eſt auſſi médicament externe. Il tient un des premiers rangs parmi les remedes réſolutifs & les deſſiccatifs. Ces qualités le font employer avec ſuccès dans les démangeaiſons , les dartres & les autres maladies de la peau. Il forme la baſe des fumigations mercurielles , ſoit qu'il faille faire une fumigation générale , ſoit qu'il n'y ait qu'une partie du corps qui doive y être expoſée. Pour faire la fumigation générale , telle qu'il eſt à propos , principalement dans le traitement des maladies vénériennes , on emploie un ou deux gros de cinnabre que l'on jette ſur des charbons ardens. Pendant l'eſpace d'un traitement complet , on réitere la fumigation depuis dix juſqu'à vingt fois. S'il n'y a qu'une partie qui doive être expoſée à la fumigation , on n'emploie d'ordinaire qu'un demi-gros ou un gros. On n'ignore pas ſans doute que l'æthiops minéral ſert au même uſage.

Il ſe prépare une autre eſpece de cinnabre qu'on nomme *cinnabre d'antimoine* , qui eſt le produit de la ſublimation du mercure avec le ſoufre d'antimoine. On met ce cinnabre , ainſi que le cinnabre ordinaire , parmi les inciſifs , les diaphorétiques & les dépuratifs ; & on l adminiſtre de la même maniere que le cinnabre ordinaire. Mais cette préparation eſt non-ſeulement inutile , mais

même à redouter, parcequ’on emploie pour la
faire le mercure sublimé corrosif. D’ailleurs elle
n’a pas plus de vertus & d’efficacité que le cinnabre ordinaire ; c’est ce qui fait que les meilleurs
praticiens n’en font aucun usage.

INCISIFS.

(17.) LE FONDANT DE ROTROU. *Arcanum Rotrou.*

Ce médicament, qui porte le nom d’un charlatan du siécle dernier, passe pour un incisif & un
dépuratif excellens. Mais il est rare qu’on le trouve
chez les apothicaires, parceque la composition
en est difficile. Rotrou employoit cinq différentes
préparations que voici ;

Premiérement, une teinture dont l’odeur est
très forte & fétide : il la nommoit sa *teinture aurifique.* Elle se prépare en mettant de l’antimoine
en digestion pendant huit jours dans une dissolution aqueuse de nitre fixé.

Secondement, un élixir qu’il appelloit aussi *élixir aurifique,* mais dont l’odeur est moins fétide
que celle de la teinture. C’est encore une teinture
faite avec la chaux d’antimoine ou avec le résidu
de l’opération précédente, au moyen de l’esprit-
de-vin.

Troisiémement, une poudre incisive, qui ne
differe nullement du diaphorétique minéral, &
qu’il préparoit avec le régule d’antimoine non
lavé.

Quatriémement, une poudre qu’il nommoit son
alkali, qui n’étoit autre chose que des coquilles
d’œufs pilées avec le plus grand soin.

Cinquiémement, des pilules qu’il nommoit
pilules purgatives & alexiteres, composées de
graines de ricin, de serpentaire de Virginie, de
tartre blanc & de vin. Il faut deux mois pour pré-

parer ces pilules. Quant à la maniere d'adminiſtrer les remedes faits ſans principes & ſans vues,
qui compoſent le fondant de Rotrou ; après avoir
employé les remedes généraux, on donne ſépa-
rément, ſoir & matin, la poudre inciſive & la
poudre alkaline ; de chacune depuis ſix juſqu'à
quinze grains. On fait uſage dans le même tems
de la teinture aurifique, depuis dix gouttes juſqu'à trente ; ou bien on préfere l'elixir aurifique,
quand il y a lieu de ſoupçonner une humeur viſqueuſe ou acide, amaſſée dans les premieres
voies. Il eſt aiſé à tout le monde de ſentir qu'en
déterminant la doſe de ces remedes, il faut avoir
égard à l'âge ; c'eſt-à-dire, que la doſe que nous
indiquons doit être diminuée pour les enfans,
les vieillards, les perſonnes foibles. Au commencement du traitement, par exemple, le troiſieme
ou le quatrieme jour, on a coutume de faire uſer
des pilules purgatives depuis quatre grains juſqu'à
douze, en y joignant les médicamens laxatifs les
plus uſités, ſelon que les circonſtances le demandent, & ce jour-là on s'abſtient de prendre les
autres remedes. Dans la ſuite ces purgations ne
ſe répetent que toutes les ſemaines ; & le traitement finit en en prenant ſeulement le quinzie-
me, le vingtieme ou le trentieme jour. Enfin on
preſcrit, pendant l'uſage des remedes, une décoction de ſquine pour boiſſon ordinaire, & il eſt
à propos d'en boire beaucoup.

Ce que nous avons dit ſuffit pour faire ſentir
que ce traitement, qui eſt très efficace contre les
écrouelles, doit être ſoumis au raiſonnement ;
qu'il faut le varier ſuivant les circonſtances, &
qu'il n'opere de guériſon qu'autant qu'il eſt continué l'eſpace de pluſieurs mois, & même juſqu'à
un

un an & plus. L'ufage de ces médicamens doit
être accompagné ou du moins fuivi de celui du
lait ou des eaux minérales, comme celles de Paffy,
de Vals, de Forges, &c. Il eſt encore fort naturel
de penfer qu'on peut imaginer un remede beaucoup plus fimple que celui-ci qui eſt trop compofé, & dont l'antimoine eſt la bafe & l'agent
principal ; ce qui fe fera en abandonnant routes
les pratiques qu'avoit emprunté, des anciens
chymiſtes, le charlatan ignorant qui avoit inventé
ce mêlange.

(18.) L'ARCANE CORALLIN, *arcanum coral-
linum*, eſt le nom pompeux que l'on donne au
mercure précipité rouge, adouci par le moyen de
l'efprit-de-vin. Pour opérer cette dulcification,
on laiffe en digeſtion, pendant l'efpace de vingt-
quatre heures, & dans l'efprit-de-vin, la poudre
de précipité rouge : enfuite on met le feu à l'efprit-de-vin pour le confommer, où on le retire par
la diſtillation. Ce procédé fe répete pour l'ordinaire cinq ou fix fois. L'arcane corallin eſt prefqu'oublié, & n'eſt employé que par très peu de
perfonnes. Néanmoins il mérite d'avoir une place
honorable parmi les médicamens incififs, les dépuratifs & les anti-vénériens. On le recommande
pour diffiper l'embarras des vifceres : les écroüel-
leux fe trouvent bien de fon ufage : il remédie aux
maladies de peau, qui la défigurent : il a dans
les maux vénériens des effets étonnans, que
l'expérience atteſte ; & même fon action eſt telle,
qu'il mérite la préférence fur tous les médicamens mercuriaux que les charlatans vantent &
diſtribuent avec tant d'impudence. La dofe de
l'arcane corallin fera depuis un demi-grain jufqu'à
un grain ; & elle doit être répétée deux ou trois

Tom. I. R

fois par jour. Ce n'eſt, comme l'a appris l'obſervation, qu'en continuant un tems aſſez long l'uſage de cette poudre, qu'elle peut produire ſon effet. Elle eſt un remede très ſalutaire & ſupérieur, quand une main habile l'adminiſtre. Il eſt vrai que ſon uſage n'eſt pas ſans danger, lorſqu'on la fait prendre mal-à-propos.

LES ANALEPTIQUES.

LA matiere médicale & ce qui eſt deſtiné ou employé pour notre nourriture, fourniſſent conjointement les médicamens analeptiques. Les ſubſtances, que l'on prend parmi les remedes, ne ſont pas différentes des médicamens ſtomachiques, des céphaliques, des cordiaux, des alexiteres. C'eſt pourquoi on ne s'étonnera pas que pluſieurs de ces claſſes de remedes ſe trouvent entrer dans celles des analeptiques, laquelle contient, outre cela, des ſubſtances qui different beaucoup de celles dont ſont compoſées les claſſes que nous venons de nommer. D'après cela, nous avons jugé qu'il étoit à propos de raſſembler ici les médicamens dont on a coutume de ſe ſervir pour rétablir ou augmenter les forces. On doit compter au nombre des analeptiques les médicamens balſamiques, aromatiques, amers & aſtringens, qui ſemblent avoir, à un dégré conſidérable, la faculté de remettre les organes affoiblis en état de faire leurs fonctions. Tout le monde ſait que l'uſage des analeptiques eſt très étendu, & qu'ils peuvent être employés pour remplir différentes indications. Aſſez ſouvent même il arrive qu'ils operent des guériſons,

qnoiqu'ordonnés par des perfonnes qui ignoroient
quelle étoit la vraie caufe de la maladie, & qui
avoient été conduits par d'autres raifons à en
confeiller l'ufage. Il n'eft pas poffible de douter
que les remedes analeptiques ou toniques ne
foient très falutaires dans diverfes maladies du
cerveau, des nerfs & de l'eftomac. On les ordonne encore fort à propos dans la cachexie; &
ils procurent un foulagement fûr dans l'hydropifie.
Ce dernier effet les a fait metre dans la claffe des
apéritifs, dans laquelle tiennent une place diftinguée les martiaux que leur propriété tonique
rend de fi excellens remedes, comme nous l'a-
vons déja annoncé.

Toutes les fois que la foibleffe & le manque
de forces ont pour caufe la préfence d'une autre
maladie qui attaque le même fujet, c'eft en vain
que l'on met en ufage les analeptiques; mais ils
font utiles, lorfque les parties folides ou les organes des mouvemens font dans l'atonie, par exemple, après de longues maladies, des travaux de
corps & d'efprit continués très long tems, des
évacuations immodérées, de quelque nature
qu'elles aient été, &c. Ils font à la vérité, peu
efficaces dans ces differens cas, lorfque les organes de la digeftion ne favorifent pas leur action.
Auffi n'y a-t-il pas de médicament qui rétabliffe
plus certainement les forces que des alimens bien
digérés : c'eft pourquoi on fait prendre, en pareil
cas, des bouillons, des gélées; on met à la diéte
blanche, &c. Nous en parlerons, en rapportant
les médicamens magiftraux de cette claffe, qui
fourniffent une nouriturre fucculente, très agréable au goût, & qu'on doit difpenfer à propos à
ceux dont les forces font épuifées, ou qui font

tombés dans le marafme. Nous ne devons cependant pas manquer d'avertir que ces alimens,
même les mieux choifis, font éprouver à l'eftomac un fentiment de pefanteur, parcequ'ils ne
font point fuffifamment imprégnés de la falive
qui ne coule en affez grande abondance que pendant la maftication. Ceci explique pourquoi il arrive fouvent que les malades fe trouvent mieux du
pain & de la chair qu'ils mâchent, que du bouillon, de la gelée, &c. C'eft ce que ne doivent jamais oublier les jeunes praticiens.

MÉDICAMENS SIMPLES.

LES racines de carline, d'aulnée (¹), de gentiane, de dompte-venin, de vipérine, d'impera-
toire, d'iris de Florence, de fraxinelle, de fenouil, de bénoite (²), de fceau de Salomon,
de rhapontic ; la rhubarbe, le galanga, le fouchet (³), l'acorus (⁴), le coftus arabicus (⁵), la
zédoaire, le gingembre, le ginfeng (⁶) & le fa-
lep (⁷).

Les feuilles d'ivette, de roquette, d'eftragon,
de pied-de-lion, de verge dorée, d'eupatoire,
de bafilic, de marum, de menthe, de mélifle,
de marjolaine, de fauge (⁸), de cerfeuil, de fcordium, d'origan, de farriette, de thym, de laurier, de bétoine, de botrys ou ambroifie, de
dictamne de Créte (⁹), de grande abfinthe, de
petite abfinthe, de germandrée, de petite centaurée.

Les fleurs de romarin, d'oranger, de bétoine,
de lavande, de ftæchas d'Arabie ; les fleurs de
grenades ou balauftes, les rofes rouges.

Les femences de moutarde , de roquette , d'ammi , de carvi , de cumin , de fenouil.

Les coings , les piftaches , les pignons…. l'écorce de grenades , d'oranges , de citrons…. les bais de laurier , de genévrier , d'airelle….les myrobolans , la noix mufcade (¹⁰) , le macis , les cloux de girofle , l'amome en grappe , les cubebes , le petit cardamome (¹¹) , la vanille (¹²) , le gaïac , le fantal (¹³) , le bois de lentifque… la cannelle (¹⁴) , le gingembre (¹⁵) , le caffia lignea (¹⁶) le chachril , le quinquina , l'écorce de Winter.

Le baume de Judée , le baume du Pérou…. le bdellium ; la gomme-lacque , le ftyrax calamite , le benjoin , la myrrhe…. l'ambre gris…. l'acacia , le cachou , le fang-dragon…. les vins de Gréce , d'Efpagne , ou autres vins généreux… le café , le chocolat…

Les écreviffes de riviere , la vipere…. la corne de cerf , &c. les pinces d'écreviffes de riviere…

Les eaux de Forges , de Spa , de Bagnols , de Plombieres , de Bourbonne , de Vichi , d'Aix la Chapelle , du Mont-d'Or…. l'alun , le fer.

MÉDICAMENS OFFICINAUX.

L'EAU de fleurs d'orange , celles de mélifle , d'écorce de citron , de baies de géniévre , de lavande , de noix.

L'eau de goudron…. le vin d'abfinthe….. les fyrops de mercuriale , de coings , de rofes féches , d'abfinthe , de bétoine , de ftæchas…

La teinture & l'extrait de Mars : l'extrait de géniévre , celui d'aulnée : la conferve de fleurs

R iij

d'oranges, celle de grate-cul ou cynorrhodon; celle de roses rouges : la thériaque, le diascordium, l'opiat de Salomon, la confection hyacinthe.

L'eau thériacale, la teinture de cloux de girofle, l'esprit-de-geniévre (¹⁷), les gouttes anodynes de Sydenham .... l'élixir de propriété, celui de Garus, l'élixir d'Angleterre .... le lilium de Paracelse, l'esprit volatil de corne de cerf .... l'huile essentielle de cannelle & de cloux de girofle, la quintessence d'absinthe.

MÉDICAMENS MAGISTRAUX.

TISANES.

PRENEZ de *corne de cerf*, deux onces, dont on fera un nouet : faites bouillir dans une suffisante quantité d'eau, & réduire à quatre livres : passez.

PRENEZ de *cachou*, une demi-once ; de *fleurs de stachas d'Arabie*, une demi-poignée : faites bouillir dans une suffisante quantité d'eau, & réduire à quatre livres.

TEINTURES.

PRENEZ de *roses rouges séches*, une demi-once ; d'*esprit de vitriol*, un demi-gros : mettez infuser chaudement, pendant quatre heures, dans une suffisante quantité d'eau de fontaine, qu'il en reste une livre : passez. On fera boire la colature par verrées.

PRENEZ de *limaille de fer* couverte de rouille, une once, dont on fera un nouet : faites bouilli

légérement dans une suffisante quantité d'eau, &
réduire à quatre livres : ensuite ajoûtez de *rhubarbe concassée*, un gros, dont on fera un nouet :
laissez infuser à froid l'espace d'une nuit : passez.

EMULSION.

PRENEZ des *pistaches nouvelles*, & *des amandes
douces*, au nombre de quatre ; des *pignons* dont
on a ôté le noyau, un gros : pilez le tout dans un
mortier, en versant dessus peu-à-peu six onces
d'eau d'écorces de citron : ajoûtez *sucre & eau de
fleurs d'orange*, de chaque une demi-once.

VERRÉES.

PRENEZ de *cachou* en poudre, un gros : faites
bouillir dans une suffisante quantité d'eau, & réduire à environ six onces : laissez la liqueur s'é-
claircir, en déposant ; & ajoûtez une demi-once
de *syrops de coings*.

PRENEZ *le jaune d'un œuf frais* ; du *sucre* blanc,
deux gros : *d'essence de cannelle*, deux gouttes ; du
vin blanc, ou d'Espagne, trois onces : mêlez, pour
une prise.

APOZEMES.

PRENEZ *racines séches de sceau de Salomon*, &
d'aulnée, de chaque deux gros ; de *feuilles de scordium*, un gros ; de *roses rouges*, une demi-poignée : faites bouillir, suivant l'art, dans une suffisante qu'antité d'eau, & réduire à deux livres :
passez : ajoûtez à la colature une once de *syrop
de roses séches*.

PRENEZ de *racine séche d'aulnée*, deux gros ;
de *rhapontic*, un gros ; de *rapure de corne de cerf*,

une once ; *feuilles d'abfinthe & d'ivette*, de chaque une demi-poignée ; *fommités de romarin &*
de petit chêne ou *germandrée*, de chaque une
poignée ; de *cannelle*, un fcrupule : faites bouillir dans une fuffifante quantité d'eau & réduire à
deux livres : paffez : ajoûtez à la colature une
once de *fyrop de mercuriale*.

PRENEZ de *racine féche de fraxinelle*, une demi-once ; *feuilles de veronique & de méliffe*, de chaque une poignée ; de *fafran de Mars*, une once,
dont on fera un nouet ; de *caffia-lignea*, un demi-
gros ; de *rofes rouges*, une demi-poignée ; de
tartre vitriolé, un fcrupule : faites bouillir dans
une fuffifante quantité d'eau, & réduire à deux
livres : paffez : ajoûtez à la colature une once de
fyrop d'abfinthe.

BOUILLONS.

PRENEZ un très bon *chapon* vuidé, auquel on
aura ôté la peau & la graiffe, & coupé par petits
morceaux ; de *feuilles de cerfeuil*, une poignée :
faites bouillir, felon l'art, au bain-marie, avec un
peu d'eau, & durant l'efpace de huit heures :
paffez avec expreffion. On donnera la colature
par cuillerées.

PRENEZ de *chair de veau*, deux livres ; la moitié d'une bonne *poule* ; fix *écreviffes de riviere* ;
de *racine de fenouil*, une demi-once ; de *racines*
féches d'aulnée, deux gros ; de *feuilles de méliffe*,
une poignée : faites, felon l'art, du bouillon
pour deux fois : ajoûtez à chaque dofe huit gouttes *d'élixir de propriété*.

PRENEZ un *chapon* vuidé & coupé par petits
morceaux ; des *pieds de mouton & de veau*, au
nombre de quatre ; de *rapure de corne de cerf*,

une once ; de *myrobolans* citrins , deux onces ;
d'orge perlé , une once ; faites bouillir dans une
fuffifante quantité d'eau , & réduire à quatre livres. Lorfque le bouillon fera prefque fait , ajoûtez-y une poignée de *cerfeuil* & une *mufcade* :
faites du bouillon felon l'art.

PRENEZ deux livres de *chair de veau* ; *feuilles*
de véronique & de cerfeuil hachées , de chaque trois
poignées ; de *rhubarbe* , un gros : mettez le tout
dans un pot de terre , & difpofez-le par lits : re-
couvrez-le , & fermez exactement avec du papier
& de la pâte : faites cuire , au bain-marie , pendant fix heures ; pour un bouillon.

GELÉES.

PRENEZ de *rapure de corne de cerf* , quatre ou fix
onces : tenez fur un feu doux , dans une quantité
d'eau fuffifante , pour qu'il en refte deux livres :
paffez : clarifiez la colature par le moyen du blanc
d'œuf : ajoûtez-y deux onces de *vin blanc* ; de *jus*
de citron , une once ; de *fucre* , quatre onces :
faites prendre , par les procédés ordinaires , la
confiftance de gelée.

PRENEZ de *rapure de corne de cerf* , une demi-
livre : faites bouillir dans un vaiffeau de terre ver-
niffée , avec fix livres d'eau , qui feront réduites
à deux : paffez avec expreffion : clarifiez avec du
blanc d'œuf : ajoûtez fix onces de *fucre* & une
once de *jus de citron* : faites cuire jufqu'à ce que
la liqueur ait pris de la confiftance , verfez enfuite
dans des pots où on la laiffera refroidir. Quelques-uns y ajoûtent de *l'effence de citron* ou de
cannelle.

CRÊMES.

PRENEZ quatre onces du meilleur *pain*, que vous ferez cuire pendant une heure dans une pinte d'eau : après l'avoir bien brisé & passé, on le remet au feu pour le faire cuire jusqu'à la consistance d'une crême très légere : on y ajoûte une once de *sucre*, deux gros d'*eau de fleur d'orange*; ou, si l'on veut, un peu de *cannelle*. Cette crême très agréable, peut tenir lieu de bouillon dans les fiévres aiguës, & elle n'est pas sujette aux mêmes inconvéniens.

PRENEZ du bon *pain*, une demi-livre ; faites-le cuire dans deux pintes d'eau, jusqu'à ce qu'il soit parfaitement fondu. On ajoûte à la colature du *beurre*, du *sel* ou du *sucre*, selon le goût du malade. On en donne huit onces toutes les quatre heures, pour tenir aussi lieu de bouillon.

BLANC-MANGER.

PRENEZ de *lait de vache*, huit livres ; la *viande blanche d'un chapon bouilli* ; *d'amandes douces* dépouillées de leur écorce, deux onces : broyez le tout exactement : passez avec expression : faites bouillir dans la colature trois onces de *farine de riz*, jusqu'à ce que le mêlange ait la consistance d'une crême. Vers la fin de la cuisson, ajoûtez-y quatre onces *d'eau de rose*, & huit onces de *sucre*.

PRENEZ la *viande blanche d'un chapon* & de deux *perdrix* rôties ; de *mie de pain* très blanche, quatre onces : broyez le tout, & faites-en une pâte, en y mêlant du *bouillon* : faites cuire cette pâte, pendant deux heures, dans une suffisante quantité de bouillon, & jusqu'à ce qu'elle ait pris

la confiftance d'une crême : paffez par un tamis
de crin.

Prenez de la *gelée de corne de cerf* diffoute au
bain-marie, une demi-livre ; des *amandes douces*
dépouillées de leur écorce, une once ; du *fucre*,
une demi-once : pilez le tout, ainfi qu'une émulfion, dans un mortier chaud : ajoûtez à la colature deux gros d'*eau de fleur d'orange* ; de l'*effence
de citron*, quatre gouttes : placez-le dans un lieu
froid, pour qu'il prenne de la confiftance.

V I N S.

Prenez de *racines d'aulnée féche* & broyée,
une once ; *d'écorce de grenade*, une demi-once :
mettez infufer, pendant deux jours, dans deux
livres de *vin blanc* : remuez de tems-en-tems,
le mêlange, & confervez le vin, fans le féparer
des parties groffieres. La dofe fera depuis deux
onces jufqu'à quatre.

Prenez de la *racine de zédoaire* & de la *cannelle*, de chaque un gros ; *feuilles d'abfinthe &
de méliffe*, de chaque une poignée ; *d'écorce de
citron*, une demi-once : verfez fur ce mêlange
quatre onces de *vin blanc* : laiffez infufer à froid
l'efpace de deux jours. La dofe fera depuis une
once jufqu'à deux.

Prenez de *limaille d'acier* couverte de rouille,
une once ; de *fafran*, un fcrupule ; *écorce de grenade & de citron*, de chaque une once ; de *cannelle* concaffée, un gros : mettez ces fubftances
infufer, pendant trois jours, dans deux livres de
vin blanc : remuez fouvent le vaiffeau : paffez. La
dofe fera depuis deux onces jufqu'à trois.

P O U D R E S.

PRENEZ de *safran de Mars*, huit grains ; de *rhubarbe*, six grains : mêlez ; pour une poudre qu'on prend le matin ou avant le dîner.

PRENEZ de *pierres d'écrevisses de riviere*, une once ; de *quinquina*, deux gros ; de *serpentaire de Virginie*, un gros & demi : mêlez ; pour une poudre dont la dose sera jusqu'à un gros.

PRENEZ *coquilles préparées & écorce de grenade*, de chaque deux gros ; *d'écorce de chacril*, un gros ; *d'huile de cannelle*, trois gouttes : mêlez ; pour une poudre dont la dose sera depuis un demi-gros jusqu'à un gros.

PRENEZ *racines d'iris de Florence & cassia-lignea*, de chaque un scrupule ; de *safran de Mars*, quinze grains ; *cannelle, & fleurs martiales de sel ammoniac* de chaque douze grains, mêlez ; pour une poudre que l'on divisera en deux ou trois doses.

PRENEZ du *quinquina* & de *la rhubarbe*, de chaque six grains : mêlez, pour une poudre à prendre avant le dîner ; pour les goutteux.

PRENEZ de la *racine de gentiane & d'aristoloche ronde* ; des *sommités de germandrée*, de *petite centaurée & d'ivette*, de chaque parties égales ; pour une poudre dont on donne de demi gros à un gros à jeûn, dans un vehicule convenable. Les goutteux s'en servent utilement.

B O L S.

PRENEZ *conserve de roses & thériaque ancienne*, de chaque un demi-gros ; *succin préparé & poudre de vipere*, de chaque huit grains : mêlez ; pour un bol.

PRENEZ *chacril* & *cachou*, de chaque un scrupule ; de *sel d'absinthe*, dix grains ; de *safran de Mars*, six grains : mêlez : faites un bol avec le *syrop de coings*.

O P I A T S.

PRENEZ de *confection d'hyacinthe*, une once ; de *quinquina*, une demi-once ; *pierres d'écrevisses de riviere* & *cannelle*, de chaque deux gros ; de *sel d'absinthe*, un gros : faites un opiat avec le *syrop d'absinthe*. La dose sera depuis un gros jusqu'à un gros & demi.

PRENEZ *conserve de cynorrhodon* ou *gratecul*, & *corail préparé*, de chaque une once ; de *rhubarbe*, deux gros : mêlez : faites un opiat avec le *syrop de roses séches*. La dose sera jusqu'à un gros & davantage.

T A B L E T T E S   A L I M E N T E U S E S.

PRENEZ quatre *pieds de veau*, douze livres de *bœuf*, dix livres de *mouton* & quatre livres de *veau* : faites de toutes ces viandes, avec la quantité proportionnée d'eau, selon la méthode ordinaire, du bouillon, qu'on doit bien dégraisser & clarifier ensuite avec les blancs de six œufs. Après y avoir ajoûté le *sel* nécessaire, on le fait évaporer au bain-marie jusqu'à la consistance de pâte, de laquelle on puisse former des tablettes, qu'on acheve de sécher dans une étuve pour pouvoir les enfermer dans une bouteille bien bouchée, où elles se conservent pendant plusieurs années sans aucune altération. Lorsqu'on veut s'en servir, on verse six onces d'eau bouillante sur demionce ou une once de ces tablettes ; on acheve la dissolution au feu. Par cette opération, qui ne

tient pas un quart-d'heure, on se procurera sur-
le-champ un bouillon, tout aussi bon que si on
l'avoit fait le même jour.

COMMENTAIRES.

(1.) L'AULNÉE. *Enula campana officinarum.
Aster omnium maximus, Helenium dictus, Inst.
rei herb.*

C'est de la racine de cette plante, qui est belle, & s'éleve fort haut, dont on se sert en médecine. Cette racine a une odeur désagréable, &
une saveur un peu amere, avec un peu d'âcreté.
Elle est du nombre des meilleurs médicamens
analeptiques & stomachiques. On la compte
même aussi parmi les alexiteres ; & elle passe pour
être la panacée des pauvres. Elle entre dans la
classe des incisifs béchiques ou propres à diviser
les humeurs épaissies de la poitrine. Enfin quelques-uns ont mis ce remede parmi ceux qui sont
dépuratifs & antiscorbutiques. Ces propriétés en
ont fait recommander l'usage dans la paralysie &
le tremblement. Il met les estomacs languissans
dans l'état où ils doivent être pour s'acquitter ,
comme il faut, de leurs fonctions : il favorise le
vomissement que l'on cherche à exciter. On croit
qu'il contribue à la guérison des fiévres malignes
& des fiévres intermittentes : il est efficace dans
les pâles couleurs, la cachexie, les obstructions,
& utile dans les maladies de la peau. La racine
d'aulnée se prescrit en substance depuis un demi-
gros jusqu'à un gros. On en fait entrer le double ,
quand elle est séche, dans la décoction & dans
l'infusion pour l'usage externe ; & quand la racine

eft récente, elle s'ordonne depuis deux gros jufqu'à une demi-once. Il fe trouve, chez les apothicaires, un extrait & une conferve d'aulnée.
On ordonne de l'extrait depuis un fcrupule jufqu'à deux : la conferve fe prefcrit depuis un gros
jufqu'à deux. On prépare un vin d'aulnée, en
mettant infufer, pendant deux jours, jufqu'à une
once de racine, dans deux livres de vin blanc. Ce
remede, qui a une grande réputation d'efficacité
dans les cas de cachexie & de pâles couleurs, fe
prefcrit, pour l'ordinaire, depuis une once jufqu'à trois. On emploie encore la racine d'aulnée
à l'extérieur : elle eft déterfive ; & à raifon de
cette propriété, elle entre dans la compofition
des différens topiques qui fervent au traitement
des maladies de la peau.

(2.) LA BÉNOITE. *Cariophyllata vulgaris*,
C. B. P.

La racine de cette plante a un peu d'amertume,
avec une légere aftriction : fon odeur eft affez
gracieufe, & approche un peu de celle des cloux
de girofle ; on a formé fon nom latin de celui de
cette plante étrangere. Cette racine fe met parmi
les médicamens analeptiques & ftomachiques :
elle eft auffi comptée au nombre des remedes apéritifs & réfolutifs. Ces propriétés la rendent utile
dans les fuppreffions de régles, l'état de cachexie, les pâles couleurs ; mais on en recommande
encore plus l'ufage contre les contufions, & à
ceux qui ont fait des chutes. La dofe de la bénoite
en fubftance eft depuis un demi gros jufqu'à un
gros. Quand on en fait faire une décoction ou une
infufion, elle fe prefcrit, depuis deux gros jufqu'à une demi-once, pour chaque livre d'eau ;

mais lorsque la racine est fraîche , il y en peut entrer jusqu'à une once.

(3.) LE SOUCHET LONG. *Cyperus odoratus radice longâ officinarum , C. B. P.*

Cette plante croît naturellement dans la France & l'Italie ; mais l'espece , qui nous est apportée des Indes , est plus efficace. Sa racine séche a une odeur agréable , & une saveur aromatique un peu amere. On la met au nombre des médicamens analeptiques & stomachiques , & dans les classes des anti-hystériques & des emménagogues. Le souchet se donne en substance depuis un demi-gros jusqu'à un gros. Il en entre le double dans une infusion.

Il y a une autre espece de souchet qui a les mêmes vertus ; on le nomme *souchet rond . Cyperus rotundus , orientalis major , C. B. P.* Il se prescrit de la même maniere ; mais , si je ne me trompe , ses effets n'égalent pas ceux du souchet long ou odorant.

(4.) ACORUS VERUS , *vel calamus aromaticus.*

Ce médicament est la racine d'une plante d'Asie , dont Hermann a parlé. Son odeur est très forte & agréable , sa saveur, aromatique & un peu amere. On la regarde comme un des analeptiques les plus excellens : elle entre dans la classe des céphaliques , & fait partie de celle des cordiaux : elle passe pour stomachique : on lui croit même la vertu apéritive ; de sorte qu'il est fort commun de la voir employée dans les pâles couleurs , la cachexie , l'anasarque , l'asthme humide , &c. En outre elle est utile dans le traitement des fiévres opiniâtres & principalement des fiévres quartes. Il est rare cependant qu'on la donne ,

avec

avec succès, à des malades qui ont un tempérament sanguin, & encore moins à ceux dont le
tempérament est bilieux. L'acorus se prescrit en
substance, depuis quinze grains jusqu'à un demi-
gros : il en entre le double dans les infusions qui
se font, soit avec l'eau, soit avec le vin. Quelques personnes portent cette racine, comme une
amulette, pour corriger l'air qui les environne,
& se préserver de la contagion ; mais ces vertus
sont imaginaires.

(5.) LE COSTUS ARABIQUE. *Costus arabicus.*

Ce médicament est la racine d'une plante qui
croît dans les pays étrangers. On peut voir la
plante figurée dans l'Ouvrage où mademoiselle de
Mérian a donné les insectes de Surinam, & dans
l'*Hortus malabaricus* de Rhéede. La saveur de
cette racine est aromatique, & elle a une espece
d'amertume : son odeur ressemble un peu à celle
de l'iris de Florence. On met ce médicament parmi les analeptiques & les stomachiques ; mais
rarement entre t-il dans les formules magistrales,
à moins qu'on ne l'emploie, comme cela se fait
quelquefois, dans le traitement de l'asthme humide ; car, dans ce cas les praticiens le reconnoissent fort efficace. Le costus arabique s'ordonne en
substance, depuis quinze grains jusqu'à un demi-
gros ; & il en entre depuis un gros jusqu'à deux
dans une infusion.

(6.) LE GINSENG. *Aureliana canadensis.*

C'est une racine étrangere d'un gout agréable &
aromatique, qui a une douceur mêlée de quelque amertume. La plante qui la fournit est, selon Trew, *l'araliastrum foliis ternis, quinque
partitis.* Elle a une grande célébrité chez les Chi-
nois qui en font un fréquent usage pour augmen-

Tom. I.   S

ter leurs forces, remettre l'eſtomac en état de
faire ſes fonctions, fortifier le cerveau , empêcher ou combattre les effets des poiſons , &c.
Mais, comme nous n'avons ce médicament qu'en
très petite quantité, & qu'il eſt d'un prix exceſſif, il y a peu d'occaſions où on puiſſe le preſcrire ; ce qui fait qu'il eſt inutile d'examiner ſi,
dans le nombre des eſpeces de médicamens du
même genre, qui ſont très connues & plus communes , il ne s'en trouve pas qui aient autant de
vertus que le ginſeng. Boerhaave prétend que la
racine de notre fenouil peut être ſubſtituée avec
avantage à celle du ginſeng. On preſcrit de cette
racine depuis deux ſcrupules juſqu'à un gros &
demi, pour faire une infuſion : elle s'ordonne en
ſubſtance, depuis quinze grains juſqu'à un demi-
gros. On dit que le ginſeng croît naturellement
dans la partie de l'Amérique que l'on nomme *le
Canada.* Ceux qui ont avancé ce fait , ont-ils bien
vu ? nous laiſſerons réſoudre ce doute à d'autres.

(7.) LE SALEP ou ſalab , dont ont parlé Al-
bert Seba & Degner , & depuis eux , M. Geof-
froy, dans les Mémoires de l'Académie des Sciences , pour l'année 1740 ; le ſalep , dis-je , eſt une
racine bulbeuſe d'un orchis de la perſe , qui eſt
d'un uſage commun chez les Orientaux. Elle contient une ſubſtance viſqueuſe & mucilagineuſe ,
qui ſe diſſout aiſément & comme de la gomme.
On loue fort ce médicament , comme étant tempérant , adouciſſant & tonique. Il eſt eſtimé très
utile dans les cas de maraſme , de phthiſie & d'a-
trophie. On aſſure enfin que le ſalep eſt auſſi eſtimé dans la Perſe que le ginſeng l'eſt à la chine.
Cette racine , réduite en pouſſiere , ſe diſſout ai-

fément dans de l'eau tiéde ou bouillante. Elle fe prend dans du lait, du bouillon, du vin ou toute autre boiffon, à la dofe d'un demi-gros à deux gros, une ou plufieurs fois le jour.

(8.) LA GRANDE SAUGE. *Salvia major, an fphacelus Theophrafti, C. B. P.*

La petite fauge. *Salvia minor, aurita & non aurita, C. B. P.*

Ces deux efpeces de fauge font d'ufage en médecine; mais on emploie préférablement la derniere ou la petite fauge. C'eft avec raifon qu'on met cette plante parmi les médicamens analeptiques : elle eft auffi céphalique, ftomachique, du nombre des apéritifs, & fe trouve dans les liftes des remedes anti hyftériques & des emménagogues, ou remedes propres à faire paroître les régles. Ces propriétés font recommander la fauge dans les cas de vertiges ou étourdiffemens; la rendent efficace dans les cas d'apoplexie & autres affections comateufes, utile dans la paralyfie & le tremblement. On l'emploie, avec fuccès, dans le traitement de la cachexie & de la jauniffe : elle foulage les hyftériques, les vaporeux. L'expérience a démontré qu'elle fait ceffer quelquefois le piffement de fang dans les femmes, en fuppofant toutefois qu'il n'eft pas produit par la préfence d'une pierre dans la veffie. On prefcrit rarement la fauge en fubftance : fa dofe eft alors jufqu'à un demi-gros; mais il eft très commun de prendre une infufion de feuilles de fauge, faite comme du thé. On trouve, chez les apothicaires, une eau diftillée de fauge, qui poffede les mêmes vertus que la plante.

La petite fauge s'emploie auffi à l'extérieur. Les feuilles, prifes en poudre par le nez, font éter-

nuer. Elles servent aussi à fumer, comme le tabac, pour exciter une salivation abondante. D'ailleurs cette plante, employée en topique, passe
pour fortifiante & résolutive. La maniere de s'en
servir est de faire cuire les feuilles de sauge dans
du vin, & d'en faire un cataplasme ou des fomentations.

(9.) Le dictamne de Créte. *Dictamnus creticus, C. B. P. Origanum creticum, latifolium, to-
mentosum, Inst. rei herb.*

Cette plante est aromatique. On en faisoit
grand cas autrefois ; mais on la connoîtroit à
peine aujourd'hui, si elle n'entroit pas dans diverses compositions officinales. Cependant le dictamne de Créte passe pour un excellent médicament analeptique. Il est un assez bon remede céphalique. On le met dans les classes des diaphorétiques & des alexiteres : il se compte encore parmi les emménagogues. Cette derniere propriété
fait employer assez souvent le dictamne, pour
exciter l'apparition des régles & l'écoulement des
vuidanges, ainsi que dans la vue de faire sortir
l'arriere-faix & le fœtus mort dans la matrice, &c.
Les feuilles peuvent se prescrire en substance,
depuis un scrupule jusqu'à deux ; on en fait mettre le double dans les infusions.

(10.) La muscade. *Nux moschata, fructu ro-
tundo, C. B. P.*

Ce médicament est un fruit de l'Inde, ou des
îles moluques, dont la forme approche de celle
de l'olive, qui a l'odeur gracieuse, & la saveur
âcre & aromatique, enfin qui est recouvert d'une
enveloppe jaunâtre, que l'on connoît sous le nom
de *macis* ou *fleur de muscade*. La muscade ressemble, pour l'extérieur, à une noix ordinaire : ce-

pendant il y a beaucoup de différences entre ces deux fruits. Outre l'usage commun, que tout le monde connoît à la muscade comme assaisonnement, on la met encore au nombre des médicamens analeptiques, des stomachiques & des carminatifs : de plus elle est céphalique, cordiale ; elle corrige la puanteur de la bouche, &c. Ce fruit s'emploie, avec succès, dans la cardialgie : il fait cesser le vomissement, calme les douleurs de colique. Celui qui est grillé, est un remede contre la diarrhée & les autres flux de ventre. Je ne parlerai pas des autres vertus que possede la muscade, ainsi que les médicamens précédens ; on les a vu indiquées dans ces articles. La muscade se prescrit en substance depuis huit grains jusqu'à un demi-gros : on prend jusqu'à deux scrupules de celle qui est grillée. La muscade, que l'on nous apporte toute confite des lieux où elle croît naturellement, conserve les vertus de ce médicament. On en fait prendre jusqu'à un gros environ.

(11.) LE PETIT CARDAMOME. *Cardamomum minus. Cardamomum minus vulgare, Clusii.*

Ce médicament est le fruit d'une plante de la famille des arundinacées, dont on peut voir les noms dans les Ouvrages de Linnæus. Le petit cardamome seroit peut-être tombé entiérement dans l'oubli, si on ne le faisoit pas entrer dans diverses compositions officinales. Sa saveur brûlante le rapproche un peu du poivre ; mais elle se trouve dans le premier, à un degré plus foible. On le compte parmi les analeptiques & les stomachiques les plus excellens : il entre dans la classe des céphaliques : on le met encore dans celles des apéritifs & des diurétiques. Ces propriétés en

rendent l'usage efficace pour rétablir & augmenter la mémoire, prévenir l'apopléxie, les vertiges
ou étourdissemens, remédier à la cachexie, &c.
Le petit cardamome se prescrit en substance, depuis six grains jusqu'à un scrupule ; & il en entre jusqu'à un demi-gros dans des infusions qui
se font avec du vin. Quand on mâche le cardamome, il fait couler la salive, comme feroit le poivre. Ce seroit m'écarter du plan que je me suis
proposé de suivre, que de parler ici du grand cardamome, *cardamomum majus*, & du moyen cardamome, *cardamomum medium*, ces deux dernieres especes n'étant employées que dans les
compositions officinales, & ayant d'ailleurs les
mêmes vertus que le petit cardamome.

(12.) LA VANILLE. *Vanilla flore viridi & albo,
fructu nigrescente*, Plumer. *Nov. Gen.*

C'est une silique fort connue d'une plante dont
parle Plumier, & que Catesbi met dans le genre
des *convolvulus* ou liserons.

Il n'est pas possible de douter que ce médicament ne soit analeptique, céphalique, stomachique, &c. On peut le faire prendre, pour
remplir ces indications, ou en substance, depuis
dix grains jusqu'à un demi-gros, ou en infusion
qui se fait avec le double de ces doses ; mais la
vanille n'est presque employée que pour faire le
chocolat.

(13.) LE SANTAL JAUNE, ou citrin. *Santalum
citrinum.*

Le surnom de *citrin* a été donné à l'espece de
santal dont il s'agit ici, pour le distinguer de deux
autres especes, le santal blanc & le santal rouge,
qu'on feroit bien de rayer du catalogue des médicamens. Le santal citrin a une saveur aromati-

que un peu amere, & une odeur suave, qui approche de celle de la rose. On s'en sert rarement en médecine : seulement il entre dans la composition de plusieurs médicamens officinaux. Cependant ce bois se met au nombre des remedes analeptiques & des stomachiques. Il est vrai qu'on peut douter de son efficacité. La rapure du santal citrin se donne en décoction, depuis une demi-once jusqu'à une once, pour chaque livre d'eau. On prescrit aussi du santal en substance jusqu'à un demi gros, qui se prend en poudre.

(14.) LA CANELLE FINE. *Cinnamomum acutum. Laurus foliis trinerviis, ovato-oblongis, nervis versùs apicem evanescentibus, Linn.*

Ce médicament est une écorce aromatique d'une espece de laurier de l'Isle de Ceylan, qu'on trouve indiqué dans Ray & Linnæus. Elle a une odeur très agréable, & sa saveur est vive ou piquante & suave. La cannelle est peut-être le plus excellent de tous les remedes analeptiques simples. Elle n'occupe pas une place moins distinguée dans les classes des céphaliques, des cordiaux, des stomachiques, des carminatifs : on l'associe aussi aux apéritifs & aux diurétiques : elle entre encore dans les listes des anti-hystériques & des emménagogues : enfin on la compte parmi les fébrifuges. Par ces propriétés, elle est utile aux tempéramens foibles : elle favorise la digestion des alimens. On en fait grand cas dans le traitement des maladies du cerveau & des nerfs qui ont pour cause un relâchement contre nature. On en recommande l'usage dans la cachexie & la jaunisse ; les hystériques & les vaporeux s'en trouvent bien : elle favorise l'apparition des régles, l'accouchement & la sortie des vuidanges :

on ne la prend pas sans succès dans les fleurs blanches, dans les fiévres intermittentes , &c. La cannelle se prescrit en substance, depuis quatre grains
jusqu'à quinze : il en entre , depuis un scrupule
jusqu'à un demi gros, dans une infusion qui se
fait avec la quantité de vin qu'on peut boire en
une fois ; ou bien on en met infuser jusqu'à une
demi-once , dans deux livres d'eau ou de vin.
L'hipocras, autrefois si connu & presque oublié
aujourd'hui , n'est que le vin aromatisé avec la
cannelle. On trouve chez les apothicaires une eau
distillée de cannelle , dont nous aurons occasion
de parler dans la suite.

(15.) LE GINGEMBRE. *Zinziber.*

Ce médicament est la racine d'une espece de
roseau qui croît dans le Levant, & que Linnæus
a rapproché du genre de l'amomum. L'odeur de
cette racine est suave , & sa saveur est brûlante
& aromatique. Le gingembre a une place distinguée parmi les analeptiques & les stomachiques :
on le met ou nombre des cordiaux & des alexiteres : il entre aussi dans les classes des diurétiques
& des incisifs : enfin on le compte parmi les anti-
scorbutiques. Le gingembre se prescrit en substance , depuis six grains jusqu'à douze ; mais on
l'emploie plus fréquemment comme assaisonnement. Presque tout le monde sait que de mâcher
cette racine , fait couler en abondance la salive,
& augmente l'activité des organes de la parole,
ou même en a rendu quelquefois l'usage à des
gens qui l'avoient perdu.

(16.) CASSIA-LIGNEA. *Arbor canellifera , indica , cortice acerrimo , viscido seu mucilaginoso ,
Breyn.*

Ce médicament est l'écorce d'un arbre qui croît

dans l'Inde , & dont Breyn a donné la figure & la description. Il reſſemble beaucoup à la cannelle par ſon extérieur, ainſi que par la ſaveur, l'odeur & les vertus ; mais les vertus s'y trouvent à un degré plus foible que dans la cannelle. Nous ne les expoſerons point, pour ne pas répéter trop ſouvent les mêmes choſes, & inutilement. Il nous paroît ſeulement à propos de remarquer que l'écorce dont il s'agit ici contient un principe mucilagineux & balſamique, que l'on reconnoît aiſément en la mâchant ; ce qui lui donne la propriété de diminuer la grande ardeur de la poitrine , & même de calmer la toux ; propriétés que la cannelle ne paroît pas poſſéder. Le caſſia-lignea ſe preſcrit en ſubſtance, depuis un ſcrupule juſqu'à un demi-gros : il en entre le double dans les infuſions qui ſe font avec le vin ; mais on l'ordonne plus rarement de cette maniere.

(17.) L'ESPRIT ARDENT DE GENIÉVRE. *Spiritus ardens juniperi.*

On met en digeſtion des baies de geniévre , & une certaine quantité de ſuc de geniévre , avec du miel. On laiſſe ce mêlange juſqu'à ce qu'il ait acquis , par la fermentation , une odeur vineuſe ; alors on le fait diſtiller au bain-marie , pour en retirer un eſprit que l'on rectifie par une ſeconde diſtillation. Cette préparation eſt un excellent remede analeptique , qui fortifie l'eſtomac , chaſſe les vents , fait mourir les vers , rend la tranſpiration inſenſible plus abondante , favoriſe l'écoulement des régles & celui des urines , &c. On fait prendre de l'eſprit ardent de geniévre dans une boiſſon appropriée , depuis un ſcrupule juſqu'à un gros.

LES ASTRINGENS ET LES STYPTIQUES.

Les aſtringens & les ſtyptiques ne different entr'eux, que par le degré ou l'intenſité de leur action. Les aſtringens ont une action plus modérée
ou plus foible que les ſtyptiques : cette claſſe eſt
compoſée de ſubſtances fournies par les trois regnes de la nature. Quant aux ſtyptiques, ils agiſſent avec force & vivacité : la plûpart ſont tirés du vitriol & de l'alun. Les médicamens, qui
compoſent ces deux claſſes, ont une reſſemblance
d'action avec les vulnéraires ; mais il y a parmi
ces derniers, c'eſt-à-dire les vulnéraires, pluſieurs
ſubſtances qui, par leur nature, different beaucoup des aſtringens : c'eſt pourquoi nous avons
jugé qu'il étoit à propos de traiter, dans des articles ſéparés, des médicamens aſtringens, & de
ceux qui ſont vulnéraires, afin qu'on puiſſe choiſir parmi les uns ou les autres, ſelon les diverſes
indications que l'on a à remplir ; & par une raiſon
qui approche beaucoup de celle ci-deſſus, pluſieurs des médicamens, qui compoſent cette
claſſe, ſe trouveront auſſi dans celles des médicamens qui reſſerrent le ventre, & des ſtomachiques. En effet, il n'y a perſonne qui ignore qu'on
emploie ſouvent avec ſuccès, un ſeul & même
remede, pour arrêter des hémorrhagies, faire
ceſſer le vomiſſement, guérir le flux de ventre,
fortifier l'eſtomac, remédier aux écoulemens fréquens & involontaires de l'urine ou de la ſemence, &c.

On ne doit faire uſage des remedes aſtringens

qu’avec beaucoup de prudence , parcequ’il y a de fréquentes occafions dans lefquelles les maladies que je viens de nommer , doivent être traitées par des remedes bien différens de ceux de cette claffe ; & quels médecins ne favent pas qu’il fe fait des écoulemens ou des pertes de plufieurs efpeces de fluides du corps , qui font falutaires , & que produifent les agens qui réglent l’œconomie animale ? Loin d’empêcher de telles pertes , ou de les arrêter promptement , il les faut favorifer. Ceci peut faire concevoir pourquoi le vomiffement & le flux de ventre fe guériffent , pour l’ordinaire , en prenant un vomitif ou un purgatif, & comment la faignée eft un moyen d’arrêter les hémorrhagies. Ces vérités font démontrées pour ceux qui , ayant étudié à fond la médecine pratique , en favent plus que le commun de ceux qui l’exercent. Les remedes aftringens & ftyptiques n’ont pas feulement les effets dont nous avons parlé, c’eft-à-dire d’arrêter les écoulemens contre nature & exceffifs de nos fluides ; ils rempliffent encore d’autres indications , en remédiant à l’atonie & au relâchement de différentes parties du corps. Par cette vertu , leur ufage convient dans le traitement de la cachexie & de la leucophlegmatie produites par cette derniere caufe ; ils contribuent beaucoup à la guérifon des hernies ou defcentes , de la chûte du fondement, du vagin, &c. foit qu’on les faffe prendre intérieurement , foit qu’on en faffe ufage à l’extérieur.

MÉDICAMENS SIMPLES.

LES racines de biftorte, de torinentille, de renouée, de quinte-feuille, de rhapontic, d'orcanette, de filipendule, de fraifier, de grande confoude (¹), de reine-des-prés, d'ortie.

Les feuilles de plantain, de prêle (²), de renouée (³), de bourfe-à-berger (⁴), de pimprenelle, de pervenche, de pied-de-lion, d'argentine, de quinte-feuille, de *coronopus*, d'euphraife, de millefeuille, de reine-des-prés, de pilofelle, de pirole, de nummulaire (⁵), de fanicle, de verveine, d'ortie (⁶), de *fophia chirurgorum* (⁷), de perficaire douce.

La pulmonaire de chêne.... les balauftes ou
fleurs de grenades; les rofes rouges.... la graine
de fumach (⁸), celles de coings, de *fophia chirurgorum*.... les fruits du forbier, ceux de l'é-
pine-vinette; les grofeilles, les fruits d'airelle (⁹),
les noix de cyprès.... l'écorce de grenade....
la noix de gale (¹⁰), le bédéguar ou cette excroif-
fance fpongieufe de l'églantier.

Le quinquina.... le bois du lentifque, celui
du gui de chêne.... le vinaigre.... le fuc d'acacia (¹¹), le cachou, l'hypocifte, le fang-dragon...

La corne de cerf, l'os de feche, les pierres d'é-
crevifles de rivieres....

Les eaux de Forges; les eaux de Paffy; les
eaux de Spa; les eaux de Bourbon; les eaux de
Bareges; les eaux de Coterets; les eaux de Bonnes; les eaux d'Aix-la-Chapelle.... le fuccin,
l'alun, le fer.... la pierre hæmatite, la craie
blanche, le bol d'Arménie, la terre figillée.

MÉDICAMENS OFFICINAUX.

L'EAU diftillée de renouée, de plantain, de
rofes rouges.... le fyrop de rofes féches, de
coings, de myrte compofé, de grofeilles, de
grenade ([12]), de confoude; le fyrop magiftral aftringent....

L'ivoire, & les coquilles d'œufs calcinées....
la boule de Mars.... la conferve de cynorrhodon
ou de fruit d'églantier, celle de rofes rouges....
les trochifques de karabé ([13]).

L'efprit de vitriol, l'efprit de foufre, l'efprit
de nitre dulcifié.... l'eau de Rabel ([14]), l'eau
ftyptique....

Le fel de Mars de riviere ([15]).... Le fafran de
Mars aftringent ([16]), le fafran de Mars antimonié de Stahl ([17]).

MÉDICAMENS MAGISTRAUX.

TISANES.

PRENEZ de *racine de grande confoude*, deux
onces; de *feuilles de pimprenelle*, une poignée:
faites bouillir dans une fuffifante quantité d'eau,
& réduire à quatre livres. Quand vous ferez fur le
point d'éloigner la tifane du feu, ajoûtez une
demi-poignée de *rofes rouges*.

PRENEZ *racine de quinte-feuille*, une once;
feuilles de pervenche & de millefeuille, de chaque
une poignée: faites bouillir dans une fuffifante
quantité d'eau, & réduire à fix livres.

PRENEZ de *riz lavé*, une demi-once ; de *racine de grande consoude*, une once ; de *rapure de corne de cerf*, deux gros, dont vous ferez un nouet : faites bouillir, selon l'art, dans une suffisante quantité d'eau, & réduire à six livres.

PRENEZ *racines de bistorte & d'ortie*, de chaque une once ; *écorce de grenade, & graine de sumach*, de chaque une demi-once : faites bouillir dans une suffisante quantité d'eau, & réduire à six livres. Un peu avant que d'éloigner la tisane du feu, ajoûtez une demi-once de *réglisse* : passez.

PRENEZ de *racine de tormentille*, une once ; *feuilles de prêle & d'ortie*, de chaque une poignée : faites bouillir dans une suffisante quantité d'eau, & réduire à six livres.

PETIT-LAIT.

PRENEZ une pinte de *lait de vache*, avec deux gros *d'alun de roche* en poudre ; faites-le bouillir pour qu'il se caille. On étend ce caillé sur un linge attaché par les quatre coins, sous lequel on place un vase qui reçoit le petit-lait ; qu'on passe encore à travers le papier propre à cet effet. On y ajoûte une once & demie *de sucre*. On en donne trois ou quatre onces plusieurs fois dans la journée, pour les pertes immodérées des femmes.

DÉCOCTION BLANCHE.

PRENEZ de *corne de cerf calcinée* à blancheur & pulvérisée, une demi-once ; de la *mie de pain* très blanc, deux onces : faites bouillir légérement dans six livres d'eau : passez : ajoûtez à la colature deux onces de *sucre*, & deux gros *d'eau de fleurs d'orange*.

TEINTURE DE ROSES.

PRENEZ de *roses rouges*, dont on aura ôté l'onglet, & qui auront été séchées, deux gros : versez dessus deux livres d'eau bouillante : ajoûtez
vingt grains *d'huile de vitriol* : laissez infuser pendant un quart-d'heure, & passez.

VERRÉES.

PRENEZ de *l'eau de plantain*, six onces ; de
sang-de-dragon, un scrupule ; de *syrop de coings*,
une once ; *d'esprit-de-vitriol*, ce qu'il en faut
pour donner à la liqueur une acidité agréable :
mêlez ; pour une verrée.

PRENEZ de *l'eau de roses rouges*, six onces ; de
sang-dragon, un scrupule ; *d'alun de roche*, douze
grains ; de *syrop magistral astringent*, une once :
mêlez ; pour une verrée.

PRENEZ de la *teinture de roses rouges*, six onces ;
du *corail préparé* & *sang-dragon*, de chaque un
demi-gros ; du *syrop de roses séches*, une demi-
once : mêlez ; pour une verrée.

PRENEZ de *nitre purifié*, six grains ; de *vinaigre*, une demi-once, avec deux onces *d'eau* :
mêlez pour une prise, qu'on peut réitérer plusieurs fois dans l'hémorrhagie.

PRENEZ d'infusion de *balaustes*, six onces ; de
bol d'Arménie, un demi-gros ; de *suc d'ortie*,
deux onces ; de *syrop de groseilles*, une once :
mêlez ; pour une verrée.

SUCS.

PRENEZ de *suc d'ortie* clarifié, depuis deux onces jusqu'à quatre ; de *suc rosat*, deux gros ; ou
de *syrop de roses séches*, six gros : mêlez ; pour une

verrée. On peut aussi faire prendre le suc d'ortie seul.

PRENEZ *suc d'ortie* & *suc de plantain*, de chaque deux onces; de *sang-dragon*, un scrupule; *d'alun*, six grains : mêlez; pour une verrée.

E M U L S I O N.

PRENEZ des *amandes douces*, dont on aura ôté la peau, au nombre de douze; des *graines de pavot blanc*, deux gros : broyez les, en versant dessus peu-à-peu deux livres d'une décoction de *racine de grande consoude* : passez avec expression, & délayez dans la colature deux onces de *syrop de roses séches*; pour une emulsion.

L O O C H.

PRENEZ *syrop de coings*, & *syrop de roses séches*, de chaque deux onces; de *terre sigillée*, un gros : mêlez; pour un looch.

P O T I O N S.

PRENEZ *d'eau de plantain*, six onces; *pierre hamatite & sang-dragon*, de chaque un gros; de *syrop de coings*, une once : mêlez; pour une potion qui se prendra par cuillerées.

PRENEZ *d'eau de renouée*, quatre onces; de *suc de plantain* bien clarifié, deux onces; *sang-dragon & bol d'Arménie*, de chaque un gros; de *syrop de grenade*, une once : mêlez; pour une potion qui se prendra par cuillerées.

PRENEZ *balaustes & écorce de grenade*, de chaque deux gros : mettez infuser dans huit onces d'eau : passez : ajoûtez à la colature un gros de *bol d'Arménie*; de *suc d'ortie*, deux onces; de
syrop

ſyrop de coings, une once & demie : mêlez ; pour prendre en deux doſes égales.

PRENEZ *eau de roſes*, & *eau de plantain*, de chaque trois onces ; *ſang-dragon* & *hypociſte*, de chaque un demi-gros ; *acacia* & *maſtic*, de chaque un ſcrupule ; de *laudanum*, deux grains ; de *ſyrop de roſes ſéches*, deux onces : mêlez ; pour une potion à prendre par cuillerées.

PRENEZ de *teinture de roſes*, ſix onces ; *pierre hamatite* & *terre ſigillée*, de chaque un demi-gros ; de *trochiſques de karabé*, un ſcrupule ; de *ſyrop de pavot blanc*, une demi-once : mêlez ; pour une potion à prendre en différentes fois.

APOZEMES.

PRENEZ de *racine de grande conſoude*, deux onces ; de *racine ſéche de biſtorte*, une demi-once ; *feuilles de pied-de-lion* & *de millefeuille*, de chaque une poignée : faites bouillir dans une ſuf-fiſante quantité d'eau, & réduire à quatre livres : paſſez : ajoûtez à la colature deux gros de *trochiſ-ques de karabé* ; de *ſyrop de roſes ſéches*, deux on-ces ; pour un apozeme qui convient dans les cas où on rend du ſang avec les urines.

PRENEZ *feuilles de quinte-feuille* & *de grande conſoude*, de chaque une demi-once ; *feuilles d'ai-gremoine* & *de pervenche*, de chaque une demi-poignée ; de *roſes rouges*, une poignée : faites bouillir dans une ſuffiſante quantité d'eau, & ré-duire à deux livres : paſſez : ajoûtez à la colature une once & demie de *ſyrop de myrte compoſé*.

PRENEZ *racines fraîches de tormentille* & *de grande conſoude*, de chaque une once ; *feuilles de plantain* & *d'ortie*, de chaque une poignée ; de *balauſtes*, une pincée : faites bouillir dans une

Tom. I.   T

suffisante quantité d'eau , & réduire à quatre livres : passez : ajoûtez à la colature quatre onces
de *suc d'ortie* & deux onces de *syrop de coings.*

PRENEZ de *racine séche de bistorte*, une demi-
once ; *feuilles d'argentine & de pimprenelle*, de
chaque une poignée : faites bouillir dans une suffisante quantité d'eau , & réduire à deux livres :
passez : délayez dans la colature deux onces de
suc de plantain , & une once de *syrop de grenade.*

B O U I L L O N S.

PRENEZ de *chair maigre de veau* , une demi-
livre ; des *pieds de mouton* , au nombre de deux :
faites bouillir , durant une heure , dans une suffisante quantité d'eau : ensuite ajoûtez de *racine
fraîche de grande consoude* , une demi-once ; de
racine séche de tormentille , un gros ; *feuilles
d'ortie & de plantain* , de chaque une demi-
poignée : faites bouillir selon l'art ; pour un bouillon.

PRENEZ de *racine séche de bistorte* , deux gros ;
feuilles de pimprenelle & de plantain , de chaque
une demi-poignée ; de *balaustes* , une poignée ;
un morceau de *chair de veau* : faites un bouillon
auquel vous ajoûterez deux onces de *suc d'ortie
clarifié.*

P O U D R E S.

PRENEZ *sang-dragon & terre sigillée* , de chaque
quinze grains ; *d'alun* , huit grains : mêlez ; pour
une poudre.

PRENEZ *terre de Lemnos* , & *racine de bistorte* ,
de chaque un scrupule ; de *camphre* , quatre
grains : mêlez ; pour une poudre.

PRENEZ *d'alun*, trois gros ; de *sang-dragon*, un gros : faites-les fondre ensemble : quand le mélange sera refroidi, réduisez-le en poudre. La dose sera depuis un scrupule jusqu'à un demi-gros. C'est la fameuse poudre D'HELVETIUS contre l'hémorrhagie, qu'on peut réiterer plusieurs fois dans les cas preſſans.

PRENEZ *corail préparé & ivoire brûlé*, de chaque un gros ; de *ſafran de Mars de Stahl*, dix grains : mêlez ; pour une poudre qu'on diviſera en quatre doſes égales : on en prendra une de quatre en quatre heures. Elle convient dans les cas où on ne peut pas empêcher l'urine de couler.

PRENEZ *d'alun de roche*, douze grains ; de *ſang-dragon*, vingt grains : mêlez ; pour une poudre.

B o l s.

PRENEZ des *racines* pulveriſées *de tormentille & de filipendule*, de chaque vingt grains. Mêlez pour en former un bol avec ce qu'il faut de *ſyrop de grande conſoude*. On le réitere pluſieurs fois.

PRENEZ un gros de *conſerve de roſe* ; *ſang de dragon*, quinze grains ; *alun de roche*, huit grains : faites de ce mêlange un bol avec *le ſyrop de coing*.

PRENEZ *bol d'arménie & ſang-dragon*, de chaque un scrupule ; *maſtic & alun*, de chaque quinze grains : mêlez : faites un bol avec le *ſyrop de groſeilles*. On peut prendre un pareil bol pluſieurs fois le jour. On boira, immédiatement après l'avoir avalé, de la *décoction de grande conſoude*.

PRENEZ de *trochiſques de karabé*, un scrupule ; *écorce de grenade, ſafran de Mars & ſang-dragon*,

de chaque dix grains ; de *pilules de cynogloſſe*,
quatre grains : mêlez : faites un bol avec le *ſyrop
de coings*.

PRENEZ de *pierre hæmatite*, quinze grains ; *cachou & terre ſigillée*, de chaque dix grains ; *d'a-
lun*, ſix grains : mêlez : faites un bol avec le *ſyrop
de roſes ſeches*.

O P I A T S.

PRENEZ de la *conſerve de grande conſoude*,
une once ; du *corail préparé* & des *trochiſques de
karabé*, de chaque deux gros ; du *cachou & du
ſang de dragon*, de chaque un gros & demi : formez de ce mêlange un opiat avec le *ſyrop de
coing*, dont la doſe eſt un gros. On l'eſtime contre l'incontinence d'urine.

PRENEZ de la *térébenthine de chio*, demi-once ;
du *ſang de dragon & du ſuccin blanc*, de chaque
deux gros ; du *cachou & du ſafran de Mars aſtringent*, de chaque un gros & demi : mêlez, pour
former un opiat avec ce qu'il faut de *baume de
Canada*. On en fait prendre depuis un demi gros
juſqu'à un gros contre les vieilles gonorrhées.

PRENEZ de *conſerve de roſes rouges*, une demi-
once ; de *balauſtes*, trois gros ; *terre de Lemnos &
ſang-dragon*, de chaque deux gros ; *ſuc d'acacia
& d'hypociſte*, de chaque un gros ; *d'alun*, deux
ſcrupules : mêlez : faites un opiat avec le *ſyrop
de roſes ſeches*. La doſe ſera juſqu'à un gros.

PRENEZ *pierre hæmatite*, *ſang-dragon & alun
de roche*, de chaque deux gros ; *ecorce de grenade
& terre ſigillée*, de chaque une once & demie ;
de *laudanum*, ſix grains : mêlez exactement & faites un opiat avec le *ſyrop de coings* : la doſe ſera
depuis un demi-gros juſqu'à un gros, de quatre
en quatre heures.

PRENEZ de *conserve de cynorrhodon*, une demi-
once ; *cachou & sang dragon*, de chaque deux
gros ; *blanc de baleine & anti-hectique de Potérius*, de chaque un gros ; de *baume sec du Pérou*,
un demi gros : mêlez : faites un opiat avec *le
syrop magistral astringent*. La dose sera jusqu'à
un gros. On se servira de cet opiat dans les cas
de crachement de sang, mais ce doit être avec
précaution.

PRENEZ de *térébenthine de Venise*, six gros,
sang-dragon & terre sigillée, de chaque deux gros ;
alun, cachou & mastic, de chaque un gros ;
de *camphre*, un scrupule : mêlez exactement, &
faites un opiat avec le *syrop de consoude*. La dose
sera jusqu'à un gros.

PILULES.

PRENEZ *du mastic & de la gomme Elemi*, de
chaque un scrupule ; du *cachou*, un demi-gros :
on mêlera exactement ; & on formera des pilules
avec le *baume de Copahu*. On en donne depuis dix
jusqu'à vingt grains ; contre la gonorrhée.

COMMENTAIRES.

(1.) LA GRANDE CONSOUDE. *Symphitum,
consolida major, C. B. P.*

C'est la racine de cette plante qui sert en médecine : elle est mucilagineuse ; & on la met au
nombre des plus doux astringens, des adoucissans
& des vulnéraires : elle est fort communément employée dans les cas de crachemens de sang, d'u-
rines mêlées de sang, & d'autres hémorrhagies.

On en éprouve de bons effets dans les ulceres des poumons & des autres visceres : elle a aussi des succès dans la dyssenterie. Il est rare qu'on fasse prendre la racine de consoude en substance ; la dose est alors depuis un demi-gros jusqu'à un gros. Mais pour l'ordinaire on prescrit la racine fraîche en décoction ; la dose est depuis une demi once jusqu'à une once pour chaque livre d'eau. Quelquefois ce médicament s'emploie à l'extérieur comme fortifiant & vulnéraire ; mais on ne doit pas espérer beaucoup d'un tel remede. C'est, je crois, se tromper grossiérement, que de penser que l'usage interne de cette racine est dangereux, à cause du mucilage grossier qu'elle contient. Les malades, qui se trouvent bien de son usage, & les praticiens, à qui il réussit tous les jours, ne permettent pas d'adopter cette idée. On trouve dans les apothicaireries un syrop de consoude, dont nous aurons occasion de parler dans la suite.

(2.) LA PRÈLE ou queue de cheval. *Equisetum arvense longioribus setis*, **C. B. P.**

Toute la plante est astringente & vulnéraire ; & elle entre dans ces classes de médicamens. Aussi l'emploie-t-on dans les flux de ventre : elle est encore utile lorsque l'on urine le sang, & dans les autres hémorrhagies. Sa dose, quand on la donne en substance, est depuis un demi-gros jusqu'à un gros : on en prescrit une poignée pour chaque livre de décoction : enfin on prend, depuis une demi-once jusqu'à deux, du suc exprimé de la plante. La prèle est aussi d'usage à l'extérieur. On la met au nombre des plus excellens médicamens vulnéraires & propres à donner de la force aux parties qui en manquent. Plusieurs personnes, qui avoient des hernies, en ont éprouvé des succès qui surpassoient leur attente.

(3.) LA RENOUÉE ou traînaffe. *Centinodia*, J.
B. *Polygonatum latifolium*, C. B. P.

On ne fait point pour l'ordinaire ufage de cette plante, quoiqu'elle foit très commune, & qu'elle ne le céde pas en action à plufieurs médicamens aftringens & vulnéraires des plus ufités. Elle a des fuccès, donnée dans les flux de ventre, & réuffit dans les crachemens de fang. On la croit également efficace dans les autres hémorrhagies. Elle fe prefcrit, à la dofe d'une poignée & plus, pour chaque livre de décoction. On fait prendre depuis deux jufqu'à trois onces du fuc exprimé de la plante. Il y a chez les apothicaires une eau diftillée de renouée; mais elle n'a, à ce que je crois, aucune efficacité. La renouée s'emploie auffi avec fuccès comme médicament externe; elle fe met fur les plaies, & on en recommande l'ufage dans les hernies & dans les déplacemens femblables des autres vifceres.

(4.) LA BOURSE-A-BERGER, le tabouret. *Burfa paftoris major, folio finuato*, Inft. rei herb.

Cette plante fe met au nombre des médicamens aftringens & des vulnéraires. Ceux qui crachent le fang, & ceux qui en rendent avec les urines, fe trouvent bien de fon ufage. Elle réuffit également dans les autres hémorrhagies : elle prévient les pollutions nocturnes : on lui attribue auffi, & c'eft avec fondement, la vertu fébrifuge. La renouée fe prefcrit en fubftance, depuis un demi-gros jufqu'à un gros : il en entre dans la décoction une poignée pour chaque livre d'eau ou de vin. Cette plante a les mêmes vertus, quand on l'emploie à l'extérieur.

(5.) LA NUMMULAIRE, l'herbe-aux-écus.

*Nummularia Ger. Lysimachia humi fusa, folio ro-
tundiore, flore luteo, Inst. rei herb.*

Cette plante, à peine connue des médecins praticiens, s'emploie très rarement comme médicament. Cependant elle n'est pas le moins efficace des remedes astringens & des vulnéraires. On la croit très utile dans les cas de crachemens de sang, & dans ceux où il sort avec les urines, ainsi que dans l'écoulement immodéré des régles & des hémorrhoïdes, &c. La nummulaire se prescrit en infusion : on met jusqu'à une poignée des feuilles par chaque livre d'eau. Quelques auteurs comptent cette plante au nombre des médicamens externes qui sont vulnéraires & astringens.

(6.) LA GRANDE ORTIE. *Urtica urens maxima. C. B. P.*

La petite ortie ou ortie-griéche. *Urtica urens minor, C. B. P.*

Ces deux especes d'orties ont leur place avec les médicamens astringens, dont l'action est modérée. On les compte aussi parmi les rafraîchissans ; & ils se trouvent dans la liste des béchiques. Ces propriétés en font recommander l'usage à ceux qui vomissent du sang, ou qui en rendent par les urines, & dans les autres hémorrhagies. On les prend aussi avec succès dans l'hémoptysie, ainsi que dans la péripneumonie. Le suc des orties se prescrit très communément depuis deux onces jusqu'à trois. Les feuilles servent encore à faire des décoctions ou des infusions : il en entre une poignée dans chaque bouillon, ou par livre d'eau. On prescrit aussi une once de la racine récemment tirée de la terre, pour chaque livre d'eau. Enfin on fait entrer les graines de cette plante dans les émulsions : on y en met depuis deux jusqu'à trois gros. Le suc des orties, introduit dans le nez, arrête les hémorrhagies ; la racine a le même effet. En outre, on prépare avec les feuilles & les racines, des gargarismes répercussifs, très utiles dans le traitement des maux de gorge : il se fait, avec ces mêmes parties cuites & réduites en bouillie, des cataplasmes résolutifs & digestifs, pour appliquer sur les tumeurs opiniâtres & les ulceres de mauvais caractere.

(7.) Sophia chirurgorum *adverf. Lobel. Sifymbrium annuum abfynthii minoris folio , Inft. rei herb.*

Cette plante approche de la moutarde par sa saveur âcre & piquante. On la met dans la classe des médicamens astringens & dans celle des vulnéraires. Il est rare qu'on se serve des parties de cette plante aujourd'hui en médecine, du moins dans ce pays ci. J'en excepterai cependant la semence que plusieurs médecins prescrivent en substance, depuis un scrupule jusqu'à un gros, dans les cas de dévoiement, de dyssenteries, de flux immodéré des hémorrhoïdes, & dans les autres hémorrhagies qu'il convient d'arrêter ; cependant on fait en général peu de cas de ce remede.

(8.) Le sumach des jardins. *Sumach , five rhus virginianum , C. B. P.*

Cet arbrisseau produit une graine que l'on met au nombre des plus excellens médicamens astringens. On s'en sert, avec succès , pour remplir cette indication dans les cas de dévoiemens & de dyssenteries , toutefois après avoir fait précédemment ce qui convenoit. Cette graine est très efficace dans l'écoulement immodéré des régles &

des hémorrhoïdes : elle n'eſt pas moins propre à arrêter les autres hémorrhagies. On preſcrit la graine de ſumach en ſubſtance, depuis un demi-gros juſqu'à un gros : il en entre le double dans une décoction. Outre cela, elle fait partie des gargariſmes répercuſſifs qu'on applique, dans la vue de diſſiper les maux de gorge. Enfin on s'en ſert encore à d'autres uſages externes, dont j'ai déja parlé pluſieurs fois.

(9.) Les baies de l'airelle. *Myrtili bacca. Vitis idæa foliis oblongis crenatis, fructu nigricante, C.B.P.*

Cet arbriſſeau eſt très connu dans les provinces méridionales. C'eſt des baies de ce végétal que parle Virgile, lorſqu'il dit : *Vaccinia nigra leguntur.* Elles ſont un médicament interne & externe ; & quelle que ſoit la maniere dont on les fait prendre, elles ſont aſtringentes, & fortifient. On les emploie rarement en ſubſtance ; & elles ſe preſcrivent alors depuis un ſcrupule juſqu'à deux. On prépare, avec ces baies, un ſyrop qui eſt de l'uſage le plus commun ; il en ſera queſtion dans la ſuite. Garidel parle d'une huile qui ſe tire avec expreſſion des baies d'airelle, & qui eſt recherchée, pour l'uſage externe par les filles qui veulent tromper ſur les preuves phyſiques de la virginité.

(10.) La noix de galle. *Galla.*

Ce médicament eſt, comme tout le monde le ſait, une ſubſtance qui s'éleve en tubercules ſur le chêne, & qui doit ſon origine à des inſectes. La noix de galle ſe met dans la claſſe des remedes aſtringens, & paſſe pour un excellent fébrifuge, quand la fiévre attaque des ſujets qui ſont dans un état cachectique. On preſcrit de noix de

galle en fubftance, depuis un demi-gros jufqu'à
un gros : il en entre le double dans une infuſion.
Quant à l'ufage externe, on prépare, avec cette
noix, des décoctions aftringentes, qui fervent
à faire des fomentations & des injections. En outre, elle eft un des ingrédiens de plufieurs emplâtres & onguens officinaux. Enfin on fait que
la noix de galle, mêlée à certaines eaux minérales, les fait devenir noires ; ce qui fert pour reconnoître leur nature ; & on n'ignore pas qu'elle
s'emploie avec le vitriol verd ou ferrugineux,
pour faire l'encre commune.

(11.) LE SUC D'ACACIA DU LEVANT. *Acacia
vera feu agyptiaca.*

Ce médicament eft un fuc épaiſſi, fourni par
des filiques qui ne font pas encore mûres. C'eft
une fubftance ferme, gommeufe, brune en dehors, rouſſâtre en dedans, & qui blanchit dès
qu'elle eft mouillée par de la falive. On met le
fuc d'acacia au nombre des médicamens aftringens & fortifians ; il eft encore rafraîchiffant.
C'eft par ces propriétés que fon ufage convient
pour calmer le vomiffement, faire ceffer les flux
de ventre, les dyffenteries, & arrêter les hémorrhagies. Il fe donne, avec fuccès, dans le diabete. Pour faire ufage de cette fubftance qui eft féche, on en fait fondre depuis huit grains jufqu'à
un demi-gros, dans une liqueur quelconque. Le
fuc d'acacia s'emploie auffi à l'extérieur ; & il a
les mêmes vertus appliqué extérieurement, que
pris intérieurement.

On trouve, dans le commerce, une autre ef-
peçe du fuc d'acacia qui eft plus commune ; c'eft
le fuc d'acacia d'Allemagne, *acacia noftras vel germanica.* Cette fubftance, très acerbe, eft noirâtre

à l'extérieur , & rougeâtre au - dedans : c'est le
suc d'une espece de prunier sauvage , auquel on
fait prendre cette consistance sur le feu. Ce suc
d'acacia peut se substituer à l'autre : il a les mêmes
propriétés médicinales ; & on s'en sert fréquemment , avec la différence qu'on le prescrit à une
dose un peu plus forte. Le suc d'acacia d'Allemagne a plus d'acidité que celui du Levant. Celui
d'Allemagne se prescrit depuis un demi scrupule
jusqu'à deux & davantage. On l'administre sous
la forme séche , ou dissous dans une boisson quelconque.

(12.) LE SYROP DE GRENADE , *syrupus granato-
rum* , se prépare , suivant un procédé très connu ,
& sur le feu , avec du suc & le jus des fruits acides du grenadier , clarifié comme il convient.
C'est un remede astringent qui se met aussi au
nombre des médicamens rafraîchissans & anti-
septiques les plus excellens : on lui reconnoît encore la vertu cordiale. Ces propriétés le rendent
utile dans les flux de ventre , & un remede contre les hémorrhagies. On s'en sert avec succès ,
dans les fiévres ardentes : il appaise la soif , calme
l'effervescence de la bile , &c. La dose de ce syrop sera depuis une once jusqu'à une once & demie.

(13.) LES TROCHISQUES DE KARABÉ. *Trochisci
de karabe.*

Le succin , la corne de cerf calcinée , le suc
d'acacia , celui d'hypociste , les balaustes , le corail , le safran , l'opium , le mastic , la gomme d'A-
rabie , la gomme adragant font une partie des ingrédiens que l'on mêle avec le mucilage de la
graine de psyllium , pour avoir une pâte molle ,
dont on forme des trochisques. Ils sont astringens

& hypnotiques ou assoupissans. Ces propriétés
en font un remede utile dans les cas de crachement de sang ou de toute autre hémorrhagie,
dans les dévoiemens & la dyssenterie: on vante
ses bons effets dans la gonorrhée, &c. Les trochisques se prescrivent depuis un demi-scrupule jusqu'à deux. On les emploie aussi à l'extérieur, &
comme astringens, en injection, lavemens, &c.

(14.) L'EAU DE RABEL, l'essence de Rabel.
Aqua vel essentia Rabel.

Ce médicament est de l'huile de vitriol dulci-
fiée, en la mettant en digestion avec de l'esprit-
de vin. On ne se conforme pas, dans la préparation de cette composition, à la méthode de Rabel
qui, n'étant point versé en chymie, suivoit un
procédé fort long & inutile. L'eau de Rabel tient
un des premiers rangs parmi les médicamens astringens internes les plus actifs. Aussi est-elle un
des secours les plus efficaces dans les grandes
hémorrhagies : elle calme le vomissement, arrête
les dévoiemens, &c. Sa dose est depuis deux jusqu'à huit gouttes dans un véhicule convenable : on
peut la réiterer dans la journée. Ce médicament
ne doit être employé qu'avec beaucoup de précaution ; & il ne faut y avoir recours que dans
les cas urgens. On s'en sert à l'extérieur avec plus
de sécurité. Il n'est pas seulement un stiptique &
dessiccatif excellent, il agit encore comme un détersif & un cathérétique très bons.

(15.) LE SEL DE MARS DE RIVIERE, *sal Martis Riverii*, est un sel vitriolique, qui contient
des particules de fer. Le procédé qu'on suit pour
l'obtenir, est très simple ; le voici : On laisse,
durant plusieurs jours, de l'huile de vitriol, avec
de l'esprit de vin, dans une poële de fer, jusqu'à

ce que le fel dont il s'agit paroiffe fous une forme folide. Ce fel paffe pour être un excellent médicament aftringent & fortifiant. Ce que nous avons dit ci-deffus, en traitant du fer, autorife à croire ce remede apéritif. Ces propriétés rendent l'ufage du fel de Mars de Riviere utile dans la gonorrhée, les fleurs blanches, &c. Il convient dans les régles immodérées & les autres pertes de fang : c'eft auffi un moyen de guérir la cachexie, les obftructions, &c. On en fait prendre depuis un grain jufqu'à quatre ; il pourroit donner des naufées fi on en augmentoit la dofe. On le mêle avec le bouillon ou toute autre boiffon convenable.

(16.) LE SAFRAN DE MARS ASTRINGENT, *crocus Martis adftringens,* fe prépare avec de la limaille de fer, à laquelle on fait éprouver, pendant plufieurs heures, un feu de réverbere, jufqu'à ce qu'elle foit changée en poudre rouffe, qui fe lave plufieurs fois, après quoi on la fait fécher. On croit que le feu lui communique la propriété aftringente ; & c'eft d'après ce raifonnement, que l'on plonge, à plufieurs reprifes, dans de l'eau un fer rougi au feu, pour que cette eau devienne aftringente. Le fafran de Mars, qu'on a obtenu, en fuivant le procédé ci-deffus, paroît être un remede utile dans les flux de ventre & les hémorrhagies : il augmente les forces des perfonnes qui ont été affoiblies par une grande maladie, & il produit de très bons effets chez ceux qui ont toute l'habitude du corps œdémateufe. Le fafran de Mars aftringent fe prefcrit en fubftance, depuis huit grains jufqu'à vingt.

(17.) LE SAFRAN DE MARS ANTIMONIÉ de Stahl, ou l'antimoine diaphorétique martial de

Stahl, *Crocus Martis antimoniatus, vel antimo-nium diaphoreticum martiale Stahlii,* se retire des scories du régule martial d'antimoine, qui, étant mises dans un lieu frais, se réduisent en une poudre fine. Les différentes lotions, que l'on fait éprouver à cette poudre, en enlevent les parties les plus déliées, les moins pesantes, qui, se déposant ensuite, quand on laisse cette liqueur en repos, fournissent le safran métallique dont il s'agit ici : c'est le même procédé par lequel on obtient l'æthiops minéral. On met ce safran de Mars antimonié dans les classes des remedes astringens & des apéritifs ; & on l'a consacré particulierement au traitement des régles immodérées : il a les mêmes vertus pour arrêter les écoulemens hémorrhoïdaux, & les vuidanges qui ont besoin d'être modérées ou supprimées. Ce remede a aussi des succès dans les cas où les régles & les hémorrhoïdes cessent trop tôt de couler.

Nous terminerons cet article, en ajoûtant qu'on peut faire une autre espece de safran de Mars de Stahl, *Crocus Martis Stahlianus.* Celui-ci se retire d'une teinture de Mars particuliere, qu'on obtient, en suivant le procédé qu'a donné le chymiste célebre dont ces préparations portent le nom. On obtient également ce safran, en laissant déposer l'eau qu'on a passée dessus ; & on le fait sécher exactement pour le conserver. Mais on regarde comme entiérement inutile cette préparation qui a beaucoup moins de vertus que plusieurs autres qui sont d'un usage plus fréquent.

LES VULNÉRAIRES ET LES RÉSOLUTIFS.

PLUSIEURS auteurs, dont les grandes connoissances donnent beaucoup de poids à leurs
opinions, pensent que la vertu vulnéraire, dans
les médicamens, est une qualité imaginaire ou
fausse. Ils se fondent sur ce que c'est la nature
qui opere la réunion des plaies, & non l'art; &
en effet tout le monde convient que l'heureux succès du traitement des ulceres & des plaies dépend
de l'état du sang, & de celui des autres humeurs
du corps. Aussi, losque les fluides sont viciés à
un certain point, pour l'ordinaire c'est en vain
qu'on tente la guérison des plaies. Cependant,
si l'on juge d'après l'expérience journaliere, on a
droit de présumer que les remedes nommés *vulnéraires* ne sont pas entiérement inutiles. Il n'y a
donc aucune raison suffisante pour nous empêcher de prescrire ces médicamens, en nous con-
formant à l'exemple que nous ont laissé les anciens, & que suivent les modernes. On vante les
effets des vulnéraires pris interieurement dans
les cas d'hémorrhagies des poumons, de l'estomac, des intestins, des reins, de la vessie, de la
matrice, &c. Leur usage est regardé comme salutaire dans le traitement des ulceres, tant internes qu'externes, & de toutes les plaies même les
plus considérables.

　　C'est une opinion extrêmement commune,
que ces remedes produisent encore d'autres effets, & ont spécialement la vertu résolutive.
Cette propriété en fait recommander l'usage,

après

après les fortes contufions, principalement lorfqu'on eft tombé de haut. A la vérité, plufieurs
auteurs leur refufent cette vertu. Ont-ils raifon
de ne la pas reconnoître ? cela doit être décidé
par les praticiens qui font journellement ufage
de ces médicamens, pour faire paffer la couleur
noire & livide qui paroît fur les parties qui ont
reçu des contufions, ainfi que pour diffiper l'inflammation & la gangrene qui en font les fuites.
Cependant perfonne ne nie que ces effets fâcheux des contufions ne foient le plus fouvent
guéries par les feules forces de la nature, ainfi
qu'il arrive aux plaies de toute efpece. Mais il y
a lieu de croire que les remedes vulnéraires & réfolutifs aident la nature dans ces opérations ; &
je fuis perfuadé qu'on peut en faire ufage, non-
feulement fans danger, mais encore avec d'heureux fuccès. Quoique chacun des médicamens
qui compofent la claffe que nous expofons ici,
paroiffe poffédet également l'une & l'autre vertu, c'eft-à-dire la vertu vulnéraire & la vertu réfolutive, on ne doit cependant pas les employer
fans choix ; & même il y en a plufieurs qui font
plus capables que les autres de remplir ces deux
indications. Nous traiterons cela plus au long
dans les Commentaires. Pour que ceux-ci foient
mieux entendus, nous croyons devoir pofer ici
plufieurs principes généraux fur les baumes ; fubftances qui certainement méritent d'avoir la premiere place dans cette claffe.

Il y a de deux fortes de baumes ; les baumes
naturels, & les baumes officiniaux ou artificiels.
On comprend fous le nom de *baumes naturels* des
fucs liquides ou folides, qui font réfineux ou aromatiques, qui coulent par le feul effort de la na-

Tom. I.   V

ture, ou que l'on retire, par différens procédés, de divers arbrisseaux & arbres des contrées les plus chaudes des Indes orientales & occidentales. Il y a des baumes qui, par leurs qualités & leurs vertus, l'emportent sur les autres ; tels sont le baume de Judée, le baume de Tolu, le baume du Pérou, &c. Nous avons encore plusieurs sucs dont la nature approche de celle des substances précédentes, & qui n'ont pas moins de vertus qu'elles ; quoiqu'ils ne soient pas décorés du titre de *baume*. De ce genre sont les especes de térébenthine, le benjoin, le styrax, la gomme élémi, &c.

Les baumes particuliers ou artificiels, qui sont d'une autre nature que les baumes naturels, se distinguent de ceux-ci par le nom de *baumes officinaux*. Ils different beaucoup entr'eux, non-seulement par les qualités extérieures, mais encore pour les vertus ; car quelques-uns qui sont spiritueux, & qui contiennent des substances balsamiques & aromatiques, ressemblent beaucoup aux baumes naturels. Du genre des baumes officinaux sont le baume apoplectique & nervin, le baume de Fioraventi, le baume du Commandeur, &c. Il y a d'autres baumes officinaux, qui sont composés d'huiles, de graisses, de cire, de gommes, de résines, de térébenthine, &c. mais ces mêlanges forment plutôt des onguens que des baumes. De ce dernier genre sont le baume de Lucatelli, le baume d'Arcæus, la baume tranquille, le baume verd, &c. dont nous parlerons dans l'occasion.

MÉDICAMENS SIMPLES.

LES racines de garance , d'ariſtoloche ronde ,
de mors diable, de reine des prés , de conſoude ,
d'ancolie , de filipendule , de bénoite , de ſceau
de Salomon , de biſtorte , de tormentille.

Les feuilles de millepertuis (1) , de pied-de-
lion (2) , de piloſelle , de ſanicle (3) , de verveine , de véronique , de bugle (4) , de pirole (5),
de lierre terreſtre , de chardon bénit , de bourſe-
à-berger , de pervenche , de brunelle (6) , de coronopus , de plantain , de jacobée , de millefeuille (7) , de nummulaire , de quinte-feuille ,
de verge dorée , d'herbe à-Robert , de ſcordium ,
de germandrée , d'abſinthe , de petite centaurée.
Les herbes vulnéraires (8).

Les fleurs de millepertuis , celles de verge
dorée.

Les graines d'ancolie , celles du *ſophia chirurgorum*.

Le baume de Judée (9) , le baume du Pérou (10) , le baume de Tolu (11) , le baume de
Copahu (12) , les eſpeces de térébenthine... la
myrrhe , la gomme ammoniac , le bdellium ,
l'aſſa-fœtida...

Le lait , le miel de Narbonne.

Le ſang de bouc préparé , le blanc de baleine ,
les pierres d'écreviſſes.

Les eaux de Barèges , de Bonnes , du Mont-
d'Or , de Bagnols , d'Aix-la-Chapelle.

Le borax , le fer.

MÉDICAMENS OFFICINAUX.

L'EAU d'hyſſope... l'eau de goudron, l'eau
de chaux ſeconde... l'huile de graines de lin...
le baume de Lucatelli, le baume de Fioraventi,
le baume du Commandeur...

La thériaque, les trochiſques de Gordon (¹³),
la boule de Mars...

L'huile de genévrier ou l'huile de Cadé (¹⁴),
l'huile de ſuccin, l'huile de térébenthine... le
baume de ſoufre térébenthiné...

Le ſel volatil de corne de cerf... la terre foliée de tartre, le diaphorétique minéral, l'anti-
hectique de Potérius.

MÉDICAMENS MAGISTRAUX.

TISANES.

PRENEZ d'*herbes vulnéraires*, deux gros : verſez deſſus quatre livres d'eau bouillante : laiſſez
infuſer pendant une heure : paſſez.

PRENEZ *feuilles de ſariette & de pervenche*,
de chaque une poignée : faites bouillir dans une
ſuffiſante quantité d'eau & réduire à quatre livres. Quelques inſtans avant que d'éloigner la
tiſane du feu, ajoûtez-y de racine de *régliſſe*
ratiſſée & concaſſée, deux gros ; pour une tiſane.

PRENEZ de *racines ſéches de bryone*, une
demi-once ; *feuilles de véronique & lierre terreſtre*, de chaque une poignée : faites bouillir dans

une suffisante quantité d'eau, & réduire à quatre
livres : ajoûtez la dose ordinaire de racine de
réglisse.

Verrées.

Prenez de *vulnéraires de Suisse*, ou *Faltranck*,
deux pincées : faites bouillir légerement dans
douze onces d'eau : passez : ajoûtez à la colature
une quantité suffisante de *sucre* : buvez, comme
du thé, en deux ou trois verrées.

Prenez de *vin blanc*, trois onces; d'*huile de
lin*, une once; d'*huile de térébenthine*, six gouttes; de *blanc de baleine*, un scrupule; de *pierres
d'écrevisses de riviere*, un demi-gros : mêlez;
pour une verrée dans laquelle vous ferez fondre
un peu de *sucre.* Ce médicament est excellent
pour prévenir les suites des contusions violentes,
lorsqu'on est tombé de haut, & pour en dissiper
les effets.

Looch.

Prenez d'*huile d'amandes douces*, deux onces;
de *blanc de baleine*, un gros; de *syrop de guimauve*, deux onces : mêlez; pour un looch.

Apozemes.

Prenez *feuilles d'aigremoine & de pied-de-
lion*, de chaque une poignée; de *sommités de
millepertuis*, une demi-poignée : faites bouillir
dans une suffisante quantité d'eau, & réduire à
deux livres : passez : délayez dans la colature une
once & demie de *syrop de lierre terrestre*; pour
un apozeme.

Prenez *racines séches d'aristoloche & de gentiane*, de chaque deux gros; *feuilles de bugle &*

de *sanicle*, de chaque une poignée ; de *sommités
de millepertuis*, une demi-poignée : faites bouillir, selon l'art, dans une suffisante quantité
d'eau, & réduire à quatre livres : passez : ajoûtez
deux onces de *syrop d'absinthe*.

PRENEZ de *racines séches de garance*, une demi-once ; *feuilles de véronique & de cerfeuil*, de
chaque une demi-poignée ; de *roses rouges*, une
pincée : faites bouillir, selon l'art, dans une suffisante quantité d'eau, & réduire à deux livres :
passez : ajoûtez à la colature une once de *miel
rosat*.

PRENEZ de *racine de consoude*, une once ; de
racine seche d'aulnée, une demi-once ; *feuilles
d'aigremoine, de piloselle & de sanicle*, de chaque une demi-poignée ; *fleurs de millepertuis &
de roses rouges*, de chaque une pincée : faites
bouillir dans une suffisante quantité d'eau, &
réduire à quatre livres : passez : ajoûtez à chaque dose quatre gouttes de *baume de soufre térébenthiné*, ou *du baume du Pérou*.

BOUILLONS.

PRENEZ de *racine de consoude*, une demi-
once ; *feuilles d'aigremoine & de millefeuille*, de
chaque une demi-poignée, de *sommités de millepertuis*, une pincée : faites, selon l'art, du bouillon avec un morceau de *chair de veau*, & la
quantité d'eau suffisante : passez : ajoûtez à la colature dix gouttes de *baume du Pérou*.

PRENEZ un *poulet* que l'on aura rempli *d'orge* ;
de *racine fraîche de garance*, une demi-once ;
faites bouillir, pendant une heure, dans une
quantité d'eau suffisante : ajoûtez ensuite des
feuilles de lierre terrestre & de plantain, de cha-

que une demi-poignée ; de *sommités de verge dorée*, une pincée : faites, selon l'art, un bouillon : ajoûtez-y douze gouttes de *baume de Fioraventi*.

POUDRES.

PRENEZ *blanc de baleine* & *borax*, de chaque deux gros ; de *sel volatil de corne de cerf*, un gros : mêlez ; pour une poudre. Sa dose sera depuis un scrupule jusqu'à un demi-gros.

PRENEZ de *racine de bénoite*, trois gros ; de *terre sigillée*, deux gros ; de *camphre*, un grain : mêlez ; pour une poudre. Sa dose sera depuis un scrupule jusqu'à deux. On en prendra plusieurs doses.

PRENEZ *racine de garance* & *pierres d'écrevisses de riviere*, de chaque un gros ; de *blanc de baleine*, un demi gros ; de *sel volatil de corne de cerf*, un demi-scrupule : mêlez ; pour une poudre qu'on divisera en trois doses égales.

BOLS.

PRENEZ de *baume du Pérou*, ou de *Copahu*, un demi-scrupule : faites un bol avec un peu de sucre.

PRENEZ de *térébenthine de Venise*, depuis un demi-gros jusqu'à un gros : faites dissoudre dans un *jaune d'œuf* : faites un bol avec la *pulpe de casse*, ou *la poudre de réglisse*.

PRENEZ de *sang de bouquetin*, quinze grains ; *pierres d'écrevisses* & *blanc de baleine*, de chaque dix grains : mêlez : faites un bol avec l'*extrait de rhubarbe*.

PRENEZ de *blanc de baleine*, un scrupule ; de *sel volatil de corne de cerf*, quatre grains ; du *baume du Pérou*, six gouttes ; de *thériaque*, un demi-gros : mêlez : faites un bol avec le *syrop de pavot blanc.*

OPIATS.

PRENEZ de *moëlle de casse*, une once ; *pierres d'écrevisses & rhubarbe*, de chaque trois gros ; de *diaphorétique minéral*, deux gros ; *succin préparé & baume de Judée sec*, de chaque un gros : mêlez : faites un opiat avec le *syrop de roses séches*. La dose sera jusqu'à un gros.

PRENEZ de *térébenthine de Venise*, une demi-once ; de *blanc de baleine*, deux gros ; de *terre foliée de tartre*, un gros ; de *sel volatil de corne de cerf*, un scrupule : mêlez : faites un opiat avec le *syrop diacode*. La dose sera depuis un scrupule jusqu'à un demi-gros.

COMMENTAIRES.

(1.) LE MILLEPERTUIS. *Hypericum vulgare ;* C. B. P.

On met au nombre des plus excellens vulnéraires les sommités de cette plante recueillies, lorsqu'elles sont terminées par des fleurs prêtes à s'épanouir. Ce n'est pas la seule vertu du millepertuis ; il entre dans les classes des médicamens sédatifs & des anti-spasmodiques, ainsi que dans celles des apéritifs & des diurétiques. Cette plante est salutaire dans les ulcérations internes, & utile à ceux qui crachent le sang, ou qui en rendent par les urines. Les hystériques & les hypochondriaques ou vaporeux se trouvent bien

de son usage. Elle favorise l'écoulement des régles & des urines, &c. La dose est d'environ une
poignée pour chaque livre de décoction ou d'infusion, qui se font avec l'eau ou le vin.

L'usage externe du millepertuis est encore
plus étendu que l'usage interne. On ne le recommande pas seulement comme un médicament
vulnéraire & un résolutif qui a une très grande
efficacité, il passe encore pour être un remede
très propre à fortifier. Ces propriétés le font employer avec succès sur les plaies & les contusions. On en fait entrer dans les lavemens détersifs. Il diminue la violence des douleurs de goutte
& de rhumatisme. Ses effets sont vantés dans le
tremblement & la foiblesse des membres, &c.
Il y a chez les apothicaires une huile de millepertuis, dont nous parlerons dans la suite.

(2.) LE PIED-DE-LION. *Alchimilla vulgaris*,
C. B. P.

Cette plante tient un des premiers rangs dans
la liste des médicamens vulnéraires astringens.
On en recommande l'usage dans toutes les hémorrhagies, & principalement dans celle de la
matrice ; & on en vante les effets dans la phthisie,
la dyssenterie, les fleurs blanches. Pour l'ordinaire les feuilles se prescrivent jusqu'à une demi-
poignée pour chaque livre de décoction ou d'infusion ; ou bien, ce qui est plus rare, elles se
donnent en substance ; la dose est alors depuis un
demi-gros jusqu'à un gros. Quand on se sert de
pied-de-lion à l'extérieur, cette plante a les mêmes propriétés, quelle que soit la forme sous laquelle on l'administre.

(3.) LA SANICLE. *Sanicula officinarum*, *C. B. P.*
On met cette plante au nombre des médica-

mens vulnéraires & aftringens; & c'eft à raifon de ces effets qu'elle eft falutaire dans les ulcérations des parties internes, & qu'elle a beaucoup de fuccès, donnée dans les crachemens de fang & les autres hémorrhagies. On la fait prendre en infufion, dans laquelle il entre depuis une demi-poignée jufqu'à une poignée pour chaque livre d'eau. La fanicle s'emploie encore fréquemment à l'extérieur, pour fortifier les parties fur lefquelles on l'applique; & ce dernier effet la rend utile à ceux qui ont des hernies. ♥

(4.) LA BUGLE. *Bugula Dod. Confolida media, pratenfis, carulea, C. B. P.*

Cette plante, qui eft des plus communes dans ce pays-ci, paffe pour être un excellent médicament vulnéraire & réfolutif: auffi l'emploie-t-on avec fuccès dans les ulcérations internes, & même dans celles du poumon. Elle procure du foulagement à plufieurs afthmatiques. Ceux qui ont fait quelque chûte fe trouvent également bien d'en faire ufage. La bugle s'emploie en décoction & en infufion, dans la proportion d'une poignée par chaque livre d'eau; ou bien on en exprime le fuc, dont la dofe eft depuis deux jufqu'à quatre onces. Cette plante entre encore dans les fomentations & injections vulnéraires & déterfives, ainfi que dans les gargarifmes deftinés à remplir les mêmes indications.

(5.) LA PYROLE. *Pyrola rotundifolia major, C. B. P.*

Cette plante, qui croît principalement fur les montagnes, fe met dans la claffe des médicamens vulnéraires & aftringens; & elle fert aux mêmes ufages, tant internes qu'externes, que la bugle qui fait le fujet de l'article précédent. La pyrole se prescrit en infusion ; & on en met depuis une demi-poignée jusqu'à une poignée par chaque livre d'eau.

(6.) LA BRUNELLE. *Brunella major folio non dissecto*, *C. B. P.*

Cette plante, qui est très commune, & se trouve principalement dans les prairies, s'emploie rarement comme remede interne, quoiqu'on la compte au nombre des médicamens vulnéraires & astringens. Quelques auteurs vantent ses effets dans la dyssenterie ; & il s'en trouve qui la recommandent comme très salutaire dans les fleurs blanches. On peut faire user des fleurs & des feuilles, soit en décoction, soit en infusion, & en ordonner une poignée pour chaque livre d'eau. Mais il est bien plus commun d'employer la brunelle pour les usages externes, & principalement en gargarismes dans les maux de gorge & le scorbut, ainsi que pour faire des injections & des lavemens détersifs.

(7.) LA MILLEFEUILLE. *Millefolium vulgare*, *album vel purpureum*, *C. B. P.*

Les feuilles & les fleurs de cette plante ont une saveur un peu âcre & amere : leur odeur est presque balsamique, tirant sur celle du camphre. Ces parties de la plante ont un rang distingué dans la liste des médicamens vulnéraires. On leur reconnoît aussi les vertus détersives & astringentes. Leur maniere d'agir paroît être plus douce & plus lente que celle des autres remedes du même genre ; ce qui fait qu'on peut les employer, par préférence, dans le traitement des ulceres du poumon, sans en craindre d'autre effet nuisible. La millefeuille arrête les hémorrhagies, est un remede contre le flux de ventre, la dyssenterie,

& même possede à quelque degré les vertus sé-
datives & anti-spasmodiques. Ces dernieres propriétés en rendent l'usage utile aux personnes hypochondriaques & hystériques ou vaporeuses. Les
feuilles ou les fleurs se prescrivent en infusion ou
en décoction, depuis une demi-poignée jusqu'à
une poignée pour chaque livre de liqueur. On emploie encore les fleurs de millefeuille, pour l'u-
sage externe, comme médicament vulnéraire &
astringent. Elles se mettent aussi dans les classes
des résolutifs & des anodyns. Par ces propriétés
elles guérissent les plaies récentes, & arrêtent les
hémorrhagies. C'est pour remplir la même indication qu'on les fait entrer dans des lavemens qui
conviennent dans le traitement de la dyssenterie :
on les applique sur les mammelles tuméfiées ; &
elles calment les douleurs vives des hémorrhoïdes. Ce médicament pilé s'introduit dans l'o-
reille, pour faire cesser certaines douleurs d'o-
reilles & de dents ; & plusieurs personnes, qui
avoient confiance dans ce remede, se sont bien
trouvées de son usage, qui d'ailleurs est sans
danger.

(8.) LES VULNÉRAIRES DE SUISSE, le Faltranck. *Herba vulneraria.*

Ce médicament est un mêlange de plusieurs
parties de différentes plantes que l'on ramasse
dans les montagnes de la Suisse, du pays de Geneve & de l'Auvergne. Quand on nous l'apporte,
les plantes sont par petites portions, ayant été
coupées, & comme broyées grossierement ; ce
qui cependant n'empêche pas que l'on ne reconnoisse, dans ce mêlange, de la verveine, de la
véronique, de l'aigremoine, du pied-de-chat,
de la pyrole, du millepertuis, de plusieurs especes

de capillaires, de la pilofelle, de la bugle, de
la fanicle & d'autres plantes de la même nature.
On trouve, il eft vrai, parmi ces plantes falutaires, un affez grand nombre de fragmens d'autres
plantes qui n'ont pas les mêmes vertus que les
précédentes. Cette addition eft dûe, ou à l'ignorance & à la négligence de ceux qui ramaffent ces
plantes; ou bien ils la font par friponnerie. Le
Faltranck ou les vulnéraires Suiffes, tels qu'on
les trouve dans le commerce, font un des médicamens vulnéraires internes les plus ufités. Leur
ufage eft falutaire dans les contufions, dans les
ulcérations internes : il eft même utile à des
phthifiques, & les afthmatiques s'en trouvent
affez bien. On prend les vulnéraires Suiffes en
infufion, comme du thé, avec du miel & du
fucre. Plufieurs perfonnes trouvent cette boiffon
agréable au goût.

(9.) Le baume de la Mecque, ou de Judée.
Balfamum Judaïcum, vel opobalfamum.

Ce médicament eft un fuc réfineux, jaunâtre,
qui, par fa faveur & fon odeur, approche de
l'écorce de citron. Si l'on en croit Profper-Alpin
& Belon, ce baume coule naturellement d'un arbre qui reffemble au lentifque. Le même végétal
fournit encore des morceaux de bois & des fruits
qui font partie du commerce des drogues médicinales, & font connues fous les noms de *xylo-*
balfamum & de *carpo-balfamum*. Le baume de la
Mecque, confidéré comme médicament interne,
eft mis au nombre des vulnéraires & des déterfifs les plus efficaces. Il entre dans les claffes des
analeptiques & des alexiteres; & on le compte
parmi les apéritifs. Celui qui n'eft pas ancien,
produit d'heureux effets dans les ulceres des pou-

mons, des reins, de la veffie. Il augmente les
forces des perfonnes devenues trop foibles, empêche les fuites funeftes des poifons, eft utile
dans le traitement des fiévres qui ont un mauvais
caractere, leve les obftructions, procure du foulagement aux afthmatiques, & favorife ou même
provoque l'apparition des régles. Mais il eft important de ne pas ignorer que le baume de la
Mecque, qui eft ancien, n'a pas toutes ces grandes vertus. On prefcrit depuis dix jufqu'à vingt
gouttes de ce médicament, qui fe prend étendu
dans un jaune d'œuf, du bouillon, du fyrop, &c.
ou en bol, en pilules.

Il eft encore à propos de faire obferver, en
paffant, que les baumes naturels ne font pas
mifcibles avec les boiffons aqueufes, à moins
qu'ils n'aient préalablement été étendus dans un
jaune d'œuf, ou mêlés exactement avec du fucre.
La fumée ou plutôt la vapeur du baume de la
Mecque, que l'on fait paffer jufqu'au poumon,
par le moyen d'un inftrument qui eft une efpece
d'entonnoir renverfé ; cette vapeur, dis je, a été
falutaire à des phthifiques. Quand on emploie
cette forme de remede, on mêle avec le baume
des feuilles de tuffilage ou de bétoine coupées
par petits morceaux, comme le tabac qui eft préparé pour fumer. Il eft rare qu'on fe ferve du
baume de la Mecque à d'autre ufage externe,
parcequ'il eft très rare, & qu'il fe vend fort cher ;
ce qui fait auffi qu'on le trouve rarement naturel, étant le plus fouvent falfifié & altéré avec la
térébenthine, le benjoin, le ftyrax, ou autrement. Cependant on peut diftinguer le vrai baume de la Mecque, du falfifié ; le premier a une
odeur plus forte & plus agréable, fur-tout s'il

n'eſt pas vieux. On y découvre quelque amertume avec un peu d'adſtriction. Si on en jette une goutte dans l'eau, elle s'y étend ſans la pénétrer. Il s'attache enfin au drap, mais ſans le pénétrer comme fait l'huile.

(10.) LE BAUME DU PÉROU. *Balſamum peruvianum.*

On trouve dans le commerce trois eſpeces de ce baume ; le baume du Pérou brun, le baume du Pérou blanc & le baume du Pérou ſec. *Balſamum peruvianum fuſcum* ; le baume brun eſt celui que l'on emploie le plus ſouvent. Il approche de la térébenthine par ſa conſiſtance ; & quand on l'approche du feu, il répand une vapeur très gracieuſe. On le retire, en faiſant bouillir dans l'eau les rameaux & les feuilles d'un arbre de l'Amérique, dont Piſon & Marcgrave ont parlé. Le baume du Pérou blanc, *balſamum peruvianum album*, vel *ſtyrax alba*, a la même conſiſtance que le précédent : ſon odeur eſt agréable. On dit qu'il eſt fourni par le même arbre que le précédent, & qu'il coule par des inciſions qu'on fait au tronc. Le baume du Pérou ſec, *balſamum peruvianum ſiccum*, eſt une réſine ferme, rouſsâtre & tranſparente, que l'on retire peut-être du même arbre que les baumes précédens, & que l'on nous apporte enfermé dans l'enveloppe de noix fort groſſes ou de fruits qu'on nomme *coccos*. Ces trois eſpeces de baume du Pérou paroiſſent poſſéder les mêmes vertus ; & on les met au nombre des médicamens vulnéraires & des anti-ſeptiques les plus efficaces : ils ont auſſi place parmi les fortifians & les alexiteres, & ſe trouvent dans les liſtes des diaphorétiques & des diurétiques. La doſe des baumes liquides eſt depuis huit gouttes juſqu'à vingt. On prescrit le baume du Pérou sec depuis quatre grains jusqu'à douze ; & il se prend ou dissous dans une liqueur spiritueuse, ou sous la forme de bol. Ces baumes peuvent s'employer également aux usages externes, dans la vue de déterger les plaies & de favoriser la réunion de leurs bords. On les recommande, ainsi qu'on fait l'huile de térébenthine, dans les cas de piquûres des tendons & des nerfs, pour résoudre les tumeurs opiniâtres, & procurer du soulagement aux parties paralytiques. Quand on a ces dernieres indications à remplir, on fait dissoudre les baumes dans de l'esprit-de-vin, ou on les mêle avec le miel ; & alors on en prépare des linimens, des onguens & des emplâtres.

(11.) LE BAUME DE TOLU, ville de l'Amérique. *Balsamum Tolutanum.*

Ce baume est une térébenthine visqueuse, dont l'odeur est gracieuse & le goût douceâtre & aromatique, qui découle naturellement d'une petite espece de pin, & qui s'endurcit en vieillissant. On peut le comparer au baume de Judée, pour la rareté, l'efficacité & les propriétés qui sont les mêmes ; & il s'emploie de la même façon. On vante beaucoup les grands effets du baume de Tolu dans le traitement des plaies : il calme les douleurs rhumatismales & goutteuses. On le fait dissoudre dans de l'esprit de-vin, afin d'en pouvoir faire des fomentations sur les parties malades.

(12.) LE BAUME DE COPAHU. *Balsamum copaïba vel brasiliense.*

Ce baume, qui approche beaucoup de la térébenthine par sa nature & sa couleur, & avec laquelle on le falsifie le plus souvent, est fourni

par

par un arbre du Bresil , dont Pison & Marcgrave font mention. On ne peut assurer que ce baume le cede aux précédens en vertus médicinales , soit dans l'usage interne , soit dans l'usage externe. Mais il semble être particulierement consacré au traitement de la gonorrhée & des fleurs blanches. On prescrit du baume de Copahu depuis dix gouttes jusqu'à vingt ; & il se prend étendu dans un jaune d'œuf ou du bouillon, du vin , du lait , &c, ou sous la forme de bol qu'on fait avec du sucre & de la poudre de réglisse. Quant à l'usage externe de ce baume, il est plus fréquemment employé que tous les autres , étant vulnéraire , résolutif , tonique , lorsqu'il est appliqué à l'extérieur. Par ces propriétés , il guérit les plaies dans quelque partie du corps que ce soit, & principalement celles des nerfs ; il calme les douleurs rhumatismales , & fortifie les membres qui sont demeurés fort foibles à la suite des luxations & des fractures. On fait avec ce baume & de la graisse humaine , un mêlange qui sert à fomenter les parties paralytiques.

Nous n'ajoûterons rien ici sur le *baume du Canada* , que nous avons mis dans la classe des diurétiques , & sur plusieurs autres qui appartiennent moins à la matiere médicale qu'à l'histoire naturelle. Il est nécessaire de remarquer que l'usage interne des baumes , quels qu'ils soient , est contre-indiqué par la présence de la fiévre , & qu'on ne doit pas l'employer , pour peu que l'on soupçonne une inflammation interne.

(13.) LES TROCHISQUES DE GORDON , *trochisci Gordoni* , sont une composition dans laquelle il entre des médicamens détersifs , des astringens , des dessicatifs , & où les adoucissans dominent. On ne peut pas conserver long-tems ce remede, à cause des amandes & des semences froides qu'il contient, & que ces substances rancissent très facilement. Les trochisques de Gordon sont du nombre des remedes vulnéraires & des adoucissans; & ils sont principalement d'usage dans le traitement des ulceres des reins & de la vessie. Mais il est rare qu'on les ordonne dans ce pays-ci. On en prescrit, pour l'usage interne, depuis un demi-gros jusqu'à un gros; il en entre aussi dans les lavemens détersifs.

(14.) L'HUILE DE GENEVRIER, l'huile de Cadé. *Oleum juniperi.*

Lorsqu'on soumet le bois de genévrier à la distillation, il donne un esprit & une huile essentielle : celle-ci passe pour un excellent médicament vulnéraire & détersif. On en recommande principalement l'usage dans les cas d'ulcérations aux reins, à la vessie & à la matrice. L'huile essentielle de genévrier se prescrit depuis deux gouttes jusqu'à quatre, qui se prennent étendues dans un verre de boisson appropriée, ou sous la forme de bol. On trouve dans le commerce, en Provence & dans les autres contrées méridionales du Royaume, une huile très connue sous le nom d'*huile de Cadé*, &, en termes du pays, *oli de Cadé* ; Garidel en parle.

SECTION II.

DES Médicamens consacrés spécialement pour la guérison de certaines parties & de maladies particulieres ; ou qui agissent sur des parties & des humeurs plus que sur d'autres.

DES ÉMÉTIQUES OU VOMITIFS.

A PEINE y a-t-il quelque différence entre les médicamens vomitifs & les médicamens cathartiques, ou qui purgent par en bas : très souvent même les premiers n'ont d'autre effet que celui des seconds ; & de même il n'est pas rare que les purgatifs excitent des vomissemens que l'on n'attendoit pas. Le moment de faire prendre des vomitifs est celui où l'estomac est surchargé d'alimens pris en trop grande quantité ; lorsqu'il s'est amassé, dans les premieres voies, de la saburre, résidu des mauvaises digestions ou des sécrétions viciées, quelle que soit sa nature, & quand on a avalé du poison. Ce genre de remede convient au commencement des fiévres malignes & putrides, de quelques péripneumonies, de la petite vérole & d'autres maladies graves. Les vomitifs produisent les plus heureux effets dans le traitement des fiévres intermittentes & remittentes que l'on ne peut quelquefois guérir qu'en employant ce moyen. Enfin on en vante beaucoup l'efficacité dans les cas de dégoût ou de perte d'appétit, de flux de ventre, de dyſſenterie; dans la cachexie, la jauniſſe, le vertige, la douleur de tête, &c.

L'évacuation, que l'émétique procure, n'eſt pas le ſeul bon effet de ce remede; & on le preſcrit pour remplir différentes autres indications, par exemple, pour procurer de fortes ſecouſſes dans les affections ſoporeuſes; pour mettre les organes, qui ſont dans l'atonie & la ſtupeur, en état de mieux faire leurs fonctions; pour faire ſortir de la matrice un fœtus qui eſt mort, & le placenta qui y eſt reſté tout entier ou en grande partie; pour lever les obſtructions ou embarras dans les reins, lors d'un accès néphrétique violent, & qui demande un prompt remede. Le vomiſſement eſt auſſi un moyen de rétablir la reſpiration dans les maux de gorge, où on eſt en danger d'être ſuffoqué, & de faire ceſſer un hoquet qui dure trop long tems, &c. Enfin il eſt arrivé quelquefois que les efforts du vomiſſement ont fait ouvrir un abſcès dans la poitrine, & que le pus eſt ſorti à plein canal, par la trachée-artere & la bouche, au grand ſoulagement des malades. On peut cependant regarder ce ſecours comme accompagné de danger, parcequ'il eſt à craindre que le malade ne ſoit ſuffoqué dans le moment de l'action du remede; ce que des praticiens ont écrit être arrivé pluſieurs fois.

On ne doit pas faire prendre de vomitifs dans le crachement de ſang & les autres hémorrhagies, ni lorſqu'il y a inflammation au bas-ventre. Les perſonnes pléthoriques, ou qui ont beaucoup de ſang, ainſi que celles qui ſont attaquées de fiévre ardente, doivent éviter ces médicamens. Ils ſont

regardés encore comme dangereux dans les affections fpafmodiques ou convulfives, & ne conviennent pas à ceux qui ont un anevrifme, qui font
afthmatiques, pulmoniques ou phthifiques, &
dans une très grande foiblefle. Ce n'eft qu'avec
précaution que peuvent fe fervir de ce remede
les femmes grofles, & celles qui attendent leurs
regles, ceux qui ont des hernies ou defcentes,
lés gens d'un caractere violent, ou prompts à fe
mettre en colere, &c.

Cette clafle de médicamens vomitifs en comprend plufieurs que l'on n'emploie prefque jamais. Il eft cependant néceffaire de les connoître, pour y avoir recours dans les cas preffans
où l'on n'a point ceux qui font d'un ufage ordinaire. Néanmoins nous n'entreprenons pas de
paffer en revue toutes les fubftances naturelles
ou factices qui peuvent exciter le vomiffement.
Car tout le monde fait que, pour faire vomir,
fur-tout ceux qui y ont de la facilité, ce qui eft indiqué parcequ'ils font fujets à avoir des envies
de vomir, des naufées ; on fait, dis je, que pour
faire vomir, fouvent il fuffit de boire de l'eau
tiéde, du bouillon fort gras, de l'hydromel ou
toute autre liqueur qui répugne au goût ; de cha-
touiller le pharynx ou le gofier avec le bout du
doigt ou une plume trempée dans l'huile, &c.

Lorfque le vomiffement dure plus long-tems
qu'il ne convient, quelle que foit la caufe qui y
ait donné lieu, on peut y mettre fin, en faifant
prendre des acides minéraux, par exemple, l'a-
c.de du foufre, ou l'acide vitriolique. Il eft à
propos de remarquer que plufieurs auteurs ont
penfé que les acides végétaux augmentent l'action des médicamens vomitifs préparés avec l'an-

timoine, au lieu de calmer les vomiſſemens : ils prétendent même que cela arrive quand on a pris du diaphorétique minéral ou d'autres remedes tirés de l'antimoine, & deſtinés à produire d'autres effets que le vomiſſement. Il eſt vrai que d'autres auteurs, dont l'avis n'a pas moins de poids, ſoutiennent que l'on ne doit pas redouter cet effet. Enfin perſonne n'ignore qu'on parvient à faire ceſſer les vomiſſemens, en faiſant prendre des médicamens hypnotiques ou aſſoupiſſans, de la crême de tartre, des abſorbans, du ſuc de limon qui a fermenté, de l'eau de poulet, du vin chaud, où on a mis du ſucre & de la cannelle, de la thériaque, du diaſcordium, &c. Souvent même l'odeur ſeule du vinaigre ou d un citron opere cet effet ; ce qui paroît prouver que les acides végétaux ne ſont pas moins propres que les acides minéraux à faire ceſſer le vomiſſement. Après cela, qu'on ne s'étonne pas de voir toutes ces eſpeces d'acides compoſer la claſſe des anti-émétiques ou des médicamens qu'on peut employer pour arrêter le vomiſſement.

MÉDICAMENS SIMPLES.

Les racines de ſcille, de bryone, de cabaret (1), de pain de pourceau, d'ellébore noir (2), d'ipécacuanha (3).

Les feuilles de gratiole, de tabac.

Les bourgeons ou jeunes pouſſes de ſureau.

Les fleurs d'iéble, de pêcher.

Les ſemences d'épurge, de roquette, de raifort, d'oignon.

L'écorce d'iéble, de fureau.
L'huile d'olive, le beurre.
L'antimoine, le vitriol blanc.

MÉDICAMENS OFFICINAUX.

L'HUILE d'amandes douces... l'oxymel fcillitique... le fyrop de Glauber (⁴), le fyrop de
nerprun... le vin émétique (⁵).

L'extrait d'ellébore... le tartre ftibié (⁶), le
kermès minéral (⁷)... le turbith minéral, la
poudre d'algaroth (⁸), le foie d'antimoine (⁹),
le fafran des métaux (¹⁰), le verre d'antimoine (¹¹)... le régule d'antimoine, avec lequel on
fait des pilules perpétuelles & des gobelets qui
communiquent la vertu purgative à la liqueur
qu'on y met.

MÉDICAMENS MAGISTRAUX.

EAU ÉMÉTIQUE.

PRENEZ de *tartre ftibié*, depuis quatre grains
jufqu'à fix : diffolvez-le dans une livre d'eau
tiéde, dont on confervera la chaleur au bain-
marie. On donnera des demi-verrées de cette
eau pendant environ deux heures, ou jufqu'à ce
qu'elle ait produit l'effet qu'on doit en attendre.

DÉCOCTION.

PRENEZ de *thé*, une demi-once : faites bouillir legérement, pendant un quart-d'heure, dans

une livre & demie d'eau ; pour une décoction dont on prendra un verre par quart-d'heure.

VERRÉES.

PRENEZ d'*eau tiéde*, six onces ; d'*huile d'olive*, ou d'huile d'amandes douces, ou de beurre, deux onces : mêlez le tout exactement. Ce médicament est un vomitif très doux, qui convient dans les cas où l'on a pris des poisons corrosifs, &c. Il se boira en une fois. S'il survient des nausées sans vomissement, on mettra, le plus avant que l'on pourra, dans le gosier les doigts enduits d'huile.

PRENEZ *eau de chicorée*, quatre onces : faites-y fondre trois grains de *tartre stibié* ; pour prendre en une fois.

PRENEZ de *vin émétique*, depuis une once jusqu'à une once & demie : mêlez-le dans deux onces d'eau ; pour boire en un seul coup. On peut aussi prendre le vin tout seul.

PRENEZ de *syrop de Glauber*, vingt gouttes : délayez dans deux onces d'eau ou de *vin* ; pour boire d'un seul coup.

PRENEZ de *vin émétique*, une once & demie ; d'*oxymel scillitique*, une once : mêlez ; pour une verrée qui convient dans les affections soporeuses.

PRENEZ de *teinture de séné*, six onces ; de *tartre stibié*, trois grains ; de *syrop de fleurs de pécher*, une once : mêlez ; pour boire en une fois.

PRENEZ de *séné*, deux gros ; de *rhubarbe* concassée, & de *tartre soluble*, de chaque un gros : faites bouillir dans huit onces d'eau : passez : faites fondre dans la colature deux onces de *manne* ;

ajoûtez deux grains de *kermès minéral ;* pour une verrée.

PRENEZ de *manne*, une once & demie : faites fondre dans six onces de *teinture de séné* : ajoûtez une once de *vin émétique ;* pour une verrée.

PRENEZ de *feuilles de séné*, deux gros ; de *sel d'absinthe*, un scrupule ; de *sommités de petite centaurée*, une poignée : faites bouillir dans huit onces d'eau : passez avec expression : faites fondre dans la colature une once & demie de *manne :* ajoûtez quinze grains de poudre d'*ipecacuanha :* mêlez, pour prendre en une fois dans les cas de fiévre intermittente & de diarrhée.

PRENEZ de *tartre stibié*, trois grains : faites fondre dans six onces d'*eau de scabieuse :* délayez ensuite un gros de *confection alkermès ;* ou ajoûtez douze gouttes de *lilium de Paracelse.* Ce vomitif est destiné pour des personnes fort foibles.

POTIONS.

PRENEZ *oxymel scillitique* & *huile d'amandes douces*, de chaque trois onces : mêlez & prenez par cuillerée, jusqu'à ce que le remede ait autant évacué qu'on le desire.

PRENEZ de *manne*, deux onces : faites fondre dans huit onces d'*eau de lys :* ajoûtez deux grains de *tartre stibié*, ou douze gouttes de syrop de Glauber : mêlez ; pour une potion qui se prendra en deux doses égales.

PRENEZ de *terre foliée de tartre*, deux gros ; de *tartre émétique*, quatre grains : faites fondre dans huit onces de *teinture de séné ;* pour prendre en deux doses.

Poudres.

Prenez de *tartre émétique*, trois grains ; de *tartre vitriolé*, douze grains : mêlez pour une poudre à prendre en une dose.

Prenez de *rhubarbe*, dix grains ; de *tartre stibié*, deux grains ; de *sel de tartre*, six grains : mêlez ; pour une seule dose.

Prenez de *tartre émétique*, deux grains ; de *pierres d'écrevisses*, dix grains ; de *nitre purifié*, quatre grains : mêlez.

Prenez d'*ipécacuanha*, un scrupule ; de *sel de tartre*, ou de *nitre* purifié, un demi-scrupule : réduisez en poudre : mêlez.

Prenez d'*ipécacuanha*, quinze grains ; de *tartre émétique*, un grain : mêlez.

Prenez d'*ipécacuanha*, vingt grains ; de *tartre émétique*, un grain ; de *tartre vitriolé*, six grains : mêlez.

Bols.

Prenez de *kermès minéral*, quatre grains ; de *blanc de baleine*, un scrupule : mêlez : faites un bol avec de l'*huile d'amandes douces*.

Prenez de *tartre stibié*, deux grains ; de *diagrede*, six grains : mêlez : faites un bol avec le *catholicum*, ou l'*extrait de genievre*.

Prenez de *mercure de vie*, depuis deux grains jusqu'à six ; de *tartre vitriolé*, un demi-scrupule : mêlez : faites un bol avec la *confection alkermès*. Ce bol peut se donner dans un cas pressant, ainsi que le bol suivant.

Prenez de *poudre d'algaroth*, quatre grains ; de *diagrede*, huit grains : mêlez : faites un bol avec la *confection hamech*.

COMMENTAIRES.

(1.) Le CABARET, ou l'oreille-d'homme. *Afa-
rum*, *J. B.*

La racine féche & aromatique de cette plante
purge par haut & par bas, quand on la fait prendre en poudre très fine, ainſi qu'en infuſion ou
en décoction dans du vin. Mais quand on fait
bouillir cette racine dans l'eau, elle acquiert
une autre vertu, & devient alors apéritive &
diurétique. Le cabaret, fous cette derniere forme, & par la vertu qui y eſt attachée, eſt utile
dans la cachexie, les pâles couleurs & l'hydropiſie.
La doſe de cette racine, quand on la donne en
ſubſtance, eſt depuis un ſcrupule juſqu'à un
gros : il en entre le double dans l'infuſion & la
décoction. Pluſieurs auteurs vantent auſſi l'efficacité de la racine de cabaret dans le traitement des
fiévres intermittentes, & même de la fiévre
quarte. Pour l'adminiſtrer en pareil cas, on fait
infuſer une demi-once de racine dans une livre
de vin blanc, qui doit ſe prendre, dans l'eſpace
d'un jour, à différentes fois. Les feuilles de cette
plante, priſes en poudre par le nez, comme du
tabac, font éternuer; & on peut les employer
avec ſuccès dans tous les cas qui exigent l'uſage
des ſternutatoires. Quoique le cabaret ait toutes
ces vertus, il eſt cependant rare qu'on l'emploie
en médecine, parcequ'il y a un grand nombre
d'autres médicamens dont l'uſage eſt plus ſûr
& plus fréquent, qui ont les mêmes propriétés.

(2.) L'ellébore noir, à fleur verte. *Helleborus niger vulgaris, flore viridi*, C. B. P.

L'ellébore noir, à fleur rougeâtre. *Helleborus niger flore roseo*, C. B. P.

La racine de ces deux especes de plantes passe mal-à-propos pour le vrai ellébore d'Hippocrate, que M. de Tournefort a nommé *helleborus orientalis, amplissimo folio, caule præalto flore purpurascente.* Il se commet encore, dans le commerce de ce médicament, une autre faute qui consiste en ce que les racines, que l'on vend pour l'ellébore, appartienent à un autre genre de plante, qui est le *Christophoriana* ou l'herbe de saint Christophe. On peut consulter à ce sujet les Mémoires de l'Académie royale des sciences pour l'année 1739. Ce qui vient d'être dit, fait voir combien le médecin doit être trompé dans son attente & ses succès, quand on administre aux malades ce faux ellébore, au lieu du vrai ellébore. Néanmoins il ne faut pas croire que la racine de Christophoriane soit sans vertus. On peut la compter parmi les médicamens vomitifs & les purgatifs. On prescrit les racines d'ellébore noir, ou en substance, & sa dose est alors depuis douze grains jusqu'à un demi-gros; ou en décoction qui se fait avec le double de cette dose. L'extrait, qui se fait pour l'ordinaire avec la racine d'ellébore noir, se prescrit depuis huit grains jusqu'à un scrupule; mais on fait peu de cas, dans ce pays-ci, de cet ellébore qui n'est pas celui d'Hippocrate; & à peine s'en sert-on quelquefois. Il est vrai que d'habiles praticiens n'estiment pas davantage le vrai ellébore d'Hippocrate qui ne possede presque que les mêmes vertus, & qu'ils ont décidé cette racine, ou entiérement inutile,

&u nuifible , d'après des expériences répétées , &
qui n'ont pas eu le fuccès qu'on en attendoit. D'ailleurs on trouve un grand nombre de médicamens
qui réuniffent les propriétés de faire vomir & de
purger , & qui font d'un ufage plus sûr , & ap-
prouvés généralement. Voilà ce que nous avons
cru devoir dire , en paffant , au fujet d'une plante
à laquelle on attribuoit autrefois tant d'efficacité
contre la folie , & que l'on ne doit pas retrancher
de la lifte des remedes.

(3.) L'IPÉCACUANHA. *Radix Brafilienfis , ipecacuanha.*

Gronovius rapporte cette plante au genre des
tithymales. On trouve trois efpeces de racines d'i-
pécacuanha dans le commerce ; une racine grife
ou cendrée, une brune & une blanche. Ces trois
différentes racines appartiennent-elles à la même
efpece de plante ? Cela doit être déterminé par
les botaniftes qui jufqu'ici ne font pas du même
avis fur cet article. La racine , qu'on regarde
comme la plus active , & qui eft auffi la plus ufitée , eft l'efpece cendrée , tortueufe , & fur laquelle on voit des rides qui forment comme des
anneaux. Sa faveur eft âcre , un peu amere & défagréable. Elle ne vient pas feulement du Brefil ;
on en apporte encore du Pérou & d'autres contrées de l'Amérique méridionale. L'ipécacuanha
brun approche beaucoup de celui qui eft d'un
gris-cendré : à peine y trouve-t-on de la différence
pour les propriétés. Auffi met-on ces deux efpeces
de racines au nombre des médicamens vomitifs
les plus doux. D'abord l'ipécacuanha purge , enfuite il refferre. Le nitre , les fels neutres , l'antimoine diaphorétique , &c. augmentent fon action. On le regarde prefque comme un fpécifique

contre la dyssenterie : il est encore le remede de plusieurs flux de ventre, & se donne principalement quand ils sont accommpagnés d'épreintes. Plusieurs auteurs attribuent à l'ipécacuanha la vertu alexitere ; mais il est permis de douter qu'il la possede. On prescrit cette racine en poudre, ou délayée dans du bouillon, du vin, ou sous la forme de bol, depuis douze grains jusqu'à trente : elle s'ordonne aussi en infusion dans de l'eau où du vin, & il y en entre depuis un gros jusqu'à deux. Quand on prend l'ipécacuanha en petite dose, c'est-à dire au dessous de dix grains, il devient un remede altérant ; & c'est pour obtenir cet effet qu'on en donne le plus souvent dans différens flux de ventre, depuis quatre grains jusqu'à huit ; & alors cette dose se répete plus ou moins de fois de suite. Mais je ne dois pas manquer d'avertir que cette dose, quoique peu considérable, excite quelquefois des vomissemens ; c'est une remarque fort juste qu'a faite M. Geoffroi, l'auteur de la *Matiere médicale*. L'ipécacuanha convient beaucoup aux enfans ; on le leur donne depuis deux grains jusqu'à dix ; relativement, comme on le pense bien, à leur âge. Nous ferons observer, en finissant cet article, qu'on ne doit point garder l'ipécacuanha en poudre, parcequ'il perd beaucoup de sa vertu émétique.

(4.) LE SYROP DE GLAUBER, *syrupus Glauberi*, est un médicament que l'on ne connoît guere ailleurs qu'en Languedoc. Ce n'est autre chose qu'une teinture ou un extrait de fleurs d'antimoine qu'on a adouci avec du sucre. Il fait vomir sans fatiguer ni irriter beaucoup ; & son usage convient principalement aux sujets délicats

& fort foibles, ainsi qu'aux enfans. On en fait prendre à des adultes, depuis quinze jusqu'à trente gouttes dans de l'eau, dans du vin; ou bien on en met, depuis quatre jusqu'à douze gouttes, dans les potions purgatives, pour y servir de stimulant, & augmenter leur action.

Il se fait un autre syrop émétique, en mettant infuser du verre d'antimoine dans du jus de limons ou de coings, même dans du vin, qui s'édulcorent avec du sucre. Ce syrop se prend de la même maniere que le précédent, mais à plus forte dose; car on en peut prescrire depuis deux gros jusqu'à une once, & même davantage.

(5.) LE VIN ÉMÉTIQUE, *vinum emeticum*, se prépare de bien des façons différentes; mais la méthode la plus usitée est de faire infuser du safran des métaux dans le vin blanc, pendant plusieurs jours. Il en résulte un excellent médicament, qui est en même-tems vomitif & purgatif, dont on ordonne depuis une demi-once jusqu'à une once, & même davantage dans les cas pressans. Pour faire le vin émétique, plusieurs artistes emploient le verre d'antimoine; d'autres le préparent avec le foie d'antimoine. On ne s'accorde pas davantage pour les proportions des substances avec lesquels se prépare le vin émétique; ce qui fait qu'il est difficile, même pour les praticiens les plus employés, de régler, d'une maniere sûre, la dose de ce médicament. Chez plusieurs apothicaires, le vin émétique est préparé de maniere que, pour produire l'effet qu'on en attend, il n'en faut pas plus d'un gros; chez d'autres, il est fait de façon qu'on en doit prescrire une demi-once, une once même. Quelquefois il est tel qu'on est obligé d'en faire prendre

jufqu'à deux & trois onces ; c'eſt à quoi les praticiens doivent faire beaucoup d'attention. Il y a
des médecins qui ont regardé comme plus avantageux d'adminiſtrer le tartre ſtibié dans du vin ,
& de ne point admettre le vin émétique des boutiques pour l'uſage interne. Le vin émétique eſt
auſſi un médicament externe. On fait entrer depuis deux juſqu'à trois onces de vin émétique
trouble , dans des lavemens irritans , propres
pour le traitement de l'apoplexie, des affections
comateuſes , &c. Il s'emploie auſſi comme collyre
déterſif, pour diſſiper les taches de la cornée &
ſes meurtriſſures, pour deſſécher les ulceres des
paupieres , &c.

(6.) LE TARTRE ÉMÉTIQUE, le tartre ſtibié.
Tartarus emeticus, tartarus ſtibiatus.

Ce médicament ſe prépare avec le verre d'antimoine & le foie d'antimoine que l'on fait bouillir dans de l'eau , avec de la crême de tartre ,
pendant douze heures : on paſſe enſuite cette liqueur; puis elle eſt miſe à évaporer. Quelques
perſonnes ſubſtituent le ſafran des métaux au foie
d'antimoine. Le tartre ſtibié ſe fond difficilement dans les liqueurs froides, à cauſe de la crême de tartre à laquelle il eſt joint ; mais quand
on l'a réduit en poudre très fine , il ſe mêle fort
aiſément à l'eau. Ce médicament vomitif, qui
eſt de l'uſage le plus fréquent, ſe preſcrit depuis
un grain juſqu'à quatre , dans environ ſix onces
d'eau que l'on prend en une verrée, ou ſous la
forme de bol & de pilules. Mais on préfere avec
raiſon une boiſſon qui ſe prépare en faiſant fondre depuis quatre juſqu'à ſix grains de tartre ſtibié dans une livre d'eau tiéde que le malade
prend par cuillerée , dans l'eſpace de deux heures,

ou

ou bien jufqu'à ce que ce médicament ait produit l'effet qu'on en attend, qui eft ordinairement l'évacuation de la bile, dont l'extrême amertume a frappé le malade ; & quand il l'a produit,
le malade n'en boit plus, quelle que foit la quantité qui en refte. Lorfqu'on ajoûte aux médicamens purgatifs, fur-tout aux fels, depuis un jufqu'à deux grains de tartre ftibié, celui-ci n'agit que
comme ftimulant fur les inteftins, à moins que
le malade n'ait beaucoup de facilité à vomir. Les
praticiens inftruits favent que la caffe eft de tous
les purgatifs celui qui empêche le plus la qualité
vomitive des émétiques. Je dois faire remarquer
que l'on fuit différentes méthodes pour préparer
le tartre ftibié : le choix dépend de l'idée & de la
volonté de chaque artifte : d'où il fuit que , hors
de Paris, la dofe convenable de ce médicament
n'eft fouvent plus la même, varie, & qu'on ne
peut, fans un inconvénient plus ou moins grand,
manquer d'avoir égard à cette différence qui peut
faire tantôt que ce médicament ait trop d'effet,
tantôt qu'il n'en ait pas affez.

(7.) LA POUDRE DES CHARTREUX , le kermès minéral, *kermes mineralis* , eft une efpece
de fafran minéral fulfureux, qui fe prépare en faifant bouillir enfemble dans l'eau de l'antimoine
crud & du nitre fixé. L'eau , qui s'eft chargée
de ces fubftances, demeurant en repos, dépofe
une poudre de couleur de fafran, qu'il faut pri-
ver de tout fon fel par des lotions répétées, &
que l'on édulcore en faifant enflammer l'efprit-
de-vin que l'on a verfé deffus. Le kermès minéral eft un médicament qui réunit la propriété de
faire vomir & de purger par en-bas, lorfqu'on en
ordonne depuis deux jufqu'à quatre grains, dans

Tom. I.   Y

un bouillon, sous la forme de bol, &c. Souvent aussi on l'associe, avec raison & succès, à d'autres purgatifs. Quand on prescrit le kermès à petite dose, comme d'un demi-grain ou d'un quart de grain, il augmente les forces, excite une transpiration plus abondante, favorise l'expectoration, procure l'écoulement des urines. Il arrive fort fréquemment que cette très petite dose, à laquelle on ajoûte un peu de sucre, pour que ce médicament devienne sensible, se réitere plusieurs fois le jour, par exemple, quatre ou six fois. En administrant le kermès minéral de cette maniere, on peut, dans des cas pressans, en faire prendre six & huit grains, même davantage, dans l'espace de vingt-quatre heures; &, pour l'ordinaire, son usage est suivi d'un heureux succès, pourvu cependant que les fibres du malade ne soient pas dans un état de roideur excessive.

Ce médicament, que l'on doit mettre au nombre des plus excellens que l'art possede, est fort utile, quand il est administré par une main habile : en supposant toutefois qu'on a fait précéder l'usage des remedes convenables, le kermès minéral est fort salutaire dans l'inflammation & dans tout autre embarras formé aux poumons, & même dans le catarrhe suffocant. Il est efficace dans la petite vérole & les fiévres qui ont un mauvais caractere. On le donne avec succès dans cette difficulté de respirer que ressentent les cachectiques, & qui fait soupçonner qu'ils sont attaqués d'hydropisie de poitrine. Dans ce cas-là, il faut en prolonger l'usage pendant long-tems; mais cependant ce doit être avec précaution, de peur que le ventre ne devienne trop lâche. Enfin on compte aussi le kermès minéral parmi les in-

eififs & les apéritifs : ces dernieres propriétés en
font recommander l'usage dans la jauniffe, la
cachexie & la leucophlegmatie. Il fe donne même
avec fuccès dans la fiévre quarte & les autres
fiévres intermittentes les plus opiniâtres.

(8.) La poudre d'algaroth, ou le mercure de vie, *pulvis algaroth, mercurius vitæ.*

Lorfqu'on fait fondre du beurre d'antimoine
dans de l'eau, les parties, dont l'eau s'eft chargée, fe dépofent fous la forme d'une pouffiere
blanche que l'on lave plufieurs fois de fuite C'eft
un vomitif très violent, que l'on ne doit jamais
faire prendre pour remplir cette indication, que
dans un cas très preffant, par exemple, lorfque
l'eftomac ne reffent pas les effets des autres vomitifs. Plufieurs perfonnes, qui étoient aux portes de la mort, en ont été retirées par l'effet falutaire de ce très efficace médicament. On en
fait prendre depuis deux grains jufqu'à fix dans
un bouillon & dans une verrée de quelque autre
boiffon ; ou il fe donne fous la forme de bol,
pour éviter qu'il ne s'en arrête au palais ou au
gofier quelques particules. Il y a des praticiens qui
préviennent avec fuccès le même inconvénient,
en mêlant cette poudre avec le double de diagrede.

(9.) Le foie d'antimoine. *Hepar antimonii.*
Ce médicament fe forme d'un mêlange d'antimoine crud & de nitre que l'on fait détonner,
en y plongeant des charbons ardens. En fuivant
ce procédé, on a un médicament vomitif, dont
la dofe eft depuis deux grains jufqu'à fix ; mais
il eft rare que l'on faffe ufage de cette compofition, fi ce n'eft pour préparer le tartre ftibié.

(10.) Le safran des métaux. *Crocus metallorum.*

Ce médicament n'est autre chose que le foie d'antimoine, dont nous venons de parler, qui a été réduit en une poudre très fine, que l'on a lavée à plusieurs reprises, jusqu'à ce qu'elle soit devenue insipide. On dit que ce remede fait vomir, & que sa dose est depuis deux grains jusqu'à six ; mais il me semble qu'on ne l'emploie jamais dans ce pays-ci, si ce n'est pour préparer le vin émétique ou le tartre stibié.

(11.) Le verre d'antimoine. *vitrum antimonii*, se fait avec de l'antimoine calciné, que l'on met en fusion, au moyen d'un feu très violent. Ce médicament est un des vomitifs les plus puissans dont la médecine fasse usage. Pour s'en servir, on le réduit en poudre très fine, dont la dose est depuis un grain jusqu'à quatre. Plusieurs auteurs le donnent pour un spécifique dans la colique des peintres ou des plombiers ; mais les autres vomitifs n'ont pas moins d'efficacité que celui-ci ; & le tartre stibié, dont l'usage est plus sûr & plus efficace que celui de tous les autres antimoniaux, mérite aussi que, dans cette colique, on lui donne la préférence sur le verre d'antimoine.

LES LAXATIFS ET LES CATHARTIQUES
ou Purgatifs *proprement dits.*

POUR peu que l'on ait de connoiſſances &
d'expérience, on ſait que les médicamens qui
procurent des évacuations par les ſelles, different beaucoup entr'eux par le degré ou l'intenſité
de leur action purgative. En effet, il y a des purgatifs doux, comme l'huile d'amandes douces,
la caſſe, la manne, les tamarins, &c. On leur
donne le nom de *laxatifs.* On a appellé *cathartiques,* ou proprement dits *purgatifs,* les autres
médicamens qui provoquent les évacuations des
inteſtins. Parmi ces purgatifs, il y en a qui tiennent, pour ainſi dire, le milieu entre les laxatifs,
& les purgatifs très violens : leur action eſt plus
forte que celle des laxatifs, mais moindre que
celle de certains médicamens. Les purgatifs, qui
tiennent le milieu, ſont le ſéné, le jalap, l'agaric, le diagrede, &c. La troiſieme diviſion des
purgatifs contient ceux qui agiſſent avec violence & vivacité ; ils tourmentent auſſi les malades beaucoup plus que les précédens : ces derniers
purgatifs ſe nomment les *mochliques* ou *draſtiques* : de ce genre ſont les baies de nerprun, la coloquinte, l'aloës, la gomme gutte, &c. Il y a une
autre diviſion de ces médicamens adoptée aſſez
généralement. On diſtingue les purgatifs phleg-
magogues, *phlegmagoga,* ou qui évacuent la pituite ; les cholagogues, *cholagoga,* ou qui évacuent la bile ; les mélanagogues, *melanagoga,*
ou qui évacuent l'atrabile, la mélancolie ; enfin

Y iij

les hydragogues, *hydragoga*, ou qui évacuent l'eau, les férofités. On voit que ces dénominations ont été formées d'après la division que les anciens avoient faite des humeurs du corps; mais ces idées ne font dûes qu'à l'imagination; car les purgatifs évacuent indiſtinctement par les felles toutes les humeurs qui fe trouvent dans l'eſtomac & dans le canal des inteſtins, & en font fortir, par la même voie, toute la faburre ou le réfidu des digeſtions.

Le befoin de la purgation eſt indiqué par le défaut d'appétit ou le dégoût, les rapports de mauvaife odeur, la douleur gravative à l'eſtomac, les vers, des maux de tête de différente efpece. Ce ne font pas feulement les humeurs ou la faburre qui fe trouvent dans les premieres voies, que les purgatifs en font fortir par les felles; ils déterminent à couler encore de ce côté là des humeurs de mauvaife qualité, dont le fang eſt furchargé. En effet, tout le monde convient qu'une partie du médicament purgatif parvient, par le moyen des vaiſſeaux lactés, juſqu'au fang, & s'y mêle. C'eſt ainſi que le lait d'une nourrice qui a pris un purgatif, acquiert cette propriété; par cet effet encore, il arrive fouvent que des purgatifs n'operent que les phénomenes des apéritifs, des diurétiques & des diaphorétiques, &c. fans qu'il fe faſſe aucune évacuation par les felles. Perfonne n'ignore que, dans la plûpart des fujets, les médicamens purgatifs n'ont pas conſtamment le même effet, de maniere qu'une petite dofe caufe fouvent des évacuations exceſſives; & le double de cette quantité, ou une dofe entiere, ne procure quelquefois pas la plus petite évacuation.

Les purgatifs les plus simples & naturels,
comme les feuilles de séné, la rhubarbe, le jalap,
la casse, la manne, les sels, &c. doivent passer
pour les plus salutaires, & les moins sujets à des
inconvéniens. Les médicamens purgatifs, factices ou composés, ne méritent pas les mêmes éloges; & c'est sur-tout dans l'administration des remedes chymiques, qu'il faut se conduire avec précaution, tant parcequ'ils sont préparés suivant
des procédés différens & selon les idées de l'ar-
tiste, qu'à cause du peu d'habileté de plusieurs de
ceux qui font ces remedes. Il ne faut pas mettre
plus de confiance dans l'action des compositions
officinales, comme les confections, les électuaires, dont les vertus sont souvent altérées par leur
ancienneté, par un commencement de fermentation, parceque les parties les plus volatiles se
sont dissipées, & que les plus grossieres, les plus
pesantes se sont précipitées. Ajoûtez à cela que
quelquefois on n'a pas mêlé les médicamens de
différente nature avec autant d'exactitude qu'il
est nécessaire; de façon qu'il n'est pas possible
d'être sûr d'en donner une dose convenable.

Les purgatifs sont regardés avec raison comme
un des plus puissans moyens qu'emploie l'art de
guérir. En effet, on ne peut nullement douter
que le foyer de diverses maladies, tant chroniques qu'aiguës, ne soit dans les premieres voies.
Cependant il ne faut pas croire que les purgatifs
conviennent à tous les malades, & dans tous les
tems des fiévres; car c'est en vain qu'on les fait
prendre, quand la nature n'est pas disposée à favoriser leur action, ou même qu'elle s'y oppose.
Pour que la nature concourre à l'effet des purgatifs, il faut que les fibres ne soient pas trop roi-

Y iv

des, & que les humeurs aient éprouvé précédemment une altération, un changement qui les
ait difposées à être évacuées par les felles. Ce
changement a été nommé par les anciens *coctio*,
la coction des humeurs. Négliger d'y avoir égard
dans le traitement des maladies, comme font
quelques perfonnes peu inftruites, c'eft s'expofer à commettre des fautes graves. Il n'eft pas de
praticien qui ignore que quelquefois le ventre
s'ouvre de lui-même, & fans fecours, au moment où la coction eft parfaite, & qu'il furvient
alors une diarrhée, ce qui doit faire fentir combien il eft important d'imiter cet effort falutaire
de la nature, ou comme le confeille Hippocrate,
eò ducere quò natura vergit; & ce moment eft
principalement celui où l'odeur très fétide des
felles indique qu'il y a des matieres putrides dans
le canal inteftinal. Ce n'eft pas feulement dans
les maladies aiguës qu'on peut obferver cet effet
de la nature, il fe voit auffi dans quelques maladies chroniques; ce que les maîtres de l'art reconnoiffent très bien.

On ne doit pas prendre de purgatifs dans les
momens où l'on eft agité par quelque paffion violente, par exemple, dans la colere, la trifteffe, &c.
Pour l'ordinaire ces médicamens font nuifibles, fi
on les prend peu de tems après qu'on a arrêté une
fiévre intermittente. Les purgatifs font extrêmement dangereux, pris dans les fiévres ardentes
& dans l'inflammation du bas-ventre : il faut cependant en excepter les doux laxatifs. On ne fera
prendre les purgatifs qu'avec précaution aux enfans, aux vieillards, aux gens foibles. Enfin les
femmes groffes ne doivent en faire ufage qu'avec
circonfpection.

Il eſt quelquefois à propos de joindre des médicamens hypnotiques ou calmans aux purgatifs, ainſi qu'aux vomitifs, pour qu'ils agiſſent avec moins de violence & plus de lenteur, ſans les empêcher de produire des évacuations à leur ordinaire. On retire le même avantage, en employant le nitre, la crême de tartre, les ſubſtances aromatiques, balſamiques, les ſpiritueux. Ces remedes ſont jugés être principalement utiles, quand il y a à craindre que le purgatif n'excite le vomiſſement ; & dans ce cas là, il eſt d'uſage d'adminiſtrer ce purgatif ſous la forme de bol. Nous n'ajoûterons rien ici au ſujet des médicamens cordiaux, des ſtomachiques ou de tout autre que l'on peut joindre aux purgatifs, pour remplir diverſes indications.

PURGA-
TIFS.

MÉDICAMENS SIMPLES.

LES racines de polypode (1), de pluſieurs eſpeces de patience & de tithymale (2), de cabaret, de bryone, de gratiole, de l'iris de ce pays-ci & de celle d'Allemagne. La rhubarbe (3), le jalap (4), le méchoacan (5), le turbith végétal (6), les hermodactes (7).

Les feuilles de ſéné (8), de patience, de mercuriale, de gratiole, de fumeterre, de chou, d'épinars, de ſoldanelle (9) ; l'épithym.

Les fleurs de pêcher, de violette, de roſes pâles (10).

Les graines de carthame (11), de violette, du cataputia (12), du ricin (13).

Les baies de nerprun (14), de garou (15) ;

les follicules de séné, les prunes, les sebestes;
la casse ([16]), les tamarins ([17]), les myrobolans,
la coloquinte ([18]).

L'écorce d'iéble, celles de sureau, de bour-
gêne. L'agaric de chêne ([19]).

La manne ([20]), la scammonée ([21]), l'aloès,
la gomme-gutte ([22]), l'euphorbe.

Le miel de Narbonne, le petit-lait, l'urine de
vache.

Les eaux minérales de Sedlitz ([23]), de
Miers ([24]), de Passy, de Cransac, de Vesoul,
de Balaruc, de la Motte ([25]), de Bourbon-
Lancy.

Le sel cathartique amer ([26]), le sel de Sedlitz ([27]).

L'antimoine, le mercure.

MÉDICAMENS OFFICINAUX.

L'HUILE d'amandes douces.... le suc d'iris
de ce pays-ci.... le syrop de roses pâles ([28]), le
syrop de roses composé ([29]), le syrop de chicorée
composé de rhubarbe ([30]), le syrop de fleurs de
pêcher, le syrop de pommes ([31]), le syrop violat ou de violette, le syrop de nerprun ([32]), le
syrop de gentiane....

La poudre de Cornachini ([33]).... l'extrait de
rhubarbe, l'extrait d'ellébore noir, l'*elaterium* ([34]),
le diagrede.... la fécule d'*arum*, celle de bryone
& celle d'iris de ce pays-ci.... le diaprun simple ([35]), le diaprun solutif, l'électuaire lénitif ([36]), le diaphœnic, le *catholicum* double ([37]),
la confection Hamech ([38]).... les trochisques

alhandal ([39]), les trochifques d'agaric ([40])... les pilules hydragogues de Bontius ([41]), les pilules angéliques ([42]), les pilules mercurielles...

Le fel de Glauber, le fel polychrefte ([43]), le fel de Seignette ([44]), le fel végétal... la crême de tartre, la magnéfie blanche, le fel de duobus... la réfine de jalap ([45]), la réfine de fcammonée ([46]).... le mercure doux, le turbith minéral.... le kermès minéral, le tartre ftibié...

Le fecret ou la tifane de Vinache.

MÉDICAMENS MAGISTRAUX.

HYDROMEL.

PRENEZ de *miel de Narbonne*, deux onces : faites bouillir, pendant un quart d'heure, dans quatre livres d'eau : écumez & paffez. La colature fe boira par verrées, dans l'efpace de deux ou trois heures.

DÉCOCTIONS.

PRENEZ de *prunes de damas* lavées dans l'eau tiéde, une demi-livre ; de *crême de tartre*, un gros : faites bouillir dans une fuffifante quantité d'eau, & réduire à une livre : paffez. La colature fe boira par verrées dans le cas de conftipation.

PRENEZ de *pruneaux fecs*, une demi-livre ; de *féné*, une once : mettez infufer chaudement, pendant une nuit, dans deux livres d'eau : paffez.

PRENEZ de *tamarins*, deux onces : faites bouillir dans trois livres d'eau, & réduire à deux livres : paffez. La colature fervira pour la boiffon ordinaire. On peut y ajoûter jufqu'à quatre onces de *raifins fecs.*

EAU DE RHUBARBE.

PRENEZ de *rhubarbe* concaffée, un gros, dont on fera un nouet : mettez infufer chaudement, pendant une heure, dans une livre d'eau : paffez. La colature fe prendra par verrée.

EAU MINÉRALE.

PRENEZ de *fel cathartique amer*, ou de fel de Sedlitz, depuis une demi-once jufqu'à une once & demie : faites fondre dans quatre livres d'eau chaude. Cette eau fe prendra par verrées, le matin & à jeun, dans l'efpace de deux heures. On peut ajoûter un gros de *macis* que l'on aura préalablement fait bouillir légérement dans l'eau, ou employer pour cela une *infufion de méliffe.*

TISANES.

PRENEZ de *racine fraîche de patience*, deux onces ; de *crême de tartre*, une once : faites bouillir dans une fuffifante quantité d'eau, & réduire à deux livres : paffez.

PRENEZ de *caffe concaffée*, quatre onces ; de *fel végétal*, deux gros : faites bouillir dans environ deux livres de *décoction de racine de guimauve* ; pour une tifane.

PRENEZ de *tamarins*, depuis deux onces jufqu'à quatre : faites bouillir dans une fuffifante quantité d'eau, & réduire à deux livres : paffez : ajoûtez à la colature depuis deux gros jufqu'à une demi-once de *nitre purifié*. On peut encore y mettre une demi-poignée de *raifins fecs.*

TISANES ROYALES.

PRENEZ de *séné mondé*, une once : mettez infuser, pendant la nuit, avec un *limon* coupé par tranches, dans une livre & demie d'eau ; pour une tisane purgative, qui se prendra par verrées.

PRENEZ de *tamarins*, une once ; de *séné*, une demi once ; *tartre soluble* & *reglisse*, de chaque deux gros ; la moitié d'un *citron* coupé par tranches : mettez infuser pendant la nuit, dans une livre & demie d'eau : faites bouillir légérement : passez.

PRENEZ de *follicules de séné*, six gros ; *crême de tartre* & *graine d'anis*, de chaque un demi-gros ; une *pomme de reinette* coupée par tranches : mettez infuser, durant l'espace de douze heures, dans une livre d'eau : passez. La colature se prendra par verrées.

PRENEZ de *séné mondé*, une demi once ; des *semences d'anis* & *de sel végétal*, de chaque un gros : faites les bouillir légérement avec un *citron* coupé par tranche dans une livre d'eau : passez : pour deux prises. On ajoûtera à la premiere deux onces de *manne*.

PETIT-LAIT.

PRENEZ de *pulpe de casse*, deux onces : délayez dans une livre de petit-lait : passez. Pour trois doses ; on en prendra l'une d'heure en heure.

PRENEZ de *tamarins* qui ne soient pas anciens, ou secs, deux onces : faites les bouillir dans une livre de *petit-lait :* passez : faites fondre dans la colature un gros de *nitre purifié* ; pour une potion qu'on prendra en plusieurs fois.

PRENEZ de *casse* concassée, quatre onces ; de *tamarins*, une once : de *graine de lin* concassée, une poignée : faites bouillir dans une livre de *petit lait.* On peut ajoûter, dès le commencement, un gros de *têtes de pavots blancs* : passez. La colature se prendra par verrées.

E M U L S I O N S.

PRENEZ d'*émulsion simple*, six onces ; de *syrop violat*, une once : faites dissoudre, selon l'art, depuis huit jusqu'à quinze grains de *diagrede* ; pour une dose.

PRENEZ de *résine de jalap*, depuis six grains jusqu'à dix ; d'*amandes douces*, deux gros : broyez le tout dans un mortier, en versant dessus peu-à-peu quatre onces d'eau : passez. Ajoûtez à la colature une once de *syrop de guimauve*, ou de *roses pâles*.

PRENEZ de *semences de carthame*, une once ; de *manne*, trois onces ; d'*amandes douces*, deux onces : faites, selon l'art, une émulsion avec deux livres d'eau.

PRENEZ de *semences froides majeures*, & de *graines de carthame*, de chaque deux gros ; de *résine scammonée*, depuis six grains jusqu'à dix : pilez le tout, en versant dessus peu-à-peu six onces d'eau : passez. Ajoûtez à la colature une once de *syrop de fleurs de pêcher* : mêlez : faites une émulsion. Pour préparer ces émulsions, on fait dissoudre les résines dans du jaune d'œuf.

L O O C H S.

PRENEZ *pulpe de casse*, *huile d'amandes douces*, *syrop de guimauve*, de chaque une once : mêlez : faites un looch qui se prendra par cuillerées.

Prenez de *manne*, deux onces; de *pulpe de caſſe*, une once; *ſyrop de roſes pâles & huile d'amandes douces*, de chaque une once & demie; du *ſucre*, la quantité ſuffiſante: mêlez; pour un looch.

S u c.

Prenez quatre onces de la rapure des *racines fraîches de glayeul*; faites-les macérer un peu dans deux onces d'*eau de fenouil*. Exprimez le ſuc à la maniere ordinaire, & ajoûtez-y deux gros de *ſucre*, avec un peu d'*eau de cannelle*; pour une priſe. On la donne avec ſuccès dans l'hydropiſie aſcite, ſuite de la fiévre quarte.

E a u x - d e - v i e.

Prenez de *jalap*, une once: mettez infuſer chaudement, durant l'eſpace de vingt-quatre heures, dans une livre d'*eau-de-vie*: remuez ſouvent ce mêlange: paſſez: ajoûtez à la colature quatre onces de *ſucre*. La doſe ſera d'une ou deux onces, qu'on prendra le matin.

Prenez *racine d'iris de Florence & poudre de jalap*, de chaque une demi once: verſez deſſus une livre d'*eau-de-vie*: laiſſez, pendant vingt-quatre heures, dans un lieu chaud, & paſſez. La doſe ſera depuis une once juſqu'à deux. Ce médicament eſt ce qu'on nomme communément *eau-de-vie allemande*.

V e r r é e s.

Prenez de *pulpe de caſſe*, une once; de *manne*, deux onces: faites bouillir légérement dans huit onces de *petit-lait*, ou de décoſtion de racine de

patience : paſſez : ajoûtez à la colature deux gros
de *ſel cathartique amer*.

PRENEZ de *manne*, une once & demie ; d'*huile
d'amandes douces*, deux onces ; de *blanc de baleine*, un demi gros : faites fondre dans un *bouillon de poulet*.

PRENEZ de *pulpe de tamarins*, une once : mettez infuſer chaudement, pendant une nuit, dans
ſix onces de *petit-lait* : paſſez : ajoûtez à la colature deux onces de *manne*.

PRENEZ de *ſéné*, deux gros ; de *ſel végétal*,
un gros : mettez infuſer dans ſix onces d'eau :
paſſez : faites fondre dans la colature deux onces
de *manne* ; de *ſyrop de roſes pâles*, une once.

PRENEZ de *crême de tartre*, deux gros : faites
diſſoudre dans une ſuffiſante quantité d'*eau bouillante* : délayez-y trois onces de *manne* : paſſez :
clarifiez la colature avec du blanc d œuf : ajoûtez-
y une once de *ſuc de limons* : mêlez ; pour prendre en une fois. Cette purgation n'eſt pas abſolument déſagréable au goût.

PRENEZ de *ſéné*, deux gros ; de *tamarins*, une
demi-once ; de *ſel de prunelle*, un gros ; de *ſommités de thym*, une pincée : mettez infuſer ; puis
faites bouillir, ſelon l'art, dans ſix onces d'eau :
paſſez : faites fondre dans la colature deux onces
de *manne*.

PRENEZ *pulpe de caſſe & tamarins*, de chaque ſix gros ; de *rhubarbe* concaſſée, deux ſcrupules ; de *ſel végétal*, un gros : faites bouillir
dans huit onces d'eau : paſſez : faites fondre dans
la colature une once & demie de *manne*.

PRENEZ de *tamarins*, une demi-once ; de *ſéné*,
deux gros ; de *rhubarbe*, un gros ; de *crême de
tartre*,

tartre, un demi-gros : faites bouillir, suivant
l'art, dans une suffisante quantité d'eau, & réduire à quatre onces : passez : ajoûtez à la colature une once de *syrop de pommes*.

PRENEZ de *racine de polypode* concassée, une
demi-once, de *pulpe de casse*, une once ; de *fleurs
de pêcher*, deux pincées ; de *sel cathartique amer*,
un gros : faites bouillir légérement dans huit onces d'eau : passez : délayez dans la colature une
once d'*électuaire lénitif*.

PRENEZ *rhubarbe & tartre soluble*, de chaque
un gros : mettez infuser chaudement, pendant
la nuit, dans six onces d'eau : passez : ajoûtez à
la colature deux onces & demie de *manne*.

PRENEZ de *séné*, deux gros ; *rhubarbe* concassée & *tartre soluble*, de chaque un gros ; de
quinquina, un demi-gros ; de *sommités d'absinthe*,
une pincée : faites bouillir dans une suffisante
quantité d'eau, & réduire à six onces : faites fondre dans la colature deux onces de *manne*.

PRENEZ *séné & écorce moyenne d'iéble*, de
chaque deux gros ; de *rhubarbe* concassée, un
gros : faites bouillir dans huit onces d'eau :
passez : ajoûtez à la colature une once de *syrop
de roses pâles*.

PRENEZ de *teinture de séné*, six onces ; de
jalap, douze grains ; de *poudre de tribus*, un
demi-scrupule ; de *syrop de chicorée composé de
rhubarbe*, une once : mêlez ; pour une médecine
qui se prendra en une fois.

PRENEZ de *séné*, trois gros ; de *sel d'Epsom*,
un gros : mettez infuser dans six onces d'eau :
passez : délayez dans la colature *électuaire diapha-
nic & syrop de nerprun*, de chaque un demi-gros ;

Tom. I.   Z

pour une purgation qui convient dans la colique de peintres.

PRENEZ de *séné*, trois gros; de *sel de Sei-gnette*, un gros : mettez infuser dans six onces d'eau : paſſez : délayez dans la colature *confection hamech*, une demi-once; de *syrop de fleurs de pêcher*, une once.

PRENEZ de *séné*, trois gros; de *trochiſques d'agaric*, un gros; de *graines d'anis*, une pincée : faites bouillir dans une ſuffiſante quantité d'eau, & réduire à ſix onces : paſſez : ajoûtez à la colature une demi-once de *syrop de nerprun*.

PRENEZ de *manne*, deux onces : faites fondre dans ſix onces d'*hydromel* : ajoûtez deux graines de *kermès*; pour une purgation.

POTIONS PURGATIVES.

PRENEZ de *manne*, depuis deux onces juſqu'à trois; d'*huile d'amandes douces*, deux onces : dé-layez dans ce qu'il faut de *bouillon de poulet* pour deux verrées. Les perſonnes qui ont de la facilité à vomir, doivent prendre l'huile ſeule, environ une heure après la ſeconde doſe de la purgation.

PRENEZ de *moëlle de caſſe*, deux onces : dé-layez dans douze onces d'*eau de poulet* : faites-y fondre deux onces de *manne*; pour une potion qu'on partagera en deux doſes égales; & on ob-ſervera de ne prendre la ſeconde qu'une demi-heure après la premiere.

PRENEZ de *tamarins*, une once; *pulpe de caſſe*, demi-once. Faites-les bouillir dans huit onces d'eau de fontaine : ajoûtez ſur la fin une demi-poignée de *fleurs de violette* : paſſez; pour deux doſes à prendre à une heure d'intervalle.

PRENEZ *pulpe de tamarins*, deux onces ; *nitre*, deux gros : faites bouillir peu de tems dans dix onces d'eau. Faites fondre dans la colature trois onces de *manne* ; pour une potion en deux prifes.

PRENEZ de *caffe* en bâtons concaffés, trois onces ; de *tamarins*, une once : faites bouillir dans quinze onces d'eau : paffez : faites fondre dans la colature deux onces de *manne*, & délayez une once de *fyrop violat*. On fera deux dofes égales.

PRENEZ de *pulpe de caffe*, deux onces ; de *fel de nitre*, un gros : faites bouillir dans une livre de *petit-lait* : paffez : faites fondre dans la colature trois onces de *manne* ; pour une potion dont on fera deux dofes.

PRENEZ de *tamarins*, une once & demie ; *rhubarbe* & *cryftal minéral*, de chaque un gros ; de *fleurs de violette*, deux pincées : faites bouillir dans deux livres de *petit-lait* : paffez avec expreffion : ajoûtez à la colature deux ou trois onces de *manne* ; pour une purgation dont on fera deux dofes.

PRENEZ de *feuilles de féné*, une demi-once ; de *tamarins*, une once ; du *fel de nitre*, un gros : faites bouillir dans douze onces d'eau : paffez : faites fondre dans la colature une once de *manne*, & délayez-y une once de *fyrop de fleurs de pêcher* ; pour une potion qu'on divifera en deux dofes. Il y aura une heure d'intervalle entre les deux prifes.

PRENEZ de *racine de polypode*, une once : faites bouillir dans une fuffifante quantité d'eau, & réduire à douze onces : paffez : faites infufer dans la colature un gros de *rhubarbe* concaffée,

& une pincée de *fleurs de pêcher* : paſſez avec expreſſion : ajoûtez à la colature deux onces de *manne*. On diviſera cette potion en deux doſes.

PRENEZ de *ſéné*, deux gros ; *rhubarbe & trochiſques d'agaric*, de chaque un demi-gros ; de *tamarins*, une once : faites bouillir dans douze onces d'eau : paſſez : ajoûtez à la colature deux onces de *manne*, deux gros de *ſel de Glauber*, & ce qu'il faut d'*eau de fleurs d'orange*, pour communiquer à la médecine une odeur gracieuſe. Cette potion ſe prendra en deux doſes.

APOZEMES.

PRENEZ *racines de nénuphar & de chicorée ſauvage*, de chaque une once : faites bouillir dans deux livres d'eau : paſſez : mettez infuſer dans la colature, pendant une nuit, une demi-once de *ſéné*, une once de *tamarins* ; une demi-poignée de *feuilles de pimprenelle* ; deux gros de *réglisse* : paſſez. La colature ſe prendra par verrées.

PRENEZ de *racines de chiendent & d'oſeille*, de chaque une demi-poignée ; de *tamarins*, une demi-once ; de *fleurs de violette*, une pincée : faites bouillir dans une ſuffiſante quantité d'eau, & réduire à deux livres : paſſez : mettez infuſer dans la colature trois gros de *ſéné*, & un demi-gros de *rhubarbe* : paſſez avec expreſſion : faites fondre dans la colature une once de *manne*, & délayez une once de *ſyrop de pommes*.

BOUILLONS.

PRENEZ de *manne*, deux onces ; *crême de tartre & blanc de baleine*, de chaque deux gros : faites fondre, ſelon l'art, dans un *bouillon de poulet*.

Prenez de *moëlle de caſſe*, une once ; d'*huile d'amandes douces*, deux onces : délayez dans un bouillon de veau.

POUDRES.

Prenez de *jalap*, réduit en poudre extrêmement fine , depuis huit grains juſqu'à douze. Cette poudre s'avalera le matin ; & on boira pardeſſus un verre d'*eau de poulet*, ou d'*eau de veau*. Elle doit ſe prendre d'heure en heure, juſqu'à ce que le ventre devienne lâche.

Prenez de *jalap*, depuis un ſcrupule juſqu'à un demi-gros ; de *gingembre*, un demi-ſcrupule ; de *crême de tartre*, quinze grains : mêlez : faites une poudre qui ſe prendra dans du vin blanc.

Prenez de *jalap*, un ſcrupule ; de *rhubarbe* & de la *crême de tartre*, de chaque un demi-gros : mêlez pour une doſe.

Prenez *jalap*, *ſéné* & *crême de tartre*, de chaque trente grains. On fera de ce mêlange une poudre qu'on peut donner contre l'apoplexie ſéreuſe.

Prenez *jalap* & *rhubarbe*, de chaque un ſcrupule ; de *diagrede*, dix grains : mêlez : faites une poudre.

Prenez *ſéné* & *crême de tartre*, de chaque un gros : faites une poudre dont on prendra un ſcrupule toutes les heures, juſqu'à ce qu'il ſurvienne des ſelles ; & on boira, immédiatement après chaque priſe, un verre d'*eau de poulet*.

Prenez de *ſéné*, deux gros ; de *rhubarbe*, un gros ; de *réſine de jalap*, deux ſcrupules ; d'*elaterium*, un demi-gros : mêlez : faites une poudre dont la doſe ſera depuis un demi ſcrupule jusqu'à un scrupule, & davantage. On boira un bouillon immédiatement après.

PRENEZ de *gomme-gutte*, depuis huit grains jusqu'à douze ; de *sel de prunelle*, un scrupule : broyez le tout dans un mortier, pour en faire une poudre qui se prendra dans un bouillon gras.

BOLS.

PRENEZ de *pulpe de casse*, ou de *tamarins*, une once ; de *crême de tartre*, un gros : mêlez : faites plusieurs bols qui serviront pour une seule dose ; & on boira du bouillon immédiatement après avoir avalé des bols.

PRENEZ *diagrede*, de douze à seize grains ; *antimoine diaphorétique*, un scrupule ; de la *moëlle de casse*, ce qu'il faut pour un bol, qu'on peut donner aux gouteux hors du paroxysme.

PRENEZ *poudre de tribus* & *poudre de jalap*, de chaque quinze grains : mêlez : faites un bol avec de la *pulpe de casse*.

PRENEZ de *résine de jalap*, huit grains ; de *crême de tartre*, deux scrupules : mêlez : faites un bol avec de l'*électuaire lénitif*.

PRENEZ de *catholicum* double, trois gros ; de *jalap*, quinze grains : mêlez ; pour un bol.

PRENEZ d'*elaterium*, ou de *résine de scammonée*, depuis six grains jusqu'à huit : faites un bol avec l'*électuaire diaprun*.

PRENEZ *jalap* & *trochisques d'agaric*, de chaque un scrupule ; *aloës succotrin* & *mercure doux*, de chaque six grains : mêlez : faites un bol avec le *syrop de nerprun*.

PRENEZ *séné* & *rhubarbe*, de chaque un demi-scrupule ; de *diagrede*, huit grains ; de *résine de jalap*, quatre grains : mêlez : faites un bol avec la *pulpe de caſſe*.

PRENEZ de *diagrede*, douze grains ; *jalap* & *rhubarbe*, de chaque huit grains : mêlez : faites un bol avec l'*électuaire diaprun*.

PRENEZ de *diagrede*, huit grains ; de *mercure doux*, dix grains ; de *réſine de jalap*, quatre grains ; de *trochiſques d'agaric*, un ſcrupule : mêlez : faites un bol avec la *pulpe de caſſe*.

PRENEZ de *rhubarbe*, un ſcrupule ; de *mercure doux*, dix grains ; de *d'agrede*, quatre grains ; de *caſſia-lignea*, ſix grains : mêlez : faites un bol avec la *conſerve de roſes*.

PRENEZ de *rhubarbe*, vingt grains ; *mercure doux*, *diagrede* & *trochiſques d'agaric*, de chaque douze grains : faites un bol avec de l'*extrait de caſſe*.

PRENEZ de *gomme-gutte*, huit grains ; *crême de tartre* & *caſſia-lignea*, de chaque quatre grains : mêlez : faites un bol avec le *ſyrop de pavot blanc*.

PRENEZ de *gomme-gutte*, ſix grains ; de *mercure doux*, quinze grains : mêlez : faites un bol avec l'*électuaire diaprun*.

PRENEZ de *trochiſques d'agaric*, un demi-ſcrupule ; de *mercure doux*, dix grains ; de *réſine de jalap*, huit grains : mêlez : faites un bol avec le *ſyrop de fleurs de pêcher*.

PRENEZ de *gomme-gutte*, douze grains ; d'*huile de cannelle*, une ou deux gouttes : mêlez : faites un bol avec la *conſerve de roſes*.

PRENEZ *trochiſques alhandal*, *gomme-gutte*, *diagrede*, de chaque trois grains ; *gomme ammoniac* & *mercure doux*, de chaque quinze grains ;

de *tartre vitriolé*, huit grains : mêlez : faites un bol avec l'*extrait de genièvre*.

OPIATS.

PRENEZ *pulpes de tamarins & de casse*, de chaque une demi-once ; de *rhubarbe*, deux gros ; de *sel végétal*, un gros & demi ; de *poudre de sené*, un gros : mêlez : faites un opiat avec le *syrop de fleurs de pêcher*. La dose sera depuis un demi-gros jusqu'à un gros & demi.

PRENEZ *manne & pulpe de casse*, de chaque deux onces ; de *syrop de guimauve*, une once & demie ; d'*huile d'amandes douces*, une demi-once : mêlez : faites un opiat dont la dose sera depuis deux gros jusqu'à une demi once ; & se réiterera autant de fois qu'il sera nécessaire. Cet opiat, auquel Fuller a donné le titre d'électuaire, se prend en plusieurs doses jusqu'à trois ou quatre onces. Il purge très doucement.

PRENEZ de *blanc de baleine*, deux gros ; un *jaune d'œuf* : mêlez exactement dans un mortier ; puis ajoûtez une once de *manne*, une once de *pulpe de casse*, six gros de *sucre*, & ce qu'il sera nécessaire d'*huile d'amandes douces*. Cette purgation, qu'on divise à plusieurs prises, peut s'ordonner dans le cas où l'on veut purger quelqu'un qui a une toux séche.

PILULES.

PRENEZ *jalap & scammonée*, de chaque un demi-gros ; *elaterium & trochisques alhandal*, de chaque un scrupule ; de *résine de jalap*, quinze grains : mêlez : faites une masse de pilules avec le *syrop de nerprun*. La dose sera depuis un demi-scrupule jusqu'à un scrupule.

PRENEZ de *féné*, une demi once ; de *rhubarbe*, trois gros ; de *jalap*, deux gros ; de *diagrede*, un gros ; de *crême de tartre*, deux gros : pulvérifez le tout, & après en avoir fait un mêlange, compofez une maffe de pilules avec le *fyrop de chicorée compofé de rhubarbe*. On prendra jufqu'à un gros de ces pilules.

COMMENTAIRES.

(1.) LE POLYPODE. *Polypodium vulgare*, *C. B. P.*

On donne la préférence au polypode de chne fur toutes les autres efpeces. Sa racine, qui eft un peu douce, & qui joint à cela une efpece d'âcreté, fe met parmi les médicamens laxatifs : elle entre auffi dans la claffe des tempérans : enfin on la compte au nombre des apéritifs & des diurétiques. Ces propriétés la rendent falutaire dans les affections hypocondriaques & hyftériques. Elle eft utile dans le traitement des obftructions. Les afthmatiques, & ceux qui touffent, fe trouvent bien d'en ufer ; & elle a quelques fuccès chez les écrouelleux. La racine de polypode s'emploie feche : on la prefcrit en infufion ou en décoction ; & il y en entre depuis deux gros jufqu'à une demi-once : on l'ordonne en fubftance depuis un gros jufqu'à deux. On prépare avec le polypode, ainfi que l'on fait avec le féné, une teinture aqueufe qui fert fouvent de véhicule ou d'excipient aux autres purgatifs.

(2.) L'ÉSULE. *Efula minor Dod. Tithymalus folius pini, fortè Diofcoridis pityufa*, *C. B. P.*

Toutes les efpeces de tithymales font des purgatifs draftiques ou violens ; & les médecins pru-
dens ne les emploient pas. On peut cependant
regarder comme moins dangereufe la petite éfule
dont il s'agit ici. Malgré cela, il eft rare qu'on
la prefcrive, à moins que ce ne foit dans l'apoplexie, l'hydropifie, & d'autres cas urgens où les
fecours qu'il eft ordinaire d'employer d'abord,
n'ont pu vaincre le mal. C'eft l'écorce feche de
la racine qui fert en médecine. On la fait préalablement macérer pendant vingt-quatre heures
dans le vinaigre ; puis elle fe donne en fubftance
depuis un demi-fcrupule jufqu'à un fcrupule : il
en entre le double dans l'infufion.

(3.) LA RHUBARBE. *Rheum. Rhabarbarum folio longiori, hirfuto, crifpo, florum thyrfo longiori & tenuiori. Amman. Stirp. Rhut.*

Ce médicament eft une racine fort épaiffe,
noueufe, grisâtre en dehors, & marbrée en-dedans, qui a une efpece d'amertume, avec une
légere adftriction. La plante fe cultive, depuis
quelques années, dans nos jardins ; mais la rhubarbe de ce pays-ci eft bien différente pour les
vertus, de celle qu'on nous envoie du Levant, &
qui croît dans la Tartarie, la Chine & la Perfe.
La rhubarbe procure quelques felles, puis elle.
refferre un peu ; elle fortifie, eft un remede
dans les obftructions, fait mourir & fortir les
vers. On en recommande très fort l'ufage contre
la faburre acide de l'eftomac, le dévoiement & la
dyffenterie ; & il n'eft peut-être pas poffible d'i-
maginer un plus excellent remede. Il eft falutaire dans la cachexie & la jauniffe. On vante fes
effets dans les fleurs blanches. Outre cela, c'eft
un purgatif excellent & très ufité pour les enfans :

il guérit leurs obſtructions, & eſt un remede contre les vers. Malgré tous ſes bons effets, il ne doit être donné qu'avec précaution à ceux qui ont les viſceres du bas-ventre échauffés, irrités, & à ceux dont les reins ou la veſſie ſont malades, ou le deviennent aiſément. La rhubarbe, qu'on doit choiſir récente & non cariée, ſe donne en ſubſtance, depuis douze grains juſqu'à un gros ; ou bien on en mâche de petits morceaux, afin d'en avaler avec la ſalive, qui ſe trouve alors chargée de ce médicament : il en entre le double dans une infuſion. Cette derniere maniere de l'adminiſtrer eſt de l'uſage le plus fréquent, ſe connoît ſous le nom d'*eau de rhubarbe*, & ſe prépare en employant un gros de cette racine pour chaque livre d'eau. Il eſt à propos d'obſerver que la rhubarbe perd de ſa vertu purgative dans l'ébullition. On trouve chez les apothicaires un extrait de rhubarbe, dont la doſe eſt depuis huit grains juſqu'à deux ſcrupules. La poudre de la rhubarbe, qui a été brûlée comme le café, eſt plus aſtringente qu'auparavant, & s'emploie de la même maniere que le café.

(4.) LE JALAP. *Jalapium*, *Jalappa*. *Convolvulus Americanus, jalapium dictus*, *Rai*, *Hiſt.*

Ce médicament eſt une racine, en partie gommeuſe, en partie réſineuſe, & preſque ſans ſaveur : elle appartient à une plante de l'Amérique, qui ſe cultive dans pluſieurs jardins. On regarde le jalap comme un des meilleurs purgatifs, & des plus doux hydragogues : auſſi produit-il d'heureux effets dans la cachéxie & l'hydropiſie : il ſoulage dans les rhumatiſmes goutteux : on le recommande dans les maladies de la peau, &c. Le jalap ſe donne en ſubſtance depuis douze

grains jusqu'à un scrupule & davantage ; mais il
vaut mieux faire prendre plusieurs doses de poudre ; par exemple, prescrire depuis huit jusqu'à
douze grains de poudre de jalap, à prendre toutes les heures, jusqu'à ce qu'elle commence à
faire son effet, observant de boire un verre d'eau
de poulet immédiatement après chaque prise. Le
jalap, administré de cette maniere, & suffisamment délayé dans un véhicule, a coutume de
purger sans causer de coliques. Pour l'ordinaire,
il suffit d'en prendre deux ou trois doses, & rarement est-on obligé d'en continuer l'usage jusqu'à
la septieme ou huitieme dose. Cependant on ne
doit ordonner le jalap qu'avec précaution ; car il
peut nuire aux sujets qui ont un tempérament sec
& chaud, leurs fibres entrant facilement en con-
vulsion, lorsqu'elles sont irritées. Dans la derniere maniere d'administrer le jalap, on peut
ajoûter la quatrieme ou sixieme partie d'un grain
d'opium à chaque dose de jalap que l'on fait prendre à ceux qui ont les entrailles sensibles. Le jalap, mêlé avec un peu de sucre ou de crême de
tartre, forme un purgatif très commode, & d'un
usage très commun pour les enfans, auxquels on
en donne depuis un grain jusqu'à huit, proportionnément à l'âge ; par exemple, on en peut
faire prendre depuis un jusqu'à deux grains à un
enfant nouvellement né ; à celui qui a passé un
an, depuis deux grains jusqu'à trois ; dans le cou-
rant de la deuxieme année, depuis trois grains
jusqu'à quatre ; & on augmente pour ceux qui
sont plus âgés, en ajoûtant environ un grain pour
chaque année. Nous parlerons dans un autre endroit de la résine de jalap.

(5.) LE MÉCHOACAN, *mechoacanna*, est une

racine qui n'a presqu'aucune saveur. Elle appartient à une espece de liseron, selon Marcgrave, &, selon Gaspar Bauhin, à une bryone de l'Amérique. Cette racine approche du jalap pour les vertus ; mais elle les possede dans un moindre degré. Le méchoacan se prescrit en substance depuis un scrupule jusqu'à un gros : il en entre le double dans l'infusion qui se fait avec un verre de vin blanc ; mais on emploie rarement ce médicament, si ce n'est quelquefois pour les enfans auxquels on en fait prendre une dose qui se proportionne sur leur âge.

(6.) LE TURBITH VÉGÉTAL. *Turpethum.*

On nomme ainsi une racine résineuse, d'une saveur âcre & désagréable, qui appartient à une espece de liseron de l'Inde, duquel Herman a parlé. Cette racine se met au nombre des purgatifs les plus violens ; & il est rare qu'on en fasse usage, si ce n'est contre l'apoplexie, les affections comateuses, l'hydropisie & d'autres maladies difficiles à vaincre ; d'ailleurs il ne faut s'en servir qu'avec une extrême précaution. On prescrit le turbith en substance, depuis dix grains jusqu'à un demi-gros & davantage, dans un cas pressant : il en entre le double dans une infusion. Le turbith devient aussi médicament externe. On l'emploie pour faire éternuer ; & il s'en fait des lavemens irritans. Cette substance végétale ne doit pas être confondue avec le turbith minéral, qui est une préparation chymique dont il sera parlé ailleurs.

(7.) LES HERMODATES, *hermodactyli*, sont les noms qu'on donne à des racines bulbeuses, figurées en cœur, légeres & de nature friable. La plante à laquelle cette racine appartient, a été

surnommée par M. de Tournefort *hermodactylus*,
& M. Linnæus la rapporte aux iris. On met les
hermodattes au nombre des médicamens qui purgent avec douceur ; mais il est rare qu'on en fasse
d'autre usage que pour la composition de quelques remedes officinaux. Ils s'ordonnent en substance depuis un demi-gros jusqu'à un gros ; & on
en prescrit le double pour faire une infusion.

(8.) LE SÉNÉ. *Senna. Folia orientalia.*

On désigne par ces noms des feuilles qui viennent d'Alexandrie en Egypte, dont la saveur est
un peu amere, & excite des nausées. Elles appartiennent à un arbrisseau que M. Linnæus rapporte au genre des casses. Les feuilles de séné se
mettent au nombre des plus excellens remedes
purgatifs, & sont de l'usage le plus commun.
On les prescrit en infusion depuis un gros jusqu'à
trois, & même jusqu'à une demi-once. Je ne
dois pas cacher que ce médicament irrite quelquefois les fibres nerveuses des intestins, & y produit des douleurs vives qu'on nomme des *tranchées* ; on le voit même causer des vomissemens :
c'est à quoi doivent faire attention les médecins,
quand ils ont à purger des personnes qui toussent,
ou qui ont quelque disposition prochaine à des
hémorrhagies. Il faut par conséquent éviter de
s'en servir dans les cas où il y a intérieurement
une disposition inflammatoire. Enfin ce n'est
qu'avec les plus grandes précautions qu'on peut
en faire prendre aux sujets très délicats, sensibles,
& à ceux dont les visceres sont fort échauffés. Il
est à propos de joindre au séné le nitre & les préparations acides du tartre, qui ont la propriété de
diminuer l'action irritante de ce médicament.
On croit ce même effet produit par l'addition des

graines d'anis, de fenouil, ou autres femences aromatiques, lefquelles poffedent toutes, en quelque façon, une vertu anodyne, capable de détruire les qualités nuifibles du féné.

Les follicules de féné, *folliculi fennæ*, font les filiques de l'arbriffeau qui fournit les feuilles de féné dont nous venons de parler : elles ont la même propriété purgative, mais à un degré moins fort, à ce qu'on croit communément ; on affure en conféquence qu'on peut les employer à la même dofe que les feuilles, & avec moins d'inconvéniens. Cependant le célebre Triller, & quelques autres modernes, penfent au contraire que les follicules font plus piquans, plus actifs, & plus venteux que les feuilles ; ce qui me paroît affez conforme à l'expérience. Il fe trouve chez les apothicaires une teinture de féné qui peut fervir de bafe aux portions purgatives qu'on a fi fouvent occafion d'ordonner. Pour préparer cette teinture, on met infufer, durant l'efpace d'une nuit, jufqu'à une once de feuilles de féné avec un gros & demi de nitre ou de fel de tartre dans deux livres d'eau ; & la colature fe conferve pour le befoin. On fait auffi bouillir légérement les follicules de féné, avec des fleurs de thym, ou celles de toute autre plante aromatique, ou avec les femences carminatives les plus communes que l'on affocie avec fuccès aux feuilles de féné. Il eft bon de favoir enfin que l'ébullition fait perdre au féné de fa vertu purgative.

(9.) LE CHOU MARIN. *Soldanella minor*, *C. B. P. Convolvulus maritimus noftras*, *rotundifolius*, *Moriffon*.

Les feuilles de cette plante ont place dans la claffe des médicamens purgatifs hydragogues ;

mais il eſt rare qu'on les emploie ici. Cependant
pluſieurs auteurs en vantent les effets dans l'apoplexie, la paralyſie, l'hydropiſie, les maladies hypocondriaques, &c. Le chou marin ſe preſcrit en
ſubſtance depuis un ſcrupule juſqu'à deux, ou
bien on fait cuire juſqu'à une once de ſes feuilles
fraîches dans un bouillon.

(10.) LES ROSES PALES. *Roſæ pallidæ.*

Ces fleurs, dont pluſieurs femmes redoutent
l'odeur, quoique très agréable, étant infuſées, à
la doſe de deux pincées, & juſqu'à trois, dans un
bouillon, lâchent le ventre fort doucement; mais
il eſt rare qu'on adminiſtre les roſes de cette façon, parcequ'il vaut mieux faire prendre diverſes eſpeces de ſyrops que l'on prépare avec les roſes. Nous aurons occaſion de parler de ces ſyrops
dans la ſuite. Il ſe trouve auſſi chez les apothicaires une eau diſtillée de roſes pâles, qui a une
odeur gracieuſe, & que l'on doit compter parmi
les médicamens pectoraux ou béchiques. On met
de cette eau dans différens médicamens, de quelque nature qu'ils ſoient, qui excitent des nauſées;
& elle entre dans la préparation des parfums les
plus exquis. Il eſt utile de remarquer en paſſant, que mal-à propos on fait entrer cette eau
diſtillée de roſes pâles dans les collyres fortifians;
car elle n'a pas d'autre propriété que celle que
poſſede l'eau diſtillée de roſes rouges.

(11.) LE SAFRAN BATARD. *Carthamus officinarum. Inſt. rei herb.*

C'eſt la graine de cette plante qui ſert en médecine, & elle ſe nomme ſouvent *gaine de perro-
quet*, parceque les perroquets en ſont fort friands.
La ſemence de carthame paſſe pour purgative :
on la met auſſi dans la claſſe des apéritifs. Pour
l'adminiſtrer,

l'adminiſtrer, on en ôte l'écorce ; & l'amande ſe donne en ſubſtance depuis un gros juſqu'à deux, ou plutôt encore ſous la forme d'émulſions, dans leſquelles il en entre depuis trois gros juſqu'à ſix. Communément on ajoûte à ces émulſions un ſyrop purgatif quelconque, ou pluſieurs grains de diagrede. Mais l'uſage de la graine de carthame n'eſt pas fréquent, parceque la plûpart des eſtomacs ne la peuvent ſupporter.

(12.) L'ÉPURGE, ou la catapuce. *Tithymalus latifolius, cataputia dictus, Inſt. rei herb.*

On met cette plante, ainſi que toutes les autres eſpeces de tithymales, dans la liſte des purgatifs les plus violens : auſſi n'en fait-on jamais d'uſage pour remplir cette indication, à moins que, dans quelques hydropiques, le cas ne ſoit très urgent, & quand on manque des autres médicamens. La doſe des ſemences de ce tithymale, en ſubſtance, eſt depuis deux grains juſqu'à ſix. Les hommes, qui ont une conſtitution extrêmement robuſte, & qui ne redoutent pas les tranchées qui accompagnent l'action des purgatifs violens, avalent volontiers depuis ſix juſqu'à douze graines d'épurge entieres. On fait auſſi infuſer quatre ou cinq feuilles de la même plante dans du bouillon : il eſt vrai qu'on a quelquefois lieu de s'en repentir, mais trop tard.

(13.) LE RICIN. *Ricinus vulgaris, J. B. Palma Chriſti. Caſ.*

On compte, parmi les purgatifs mochliques ou les plus violens, les ſemences ou graines du ricin ; c'eſt pourquoi ce n'eſt qu'avec les précautions convenables & d'uſage, qu'on peut faire prendre ce médicament dont la doſe eſt depuis quinze grains juſqu'à un demi-gros en infuſion.

Tom. I.   A 2

Les gens de la campagne ont coutume d'en avaler
depuis quatre jusqu'à douze graines entieres.
Mais il est rare que les médecins prescrivent les
semences du ricin : ils ont à choisir des médicamens purgatifs dont l'usage n'a pas autant d'inconvéniens & dont la bonté est prouvé par une
plus longue expérience.

On trouve chez les apothicaires d'autres graines de ricin plus grosses que les précédentes : elles y sont connues, ainsi qu'en médecine, sous le
nom de *pignons d'Inde*, & appartiennent à une
grande espece de ricin qui croît en Amérique ;
Gaspar Bauhin a parlé de cette plante. Les pignons d'Inde réunissent les propriétés de faire vomir & de purger par en bas ; mais ils peuvent
causer beaucoup de mal à ceux qui en prennent
pour remplir ces indications ; c'est pourquoi les
médecins sages ne font point usage de ce remede,
& le condamnent absolument ; exceptez dans ces
cas désespérés qui ont resisté à tous les remédes
& aux efforts de la nature.

(14.) LE NERPRUN. *Rhamnus catharticus*,
C. B. P.

Les baies de cet arbrisseau, qui est très connu,
sont du nombre des plus excellens purgatifs hydragogues. Les gens de la campagne avalent,
avant le repas, depuis six jusqu'à vingt de ces
baies entieres ; ou bien ils en font bouillir le double dans un bouillon de viande. C'est avec la plus
grande raison que les médecins rejettent une
telle méthode d'administrer ce purgatif. Ils prescrivent, sans avoir à craindre les mêmes inconvéniens, l'usage d'un syrop préparé avec les baies
de nerprun. Nous aurons occasion dans la suite
de parler de cette composition.

(15.) LA LAURÉOLE. *Thymelæa lauri folio, semper virens, seu laureola mas, Inst. rei herb.*

Les feuilles, l'écorce & le fruit de la lauréole font des médicamens purgatifs violens, & que les médecins ne prescrivent pas, à moins que ce ne soit dans un cas urgent, & lorsqu'on manque de tout autre. La dose des feuilles & de l'écorce qui ont été préalablement préparées par la macération dans le vinaigre, est depuis dix grains jusqu'à vingt, quand on les fait prendre en substance. On emploie le double de cette dose, pour faire une infusion. Les gens de la campagne avalent depuis deux jusqu'à quatre de ces baies, pour se purger. Mais le plus souvent elles font vomir, causent des tranchées, une superpurgation ou la dyssenterie. Les feuilles de lauréole, broyées & appliquées sur la peau, ont l'effet des remedes caustiques.

(16.) LA CASSE. *Cassia vel fistula alexandrina.*

Ce médicament est le fruit d'un arbre qui porte le même nom, & qui croît naturellement dans les Indes orientales & occidentales, & qui nous est apporté principalement d'Alexandrie d'Egypte. La moëlle ou la pulpe que l'on retire de la silique, après qu'on a rejetté les noyaux, les cloisons qui se rencontrent de distance en distance & l'enveloppe dure, cette pulpe, dis-je, se met au nombre des meilleurs & des plus doux laxatifs : aussi fait on prendre, avec sécurité, ce médicament, toutes les fois qu'il est nécessaire de purger, & principalement dans les cas d'inflammation à la poitrine, au bas ventre, dans la fiévre ardente, les maladies des reins, de la vessie, & dans tous les maux que les autres purgatifs aigriſſent pour l'ordinaire : elle adoucit encore les émétiques & les purgatifs auxquels on l'aſſocie. Il ne faut pas ignorer cependant que la caſſe eſt nuiſible aux perſonnes hypocondriaques, hyſtériques ou vaporeuſes, & à celles qui ſont ſujettes aux vents, à moins qu'on ne joigne à ce médicament de l'anis ou d'autres ſemences car-minatives. Il entre depuis deux juſqu'à quatre onces de caſſe en bâton dans une décoction. A propos de cette doſe, je ferai remarquer que quatre onces de caſſe en bâton, qui n'eſt point trop ancienne, ne donne qu'une once & demie de pulpe ; & quand cette caſſe eſt fort vieille, on n'en retire pas plus d'une demi once ou ſix gros de pulpe. On preſcrit de cette moëlle, qui a été paſſée par un tamis, depuis une demi-once juſqu'à une once & demie, délayée dans du petit-lait, du bouillon ; ou bien, ce que quelques per-ſonnes préferent, on l'avale en bol. On garde dans les boutiques de la *caſſe cuite*, qu'on pré-pare en fondant une livre de pulpe de caſſe dans ce qu'il faut d'eau chaude : on paſſe cette diſſo-lution, & on y ajoûte une livre de ſucre. On la fait évaporer au bain-marie juſqu'à la conſiſtance d'extrait mou. Lorſqu'elle eſt refroidie, on y ajoûte de l'eau eſſentielle de fleurs d'orange, de-puis une demi-once juſqu'à une once. Cette caſſe, ainſi préparée & agréable au goût, retient ſa vertu purgative & laxative. On en donne d'une once à une once & demie en pluſieurs priſes. Elle con-vient aux enfans nouveaux nés, auxquels on en fait prendre autour d'un demi gros. L'uſage de l'une & l'autre pulpe de caſſe, continué pendant long-tems, à la doſe d'un gros, eſt fort utile à ceux qui ont le ventre trop reſſerré. La caſſe ſert en-

core pour préparer des lavemens laxatifs & adouciſſans : il y entre depuis quatre onces juſqu'à
une demi livre de celle qui eſt en bâton ; ou
bien on y fait fondre juſqu'à deux onces de pulpe,
& même davantage.

(17.) LES TAMARINS. *Tamarindi.*

On nomme ainſi une pulpe molle, un peu
acide, qui a une odeur vineuſe, & qui ſe retire de la ſilique d'un arbre qui porte le même
nom, & croît naturellement en Afrique & dans
le Levant ; Proſper Alpin en parle. Les tamarins
occupent un rang diſtingué parmi les médicamens
laxatifs les plus doux. Ils ſe mettent auſſi dans la
liſte des remedes rafraîchiſſans : leur uſage convient dans les fiévres bilieuſes & inflammatoires :
ils font ceſſer le vomiſſement, & font un remede
contre le dévoiement. On preſcrit, pour faire
une décoction, depuis une once juſqu'à deux de
tamarins. Si on met bouillir le double de cette
doſe dans deux livres d'eau, on a une tiſane très
propre à calmer la ſoif qui accompagne certaines
fiévres. La pulpe de tamarins ſe prend auſſi en
bol, & s'ordonne alors depuis un gros juſqu'à une
demi-once : le plus ſouvent on la joint à d'autres
purgatifs, pour corriger leurs qualités nuiſibles.
Nous ne devons pas manquer d'avertir que pluſieurs auteurs penſent qu'on ne peut pas faire
prendre les tamarins, ſans avoir à en redouter
quelques fâcheux inconvéniens, produits, à ce
qu'ils croient, par la rouille dont cette pulpe ſe
charge lorſque les Indiens font cuire, ſelon leur
uſage, le fruit du tamarin dans des vaiſſeaux de
cuivre. Cette crainte eſt-elle fondée ? Je le laiſſe
à décider aux perſonnes qui ont fait ſur ce ſujet
les expériences néceſſaires.

Aa iij

(18.) LA COLOQUINTE. *Colocynthis fructu ro-
tundo, minor, C. B. P.*

Le fruit de cette plante, qui acquiert le volume d'une orange, a une des premieres places
parmi les substances dont l'amertume est la plus
vive. On le met dans la classe des médicamens
purgatifs mochliques les plus violens. Aussi vante-
t-on les effets de la coloquinte dans les affections
comateuses. Elle s'emploie encore avec succès
dans la goutte, l'asthme, l'hydropisie, & dans
d'autres maux très opiniâtres. Mais dans la plûpart des cas, il n'y a que des personnes impru-
dentes qui puissent faire usage intérieurement de
ce médicament dans son état naturel. La coloquinte fait partie de plusieurs préparations officinales, entre lesquelles on distingue les trochisques que les Arabes ont surnommé *Alban-
dal*, & dont nous aurons occasion de parler dans
la suite. Ce médicament officinal est composé de
pulpe de coloquinte, & du mucilage de la gomme adragant. Par ce mêlange, les particules âcres
& nuisibles de la coloquinte sont enveloppées &
corrigées : sans cette précaution, elle exciteroit
le vomissement ou des tranchées qui pourroient
être suivies d'une superpurgation fâcheuse. Cependant, dans un cas pressant où l'on n'auroit
pas de trochisques, on peut prescrire la coloquinte en infusion ou en décoction, depuis un
demi scrupule jusqu'à un scrupule; & en substance, depuis deux grains jusqu'à douze. On
peut encore regarder la coloquinte comme un
remede altérant. Boerhaave assure qu'elle produit les plus grands effets dans les maladies de
langueur qui proviennent du genre nerveux, &
dans cette affection de l'estomac qui se mani-

feſte par des crudités muqueuſes. On juge bien qu'il faut alors en uſer long-tems & n'en donner que de très petites doſes, comme d'une dixieme à une ſixieme partie de grain. On en uſe encore de la même maniere, & avec un égal ſuccès, contre les pâles couleurs. On peut en faire prendre plus d'une fois dans la journée, & même toutes les quatre heures. Quant à l'uſage externe de ce médicament, il en entre depuis un gros juſqu'à deux, dont on fait un nouet, dans des lavemens irritans, propres pour le traitement de l'apoplexie, de la paralyſie. Si on mêle la pulpe de coloquinte avec du fiel de taureau, & qu'on l'applique ſur le ventre des enfans, ce topique rend le ventre lâche, & fait ſortir les vers.

(19.) L'AGARIC. *Agaricus, ſive fungus laricis, C. B. P.*

Cette eſpece d'agaric naît ſur le tronc des vieux mélefes preſque épuiſés par la quantité de térébenthine qu'ils ont fournie. C'eſt du Levant qu'on nous apporte cette ſubſtance végétale, qui eſt très blanche & fongueuſe. Il n'eſt pas inutile de ſavoir qu'on peut donner à la racine de bryone un aſpect d'agaric, & que cette fraude n'eſt pas rare dans le commerce. Les mélefes, qui croiſſent ſur les Alpes, donnent auſſi un agaric; mais celui-ci eſt d'une qualité bien inférieure au premier. Ce médicament a une ſaveur douceâtre, un peu amere & déſagréable. Il ſe met dans la claſſe des purgatifs : on ne le regarde pas comme un des moins bons vermifuges : ſes effets, comme apéritif, ſont vantés dans les cas d'obſtructions, d'aſthme, de goutte, &c. La doſe de l'agaric, en infuſion, eſt depuis un demi-gros juſqu'à un gros, & davantage : il ſe preſcrit en ſubstance, depuis un scrupule jusqu'à deux. Rarement donne-t-on ce médicament dans son état naturel. Il se trouve chez les apothicaires des trochisques d'agaric dont l'usage est beaucoup plus fréquent. Nous parlerons, dans la suite, de cette préparation D'ailleurs on associe souvent à l'agaric du gingembre, de la cannelle & d'autres substances aromatiques que l'on croit propres à corriger les qualités & les effets qu'on redoute dans ce médicament. Il est à propos de remarquer, en passant, que plusieurs auteurs croient que l'agaric, dont se servoient les anciens, étoit bien différent de celui que nous employons; mais nous n'entreprendrons pas de rien décider sur ce sujet.

(20.) LA MANNE. *Manna, seu ros Calabrinus.*

Ce médicament, qui ne ressemble que par la dénomination, à cette rosée céleste que Dieu envoyoit aux Israëlites, est le suc qui découle du tronc & des branches du frêne, de l'érable, & d'autres arbres, dans les contrées méridionales, & principalement dans la Calabre, la Sicile & la campagne de Rome. La chaleur du soleil lui ôte, à sa sortie, la fluidité; & on la récolte tous les ans. La manne de Calabre passe pour la meilleure; mais celle qui est plus molle, peut-être, comme quelques-uns le soupçonnent, par quelque mêlange, & que l'on appelle *manne grasse*, a plus d'efficacité. La manne en général se met à la tête des médicamens purgatifs les plus doux, & que l'on peut employer avec le plus de sécurité : aussi est-elle d'un usage commun dans les fiévres aiguës & les maladies de la poitrine, où il est nécessaire de prendre un purgatif. On en fait fondre dans de l'eau , du bouillon , depuis une once jufqu'à trois ; & , pour ôter à ce médicament fa faveur défagréable , & qui excite à vomir , on y ajoûte de la crême de tartre , du fel d'Epfom , du jus de limons , &c. Il eft à propos d'obferver que la manne fera plus efficace & moins capable de faire vomir , fi on l'a fait fondre dans de l'eau tiéde , ou même dans de l'eau tont-à-fait froide : il en eft tout autrement quand elle a bouilli. Le mélefe , le fapin , le noyer & plufieurs autres efpeces d'arbres des Alpes fourniffent une manne diftinguée par le nom de *manne de Briançon ;* mais elle eft d'une qualité inférieure à la manne de Calabre.

(25.) LA SCAMMONÉE. *Scammonium.*

Cette fubftance eft une gomme réfine , ou eft en même-tems gommeufe & réfineufe , légere , friable , noirâtre. Quand on touche la fcammonée avec la langue mouillée , elle blanchit & femble rendre un lait. Sa faveur eft un peu amere , excite à vomir , & fon odeur eft virulente. On nous apporte ce médicament de Smyrne , d'Alep , &c. & il fe retire de la racine d'une efpece de *convolvulus* qui croît dans la Syrie , & dont parle Morifon : celle d'Alep paffe pour être la meilleure. La fcammonée fe met dans la claffe des purgatifs , & on en prefcrit depuis quatre jufqu'à dix huit grains ; mais rarement s'emploie-t-elle feule & dans fon état naturel : il eft plus commun de la joindre , en petite dofe , aux autres purgatifs , pour avoir un effet plus marqué ; & on fait prendre plus ordinairement l'extrait de fcammonée , connu fous le nom de *diagrede ,* & dont la dofe eft depuis trois grains jufqu à quinze. Ces deux médicamens fe prefcrivent fous la forme séche, parcequ'il eſt difficile de les faire fondre dans les boiſſons aqueuſes. Les conſtitutions délicates, ſenſibles, doivent les redouter, ainſi que ceux qui ſont ſujets à des hémorrhagies, ceux dont les entrailles ſont fort échauffées, &c. En effet, quand on en fait uſage mal-à-propos, ils peuvent cauſer des tranchées, une ſuperpurgation, des épreintes, la dyſſenterie. Nous aurons occaſion de parler dans la ſuite de la réſine de ſcammonée.

(22.) LA GOMME-GUTTE. *Gummi-gutta.*

Ce médicament eſt une ſubſtance épaiſſie, gommeuſe & reſineuſe, dure, friable, d'un jaune luiſant, que quelques auteurs regardent comme le ſuc épaiſſi d'une eſpece de tithymale de la Chine : d'autres préſument que c'eſt un ſuc qui découle de certains arbres dont il eſt parlé dans l'*Hortus Malabaricus* de Rhéede. On met la gomme-gutte au nombre des purgatifs draſtiques les plus violens : c'eſt pourquoi on en vante les effets dans l'hydropiſie, les affections goutteuſes, ainſi que dans la fiévre quarte & les autres fiévres intermittentes les plus opiniâtres. Elle ſe fond dans toute eſpece de boiſſon ; ou on la fait prendre ſous la forme de bol ou de pilules. Sa doſe eſt depuis deux juſqu'à douze grains, & même juſqu'à un ſcrupule. On doit craindre qu'elle ne cauſe des vomiſſemens, une ſuperpurgation ou un flux de ventre dyſſenterique. Pour l'ordinaire on lui aſſocie le ſel de tartre, que l'on croit communément propre à corriger ſes qualités nuiſibles. Il y a des gens qui font prendre juſqu'à un gros, & davantage, de cette réſine dans une diſſolution de manne, ou dans toute autre boiſſon graſſe. Cette conduite eſt-elle ſage ? Je laiſſe aux praticiens à le décider.

(23.) Les eaux de Sedlitz. *Aqua frigida Sedlicenses.*

Ces eaux portent le nom du village où elles se trouvent. Sedlitz est en Bohême, à neuf lieues de Prague, du côté du midi. Elles contiennent un seul neutre amer, qui ressemble beaucoup au sel d'Epsom. Mais on distribue une si grande quantité de sel sous le nom de *sel de Sedlitz*, que plusieurs chymistes célebres ont soupçonné qu'il se commettoit quelque fraude dans ce commerce, ne croyant pas que tant de sel se retirât de l'eau seule. Les eaux de Sedlitz purgent ; & après qu'elles ont fait leur effet, le ventre n'est pas privé de son humidité naturelle, comme après les autres purgatifs ; ce qui fait préférer ce médicament aux autres qui sont aussi purgatifs. Par cette propriété, ces eaux sont d'un grand secours aux scorbutiques & aux hypocondriaques qui se plaignent d'avoir le ventre trop resserré : elles conviennent dans les vertiges, les palpitations de cœur auxquelles les vaporeux & les scorbutiques sont sujets. Elles entrent encore dans la classe des vermifuges ; & on les admet dans la liste des apéritifs. Enfin les femmes se trouvent bien d'en faire usage dans le tems de la cessation naturelle de leurs régles. Ces eaux se boivent depuis une livre jusqu'à deux, pour procurer la liberté du ventre. Lorsqu'il y a quelqu'autre indication à remplir, on diminue la dose qui se régle sur ce qu'on veut qu'elles operent ; & l'usage se continue alors jusqu'à sept ou huit jours. On en fait prendre depuis quatre onces jusqu'à six aux enfans qui ont des vers, pour les en délivrer.

(24.) Les eaux de Miers. *Aqua frigida Merienses.*

Ces eaux font ainfi nommées du village de
Miers qui eft fitué dans le Querci , à neuf lieues
de Cahors , du côté du nord, à peu de diftance
de la Dordogne. Elles ont une faveur amere , &
une odeur qui approche de celle du fer. On en
parle comme poffédant les vertus purgatives &
rafraîchiffantes en même tems. Elles font un remede contre les obftructions, & font fortir les
urines. Ces propriétés les rendent utiles aux vaporeux , hypocondriaques ou hyftériques : elles
font ceffer les fiévres intermittentes les plus anciennes , préviennent les maladies des reins &
de la veffie , & les guériffent, produifent d'heureux effets dans les fleurs blanches, &c On tranf-
porte au loin les eaux de Miers , de même que
celles de Sedlitz ; mais elles fe gâtent très prompt-
tement , quand les bouteilles qui les contiennent
ne font pas bien bouchées.

(25.) LES EAUX CHAUDES DE LA MOTTE.
Aqua thermales Mottenfes.

Ces eaux fe trouvent au bourg de la Motte ,
en Dauphiné , à fix lieues de Grenoble, du côté
du midi, & affez près de ce lieu fameux par les
flammes que l'on voit fortir de la terre. Les eaux
de la Motte font extrêmement chaudes, répandent une odeur fulfureufe & bitumineufe , &
doivent être mifes au nombre des purgatifs. Elles
mettent l'eftomac en état de faire fes fonctions ,
en le réchauffant : elles favorifent la fortie des
urines , & font un remede très efficace contre les
obftruction , & les embarras fquirrheux. Ces
eaux deviennent auffi un médicament externe ;
& employées en bain , en douches, elles font
fortifiantes , réfolutives , anti-pforiques & déterfives.

(26.) LE SEL CATHARTIQUE AMER, & le fel d'Epfom. *Sal catharticum amarum. Sal Epfo-menfe vel Anglicum.*

Ces fels ne font pas le même médicament. A la vérité ils ont à-peu-près les mêmes vertus ; & bien des perfonnes ne les diftinguent point. Le fel d'Epfom fe prépare en Angleterre, en faifant évaporer les eaux d'Epfom. On retire jufqu'à un fcrupule de chaque livre d'eau. D'après cela on ne fera plus étonné que le vrai fel d'Epfom fe trouve fi rarement ici dans le commerce. On vend, en très grande quantité, un fel artificiel, nommé mal-à-propos *fel d'Epfom* ou *fel d'An-gleterre*, qu'il convient mieux d'appeller *fel ca-thartique amer*. Les chymiftes difent que ces deux efpeces de fels font compofés de fel marin chargé d'acide vitriolique. Il eft à remarquer que ces fels fe fondent très facilement dans l'eau, & qu'il ne leur faut qu'une quantité d'eau égale à leur poids. On met le fel d'Epfom & le fel ca-thartique amer au nombre des plus excellens pur-gatifs. On leur donne aufli la préférence fur le fel de la Rochelle ou de Seignette, & même fur le fel de Glauber, dont les plus habiles chymiftes penfent qu'ils different peu. Les phthifiques, les hydropiques, les paralytiques ne doivent pas en faire ufage. On prefcrit de ces fels depuis une demi-once jufqu'à une once & demie. Lorfqu'on les donne à une dofe moins forte, ils ont d'au-tres vertus, comme de faire uriner, d'être un remede contre les obftructions. On les fait en-trer dans les potions purgatives, ainfi que le fel végétal, pour tirer la teinture des autres médi-camens purgatifs. On l'affocie aux réfines purga-tives dans le deffein de corriger leurs qualités nuisibles, & aux purgatifs pour les rendre plus actifs : l'expérience semble autoriser ces opinions. Enfin on met depuis deux jusqu'à trois onces de ce sel dans les lavemens purgatifs. Il ne sera pas hors de propos d'ajoûter ici que l'on trouve dans le commerce un sel nommé *sel d'Espagne*, *sal Hispanicum*, qui differe peu des sels cathartique amer & d'Epsom, & dont les usages sont les mêmes, ainsi que la maniere de s'en servir.

(27.) Le sel de Sedlitz. *Sal Sedlicense.*

Ce sel porte le surnom de l'eau dont on le retire ; nous avons parlé ci-dessus de cette eau. On distingue le sel de Sedlitz, du sel d'Epsom, parceque le sel de Sedlitz est moins transparent, & a une couleur presque laiteuse : outre cela, il a une plus grande amertume, & il lui arrive plus souvent de faire vomir. Malgré ces différences, le sel de Sedlitz n'est point inférieur aux précédens en qualité purgative. La maniere de l'administrer est la même ; seulement il se prescrit à une plus petite dose, c'est-à-dire, depuis deux gros jusqu'à six.

(28.) Le syrop de roses pales, *syrupus de rosis pallidis*, se prépare avec une infusion de roses qui a été faite en mettant infuser, jusqu'à trois fois, de nouvelles roses dans la même eau. On y ajoûte du sucre, pour faire un syrop suivant l'art. Ce médicament passe pour un laxatif fort doux ; & on en prescrit depuis une demi-once jusqu'à une once & demie. Il ne se donne presque jamais seul aux enfans : mais on en met pour l'ordinaire dans les potions purgatives.

(29.) Le syrop de roses composé avec le séné et l'agaric, *syrupus rosatus compost-*

tus, se prépare de la maniere suivante. Mettez infuser, pendant vingt-quatre heures, du séné & de l'agaric, avec le tartre soluble, dans le suc de roses dépuré comme il convient. Passez ensuite avec expression, & faites cuire la colature avec du sucre, selon le procédé qu'on suit d'ordinaire pour faire un syrop. C'est avec raison que le syrop de roses composé se compte parmi les purgatifs hydragogues. Aussi est-il utile aux cachectiques & aux hydropiques. Pour l'ordinaire on en met dans les potions purgatives depuis une demi-once jusqu'à une once; & il est rare qu'on le fasse prendre seul.

(30.) LE SYROP DE CHICORÉE COMPOSÉ DE RHUBARBE, &c. *syrupus de cichorio compositus*, se prépare en mêlant une infusion de rhubarbe avec du syrop de chicorée composé, qu'on nomme ainsi, parcequ'il y entre différentes plantes hépatiques, apéritives & diurétiques. On met ce syrop au nombre des plus doux laxatifs : en outre, il est tempérant, apéritif & stomachique. Sa dose est depuis une demi-once jusqu'à une once & demie. Elle se prend dans de l'eau de chicorée; & on peut y ajoûter de la teinture de Mars, du tartre martial soluble, &c. Pour l'ordinaire même, on en délaye dans des potions purgatives. Il est très commun de faire prendre ce syrop seul aux enfans; & sa dose est depuis deux gros jusqu'à une once.

(31.) LE SYROP DE POMMES, *syrupus de pomis*, n'est autre chose que le suc des pommes, de la bourache & de la buglose, dans lesquels on a fait infuser des feuilles de séné, avec plusieurs substances aromatiques. Il a un goût assez agréable, & il purge avec douceur. On le fait

entrer, comme les syrops ci-dessus, dans les potions purgatives. Sa dose est alors depuis une
demi-once jusqu'à une once & demie. Plus souvent on le fait prendre seul, & à la même dose,
aux enfans.

(32.) LE SYROP DE NERPRUN, *syrupus de
rhamno cathartico*, se prépare avec le suc des
baies de nerprun. Lorsque ce suc est dépuré autant qu'il faut, on le fait cuire avec du sucre,
selon l'art. Ce syrop a la réputation d'être un
des plus excellens purgatifs hydragogues. Aussi
est-il fort utile dans la cachexie & l'hydropisie :
il prévient les accès de goutte & de rhumatisme ; & son usage est salutaire dans plusieurs autres affections chroniques. On en prescrit depuis
une demi-once jusqu'à une once & demie. Communément il se prend avant le repas, afin que
les alimens corrigent ses qualités nuisibles ; ce
qui réussit assez bien, lorsqu'on n'a pris ce médicament que pour son effet purgatif.

(33.) LA POUDRE DE CORNACHINI, ou la
poudre de Tribus, *pulvis Cornachini, vel de
Tribus*, est composée de diagrede, de crême de
tartre & d'antimoine diaphorétique, que l'on
mêle en poudre, & par portions égales. Cette
poudre se met dans la liste des plus excellens purgatifs ; & on en fait prendre depuis un demi-
scrupule jusqu'à deux scrupules, soit délayée
dans du bouillon, ou dans toute autre liqueur,
soit sous la forme de bol. On ne doit pas garder
long-tems cette poudre dans les boutiques, à
cause de l'antimoine diaphorétique, qui devient
émétique par sa vétusté : c'est Triller qui nous en
avertit.

(34.) ELATERIUM.

Cc

Ce médicament est un extrait ou le suc épaissi des fruits mûrs du concombre sauvage. On le met au nombre des purgatifs drastiques ; & il est rare que l'on en fasse usage, à moins que ce ne soit dans le traitement des maladies les plus difficiles à guérir, comme l'apoplexie, les affections comateuses & l'hydropisie, principalement celle qu'on surnomme *ascite*. La dose de l'*elaterium* est depuis deux grains jusqu'à dix & douze grains. Quelquefois ce médicament s'emploie, à l'extérieur, sous la forme de poudre, & comme du tabac, pour exciter des éternuemens.

(35.) LE DIAPRUN SIMPLE. *Diaprunum simplex.*

C'est mal-à-propos que ce médicament est appellé *simple*, étant un mêlange de différentes choses. En effet il y entre des fleurs de violette, & de roses rouges, des graines de violette, de pourpier & d'épine-vinette, du jus de coins, de la racine de polypode & de celle de réglisse, des santaux, &c. Mais ce qui s'y trouve en plus grande quantité, sont les prunes de damas. C'est avec raison que M. Lémeri prétendoit qu'il faudroit ôter de cet électuaire les roses rouges & les santaux. Je ne sais pourquoi les auteurs de la pharmacopée de Paris n'ont pas jugé de même. Il est rare que le diaprun se donne seul : le plus souvent on en délaye depuis une demi-once jusqu'à une once & demie dans les potions purgatives.

Lorsqu'au diaprun simple on ajoûte de la scammonée réduite en poudre très fine, il en résulte ce qu'on nomme *le diaprun solutif* ou *laxatif*, *diaprunum solutivum*. L'addition de ce stimulant rend l'effet purgatif du diaprun plus marqué. La dose du diaprun est depuis un gros jusqu'à six.

Tom. I. Bb

(36.) L'ÉLECTUAIRE LENITIF, *electuarium le-
nitivum*, eſt un remede purgatif très uſité, qui eſt
formé du mêlange de pluſieurs des plus doux
médicamens purgatifs, de pruneaux, de caſſe,
de tamarins, de ſéné, auxquels on ajoûte différentes ſubſtances émollientes & adouciſſantes.
La doſe de l'électuaire lénitif eſt depuis une once
juſqu'à une once & demie.

(43.) LE CATHOLICUM DOUBLE, *catholicum
duplicatum rheo*, ſe prépare avec une décoction
de racine de polypode, de chicorée & de régliſſe,
que l'on fait bouillir une ſeconde fois avec du ſucre, juſqu'à ce que ce mêlange ait acquis la conſiſtance du miel ; après quoi on ajoûte de la caſſe,
des tamarins, du ſéné, de la rhubarbe, des ſemences froides, &c. Du tout il ſe forme un électuaire purgatif que l'on mêle, pour l'ordinaire à
d'autres médicamens purgatifs. Sa doſe eſt alors
depuis deux gros juſqu'à une once. Le *catholicum*
double eſt de l'uſage le plus fréquent, & ſe donne
principalement dans le traitement des flux de ventre qu'il eſt tems de faire ceſſer.

(38.) LA CONFECTION HAMECH, *confectio
Hamech*, eſt un compoſé mal digéré de différens
médicamens, tant laxatifs qu'aſtringens, où il ſe
trouve de l'agaric, de la ſcammonée & de la coloquinte. Auſſi cet électuaire eſt-il mis au nombre des purgatifs moclliques. Ce n'eſt que rarement, & encore à des perſonnes très fortes,
qu'on le fait prendre. Sa doſe eſt depuis un gros
juſqu'à ſix.

(39.) LES TROCHISQUES ALHANDAL, *trochiſ-
ci Alhandal*, ont reçu des Arabes leur ſurnom,
qui, dans la langue arabe, déſigne le fruit de la coloquinte. Ce fruit, mis en poudre, & mêlé avec de

la gomme adragant, forme le médicament dont il s'agit. On le met au nombre des plus violens purgatifs ; & ses effets sont vantés contre l'apoplexie, les affections comateuses, la paralysie, l'hydropisie, &c. Ce n'est qu'avec précaution qu'on doit faire prendre ces trochisques qui quelquefois causent des tranchées, font rendre le sang par les selles, & produisent d'autres hémorrhagies. Leur dose est depuis deux grains jusqu'à douze. Le plus souvent on les joint à d'autres purgatifs : en réglant, comme on le pense bien, la dose sur le degré d'activité des remedes auxquels on l'associe.

(40.) LES TROCHISQUES D'AGARIC, *trochisci de agarico*, se font avec la substance fongueuse & très blanche de l'agaric réduite en poudre, & une infusion de gingembre dans du vin blanc. On met ce médicament au nombre des meilleurs remedes purgatifs, dont l'action est modérée. Les trochisques entrent dans les classes des apéritifs* & des diurétiques. Leur usage convient dans les affections soporeuses & la paralysie. On en vante les effets pour la cachexie & l'hydropisie. Il est à propos de les faire prendre dans les fievres intermittentes, & principalement contre la fievre quarte. Ils sont efficaces donnés dans la goutte & d'autres affections chroniques des plus opiniâtres. On prescrit les trochisques d'agaric en substance, depuis huit grains jusqu'à un demi-gros ; & il en entre depuis un scrupule jusqu'à un gros dans une infusion ou une décoction. Il est à remarquer que ces trochisques perdent, en vieillissant, une partie de leurs vertus, & par conséquent ont alors moins d'efficacité.

(41.) LES PILULES HYDRAGOGUES DE BON-

TIUS, *pilulæ hydragogæ Bontii*, se préparent par
une méthode très simple, avec la gomme-gutte,
l'aloës & la gomme ammoniac. On fait dissoudre
ces substances dans un vinaigre très fort ; & la colature se met en évaporation. L'usage de ce médicament est extrêmement vanté, & avec raison,
contre toute espece d'affection pituiteuse & séreuse, principalement quand elle a pour cause
des obstructions dans quelques visceres. La dose
des pilules de Bontius est depuis douze grains
jusqu'à quinze.

(42.) LES PILULES ANGÉLIQUES, ou les grains
de vie, *pilulæ angelicæ*, sont composées d'agaric,
de rhubarbe, de cannelle, qui ont pour excipient
un extrait de chicorée, de bourrache, de houblon, de fumeterre & de roses pâles, & qui contient de l'aloës. Elles s'avalent avant le souper,
afin que les alimens enveloppent les particules
nuisibles de l'aloës. En prenant cette précaution,
ces pilules, données depuis un scrupule jusqu'à
un gros, purgent assez doucement. On peut aussi
joindre aux pilules quelques grains de diagrede,
quand il y a à craindre qu'elles ne produisent pas
l'effet purgatif ordinaire qu'on en attend.

(43.) LE SEL POLYCHRESTE, *sal polychrestum*,
se compose, en mettant en fusion dans un creuset, du nitre sur lequel on répand, à plusieurs reprises, des fleurs de soufre, afin que, dans l'inflammation qui suit, les particules acides du nitre soient détruites ; c'est, dit-on, le but de
cette derniere opération qui est nécessaire, parceque sans elle les acides du nitre pourroient
faire du mal aux poumons. Le sel polychreste
n'est pas un des moindres médicamens de la classe
des hydragogues. Aussi en vante-t-on les effets

dans le traitement de l'hydropisie, & même de
l'hydropisie de poitrine. Sa dose est depuis deux
gros jusqu'à six ; ou bien on en fait prendre environ un gros par heure, jusqu'à ce qu'il soit sur-
venu des évacuations. Assez souvent on en fait
entrer depuis un gros jusqu'à deux, dans les potions purgatives. Quand on fait usage de ce sel à
petite dose, il est apéritif & diurétique, de même que les autres purgatifs.

(44.) Le sel de la Rochelle, le sel de Seignette, *sal Rupellanum*, ne paroît pas être autre
chose que de la crème de tartre qui, en suivant
un procédé très connu, devient soluble par l'addition des crystaux de soude d'Alicante. Ce sel
n'a rien du tout de désagréable ; & il est un des
meilleurs purgatifs de la classe de ceux qui agissent avec douceur. On le prescrit depuis une
demi once jusqu'à une once & demie, que l'on
fait fondre dans une boisson quelconque, destinée à être prise en un ou en plusieurs coups, selon la volonté du medecin. On l'emploie, de
même que les autres sels, pour avoir la teinture
de différens médicamens ou purgatifs, ou d'une
autre nature ; &, pour cela, on met de ce sel,
depuis un scrupule jusqu'à un gros, par chaque
livre d'eau.

(45.) La resine de Jalap, *resina jalappæ*,
est une espece d'extrait de cette racine du Mexique. On l'obtient, avec l'esprit de-vin, par des
digestions répétées & l'évaporation ordinaire. Ce
médicament se met au nombre des purgatifs hydragogues ; propriété qui le rend utile aux cachectiques, aux hydropiques. Mais il faut prendre garde
que la résine ne forme de petites masses qui, venant
à s'arrêter dans les rides ou les plis de l'intérieur

des inteſtins , y cauſent des tranchées. On preſcrit depuis trois grains juſqu'à douze de réſine
de jalap en bol ou en pilules. Il eſt très commun
d'en mettre une doſe , proportionée aux circonſtances , dans les opiats purgatifs & inciſifs ; &
quelquefois il en entre dans des émulſions. Cette
réſine , ainſi que toutes les autres , ſe diſſout facilement dans de l'huile d'amandes douces, dans
un jaune d'œuf , ou avec du ſucre. Il eſt bon de
ſavoir que cette réſine eſt ſouvent ſophiſtiquée ;
de là vient qu'elle ne produit pas toujours l'effet
qu'on avoit lieu d'en attendre.

(46.) LA RÉSINE DE SCAMMONÉE , *réſina ſcam-
monii* , ſe retire de la racine de ſcammonée , par
un procédé pareil à celui que l'on ſuit pour avoir
la réſine de jalap ; & elle a preſque les mêmes
vertus que celle-ci ; mais la réſine de ſcammonée
ſe preſcrit à plus petite doſe que celle de jalap.
On prend de celle de ſcammonée , depuis deux
grains juſqu'à huit ; & on emploie les mêmes
précautions & les mêmes formes dans ſon admi-
niſtration.

LES STOMACHIQUES ET LES CARMINATIFS.

LES ſubſtances balſamiques & aromatiques
tiennent le premier rang dans la claſſe des médicamens ſtomachiques. On met enſuite les plantes
qui ont beaucoup d'odeur ; & il s'en trouve pluſieurs qui ne le cédent point en vertus aux médicamens qui nous ſont apportés des pays étrangers.
Ces différens remedes empêchent la putréfaction : ils remettent l'eſtomac en état de faire des

fonctions que la trop grande foibleffe ne lui permet plus , & font un moyen de guérir les mouvemens fpafmodiques. Par ce dernier effet, les ftomachiques font ceffer les douleurs qui ont pour caufe des mouvemens nerveux. C'eft pourquoi, quand ils rempliffent cette indication, ils ont été nommés, avec raifon, des *carminatifs*, comme s'ils diffipoient la douleur par enchantement. Les auteurs anciens ont cru affez généralement que ces efpeces de ftomachiques carminatifs font fortir les vents du corps. L'opinion des modernes fur ce fujet eft très différente ; car ils penfent que l'action des carminatifs eft de procurer la raréfaction de l'air renfermé dans quelque partie du corps ; ce qui ne peut que rendre le mal plus grave. Cependant le célebre Halles refufe d'adopter cette derniere opinion, & fe fonde fur une multitude d'expériences faites à deffein. S'il étoit permis de propofer , en pareil cas , des conjectures , je dirois que je fuis porté à croire , d'après une longue expérience , que ces médicamens peuvent faciliter la fortie des vents retenus , & cela en détruifant la conftriction fpafmodique, qui leur ferme les iffues de l'eftomac & des inteftins. En effet , il paroît tout-à-fait hors de doute que les perfonnes , qui font fujettes aux vents , comme les hypocondriaques & les hyftériques , font tourmentées par une affection fpafmodique, qui fe mafque fous toutes fortes de formes , & caufe principalement des défordres dans les vifceres du bas-ventre. Il s'en fuit que le réfidu des digeftions demeure dans l'eftomac & le canal des inteftins plus longtems qu'il ne faut. Alors la chaleur du lieu agiffant fur ces matieres arrêtées , il s'y forme une

Bb iv

espece de fermentation, si j'ose me servir de ce terme, au moyen de laquelle les molécules de l'air sont délivrées de dedans la substance des alimens ; & devenues, pour ainsi dire libres, elles forment, par leur réunion, des bulles d'air qui ne peuvent pas pénétrer dans les vaisseaux lactés, & qui ne sortent que lorsque les issues leur sont ouvertes, en haut ou en bas, par le relâchement des sphincters qui les ferment. Il semble que les médicamens carminatifs produisent ces derniers effets, lorsqu'on les administre à propos, ou après avoir employé préalablement les remedes convenables.

On peut conclure de ce qui vient d'être dit, que les principaux médicamens stomachiques & carminatifs agissent de deux façons sur les organes de la digestion, savoir, en augmentant les forces des fibres de ces visceres qui sont devenues trop foibles pour s'acquitter de leurs fonctions, & en opérant le relâchement de celles des fibres qui éprouvent un resserrement spasmodique. Quant à la maniere dont cela se fait, les physiciens n'ont qu'à travailler pour la trouver ; nous leur en remettons le soin. Quoique l'usage des stomachiques soit accompagné de moins d'inconvéniens que celui des purgatifs dont il s'agissoit dans le dernier article, néanmoins on ne doit faire prendre les stomachiques qu'avec précaution, de peur que, venant à se mêler avec le sang, ils ne produisent une trop grande chaleur. Il est à propos de remarquer qu'on joint souvent, avec fruit, les stomachiques aux purgatifs, & qu'il convient sur tout d'en mêler avec les hypnotiques. Outre les substances aromatiques & balsamiques qui, comme nous l'avons dit au commencement de cet article , tiennent la premiere place dans la claſſe des medicamens ſtomachiques & carminatifs , il s'y trouve encore des ſtoma-chiques de diverſes ſortes , qui quelquefois ont plus d'efficacité que les premiers ; tels ſont les abſorbans , les amers & les acides dont le choix dépend principalement de la ſaburre acide ou alkaline , qui ſéjourne dans les premieres voies : nous avons parlé ailleurs & aſſez au long de ces médicamens.

MÉDICAMENS SIMPLES.

Les racines d'impératoire , d'angélique , de benoite , d'iris d'Allemagne , de fraxinelle , de valériane des jardins , de gentiane & d'aul-née. L'ail , la rhubarbe , le gingembre , la zé-doaire , l'acorus , le *calamus verus* (¹) , le *coſtus arabicus* , le ſouchet long , le galanga , la ſerpen-taire de Virginie , le nard des Indes.

Les feuilles de botrys ou d'ambroiſie (²) , d'au-rone (³) , de cerfeuil (⁴) , d'eſtragon (⁵) , de ſauge , de marjolaine , de marum (⁶) , de mé-liſſe , de rhue , de baſilic , d'origan , de pouillot , de ſarriette , de tanaiſie , d'abſinthe , de chamæ-drys , de petite centaurée , de caſſis , de thé.

Les fleurs d'orange , de ſauge , de romarin. Le ſafran.

Les fruits du coignaſſier , de l'églantier... les baies de laurier (⁷) , celles de genévrie (⁸)... 'écorce d'oranges , de limons , de citrons... la noix muſcade dans ſon état naturel , ou confite... le poivre , les clous de girofle (⁹) , les cubebes ([10]), le cardamome, l'amome en grappe ([11]), le café, la vanille, le cacao ([12])... les femences d'anis ([13]), d'aneth ([14]), de coriandre ([15]), d'ammi ([16]), d'ache, de carvi ([17]), de cumin ([18]), de *daucus creticus* ([19]), de finapi, de fenouil, de roquette, de perfil, la femence à vers, ou barbotine...

Le quinquina, la cafcarille, le *caffia-lignea*, la cannelle, l'écorce de Winter... le fimarouba, le bois du lentifque... le cachou, le maftic, l'aloës, la myrrhe, l'ambre gris.

Les baumes naturels... le vin de Cypre, celui d'Efpagne, ou tout autre excellent vin, l'eau de-vie... le chocolat, la corne de cerf.

Les eaux de Forges, de Paffy ([20]), de Cranffac ([21]), de Balaruc ([22]), de Plombieres ([23]), de Luxeuil, de Vichy, de Barèges, de Bourbonne, de Bourbon - l'Archambaut, d'Aix-la-Chapelle, de Cauterets ([24]), de Bonnes, de Digne, de Mont-d'Or.

MÉDICAMENS OFFICINAUX.

Les eaux de fleurs & d'écorces d'oranges, de menthe, de noix, de fauge, de rofes rouges, de baies de geniévre.... l'eau de goudron ([25])... le vin d'abfinthe... le baume de Fioraventi, celui du Commandeur ([26])... le fyrop d'abfinthe, le fyrop de chicorée compofé, les fyrops de mercuriale, de rofes féches, de coings, celui de myrte compofé...

L'extrait de geniévre, d'abfinthe, de gentiane, d'aulnée, de rhubarbe... Les conferves de fleurs d'oranges, de roſes rouges, de cynorrhodon, de racines d'aulnée... le ſucre roſat... l'opiat de Salomon (²⁷), la thériaque, l'orviétan, le diaſcordium, le mithridat, la confection hyacinthe, l'électuaire de baies de laurier, les tablettes de cachou... le ſel d'abſinthe, celui de petite centaurée...

L'eau de cannelle ſpiritueuſe, l'eau de cannelle orgée, l'eau impériale, l'eau de méliſſe compoſée, l'eau de la Reine d'Hongrie, l'eau thériacale, l'eau divine ou admirable... l'eſprit de geniévre, les teintures d'abſinthe, de clous de girofle... l'élixir de Garus (²⁸), l'élixir de propriété, l'élixir de Stoughton (²⁹)... la quinteſſence d'abſinthe (³⁰)... les gouttes anodynes de Sydenham, l'anodyn minéral d'Hoffman... le baume de ſoufre aniſé, l'huile de cannelle, l'eſſence d'écorce de citron (³¹).

MÉDICAMENS MAGISTRAUX.

VERRÉES.

PRENEZ d'*élixir de propriété*, dequis quinze gouttes juſqu'à trente; d'*eau de fleurs d'oranges*, ou de bon vin vieux, une once : mêlez; pour une verrée. Ce remede convient dans la Cardialgie.

PRENEZ d'*élixir de Garus*, depuis un gros juſqu'à deux : mêlez avec un peu d'*eau de méliſſe*; pour une verrée. Ce remede eſt propre à faire ceſſer les douleurs d'eſtomac.

PRENEZ d'*eau de la reine d'Hongrie*, depuis un demi-gros juſqu'à un gros; d'*eau de chardon-bé-*

nit, trois onces : mêlez ; pour une verrée qu'on boira tiéde. Ce remede se prendra dans les mêmes cas que les précédens.

Prenez *fleurs de camomille & semence d'anis*, de chaque une pincée : mettez infuser dans quatre onces de *bon vin* : ajoûtez un peu de *poudre de muscade*, & une once d'*huile d'amandes douces* ; pour une verrée. Ce remede convient dans les incommodités produites par les vents internes ou flatuosités.

Prenez d'*infusion de sauge*, quatre onces ; d'*opiat de Salomon*, un demi gros ; de *sucre*, deux gros ; de *baume du Commandeur*, dix gouttes : mêlez ; pour une verrée. Ce remede est propre à appaiser les douleurs causées par les vents.

Prenez de *jus de limon*, une cuillerée ; de *sel d'absinthe*, un scrupule ou un demi gros : mêlez ; & quand le mouvement d'effervescence sera cessé, on boira cette liqueur qui a la propriété de calmer les vomissemens qui accompagnent la fiévre.

Potions.

Prenez *eau de chicorée & de fleurs d'orange*, de chaque trois onces ; de *graines d'anis* en poudre, un scrupule ; de *quinquina* réduit en poudre très fine, un demi-gros ; *confection hyacinthe & sel d'absinthe*, de chaque un scrupule ; de *syrop de gentiane*, une once : mêlez ; pour une potion qui se prendra par cuillerée.

Prenez d'*eau de menthe*, six onces ; de *sel de tartre*, deux gros : faites une mixture anti-émétique, ou propre à faire cesser le vomissement, & qui se prendra, dans du bouillon, par cuillerée.

PRENEZ *eau de menthe* & *eau de baie de geniévre*, de chaque deux onces; *eau de fleurs d'orange*, une once; *cachou*, *barbotine* & *sel d'abfinthe*, de chaque un demi-fcrupule; d'*opiat de
Salomon*, deux gros : mêlez; pour une potion
qu'on prendra par cuillerée.

PRENEZ de *vin blanc*, douze onces; d'*efprit-
de-vin*, deux onces; un *jaune d'œuf*; du *fucre
blanc*, une once; d'*huile de cannelle*, un gros :
mêlez. Chaque dofe fera d'une ou deux cuillerées.

EMULSION.

PRENEZ de *femences froides majeures*, trois
gros; des *amandes douces*, au nombre de fix :
broyez les, en verfant deffus peu-à-peu fix onces
d'eau : paffez : ajoûtez à la colature une demi-
once d'*eau de fleurs d'orange*; de *corail préparé*,
un demi-gros; de *fyrop de coings*, une once :
mêlez; pour une émulfion.

INFUSION.

PRENEZ de *racine de gentiane*, coupée par petits morceaux, deux gros; d'*écorce fraîche d'o-
range*, une demi-once : verfez deffus douze onces d'eau bouillante : laiffez infufer durant une
heure, & paffez. La dofe fera depuis une once
jufqu'à deux.

PRENEZ *feuilles de menthe* & *fleurs de camomille*, de chaque une pincée : faites-les infufer
chaudement dans fix onces d'eau. Ajoûtez à la
colature une once de *fyrop de pavot rouge*. On
donne des cuillerées de cette infufion aux enfans
qui ont des tranchées.

APOZEMES.

PRENEZ de *racines séches d'aulnée*, six gros ; *feuilles de fumeterre & de pissenlit*, de chaque une poignée ; de *sommités de petite centaurée*, une pincée : faites bouillir dans une suffisante quantité d'eau, & réduire à deux livres : passez : ajoûtez à la colature deux onces de *syrop de chicorée composé*.

PRENEZ de *racine de gentiane* coupée par tranches, deux gros : faites bouillir, pendant un demi-quart d'heure, dans quatre livres d'eau : ensuite ajoûtez *sommités de petite centaurée & sommités de scordium*, de chaque une pincée ; *d'écorce fraîche de citron*, une demi-once : laissez infuser jusqu'à ce que la liqueur soit refroidie ; alors ôtez l'apozeme de dessus le marc, en le versant par inclinaison, dans un autre vase.

BOUILLONS.

PRENEZ *racine d'aulnée*, deux gros ; *feuilles de chicorée & de fumeterre*, de chaque une demi-poignée ; de *sommités de petite absinthe*, une pincée : faites bouillir, selon l'art, dans du *bouillon de poulet*.

PRENEZ de *racine de gentiane*, un gros ; *feuilles de tanaisie & de scordium*, de chaque une demi-poignée ; de *rapure de corne de cerf*, une demi-once, dont vous ferez un nouet : faites, suivant l'art, du bouillon avec un morceau de *chair de veau*.

VINS.

PRENEZ de *quinquina* broyé, deux onces ; de

bon vin vieux, trois livres : mettez infufer, & ex-
pofez au foleil, pendant huit jours , dans une
bouteille bien bouchée , que vous fecouerez de
tems-en-tems. La dofe fera depuis deux onces
jufqu'à quatre.

PRENEZ de *racine de gentiane* coupée par petits morceaux, deux onces ; de *vin blanc*, deux
livres : laiffez en digeftion pendant trois jours.
La dofe fera depuis une once jufqu'à trois , &
fe prendra deux fois le jour.

PRENEZ de *quinquina* broyé , une once ; de
baies de geniévre, une demi-once : mettez infufer
chaudement, durant l'efpace d'une nuit , dans
deux livres de *vin blanc*. La dofe fera depuis deux
onces jufqu'à quatre.

PRENEZ de *racine fraîche d'aulnée*, deux onces :
mettez infufer à froid , durant quinze jours,
avec deux livres de *vin blanc*, dans un vafe bien
bouché. La dofe fera depuis une once jufqu'à
trois.

PRENEZ de *fommités de petite centaurée*, une
poignée ; de *feuilles de fcordium*, une demi-poignée : mettez infufer, pendant vingt-quatre heures, dans deux livres de *vin blanc* : paffez.

PRENEZ de *racine d'acorus* coupée par tranches,
une once ; d'*écorce féche d'orange*, deux gros :
mettez infufer, pendant deux jours, dans deux
livres de *vin* : paffez. La dofe fera depuis une
once jufqu'à deux.

PRENEZ de *racine de gentiane*, deux gros ; de
fommités de petite abfinthe & *chamædrys*, de
chaque une poignée ; de *baies de geniévre*, une
demi-poignée ; de *cannelle* concaffée, un fcrupule : mettez infufer à froid , pendant deux
jours , dans deux livres de *vin blanc* : paffez.

La dose de la colature sera depuis deux jusqu'à
trois onces.

T E I N T U R E S.

PRENEZ *racine de gentiane & écorce séche d'o-
range*, de chaque quatre onces : mettez infuser
chaudement, durant quatre jours, avec deux
livres d'*esprit-de-vin*, dans un vaisseau bien bouché : passez. La dose de la colature sera depuis
douze gouttes jusqu'à vingt, qui se prendront
dans deux onces de vin.

PRENEZ *quinquina*, deux onces ; *racine de gentiane & écorce d'oranges*, de chaque une once :
faites infuser, pendant quatre jours, au bain-
marie, dans une pinte d'*eau-de-vie*. On garde la
colature pour l'usage : on en donne un ou deux
gros dans deux cuillerées d'eau. On peut réiterer
cette dose, pour l'hystérie & l'affection hypocondriaque.

E A U D E G O U D R O N.

PRENEZ de *goudron*, une livre : versez dessus
quatre livres d'eau de fontaine & de riviere : remuez avec une spatule de bois, pendant un
demi-quart-d'heure : laissez reposer durant deux
jours : ôtez l'huile qui se trouvera nâgeant à la
surface de la liqueur : retirez l'eau de goudron
de dessus son dépôt, en la versant, par inclinaison, dans un autre vaisseau. La dose sera depuis
quatre onces jusqu'à six.

P O U D R E S.

PRENEZ de *zédoaire & de castoreum*, de chaque quinze grains : mêlez ; pour une poudre qui
se

fe prend dans de l'eau de fleurs d'orange. Elle calme les douleurs de l'eftomac.

PRENEZ *blanc de baleine* & *fucre*, de chaque un demi-gros ; de *caftoreum*, deux grains : faites une poudre felon l'art. Elle convient dans les douleurs de colique.

PRENEZ de *petit galanga*, un fcrupule ; de *fafran*, quatre grains : mêlez ; pour une poudre qui fe prendra dans du *vin*, ou dans de l'*eau de cannelle*. Elle eft propre à faire ceffer les douleurs de colique.

PRENEZ de *crême de tartre*, un gros ; de *graine d'anis*, un demi-gros ; de *clous de girofle*, un fcrupule ; de *fucre rofat*, deux gros : mêlez ; pour une poudre dont on fera fix dofes égales.

PRENEZ de *quinquina*, un fcrupule ; de *caffia-lignea*, dix grains ; de *caftoreum*, huit grains ; d'*huile de cannelle*, une goutte : mêlez ; pour une poudre qui aura le même effet que les précédentes.

PRENEZ *racines d'ariftoloche ronde* & *de gentiane*, de chaque une once ; *feuilles de chamædrys* & *d'ivette*, de chaque une demi-poignée : faites, felon l'art, une poudre dont la dofe fera depuis un demi-gros jufqu'à un gros. Elle eft propre pour la goutte.

PRENEZ *racines de ferpentaire de Virginie*, de *gentiane* & *d'aulnée*, de chaque fix grains ; d'*huile effentielle de mufcade*, une goutte : mêlez ; pour une poudre qui fe prendra dans une *infufion de chamædr,s*.

PRENEZ *corail preparé*, *chacril* & *corne de cerf préparée*, de chaque vingt grains : mêlez : faites une poudre qu'on prendra en trois ou quatre fois.

Tom. I.   Cc

PRENEZ *semence de coriandre*, quatre onces ; *gingembre blanc*, demi-once ; *safran*, un scrupule. Faites, selon l'art, une poudre dont la dose sera d'un scrupule à un demi-gros.

PRENEZ *castoreum*, deux gros ; *semence d'anis & écorce d'orange*, de chaque une demi-once. Faites une poudre que vous donnerez à un demi-gros jusqu'à un gros.

BOLS.

PRENEZ *extrait de geniévre & d'absinthe*, de chaque un demi gros ; de *sel d'absinthe*, dix grains : mêlez ; pour un bol qui s'avalera enveloppé dans du pain à chanter.

PRENEZ *d'opiat de Salomon*, deux scrupules ; *d'extrait d'absinthe*, un scrupule, *d'élixir de propriété*, quatre gouttes ; mêlez ; pour un bol.

PRENEZ *d'acorus*, quinze grains ; de *racines d'aulnée*, dix grains ; *d'ambre gris*, un grain ; de *sucre candi*, un scrupule : mêlez : faites un bol avec le *syrop de coings*.

PRENEZ de poudre de *quinquina*, un demi-gros ; de *safran de Mars*, huit grains : mêlez : faites un bol avec le *syrop d'absinthe*.

PRENEZ de *diascordium*, un gros ; de *castoreum*, huit grains ; de *laudanum*, un demi-grain : mêlez ; pour un bol.

PRENEZ de *thériaque*, un demi-gros ; de *cassialignea*, un scrupule ; *d'huile de cannelle*, deux gouttes ; de *laudanum*, un demi-grain : mêlez : faites un bol avec le *syrop de pavot blanc*. Ce bol convient dans les cas de vomissemens & de hoquets.

OPIATS.

PRENEZ *extrait de geniévre & conserve d'aul-*

née, de chaque un gros ; *rhubarbe & sel d'absin-*
the, de chaque un demi-gros ; *noix muscade*,
un scrupule ; *cannelle*, quinze grains faites de
ce mêlange un opiat avec le *syrop d'absinthe* ; pour
quatre dofes.

PRENEZ d'*opiat de Salomon*, une once ; *ex-*
trait de geniévre & extrait d'absinthe, de chaque
une demi-once ; *écorce de citron & feuilles d'ab-*
sinthe, de chaque un gros : mêlez : faites un opiat
dont la dose sera depuis un gros jusqu'à deux.

PRENEZ de *conserve de cynorrhodon*, une demi-
once ; *extrait de geniévre & extrait de rhubarbe*,
de chaque un gros : mêlez : faites un opiat avec le
syrop de mercuriale.

PRENEZ de *racines d'aulnée*, une demi-once ;
de *quinquina*, deux gros ; de *corail préparé*, un
gros : mêlez : faites un opiat avec le *syrop de chi-*
corée compojé. La dose sera depuis un gros jufqu'à deux.

PRENEZ de *conserve d'aulnée*, une demi-once ;
d'*extrait de geniévre*, deux gros ; *pierres d'ecre-*
visses de riviere & *caffia-lignea*, de chaque un
gros ; de *noix muscade*, un demi-gros ; de *clous*
de girofle, un scrupule : mêlez : faites un opiat
avec le *syrop de gentiane.* La dose sera jusqu'à
un gros.

PRENEZ de *quinquina*, une once ; de *corail*
préparé, une demi-once ; *extrait de geniévre &*
sel d'absinthe, de chaque deux gros ; de *baume*
du Pérou sec, deux scrupules : mêlez : faites un
opiat avec l'*extrait d'aulnée.* La dose sera depuis
un gros jusqu'à deux.

PRENEZ *électuaire de baies de laurier & extrait*
de Mars, de chaque une demi-once ; *quinquina*
& sel d'absinthe, de chaque deux gros : mêlez :

faites un opiat avec le *syrop de roses séches*. La
dose sera depuis un gros jusqu'à un gros & demi.

PILULES.

PRENEZ *écaille d'huitre préparée*, six gros; *antimoine diaphorétique* & *chacril*, de chaque une demi-once: formez, selon l'art, des pilules avec ce qu'il faut de *syrop de gentiane*, dont on donnera un ou deux scrupules.

TROCHISQUES.

PRENEZ *cachou* & *gomme arabique*, de chaque une once; de *sucre rosat*, une demi-livre: broyez, avec une quantité d'eau suffisante: faites des trochisques dont la dose sera depuis un demi-gros jusqu'à un gros.

COMMENTAIRES.

(1.) LE ROSEAU AROMATIQUE. *Calamus verus, amarus, sive calamus aromaticus. Arundo syriaca, aromatica, foliis ex adverso sitis, Moris. Hist. oxon.*

Ce médicament est le rejetton d'une plante aromatique qui croît dans le Levant, & dont parle Morison. Il a une odeur très forte & agréable. Il ne faut pas confondre ce jeune roseau avec une racine médicamenteuse, que l'on distingue par les noms de *calamus aromaticus* ou *acorus*, & dont nous avons parlé ci-dessus. Quoique le *calamus verus* soit stomachique, fortifiant, &c., ainsi que les autres substances aromatiques, cependant on ne s'en sert presque jamais, si ce n'est pour préparer quelques médicamens officinaux. Sa dose, en substance, est depuis un scrupule jusqu'à un demi-gros; il en entre le double dans une infusion.

(2) L'AMBROISIE, ou piment. *Botrys ambrosioïdes vulgaris C. B. P. Chenopodium ambrosioïdes, folio sinuato, Inst. rei herb.*

Le thé du Mexique. *Botrys Mexicana, ambrosioïdes C. B. P. Chenopodium ambrosioïdes Mexicanum, Inst. rei herb.*

On met les feuilles de ces deux especes d'ambroisie, qui ont une odeur forte & gracieuse, au nombre des plus excellens médicamens stomachiques, fortifians & anti-spasmodiques. Elles entrent aussi dans la classe des apéritifs. Ces propriétés les rendent propres à rétablir l'estomac, & utiles dans les affections hypocondriaques & hystériques. On vante leur efficacité pour le traitement des obstructions des visceres du bas-ventre : leur usage est salutaire dans l'asthme humide, &c. Ces plantes se prennent en infusion, comme du thé; & on emploie l'une ou l'autre espece indifféremment : cependant la premiere espece passe pour la meilleure.

(3) L'AURONE MASLE. *Abrotanum mas., angustifolium majus, Inst. rei herb.*

Cette plante répand une odeur fort agréable, & elle est un peu amere. Ses feuilles entrent dans la classe des médicamens stomachiques, ainsi que dans la liste des vermifuges : elles se mettent encore, à raison de leur vertu tonique, au nombre des apéritifs, des diurétiques & des emménagogues. Ces propriétés font réussir leur usage dans la cachexie, la jaunisse & les pâles couleurs. On en vante les effets dans la fiévre quarte & les autres fiévres intermittentes les plus opiniâtres. Les asthmatiques se trouvent bien d'en user ; & elles ne sont pas sans succès, données dans les fleurs blanches, &c. On prescrit les feuilles d'aurone vertes en infusion ; & elle se fait avec l'eau ou le vin, à la dose d'une pincée jusqu'à deux : celles qui sont séches, se prennent comme du thé. La décoction des feuilles d'aurone dans de l'eau où on a fait fondre du sel marin, s'emploie, avec succès, comme topique, contre la gangrene. Plusieurs Auteurs pensent qu'on peut substituer à l'aurone mâle, la plante qui se nomme la *santo-line ; abrotanum fœmina vel santolina foliis tereti-bus, Inst. rei herb.* cependant il n'y a, entre ces deux plantes aromatiques, d'autre rapport que celui des noms.

(4) LE CERFEUIL. *Cerefolium Mathioli. Chæro-phyllum sativum C. B. P.*

Les feuilles de cette plante potagere se mettent au nombre des médicamens stomachiques forti-fians. Elles se comptent parmi les remedes diuré-tiques & les emménagogues ; & elles entrent dans les classes des dépuratifs & des apéritifs. Elles sont principalement consacrées aux mala-dies du foie ; & leur usage est utile dans l'hydro-pisie. Le cerfeuil passe pour un excellent médica-ment résolutif, dont il est à propos de faire usage intérieurement, après les contusions violentes ; aussi est-il fort commun de s'en servir pour rem-plir cette indication. On boit depuis deux jusqu'à quatre onces du suc dépuré de cerfeuil mêlé dans du vin blanc ou du bouillon. On prescrit jusqu'à une poignée de feuilles de cerfeuil, soit dans un bouillon, soit dans une ou deux livres d'infusion & de décoction. Il est rare qu'on fasse prendre le cèrfeuil en fubftance, comme médicament ; fa dofe eft alors depuis un demi-gros jufqu'à un gros. Le cerfeuil employé en topique eft réfolutif. On l'applique avec fuccès fur les tumeurs des mammelles caufées par les embarras laiteux qui fe font formés dans ces organes. En ce cas, on fait un cataplafme avec les feuilles pilées, chauffées & arrofées d'huile rofat. Ce topique fe met fur les parties douloureufes du fein, & , pour l'ordinaire, réuffit parfaitement aux nourrices.

(5.) L'ESTRAGON. *Dracunculus hortenfis C. B.P. Abrotanum mas lini folio acriori & odorato ,* Inft. rei herb.

Les feuilles de cette plante, que l'on cultive dans les jardins potagers , font partie de nos alimens : elles fe mettent auffi au nombre des médicamens ftomachiques légérement irritans : on la compte même parmi les anti-fcorbutiques. Tous les gourmands favent que ces feuilles augmentent l'appétit. Quant à l'ufage de l'eftragon en médecine , on en fait des infufions comme du thé ; & c'eft à-peu-près la feule maniere dont on l'emploie.

(6.) *MARUM cortufi J. B. Chamædrys maritima , incana, frutefcens, foliis lanceolatis ,* Inft. rei herb.

Cette plante répand une odeur forte & très gracieufe qui attire les chats : elle a une faveur un peu âcre avec de l'amertume. On la met au nombre des médicamens ftomachiques fortifians : elle entre dans la claffe des remedes céphaliques & paffe pour être apéritive ou diurétique. Ces propriétés la rendent falutaire dans les cas d'affoupiffemens extraordinaires , & propre à foulager les cachectiques & les hydropiques. On prend les feuilles du *marum* en infufion comme du thé :

elles se prescrivent aussi en substance ; leur dose est alors depuis quinze grains jusqu'à un demi-gros.

(7.) Le laurier franc. *Laurus vulgaris C. B. P. & Inst. rei herb.*

Le laurier, qui étoit autrefois la récompense du mérite & du courage, fournit, pour l'usage de la médecine, ses baies & ses feuilles. On les met au nombre des médicamens stomachiques toniques : elles entrent dans la classe des remedes carminatifs, procurent une transpiration abondante & l'écoulement des urines, des régles & des vuidanges. On les croît même capables de porter le calme, principalement dans la matrice. Les baies se prescrivent en substance depuis un demi-scrupule jusqu'à un demi-gros : il en entre le double dans une infusion. On fait prendre ces feuilles en infusion comme du thé : on sait que leur goût aromatique, mêlé de quelque amertume, leur fait tenir un rang considérable parmi les assaisonnemens. Les baies & les feuilles du laurier franc s'emploient encore, à l'extérieur, comme remedes fortifians & résolutifs. Il se prépare, avec ces parties du laurier cuites dans du vin, des fomentations & des cataplasmes qui ont beaucoup d'efficacité. On met aussi depuis un gros jusqu'à deux de baies de laurier dans les lavemens carminatifs & anodyns. Il se trouve des gens qui regardent un cataplasme fait avec des feuilles & des baies de laurier réduites en poudre, & mêlées avec de l'huile d'olive, comme un remede très-efficace pour hâter l'accouchement, en l'appliquant sur le nombril. Les apothicaires vendent un électuaire & une huile essentielle de laurier, dont nous aurons occasion de parler. Il faut remarquer qu'il y a une autre espece de laurier qu'on nomme royal, *laurus regia*, *C.B.P.* cependant il n'est employé qu'à la cuisine, & peut-être sans trop d'examen. Mais on n'a pas de doute sur l'arbrisseau qu'on nomme laurier cerise, *lauro cerasus*, *C.B.P.*; sa beauté lui donne une place distinguée dans les jardins; ses feuilles n'ont pas un goût désagréable; cependant l'expérience a appris qu'elles étoient très pernicieuses.

(8.) Le GENÉVRIER, le genièvre. *Juniperus vulgaris fruticosa*, *C.B.P.*

Le grand genévrier. *Juniperus vulgaris arbor*, *C.B.P.*

On met les baies de ces deux especes de genévriers au nombre des médicamens stomachiques & propres à augmenter les forces : elles entrent dans les classes des remedes incisifs, des apéritifs, des diurétiques & des béchiques : on les compte aussi dans la liste des médicamens calmans anti-hystériques; & elles sont reconnues pour anti-scorbutiques. Ces baies s'emploient fréquemment pour remédier aux mauvaises digestions, aux coliques venteuses : elles excitent la transpiration, & passent pour alexiteres : elles sont utiles, lorsqu'il s'est formé dans les poumons quelque embarras pituiteux; font sortir des reins les glaires & graviers, & peuvent, par cet effet, empêcher la formation des pierres. Mais leur usage doit être proscrit, quand il y a beaucoup de chaleur dans les entrailles. La dose des baies de genévrier est depuis un demi-gros jusqu'à un gros; il en entre davantage dans les infusions avec l'eau ou le vin. C'est un remede d'un usage très commun, que l'extrait qui se prépare de la maniere suivante. On fait cuire les baies; puis la pulpe se passe par un tamis; & on la met évaporer, jusqu'à ce qu'elle ait acquis la consistance d'extrait. Cette préparation est assez souvent nommée la *thériaque des Allemands*, *theriaca Germanorum*. Sa dose est depuis un demi-gros jusqu'à un gros. On retire aussi des baies une eau distillée dont on prescrit depuis deux onces jusqu'à six. Nous aurons occasion de parler, dans la suite, de l'huile essentielle de geniévre. Plusieurs auteurs donnent au bois de genévrier les propriétés du gaïac & du sassafras. Sont-ils suffisamment autorisés à le faire? C'est ce que les praticiens doivent constater.

(9.) LE GIROFLE, les cloux de girofle. *Caryophylli aromatici. Caryophyllus aromaticus, fructu oblongo, C. B. P. & Inst. rei herb.*

Si l'on s'en rapporte à ce qu'ont écrit les voyageurs, les cloux de girofle sont les fleurs d'un arbre des îles Moluques, qui, pour la figure & la grandeur, approche du laurier. On recueille ces fleurs, avant qu'elles soient épanouies, comme on cueille les câpres en Europe; Gaspar Bauhin parle de l'arbre qui donne ce médicament. Son fruit se trouve aussi dans le commerce des drogues, sous le nom d'*anthophylli*. Les cloux de girofle, qui ont une odeur très forte & agréable, tiennent une des premieres classes parmi les aromates les plus exquis. Ainsi il n'est pas étonnant que l'on vante beaucoup leurs propriétés toniques, stomachiques, cordiales & céphaliques. Ils sont antispasmodiques, & se mettent au nombre des remedes apéritifs & diurétiques. On les donne encore, avec succès, aux personnes cachectiques & hydropiques. Je ne dois rien dire ici de l'usage du girofle pour la cuisine. Les clous de girofle peuvent se prescrire en substance; & leur dose est depuis quatre grains jufqu'à un fcrupule : il en entre le double dans les infufions ; elles fe font avec le vin. Mais on emploie plus fréquemment, en médecine, leur teinture fpiritueufe, & leur huile effentielle dont nous parlerons dans une autre occafion. Quant à l'ufage externe de ce médicament, on tient des clous de girofle dans la bouche, pour empêcher la contagion : on les mâche pour faire couler la falive en abondance. Cette maniere de s'en fervir n'eft pas fans fuccès dans la paralyfie de la langue. Il s'en fait encore des fachets qui, étant appliqués au creux de l'eftomac, calment pour l'ordinaire le vomiffement.

(10.) LES CUBEBES, ou le poivre à queue, *cubeba.*

Ce médicament reffemble au poivre, par la forme & les propriétés : il a une faveur aromatique fort douce. C'eft une plante farmenteufe, femblable au fmilax, & encore peu connue, qui porte ces fruits en grappe : elle croît dans le Levant. Les cubebes entrent dans plufieurs compofitions pharmaceutiques ; & c'eft pour cet ufage qu'on en trouve chez les apothicaires, car elles n'en ont aucun autre. Cependant ces fruits méritent une place parmi les médicamens ftomachiques & toniques : on peut même les prefcrire en fubftance depuis fix grains jufqu'à un fcrupule : il en entre le double dans les infufions. On mêle quelquefois des cubebes en poudre avec du tabac, & la fumée de ce mêlange allumé eft conduite dans la bouche, pour exciter une falivation abondante, ou pour remédier à la paralyfie de la langue ; les praticiens regardent comme utile la derniere maniere d'employer les cubebes.

(11.) L'amome en grappe. *Amomum racemo-
sum.*

Ce médicamens est un fruit composé d'environ
dix grains ou follicules disposées en grappe : il a
une saveur âcre, & une odeur très forte, approchant de celle du camphre. La plante qui le produit croît dans le Levant & porte le même nom
que le fruit. L'amome en grappe est un médicament tonique, il agit comme tel sur l'estomac,
le cœur & le cerveau. On le donne quelquefois
pour remédier aux vertiges, à la suppression des
regles, &c. Son usage ordinaire est de servir à des
compositions officinales. Néanmoins rien n'empêche de le prescrire, ainsi que les autres aromates, ou en substance, depuis dix grains jusqu'à un
demi gros, ou en infusion dans laquelle il en
entre le double.

(12.) Le cacao. *Cacao Clusii. Arbor cacavi-
fera Americana Pluk. Alm. Theobroma foliis inte-
gerrimis Lin.*

On donne le nom de *cacao* à des amandes qui
ressemblent aux pistaches, & font renfermées
dans un fruit approchant du concombre pour la
forme. Ces amandes . dont on a ôté l'enveloppe,
ont un peu d'amertume & d'astriction. Si le cacao
ne se trouvoit pas mêlé, comme il l'est dans l'u-
sage ordinaire, avec des substances aromatiques,
on ne pourroit presque pas le mettre au nombre
des médicamens stomachiques. Il mérite mieux
une place avec les remedes béchiques adoucissans.
C'est aussi à cause de cette derniere propriété
qu'on prépare, avec six ou huit amandes de cacao
torréfiées, une émulsion qui s'ordonne à ceux qui
toussent beaucoup. A cet usage près, on n'emploie guere le cacao que pour faire le chocolat.

Lorsqu'après avoir fait bouillir des amandes de cacao dans l'eau, on laisse refroidir cette décoction : il surnage une huile qui ressemble à de la graisse ; on la ramasse ; & c'est ce qui se nomme du *beurre de cacao, butyrum de cacao*. Cette substance est un médicament anodyn & pectoral. Communément on mêle du sucre avec le cacao, pour en composer des pastilles qu'on promene dans la bouche, afin qu'en s'y fondant peu-à-peu, elles calment la toux. Ces pastilles s'ordonnent aussi depuis un scrupule jusqu'à un gros. Le beurre sert encore d'excipient à des poudres béchiques, ou qui ont d'autres vertus ; & ce mêlange se prend en bol. Le beurre de cacao s'emploie à l'extérieur. Il est la base de diverses pommades cosmétiques & adoucissantes que l'on applique, avec succès dans les cas de gersures des levres, des mammelles, des parties génitales ; & elles ne sont pas inutiles sur les hémorrhoïdes externes, gonflées & douloureuses : elles peuvent même être appliquées aux dartres. Il est important de remarquer que cette huile ou ce beurre végétal se conserve assez long-tems sans se rancir ou contracter de mauvaise odeur.

(13.) L'ANIS. *Anisum herbariis, C. B. P. Apium anisum dictum, femine suave olente, Inst. rei herb.*

La partie de cette plante qui sert en médecine est la femence ; c'est une de celles qu'on emploie le plus. Elle a une faveur aromatique très gracieuse & un peu douce. Ce médicament passe pour un excellent stomachique ; & on le vante comme un des plus excellens carminatifs. Il semble que ses effets salutaires soient dûs à une vertu anodyne, anti-spasmodique, qui fait cesser les douleurs de l'estomac & des intestins causées par

des vents; la tenſion ſpaſmodique ne ſubſiſtant
plus, l'air qui étoit retenu ne manque pas de
ſortir. Les anciens qui avoient peu de connoiſſances phyſiques, mais que l'expérience condui-
ſoit dans la pratique de leur art, avoient coutume
d'ajouter aux infuſions purgatives des ſemences
d'anis, d'aneth & de fenouil; ce qui leur réuſſiſſoit. Outre cela, on croît reconnoître dans l'anis
les vertus apéritives & diurétiques; & on ſe
trouve bien de l'employer dans le traitement de
la ſuppreſſion des regles, & pour rendre la ſécré-
crétion du lait plus abondante. L'anis ſe donne en
ſubſtance depuis dix grains juſqu'à un demi gros:
il en entre le double dans les infuſions qui ſe font
avec l'eau & le vin. Les nourrices ont raiſon de
mettre de la poudre d'anis dans la bouillie des
enfans que les tranchées font crier. Enfin il eſt
fort commun de mâcher cette ſemence, pour empêcher la mauvaiſe odeur de la bouche.

(14.) L'ANETH. *Anethum C. B. P. & Inſt. rei
herb:*

Cette plante aromatique & de la claſſe des um-
belliferes, a une ſemence applatie & ſtriée qui
approche beaucoup de l'anis par ſes vertus ſtomachiques & carminatives: il ſemble même qu'elle
poſſede la propriété anodyne à un plus haut degré
que l'anis. C'eſt le plus ſouvent avec ſuccès qu'on
en fait uſage dans les cas de cardialgie, de colique venteuſe, de paſſion iliaque ou colique de
miſerere, & de hoquet. De plus, elle eſt diurétique & augmente la ſécrétion du lait dans les
nourrices. L'aneth ſe donne en ſubſtance depuis
dix grains juſqu'à un demi-gros; & il en entre le
double dans une infuſion. Cette ſemence appliquée ſur le front & les tempes des enfans, leus
procure le ſommeil.

(15.) LA CORIANDRE. *Coriandrum majus,* C. B. P.

La femence de cette plante eft aromatique : elle poffede les mêmes vertus que les deux précédentes, c'eft-à-dire, qu'elle eft ftomachique & carminative. On mêle quelquefois la coriandre aux purgatifs avec lefquels elle a les mêmes effets que les graines d'anis & d'aneth. Elle fe met auffi au nombre des médicamens céphaliques; & quelques perfonnes l'emploient contre les vertiges & pour rendre la mémoire. On prefcrit jufqu'à un demi-gros de coriandre en fubftance : il en entre le double dans une infufion. On en fait encore confire pour les mâcher; & tout le monde connoît les dragées & autres préparations fucrées que font les confifeurs avec la coriandre. Il y a des gens qui tiennent cette femence dans le coin de leur bouche, pour empêcher qu'on ne s'apperçoive de la mauvaife odeur de leur haleine. Enfin on fait fouvent entrer depuis un gros jufqu'à trois gros de coriandre dans les lavemens carminatifs.

(16.) L'AMMI DE CRÉTE. *Ammi Creticum. Ammi parvum foliis fœniculi* C. B. P. *Fœniculum ammium origani odore*, *Inft. rei herb.*

La femence de cette plante eft aromatique & un peu amere comme les précédentes. Elle mérite d'avoir une place dans les médicamens ftomachiques & les carminatifs. Mais, fi je ne me trompe, on ne l'emploie jamais dans ce pays-ci. Cependant plufieurs auteurs en parlent comme d'un excellent remede contre la ftérilité & les fleurs blanches. Doit on les en croire fur leur parole? La dofe de la graine d'ammi de Créte eft depuis quinze grains jufqu'à un demi gros : on en ordonne le double dans une infufion.

(17.) LE CARVI. *Carvi Cæsalpini, Inst. rei herb.*
La graine de cette plante remet l'estomac en
état de faire ses fonctions; & les personnes sujettes aux vents se trouvent bien de son usage;
mais rarement on la prescrit, si ce n'est dans l'hydropisie tympanite dont on dit qu'elle empêche
les progrès & même qu'elle les prévient. Sa dose
en substance est depuis un demi-gros jusqu'à un
gros: on en emploie le double pour faire une infusion. Cette graine s'applique quelquefois sur les
mammelles pour diminuer leur enflure, & pour
rendre fluide le lait qui s'y est épaissi, ou comme
l'on dit, grumelé.

(18.) LE CUMIN. *Cuminum Diosc. Fæniculum
orientale, cuminum dictum, Inst. rei herb.*

Cette semence, qui a une odeur aromatique
forte & un peu désagréable, ressemble beaucoup
pour la forme à celle du fenouil. On lui attribue
la vertu stomachique & la propriété tonique: elle
passe pour diurétique & emménagogue; mais il
est vrai de dire que peu de personnes en font usage, parcequ'il y a dans le même genre, beaucoup
d'autres médicamens plus efficaces. On en ordonne en substance jusqu'à un demi-gros; & le
double pour une infusion. Souvent cette gra.ne
s'emploie à l'extérieur comme résolutive.

(19.) LE DAUCUS DE CRÈTE. *Daucus Creticus,
semine hirsuto J. B. Myrrhis annua, semine stria-
to, villoso, incana. Moris. Hist.*

Cette plante a une semence aromatique, qui
possede les propriétés & les vertus énoncées tant
de fois dans les articles précédens. On la prescrit
très rarement; & elle ne s'emploie que dans les
compositions officinales. Le *daucus* de Crète s'ordonne en substance depuis un demi-gros jusqu'à

un

un gros; & on en prescrit le double pour faire une infusion.

(20.) LES EAUX DE PASSY. *Aquæ Passiacæ.*

Les eaux minérales qui se trouvent au village de Passy, près Paris, sont froides, ferrugineuses ou martiales, &, suivant les chymistes, un peu vitrioliques. Ces eaux sont stomachiques : on les met au nombre des médicamens rafraîchissans & apéritifs : elles purgent & font uriner. Par ces propriétés elles méritent d'être employées dans les cas de dégoût, de manque d'appétit : elles sont utiles aux personnes hystériques & hypocondriaques, & conviennent dans le traitement de la cachexie & des pâles couleurs : elles operent de bons effets dans les évacuations menstruelles qui sont irrégulieres, & dans les autres pertes de sang. On en prend pour l'ordinaire depuis deux livres jusqu'à six. Plusieurs auteurs prétendent qu'on peut préparer des eaux minérales artificielles, semblables aux eaux de Passy, avec du vitriol de Mars que l'on fait fondre dans de l'eau, dans la proportion d'un demi-gros de ce vitriol pour chaque livre d'eau. Pour nous, nous pensons que cette opinion a besoin d'être confirmée par des expériences. Je terminerai cet article en disant qu'il y a encore, à peu de distance de Paris, d'autres eaux minérales ferrugineuses qui different peu de celles de Passy; telles sont les eaux de Biévre qui se trouvent près de la petite riviere de ce nom; les eaux de Porchefontaine, ainsi appellées du village de ce nom, situé près de Versailles.

(21.) LES EAUX DE CRANSSAC. *Aquæ Cranenses.*

Cranssac, où se trouvent ces eaux minérales, est un bourg de la province de Rouergue, distant

de cinq lieues de Rhodez, & au nord-ouest de
cette ville. Ces eaux passent pour contenir du fer,
du vitriol & un peu de soufre. Elles remettent
l'estomac en état de faire ses fonctions, & elles
purgent avec douceur. Il paroît y avoir peu de
différence entre les eaux de Passy & celles de
Cranssac. Aussi celles-ci se prescrivent-elles pour
remplir les mêmes indications, & on les administre de la même maniere que les premieres.

(22.) Les eaux de Balaruc. *Aqua Belli-
lucanæ.*

Balaruc, où se trouvent ces eaux minérales, est
un bourg du Languedoc, éloigné de quatre lieues
de Montpellier, & situé à l'ouest de cette ville.
Elles ont une chaleur fort considérable, mais qui
est moins forte pendant la canicule. Leur saveur
est désagréable & un peu salée. Les eaux de Balaruc
ont la réputation d'être un médicament stomachique, tonique : elles lâchent le ventre, font uriner, & levent les obstructions : enfin on leur
attribue la vertu vermifuge. Par ces propriétés,
elles font un remede contre le vomissement &
les diarrhées, procurent du soulagement aux personnes attaquées de la cachexie, de jaunisse &
de pâles couleurs : elles conviennent dans les maladies accompagnées d'assoupissement, & dans la
paralysie, & se prennent avec succès dans les maladies des reins & de la vessie, les fleurs blanches,
les fiévres intermitentes, &c. On en boit pendant
trois jours consécutifs, & même plus long tems,
depuis deux jusqu'à six livres. Les eaux de Balaruc s'emploient aussi à l'extérieur, en bains, douches & injections, qui ont la vertu dé rendre
aux parties sur lesquelles le remede est appliqué,
la fermeté qu'elles doivent avoir ; de fondre les

humeurs épaiſſies , qui ne circulent point ; enfin de déterger les plaies , & de faire diſparoître ce qui défigure la peau.

(23.) LES EAUX DE PLOMBIERES. *Aquæ Plumberianæ.*

Plombieres , où ſe trouvent ces eaux , eſt une petite ville de la Lorraine , près celle de Remiremont , & à dix-ſept lieues de Nancy , du côté du ſud-eſt. La ſaveur graſſe & ſavonneuſe de ces eaux indique aſſez qu'elles contiennent du ſoufre. On les met au nombre des plus excellens remedes ſtomachiques toniques : ſouvent elles ont l'effet purgatif. Elles ſe comptent parmi les plus puiſſans dépuratifs , & elles méritent un des premiers rangs dans les claſſes des inciſifs , des apéritifs & des diurétiques : on leur reconnoît même une eſpece de vertu anodyne. Par ces propriétés , elles mettent les organes de la digeſtion en état de remplir leurs fonctions ; & leur effet principal eſt de détruire la ſaburre acide : elles ſont ſalutaires dans les maladies accompagnées de vertige & d'aſſoupiſſement : elles débarraſſent les reins & la veſſie des glaires & des graviers , guériſſent la dyſſenterie , ont d'heureux effets dans les fleurs blanches. Enfin c'eſt avec raiſon qu'on les vante pour le traitement des embarras ſquirrheux & même écrouelleux , qui ne cedent point aux autres remedes. Les eaux de Plombieres ſe boivent depuis une livre juſqu'à ſix. Quant à l'uſage externe des eaux de Plombieres, employées de cette façon, elles ſont fortifiantes , réſolutives , déterſives, propres à diſſiper la gale. Auſſi les fait-on prendre avec ſuccès pour le traitement de la paralyſie , du tremblement, du rhumatiſme , de la contraction des muſcles qui eſt contre nature,

D d ij

des tumeurs & enflures des membres, des ulceres qui ont un mauvais caractere, des dartres, de
la gale, &c.

(24.) LES EAUX DE CAUTERETS. *Aquæ Caute-
rienses.*

Cauterets, où coulent ces eaux minérales, est
un village dans la Province de Bigorre, éloigné
de sept lieues de Bareges, & à l'ouest de ce village. Ces eaux sont chaudes, de nature sulfureuse &
savonneuse. Quelques auteurs les disent aussi un
peu ferrugineuses. Elles sont stomachiques & absorbantes : on les met au nombre des remedes tô-
niques : elles passent pour apéritives & incisives ;
elles purgent avec douceur. Ces propriétés les
font employer pour corriger les levains acides de
l'estomac, faire cesser le vomissement & le flux
de ventre, lever les obstuctions, & dissiper les
embarras œdémateux : elles procurent l'écoulement des régles ; & le moderent, quand il est
excessif : enfin les astmatiques & les phthisiques
se trouvent bien d'en user. On prend de ces eaux
depuis deux livres jusqu'à six, en augmentant
par degré, de la plus petite à la plus forte dose :
elles se prescrivent aussi pour boisson ordinaire.
Il est souvent à propos de couper ces eaux avec
du lait. Les eaux de Cauterets demandent à être
prises avec précaution, parcequ'elles portent
quelquefois à la tête, & qu'elles causent une espece d'ivresse. On emploie souvent ces eaux à
l'extérieur, soit en bains, soit en douches,
comme un médicament fortifiant & résolutif des
plus puissans. On applique aussi, dans la même
vue, la boue ou le sédiment de ces eaux.

(25.) L'EAU DE GOUDRON. *Aqua picea.*
Cette eau médicinale se prepare en mettant

infuſer une livre de goudron dans huit livres d'eau ; le mêlange ſe remue pendant un quart-d'heure , avec une ſpatule de bois ; enſuite on le laiſſe repoſer durant deux jours ; enfin , après avoir ôté la pellicule qui ſurnage la liqueur , on la verſe doucement , & par inclinaiſon , dans un autre vaſe où elle ſe conſerve pour le beſoin. Ce médicament paſſe pour un excellent ſtomachique , capable de rétablir l'eſtomac , & de rendre aux autres organes leur faculté d'agir. Outre cela , l'eau de goudron ſe met au nombre des médicamens vulnéraires balſamiques : elle entre dans la claſſe des dépuratifs. Les perſonnes ſcorbutiques ſe trouvent bien d'en faire uſage : elle eſt ſalutaire dans les affections rhumatiſmales & goutteuſes, & utile aux aſthmatiques : elle ſe donne , avec ſuccès , dans la phthiſie & les autres ulcérations internes. On fait prendre tous les jours depuis ſix onces juſqu'à deux livres de ces eaux , en commençant par une petite doſe , & augmentant par degrés, juſqu'à la plus forte doſe, pourvu toutefois que les forces de l'eſtomac permettent d'aller juſques là ; car nous ne devons pas laiſſer ignorer que ce remede excite quelquefois le vomiſſement , ou un cours de ventre tormineux , & qu'il allume même la fievre. Il y a des auteurs qui prétendent que l'eau de goudron eſt peu différente des eaux de Bourbonne ; & il pourroit bien ſe faire que cela fût vrai. De plus , on peut avancer que ce médicament, qui a été vanté par Barkley , peut-être plus qu'il ne convenoit , mérite une place parmi les remedes les plus efficaces qui puiſſent être employés dans le traitement des maladies chroniques ; mais ſon uſage doit être continué long-tems.

D d iij

(26.) Le baume du Commandeur, le baume universel. *Balsamum Commendatoris.*

Cette composition officinale est une teinture spiritueuse de la racine d'angélique & de la fleur de millepertuis. On met d'abord en digestion, dans cette liqueur, de la myrre & de l'oliban ; ensuite du styrax, du benjoin, du baume de Tolu, de l'aloës & de l'ambre gris. Il se fait un usage fréquent de ce médicament qui passe pour un puissant stomachique & un carminatif : il entre encore dans la classe des remedes fortifians, & principalement des céphaliques. Ces propriétés le rendent utile dans la cardialgie : il calme les douleurs produites par des vents, est un remede contre l'assoupissement, & favorise la sortie des urines, &c. La dose de ce baume est depuis quatre gouttes jusqu'à vingt, qui se prennent dans du bouillon, du vin, du syrop ou toute autre boisson appropriée. Le baume du Commandeur s'emploie aussi à l'extérieur. On le regarde comme un excellent remede vulnéraire & antiseptique ; & il n'est pas un des résolutifs les moins efficaces : aussi l'emploie-t-on avec succès sur les plaies récentes, les contusions & la gangrene. Il a paru produire de bons effets appliqué sur les parties paralytiques.

(27.) L'opiat de Salomon. *Opiata Salomonis.*

Ce médicament est un simple mêlange de substances aromatiques, ameres, astringentes, savoir le macis, les clous de girofle, la cannelle, la gentiane, la barbotine, les balaustes, les roses rouges, &c, & dont le syrop de limons est l'excipient ou le fluide nécessaire pour donner à cette composition la consistance d'opiat. On regarde cet électuaire comme un remede tonique & stomachique ; & on le comprend dans la liste des cordiaux & des alexiteres. Il est propre à resserrer le ventre , & se met au nombre des vermifuges. On en prescrit jusqu'à un gros.

(28.) L'ÉLIXIR DE GARUS. *Elixirium Garusi.*

Ce médicament est une teinture chymique & spiritueuse d'aloës, de myrrhe, de safran, de cannelle , de muscade , de clous de girofle , édulcorée avec du syrop capillaire : de sorte qu'on peut le regarder comme un élixir de propriété fort adouci , qui conserve sa qualité antispasmodique. Il est fortifiant & stomachique : on le reconnoît pour cordial. Par ces propriétés , il rétablit les forces , facilite la digestion , fait cesser les vomissemens , & est un remede dans les flux de ventre. On prescrit depuis un gros jusqu'à deux d'elixir de Garus. Les personnes qui crachent du sang , & celles qui sont sujettes ou disposées à quelqu'hémorrhagie , doivent s'interdire ce médicament.

(29.) L'ÉLIXIR DE STOUGHTON. *Elixirium Stoughton.*

Cet élixir est une teinture spiritueuse d'absinthe , de gentiane , de chamædrys , d'écorce d'oranges ameres , de rhubarbe & d'aloës On le met au nombre des médicamens stomachiques amers ; mais il ne doit se donner , qu'avec précaution à ceux qui sont sujets à des hémorrhagies , & dont les entrailles sont fort échauffées. La dose de l'élixir de Stoughton est depuis douze gouttes jusqu'à vingt , & même davantage.

(30.) LA QUINTESSENCE D'ABSINTHE. *Quintaessentia absinthii.*

On a donné ce nom , vuide de sens, à de l'es-

CARMINA-
TIFS.

Dd iv

prit-de-vin qui s'est chargé, par une digestion de quinze jours, des principes actifs des deux especes d'absinthe & des clous de girofle. Il rétablit les forces, favorise la digestion, & est un remede contre le dégoût. On ne doit administrer qu'avec précaution ce médicament, ainsi que tous ceux qui sont fort échauffans. La dose est de six gouttes jusqu'à quinze, & se prend dans une infusion de mélisse, ou dans une autre boisson appropriée.

(31.) L'ESSENCE D'ÉCORCE DE CITRON. *Essentia corticum citri.*

Ce médicament est la teinture spiritueuse de l'écorce fraîche du citron. On la prépare en mettant le mêlange en digestion sur un feu doux, & l'y laissant pendant huit jours & davantage, ou jusqu'à ce que l'esprit-de-vin soit autant chargé qu'il peut l'être des principes de l'écorce; ensuite on passe la liqueur, puis on l'édulcore avec du sucre. L'essence d'écorce de citron entre dans la classe des stomachiques & des carminatifs : on lui reconnoît aussi les autres propriétés tant de fois répétées dans les divers paragraphes de cet article. Sa dose est depuis un demi-gros jusqu'à un gros.

On prépare, en suivant le précédent procédé, une essence d'écorce d'orange qui a les mêmes vertus, & s'emploie de la même maniere que celle de citron.

LES VERMIFUGES ou ANTHELMINTIQUES

LE NOMBRE des médicamens vermifuges ou anthelmintiques eſt extrêmement conſidérable ; mais nous ne parlerons que de ceux qui ſont les plus efficaces, les plus employés, & dont l'expérience a confirmé les vertus. Ces médicamens ſont fournis par des ſubſtances de différente nature. Le mercure, dans ſon état naturel, & celui qui a reçu beaucoup de préparations, ſont également mourir les vers du corps humain en très peu de tems ; & ce genre de remede eſt, ſans difficulté, préférable à tous les autres vermifuges. Après les mercuriaux, on regarde comme les meilleurs vermifuges les huiles qui ſemblent produire cet effet, en bouchant les organes de la reſpiration des vers. Enſuite viennent les amers & les abſorbans qui empêchent la multiplication des vers, & le progrès de la putridité. On peut auſſi mettre dans cette claſſe les purgatifs qui ſont peut-être plus utiles que tous les autres vermifuges, parcequ'ils font ſortir ces hôtes incommodes des inteſtins. Il ſe trouve encore divers autres médicamens, dont on vante, avec raiſon, la vertu vermifuge, & qui ne peuvent cependant pas être mis dans les diviſions précédentes des vermifuges. De ce dernier genre ſont, parmi les ſubſtances âcres & ſtimulantes, l'oignon, l'ail ; parmi les ſubſtances dont l'odeur eſt très forte & fétide, la rhue ; parmi les acides, le ſuc de limons ; parmi les ſubſtances inſipides & inodores, le chiendent & le pourpier, &c. Chacun de ces médicamens ne produit pas le même effet ; car les uns semblent agir sur la saburre causée par les vers, ou sur la cause de leur multiplication ; d'autres semblent percer le corps de ces animaux, ou en procurer, pour ainsi dire, la dissolution. Il y a des remedes qui paroissent mettre les vers en fuite, ou les faire sortir par le fondement, &c. De-là il est aisé de sentir qu'on doit faire un choix dans les vermifuges, & qu'il dépend des différentes circonstances. La plus grande partie des médicamens que nous allons exposer, est destinée pour le traitement des vers ronds & longs, ou des lombrics ; quelques uns le sont pour celui des ascarides ; les autres doivent être employés contre le *tænia* & les vers cucurbitains ; ce que nous expliquerons plus au long dans les Commentaires, en traitant des propriétés de chaque médicament. J'ajoûterai seulement ici à ce que j'ai déja dit, qu'il faut se donner de garde de faire prendre ces médicamens mal-à-propos.

Les principaux signes qui indiquent la présence des lombrics dans le corps humain, sont des rapports & l'haleine acides, des démangeaisons aux narines, les yeux rouges, des peurs & des grincemens de dents pendant le sommeil, la cardialgie, les tranchées, les borborygmes, les selles muqueuses, glaireuses & blanchâtres, la fievre, le frisson, les convulsions, &c. On reconnoît les ascarides, en examinant les déjections où il s'en trouve pour l'ordinaire. D'ailleurs ces vers causent communément des épreintes & des démangeaisons au fondement. Les vers cucurbitains, sortis par les selles, le dégoût, les nausées, la faim canine, la puanteur de la bouche, les crachotemens fréquens, le visage pâle, la douleur

gravatile du bas - ventre , les excrémens mu-
queux , &c, font de fortes raifons de foupçon-
ner la préfence du ver folitaire ou *tænia*. Tel eft le
concours des principaux fignes qui peuvent fervir
à faire reconnoître les vers. Leur préfence eft
quelquefois accompagnée des plus terribles fymp-
tômes. On a , pour prévenir ou calmer ces accidens , beaucoup de moyens qui , étant mis en
ufage , comme il convient , font capables de fatif-
faire les defirs du médecin. Quant aux divers
topiques , & aux lavemens vermifuges , nous en
parlerons dans leur lieu.

MÉDICAMENS SIMPLES.

La racine de mûrier (¹), les racines de
fougere (²) , de gentiane , de chiendent , de
fraxinelle , de gratiole , de rhubarbe ; l'ail , l'oignon.

Les feuilles de chicorée fauvage , de pourpier , de grande abfinthe (³) , de petite abfinthe ,
de germandrée , de petite centaurée , de *fcordium* , de gratiole , de fumeterre , d'aurone , de
tanaifie (⁴) , de fantoline (⁵) , de rhue , de
fabine.

Les fleurs de pêcher (⁶) , de tanaifie , d'*ageratum*.

Les amandes ameres , les noyaux de pêches.

Le jus de limons , le jus de citrons.

L'écorce d'oranges , l'agaric , le quinquina.

La femence contre les vers , ou barbotine (⁷) ,
les graines de tanaifie & de pourpier.

L'aloès , la myrrhe , le *galbanum*.

La coralline (⁸), l'ivoire.

Le sel ammoniac... l'huile de pétrole... le
savon... le sel gemme... le vif-argent.

MÉDICAMENS OFFICINAUX.

L'EAU de chiendent, de pourpier, de chicorée, de *scordium*, de fleurs d'oranges.

Les syrops d'absinthe (⁹), de limons, de chicorée avec de la rhubarbe, de fleurs de pêcher (¹⁰).

L'huile d'olive, l'huile d'amandes douces &
d'amandes ameres... le vin d'absinthe (¹¹).

L'extrait d'absinthe, l'opiat de Salomon, la
confection hyacinthe, le sucre vermifuge (¹²)...
la poudre contre les vers... la corne de cerf préparée, la coralline & les coquilles d'huitres préparées.

La teinture d'absinthe (¹³), l'esprit de geniévre, l'élixir de propriété.

L'æthiops minéral, le mercure doux, la panacée mercurielle.

MÉDICAMENS MAGISTRAUX.

EAU MERCURIELLE.

PRENEZ de *vif-argent*, une demi-livre : mettez
infuser, durant vingt-quatre heures, dans deux
livres d'*eau de chiendent* : remuez la bouteille de
verre qui contiendra ce mêlange ; ou faites-le
bouillir pendant une heure. Lorsque la liqueur

fera repofée, verfez, par inclinaifon, cette eau dans un autre vafe : elle fervira de boiffon ordinaire.

TISANES.

PRENEZ de *mercure crud*, une demi-livre, dont vous ferez un nouet ; *racines de fougere mâle & de chiendent*, de chaque une once : faites bouillir dans une fuffifante quantité d'eau, & réduire à deux livres : paffez. La colature fervira pour une boiffon.

PRENEZ de *racine de chiendent*, deux onces : faites bouillir, avec une livre de *mercure*, dans une fuffifante quantité d'eau, qui fera réduite à quatre livres. Sur la fin, ajoûtez une demi-once de *rapure de corne de cerf*, dont vous aurez fait un nouet : paffez.

VERRÉES.

PRENEZ d'*eau de pourpier*, fix onces ; de *fel d'abfinthe*, un fcrupule ; de *fyrop de fleurs de pêcher*, fix gros : mêlez, pour une verrée.

PRENEZ d'eau de *fcordium*, fix onces ; de *coralline préparée*, quinze grains ; de *fyrop de limons*, une once : mêlez ; pour une verrée.

PRENEZ d'*eau de chiendent*, quatre onces ; d'*eau de fleurs d'orange*, une once ; de *confection hyacinthe*, un demi-gros ; de *corne de cerf préparée*, un fcrupule : mêlez ; pour une verrée.

PRENEZ *huile de rhue*, trois onces ; *pulpe de coloquinte, coralline & racine de bryone*, de chaque un fcrupule : réduifez-le par la cuite aux deux tiers : paffez, pour une prife : contre le folitaire.

POTIONS.

PRENEZ *eau de chicorée* & *eau de pourpier*, de chaque trois onces; de *confection hyacinthe*, un gros; de *semence contre les vers*, un demi-gros; d'*huile d'amandes douces*, une once; de *syrop d'absinthe*, six gros: mêlez. On fera deux doses égales.

PRENEZ d'*eau de scordium*, huit onces; *coralline préparée* & *semence à vers*, de chaque deux scrupules; *thériaque* & *extrait de geniévre*, de chaque un demi-gros; *sel ammoniac* & *sel gemme*, de chaque un scrupule; de *syrop de chicorée avec la rhubarbe*, une once & demie: mêlez; pour une potion à prendre en deux doses égales.

INFUSIONS.

PRENEZ de *séné*, deux gros; de *semence à vers*, deux scrupules; de *sel d'absinthe*, un scrupule: mettez infuser dans huit onces d'*eau de chiendent*: passez: faites fondre dans la colature une once de *manne* & une once de *syrop de fleurs de pêcher*: ajoûtez douze grains de *rhubarbe*: mêlez; pour une verrée.

PRENEZ de *rhubarbe*, un gros; de *poudre à vers*, une pincée; de *sel cathartique amer*, deux gros: mettez infuser chaudement, pendant une nuit, dans huit onces d'*eau de pourpier*: délayez dans la colature une demi-once de *confection hamech*, une once de *syrop de fleurs de pêcher*: mêlez; pour prendre en une fois.

PRENEZ *séné*, deux gros; *rhubarbe* & *semen contra*, de chaque un demi-gros: faites infuser pendant la nuit, & chaudement, dans un verre d'eau ; & vous ajoûterez à la colature quinze grains de *fel alkali de tartre :* contre le folitaire.

A P O Z E M E S.

PRENEZ *feuilles de chicorée* & *de fcordium ,* de chaque une poignée : faites bouillir dans une fuffifante quantité d'eau , & réduire à deux li-vres : ajoûtez , vers la fin , des *fommités de petite centaurée* & de la *femence à vers ,* de chaque une demi-poignée : paffez : ajoûtez à la colature deux gros de *coralline préparée ,* un gros de *fel ammoniac ,* deux onces de *fyrop de fleurs de pê-cher :* pour un apozeme.

PRENEZ de *mercure crud ,* une demi-livre ; dont vous ferez un nouet ; de *racine de fougere mâle ,* une once ; de *racine d'aulnée ,* deux gros ; *fommités de tanaifie* & *d'aurone ,* de chaque une demi-poignée : faites bouillir dans une fuffifante quantité d'eau , & réduire à deux livres : paffez : ajoûtez à la colature deux onces de *fyrop d'ab-finthe* ; pour un apozeme.

V I N.

PRENEZ *racines de gentiane* & *de fougere mâle ,* de chaque une demi-once ; de *baies de geniévre ,* fix gros ; *feuilles d'abfinthe* & *de tanaifie ,* de cha-que une demi-poignée : mettez infufer à froid , durant vingt-quatre heures , dans fix livres de vin rouge : paffez. Chaque dofe de la colature peut aller jufqu'à quatre onces.

P O U D R E S.

PRENEZ de *femen contra ,* un demi-gros ; de *coralline préparée ,* un fcrupule : mêlez.

PRENEZ de *dictamne blanc ,* un demi-gros ;

corne de cerf préparée & poudre de fleurs de tanaifie, de chaque un scrupule : mêlez.

PRENEZ de *mercure doux*, vingt grains ; de
jalap, douze grains : mêlez. On donnera cette
poudre dans de la pulpe de pomme cuite.

PRENEZ de *rhubarbe*, un gros ; *barbotine* & *coralline*, de chaque deux scrupules ; de *mercure
doux*, un demi-gros : mêlez. On fait prendre aux
enfans jusqu'à un demi-gros de cette poudre
chaque fois.

PRENEZ de *femence de tanaifie*, un demi-gros ;
de *coralline*, un gros & demi ; de *mercure doux*,
un scrupule ; *myrrhe & réfine de jalap*, de chaque
quinze grains : mêlez ; pour une poudre dont la
dofe fera depuis un scrupule jufqu'à deux.

PRENEZ de *trochifques d'agaric*, un scrupule ;
corne de cerf préparée & *æthiops minéral*, auquel
on a mis le feu dans fa préparation, de chaque
quinze grains : mêlez ; pour une dofe.

PRENEZ *coralline préparée* & *æthiops minéral*
préparé fans feu, de chaque un demi-gros ;
d'*huile d'abfinthe*, deux gouttes : mêlez. On donnera ce médicament aux adultes.

PRENEZ *diagrede* & *crême de tartre*, de chaque un demi-scrupule ; d'*antimoine diaphorétique*, dix grains ; *racine de fougere mâle* & *écorce
de racine de mûrier*, de chaque un demi-gros :
mêlez ; pour une poudre qui fe donnera à ceux
qui auront le *tænia* ou ver folitaire.

B o L s.

PRENEZ de *poudre cornachine*, un demi-gros ;
de *mercure doux*, douze grains ; de *barbotine*,
un scrupule : mêlez : faites un bol avec le *fyrop
de chicorée compofé*.

PRENEZ

PRENEZ *rhubarbe* & *coralline*, de chaque dix grains ; de *femence de tanaifie*, huit grains ; *myrrhe* & *mercure doux*, de chaque quatre grains : faites, felon l'art, un bol avec le *fyrop d'ab-finthe*.

PRENEZ *mercure* & *fucre*, de chaque un gros : pilez dans un mortier, jufqu'à ce que les deux fubftances foient intimement mêlées : ajoûtez deux gouttes d'huile *d'amandes douces* & huit grains de *diagrede* : faites un bol avec le *fyrop de chicorée compofé*.

PRENEZ *poudre cornachine* & *fel polychrefte de la Rochelle*, de chaque un demi-gros ; de *mer-cure doux*, dix grains ; de *trochifques Alhandal*, deux grains : mêlez : faites un bol avec le *fyrop de fleurs de pêcher*.

PRENEZ de *racine de fougere mâle*, un demi-gros ; de *rhubarbe*, un fcrupule ; de *mercure doux*, quinze grains : faites un bol, felon l'art, avec le *fyrop de nerprun*. Ce remede s'emploie contre le *tænia* ou ver folitaire.

PRENEZ *racine de fougere mâle*, un gros ; de *mercure doux*, douze grains ; *rhubarbe* & *coral-line*, de chaque fix grains : mêlez : faites un bol avec le *fyrop d'abfinthe*. Ce remede s'ordonne dans le traitement du ver folitaire.

PRENEZ de la *fabine* & *femence de rhue*, de chaque huit grains ; du *mercure doux*, quatre grains ; *huile effentielle de tanaifie*, fix gouttes : faites, avec le *fyrop de pêches*, un bol qu'on donne le matin, en avalant par-deffus un verre *d'infufion vineufe de noyaux de pêches* On peut le réitérer dans la journée : contre le ver folitaire.

PRENEZ *rhubarbe* & *mercure doux*, de chaque un fcrupule ; *diagrede*, quinze grains ; *fyrop*

Tom. I. E e

d'absinthe, ce qu'il faut pour former un bol contre le ver solitaire.

Opiat.

Prenez *racine de gentiane* & *racine d'aristoloche ronde*, de chaque un gros & demi ; *feuilles de petite centauree* & de *scordium*, de chaque un gros ; de *sem nce à vers*, un gros & demi ; *mercure doux* & *tartre vitriolé*, de chaque deux scrupules ; d'*extrait d'aloës*, un demi gros : mêlez : faites un opiat avec le *syrop d absinthe*. La dose sera depuis un demi-gros jusqu'à un gros.

COMMENTAIRES.

(1.) Le murier. *Morus fructu nigro*, *C. B. P.*

On trouve cet arbre dans les champs comme dans les jardins : son fruit, qui mûrit au mois d'Août, est très agréable & rafraîchissant ; il donne de l'appétit & procure la liberté au ventre. On l'estime très sain, & on ne fait aucune difficulté de le permettre aux malades, même avec la fiévre. A l'égard de l'usage médical, on le cueille avant sa maturité, pour en faire un syrop qu'on trouve par-tout, & qu'on emploie très familierement, comme astringent, dans les maux de gorge. Le mûrier fournit encore une écorce qu'on détache de sa racine : elle est laxative & vermifuge : on la regarde même comme spécifique contre le ver solitaire ; mais cette vertu n'est pas bien constatée.

(2.) La fougere male. *Filix non ramosa, dentata, C. B. P.*

La fougere femelle ou commune. *Filix ramosa, pinnulis obtusis, non dentatis, C. B. P.*

Les racines de ces deux especes de fougeres ont un peu d'amertume & une légere adſtriction. On les a vantées comme des remedes ſpécifiques contre le *tænia*; & on leur donne place dans la liſte des apéritifs & des diurétiques. Ces dernieres propriétés leur ont mérité d'être recommandées dans les affections hypocondriaques & le gonflement de la rate. On dit auſſi qu'elles ont la vertu de faire ſortir le fœtus mort dans la matrice; c'eſt pourquoi on ne doit les ordonner qu'avec précaution aux femmes groſſes. Les racines de fougeres ſe preſcrivent ſéches, à la doſe de deux gros juſqu'à une once par chaque livre d'eau, pour faire une décoction : on en prend auſſi, en ſubſtance, juſqu'à un gros, & même plus.

(3.) L'ABSINTHE ORDINAIRE. *Abſinthium vulgare majus*, J. B. *Abſinthium Romanum officinarum Dioſcoridis*, C. B. P.

La petite abſinthe. *Abſinthium minus*, J. B. *Abſinthium Ponticum tenuifolium incanum*, C. B. Pin.

Entre un grand nombre d'eſpeces d'abſinthe, on emploie ces deux-ci en médecine préférablement aux autres : elles ſont ameres & aromatiques; mais on ne doit pas oublier que la grande abſinthe a une plus forte amertume ; ce qui la fait regarder comme plus efficace. Les abſinthes tiennent le premier rang parmi les médicamens vermifuges : elles entrent dans les claſſes des ſtomachiques & des fébrifuges : on les reconnoît toniques & propres à détruire les obſtructions : elles ſont diurétiques, &c. Ces deux eſpeces d'abſinthe ſe preſcrivent, ou en verd, depuis une juſqu'à deux pincées, pour une infuſion, dans un bouillon, une livre d'apozeme, &c. ou séchées, & alors elles s'emploient comme du thé : enfin on en fait prendre en substance, depuis un scrupule jusqu'à un gros. Il se trouve dans les apothicaireries un extrait d'absinthe dont on ordonne depuis dix grains jusqu'à un demi-gros. On prépare, avec les cendres d'absinthe, une lessive qui diffère peu de celle des cendres de genêt, & dont les vertus sont les mêmes. Le sel lixiviel, qui n'a pas la plus légere amertume, est, ainsi que les autres sels de diverses plantes, apéritif, incisif & diurétique ; mais le sel essentiel de l'absinthe qui participe de son amertume & de ses vertus, se met au nombre des remedes vermifuges & stomachiques. On prescrit depuis six grains jusqu'à vingt du sel essentiel & du sel lixiviel. Nous parlerons, dans un autre endroit, de la conserve, du syrop, du vin, de la teinture, de la quintessence & autres préparations d'absinthe. Quant à l'usage externe, cette plante mérite un rang distingué parmi les médicamens détersifs & anti septiques ; & on lui donne place dans la liste des resolutifs. Quelques auteurs parlent de la vapeur qui s'éleve de cette plante en décoction, comme d'un remede utile contre la surdité.

Je terminerai cet article, en disant qu'il croît, dans les montagnes de Suisse, une autre espece d'absinthe plus petite que les nôtres, qui se nomme *genepi*, & que les habitans du pays emploient aux mêmes usages que nous employons la grande & la petite absinthe.

(4.) LA TANAISIE. *Tanacetum vulgare luteum*, C. B. P.

Les feuilles & les fleurs de cette plante ont une

odeur très forte , & une faveur un peu amere. On
les met au nombre des médicamens vermifuges ,
& dans la claffe des ftomachiques. Elles ont les
vertus anodynes & anti-hyftériques , & font ceffer
les fiévres intermittentes. Outre cela , elles font
un remede contre les obftructions , & favorifent
la fortie des urines ; ce qui fait qu'on en vante les
effets dans la cachexie & l'hydropifie. La tanaifie
s'emploie très fréquemment dans le traitement
des maladies de la matrice , ainfi que la matricaire
qu'elle furpaffe en vertus. On prefcrit les fommités de la tanaifie qui font garnies de fleurs prêtes à s'épanouir. Leur dofe eft depuis une poignée
jufqu'à deux , en infufion dans du vin ou de l'eau.
On fait boire jufqu'à deux gros , & plus , du jus
de cette plante. Il eft encore plus commun d'employer , en médecine , la femence que l'on regarde
comme un puiffant vermifuge ; ce qui l'a fait
nommer la *femence à vers de l'Europe*. La décoction de fes feuilles dans le vin , en topique , paffe
pour un remede fortifiant & réfolutif ; & on l'applique , avec fuccès , fur les enflures œdémateu-
fes des jambes.

(5.) LA SANTOLINE. *Santolina foliis teretibus ,
Inft. rei herb.*

Cette plante , qui s'éleve peu de terre , eft de
la claffe des médicamens vermifuges ; & elle paffe
pour un remede apéritif , principalement efficace
dans les maladies du foie. Quelques perfonnes
en parlent comme d'un remede utile contre les
effets de la morfure des animaux venimeux. On
prefcrit jufqu'à une pincée , & davantage , des
feuilles & des fleurs , pour préparer un verre de
décoction ou d'infufion : elles fe prennent auffi en

fubftance, fous la forme de poudre, depuis un demi-gros jufqu'à un gros.

(6.) LE PÊCHER. *Perfica molli carne, vulgaris, viridis & alba, C. B. P.*

Tout le monde fait que les fleurs de cet arbre font vermifuges, ainfi que purgatives. On fait quelquefois infufer jufqu'à une demi-poignée de fleurs fraiches de pêcher dans du bouillon ; mais on a fouvent lieu de fe repentir d'avoir pris un tel remede, parcequ'il caufe à plufieurs des vomiffemens & des tranchées. Il y a moins d'inconvéniens à faire ufage de ces fleurs quand elles font feches. On en prefcrit une demi-once, pour faire une infufion qui, dans les potions, fert de bafe aux autres purgatifs, comme on emploie la teinture de féné. On peut ordonner jufqu'à une ou deux onces du fuc de ces fleurs. Elles fe mettent auffi en poudre dont la dofe eft depuis un demi-gros jufqu'à un gros. On en mêle quelquefois avec de la bouillie, pour la faire prendre aux enfans. Celui des médicamens fournis par le pêcher, dont on fe fert le plus fouvent, c'eft le fyrop ; nous en parlerons ci-deffous : il fera auffi queftion des noyaux de pêche dans un autre endroit.

(7.) LA BARBOTINE, la femence à vers. *Semen fantonicum. Semen contrà vermes.*

Cette graine a une faveur amere, qui excite des naufées, & une odeur défagréable. La plante à laquelle elle appartient, eft une efpece d'abfinthe, ou une efpece d'armoife, qui naiffent dans la Perfide & la Tartarie. On met la barbotine au nombre des vermifuges qui font fpécialement confacrés aux enfans : elle a l'effet des ftomachi-

ques fortifians ; & on lui reconnoît les vertus
anti-hyſtériques & emménagogues. Nous ne devons pas manquer d'avertir qu'il ſe trouve des
perſonnes qui s'autoriſent de pluſieurs expériences, pour révoquer en doute la vertu vermifuge
de cette graine. Ont-ils raiſon de penſer ainſi ?
Cela doit être décidé par les praticiens qui emploient journellement, & avec ſuccès, ce médicament. La barbotine ſe donne en ſubſtance, depuis douze grains juſqu'à un demi-gros : on en
ordonne le double, pour faire une infuſion &
une décoction. Il eſt inutile de répéter ce que
nous avons dit ci deſſus, que la graine de tanaiſie
porte le nom de la *poudre à vers de l'Europe.*

(8.) LA CORALLINE ou mouſſe de mer. *Coral-
lina, J. B.*

Quoique je n'ignore pas que d'illuſtres phyſi-
ciens rapportent cette ſubſtance au regne animal,
je continue cependant à en traiter comme appar-
tenant au regne végétal. Cette plante marine
donc a beſoin d'une eſpece de préparation, avant
que de pouvoir ſervir en médecine. La préparation conſiſte à la laver dans de l'eau chaude, à
pluſieurs repriſes ; & , après l'avoir fait ſécher,
à la réduire en poudre très fine, que l'on mouille
enſuite avec de l'eau, pour en faire des trochiſques. La coralline ſe met au nombre des plus
puiſſans remedes vermifuges : on ne vante pas
moins ſa vertu abſorbante. Il eſt fort commun d'en
faire prendre aux enfans qui ont des vers : quelquefois auſſi on s'en ſert, avec ſuccès, contre le
flux de ventre, & la ſaburre acide de l'eſtomac.
La doſe de ce médicament, pour un adulte, eſt
depuis un ſcrupule juſqu'à un gros : on la dimi-

nue, pour les enfans, à raison de leur âge, &
suivant les proportions qui sont usitées.

(9.) LE SYROP D'ABSINTHE. *Syrupus de absin-
thio.*

Ce syrop se prépare par une simple infusion des
deux especes d'absinthe dans l'eau commune, ou
l'eau distillée de ces plantes, dont on fait un
syrop avec du sucre ou du miel, en suivant le
procédé ordinaire. On se sert de ce remede comme d'un excellent vermifuge : en outre, il augmente les forces de l'estomac : enfin il a toutes
les autres propriétés de l'absinthe. On fait prendre depuis deux jusqu'à six gros de ce syrop dans
de l'eau de fleurs d'orange, ou dans toute autre
boisson.

(10.) LE SYROP DE FLEURS DE PÊCHER. *Syrupus florum Persicorum.*

Ce syrop se prépare avec une infusion de
fleurs de pêcher, dans laquelle on a remis, jusqu'à trois fois, de nouvelles fleurs que l'on a
exprimées. Lorsqu'elle s'est éclaircie, en déposant, on la fait cuire à l'ordinaire avec du sucre
en consistance de syrop. Ce remede n'est pas au
dernier rang dans la classe des vermifuges ; & il
se met au nombre des purgatifs. Communément
on en prescrit depuis une demi-once jusqu'à une
once, dans les potions purgatives. On le donne
aussi seul aux enfans à la même dose.

(11.) LE VIN D'ABSINTHE. *Vinum absinthites.*

Ce vin se prépare de deux manieres différentes. Suivant la premiere méthode, on met,
au tems de la vendange, de l'absinthe séche dans
un petit tonneau que l'on remplit de vin doux,
pour qu'il y fermente. La proportion que l'on

observe dans ce mêlange , est d'une livre d'absinthe séche , pour environ vingt livres de vin doux.

La seconde méthode , que l'on peut suivre
pour faire du vin d'absinthe, est de laisser infuser , durant vingt-quatre heures , dans du vin
blanc , de l'absinthe séche : on en met jusqu'à une
once & demie pour une pinte ou deux livres de
vin ; ce vin , fait sur-le-champ , se trouve pour
l'ordinaire dans les apothicaireries Le premier
est le plus foible ; à peine sent-il l'absinthe , parceque la fermentation a détruit une partie de
ses principes ; ce qui doit s'entendre aussi de tous
les vins médicamenteux faits selon cette méthode ; mais celui qui est préparé par la simple infusion , est plus actif & plus en usage. Quelle que
soit la maniere dont on ait fait le vin d'absinthe ,
il est un excellent vermifuge : il rétablit l'estomac , détruit les obstructions , favorise la sortie
des urines & l'écoulement des régles : enfin on
s'en sert fort souvent , avec succès , contre la colique venteuse & le gonflement des hypocondres.
La dose du vin d'absinthe est depuis une once
jusqu'à quatre.

(12.) LE SUCRE VERMIFUGE. *Saccharum ver-
mifugum.*

Ce médicament n'est autre chose que du mercure que l'on a éteint dans le double de son
poids de sucre , & auxquels on a ajoûté quelques
gouttes d'huile d'amandes douces. Ce remede
est particulierement préparé pour les enfans ; &
on leur en fait prendre depuis six grains jusqu'à
deux scrupules ; ce qui se régle sur leur âge.

(13.) LA POUDRE CONTRE LES VERS. *Pulvis
contrà vermes.*

Ce médicament est un mêlange de coralline ,

de séné, de rhubarbe, de barbotine & de plusieurs autres drogues vermifuges. Le titre de
cette poudre, & les ingrédiens qui la composent,
font assez connoître ses propriétés. On fait prendre depuis un scrupule jusqu'à un demi gros de
la poudre contre les vers.

(14.) LA TEINTURE D'ABSINTHE. *Tinctura
absinthii.*

Ce médicament est une simple infusion des
sommités d'absinthe dans l'esprit-de-vin. On
laisse la plante infuser durant plusieurs jours,
c'est à-dire, jusqu'à ce que la liqueur ait acquis
une très forte amertume. Nous n'ajoûterons rien
ici sur les propriétés de cette teinture. Il est aisé
de les connoître, en se rappellant ce qui a été dit
plus haut des propriétés de l'absinthe & de ses
préparations. La dose de la teinture est depuis six
gouttes jusqu'à trente.

LES ANTI-ACIDES ET LES ABSORBANS.

LE PLAN que nous suivons nous oblige à rassembler dans cette classe des médicamens d'une
nature différente; & nous le faisons, parceque
ces deux especes de médicamens s'emploient dans
la pratique de la médecine, pour remplir la
même indication. Il y a, entre les anti-acides &
les absorbans, cette différence, que les premiers,
ou les anti-acides empéchent qu'il ne se forme
des acides, ou ils en arrêtent la formation, & les
détruisent dans leur principe; & que les seconds,
ou les absorbans, s'unissent aux sels acides qui
se sont développés, d'où il résulte un composé

bien différent des acides ; ou bien ils affoiblissent
leur action, & les détruisent d'une autre maniere quelconque. Les substances ameres, les
martiaux, les antimoniaux, toutes les especes
d'eaux les vomitifs, les purgatifs, &c. passent
pour capables d'empêcher qu'il ne s'engendre des
acides dans nos corps. Les substances terreuses &
alcalines, tant fixes que volatiles, font l'office
d'absorbans. On doit retrancher de la liste des
absorbans terreux les bols, les terres sigillées,
la craie de Briançon, & d'autres médicamens de
ce genre, qui font absolument destitués de cette
propriété ; d'où il est aisé de sentir que le nombre des substances minérales absorbantes est bien
plus petit que l'on ne dit communément. Le
regne végétal fournit aussi fort peu d'absorbans,
si on en excepte les sels lixiviels ; mais on en retire en plus grande abondance des animaux. En
effet, ce font eux qui donnent les sels volatils,
les substances testacées, ou les coquilles, les
plantes marines que l'on doit, conformément
aux découvertes des physiciens modernes, rapporter au regne animal ; les coquilles d'œuf, les
os, les cornes. Il est à propos de remarquer, au
sujet de ces dernieres substances, que la matiere
gélatineuse, que l'on en retire par la cuisson, ou
autrement, n'a aucune vertu absorbante ; & on
ne doit reconnoître comme possédant cette propriété, que les os & les cornes, supposé encore
qu'ils soient pris en substance.

Tous les physiciens savent que du mêlange des
acides & des absorbans il se forme une substance
neutre ; & on a de fortes raisons de présumer
qu'il se passe la même chose dans les premieres
voies, quand ces mêmes substances s'y rencon-

trent. Ce n'eſt pas ſeulement avec les acides que
les abſorbans s'uniſſent. Le même phénomene arrive, quand ceux ci ſe trouvent avec des ſubſtances
graſſes & huileuſes qui étant devenues rances par
leur ſéjour dans les premieres voies & la chaleur
qu'elles y éprouvent, font le plus ſouvent ſentir
leur préſence à l'eſtomac & à l œſophage par divers ſymptômes morbifiques. C'eſt une choſe digne de remarque qu'il ſe forme quelquefois de
l'union des acides & des alcalis, dans l'eſtomac
même, un ſel cathartique qui a aſſez d'activité
pour rendre lâche le ventre des enfans. Outre cela, les abſorbans enlevant & conſommant, pour
ainſi dire, les particules aqueuſes, ſont propres
& à arrêter le vomiſſement, & à guérir le flux de
ventre.

Il paroît tout-à-fait hors de doute que les matieres terreuſes groſſieres ne parviennent jamais
juſques dans la maſſe du ſang, parcequ'elles ne
peuvent pénétrer dans les vaiſſeaux lactés. C'eſt
pourquoi on doit employer tous les moyens poſſi-
bles pour les faire ſortir du corps, de peur que,
par un trop long ſéjour, elles ne forment des corps
ſolides dans les inteſtins; phénomene dont les
diſſections anatomiques démontrent la poſſibilité
& même la fréquence. Les diſſections ont auſſi
fait voir outre des concrétions pierreuſes dans
l'eſtomac, des obſtructions au méſentere, produites par la même cauſe, c'eſt à-dire parceque
des molécules terreuſes ont pénétré dans les vaiſſeaux lactés; obſtructions qui donnent lieu à des
flux de ventre & à une eſpece d'atrophie qu'aucun remede ne peut guérir. Nous croyons pouvoir
attribuer, avec raiſon, ces deux genres de maladies à l'uſage d'une trop grande quantité de ſub-

ftance terreufe. En effet , il n'eft pas poffible de
douter que des molécules terreufes très fubtiles ,
venant à être imprégnées d'acides , ne deviennent, par ce mêlange , folubles dans nos humeurs ,
ou qu'à la faveur de leur union avec d'autres matieres , elles ne parviennent jufqu'au fang avec le
chyle. Pour peu qu'on ait de connoiffance & d'expérience , on fait que les humeurs du corps humain , principalement les urines , font chargées
de particules terreufes. Le fuc nutritif même n'en
eft pas exempt , puifque c'eft cette fubftance qui
conftitue les folides & forme les os en particulier. Nous ajoûterons ici que Hoffman a trouvé
dans l'eftomac d'un homme qui avoit fait le plus
grand abus des abforbans, les tuniques de l'eftomac noires & gangrénées.

MÉDICAMENS SIMPLES.

LES racines de gentiane , d'aulnée , d'ariftoloche , de bryone ; la rhubarbe.

Les feuilles d'abfinthe , de petite centaurée ,
de germandrée , d'aurone , de chardon-bénit , de
fumeterre , de tanaifie , d'*ageratum*.

Les fleurs de camomille , de chauffe-trape.

La graine de carthame... les baies de laurier
& de genévrier , la coloquinte.

Le quinquina... l'aloës, la myrrhe... le cachou , le favon...

La coralline , le corail [1]... l'os de féche ,
les pinces d'écreviffes , les écailles d'huitres [2] ,
& celles des autres teftacées, les coquilles d'œufs,
les pierres d'écreviffes de riviere [3]... le crâne
humain , la corne de cerf , l'ivoire.

Les eaux de Forges, de Paſſy, de Vichy, de Plombieres, de Balaruc, de Selters.

Le ſel de nitre, le ſel gemme, le ſel de Sed-litz, le ſel cathartique amer.... la craie blanche (⁴), la pierre hæmatite.... le fer, l'anti-moine.

MÉDICAMENS OFFICINAUX.

L'EAU de fleurs d'orange... l'eau de chaux ſeconde.

Le ſafran de Mars, l'ivoire calciné (⁵), la corne de cerf préparée (⁶), les écailles prépa-rées (⁷), la poudre d'écreviſſes de riviere, la poudre des pinces de crabe... l'extrait d'abſin-the, l'extrait de gentiane, l'extrait de rhubarbe, l'extrait de geniévre... le *diaſcordium*, la con-fection hyacinthe, l'électuaire de baie de lau-rier.

Le vin d'abſinthe, la quinteſſence d'abſinthe... l'élixir de Garus, l'élixir de propriété, l'élixir Anglois... l'huile de tartre par défaillance.

Le ſel de tartre (⁸), le ſel de la Rochelle, le ſel d'abſinthe, le ſel de petite centaurée, le ſel de genêt, le ſel de tamariſc... le ſel volatil de corne de cerf, le ſel volatil de viperes... la ma-gnéſie blanche (⁹), le kermès minéral.

MÉDICAMENS MAGISTRAUX.

DÉCOCTION.

PRENEZ de *craie blanche* pulvérifée , une demi-livre : faites bouillir dans trois livres d'eau , & réduire à deux livres. Lorfque les parties les plus groffieres feront dépofées , on en féparera une liqueur claire comme du lait : ajoûtez deux onces de *fucre rofat.* Ce remede convient dans les ardeurs de l'eftomac.

VERRÉE.

PRENEZ d'*eau de chicorée* , fix onces ; de *corail* rouge préparé , un gros ; de *fyrop de chicorée* compofé de rhubarbe , une once : mêlez ; pour une verrée.

EMULSION.

PRENEZ de *femences froides* majeures , deux gros ; des *amandes douces* dépouillées de leur écorce , au nombre de quatre : pilez-les , en verfant peu-à-peu fix onces d'*eau de chicorée :* paffez : ajoûtez à la colature une once de *fyrop de gentiane ,* & quinze grains de *pierres d'écreviffes de riviere.*

POTIONS.

PRENEZ de *corail préparé* , un gros ; *fyrop d'abfinthe* & *eau de fleurs d'orange* , de chaque une once ; d'*eau de coquelicot* , fix onces : mêlez ; pour une potion qui fe prendra par cuillerée.

PRENEZ d'*eau de chicorée*, six onces ; de *pierres d'écrevisses*, un gros ; *ivoire calciné & corne de cerf preparée*, de chaque un demi-gros ; de *syrop de mercuriale*, une once : mêlez ; pour une potion à prendre à la cuillerée.

POUDRES.

PRENEZ *corail & pierres d'écrevisses préparées*, de chaque quinze grains ; de *corne de cerf preparée*, un scrupule : mêlez ; pour une poudre.

PRENEZ de *craie blanche*, un scrupule ; d'*antimoine* réduit en poudre très fine, deux grains ; ou de *nitre*, six grains : mêlez ; pour une poudre.

PRENEZ de *craie*, un demi gros ; de *rhubarbe*, un scrupule ; de *safran de Mars*, huit grains : mêlez ; pour une poudre.

PRENEZ *limaille de fer rouillé & corail préparé*, de chaque une demi-once ; de *crême de tartre*, trois gros ; de *sucre candi*, une demi-once : mêlez ; pour une poudre dont la dose sera depuis un demi gros jusqu'à un gros.

PRENEZ de *quinquina*, une demi-once ; *corail & pierres d'écrevisses*, de chaque deux gros : mêlez ; pour une poudre dont on fera prendre jusqu'à un gros.

PRENEZ *pierres d'écrevisses*, *succin préparé & nitre*, de chaque un gros ; de *cascarille*, un demi-gros : mêlez ; pour une poudre dont la dose sera jusqu'à un ou deux scrupules.

PRENEZ de *corail*, quinze grains ; *cachou & diaphorétique minéral*, de chaque dix grains : mêlez.

BOLS.

PRENEZ *pierres d'écrevisses de riviere & corail préparé*,

préparé, de chaque un scrupule : mêlez : faites un bol avec la *conserve de roses*.

PRENEZ de *diascordium*, un gros ; de *sel d'absinthe*, un scrupule : mêlez ; pour un bol.

PRENEZ de *confection hyacinthe*, un gros ; de *pierres d'écrevisses*, un scrupule ; de *sel de tartre*, douze grains : mêlez ; pour un bol.

PRENEZ de *conserve de cynorrhodon*, un gros ; d'os de *séche*, deux scrupules ; de *sel cathartique amer*, un demi-scrupule : faites un bol avec le *syrop de roses séches*.

PRENEZ d'écailles d'huître préparées, & *corne de cerf préparée*, de chaque un demi-gros ; d'*antimoine diaphorétique*, douze grains : faites un bol avec la *conserve de cynorrhodon*.

OPIATS.

PRENEZ de *pierres d'écrevisses*, une once ; *quinquina & rhubarbe*, de chaque deux gros ; de *sel de la Rochelle*, un gros : faites, suivant l'art, un opiat avec le *syrop de chicorée composé*. On peut prendre de cet opiat jusqu'à un gros chaque fois.

PRENEZ *corne de cerf préparée & quinquina*, de chaque une demi-once ; *corail préparé & sel d'absinthe*, de chaque un gros : faites un opiat avec le *syrop de coings*. La dose de cet opiat sera jusqu'à un gros.

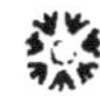

COMMENTAIRES.

(1.) Le corail. *Corallium.*

Plusieurs auteurs mettent encore en doute ſi
cette ſubſtance appartient au regne animal, ou au
regne végétal : nous ne nous occuperons pas à réſoudre cette difficulté, nous ferons ſeulement remarquer que cette production marine, qu'on
trouve dans certaines cavernes de la méditer-
ranée, qui tient aux rochers, aux coquillages &
autres corps, ne croît pas en haut comme les plantes ordinaires, mais en bas. Le corail a beſoin,
ainſi que la coralline, de recevoir une préparation avant que de ſervir aux uſages de la médecine. On le met au nombre des médicamens abſorbans les plus efficaces & les plus uſités : il ne
ſert pas moins heureuſement à faire ceſſer cette
grande ardeur de l'eſtomac, qui a pour cauſe une
bile devenue trop acide ; affection que l'on nomme *ſoda* ou *fer chaud*, & qui eſt ſeule de ſon
genre. On reconnoît que les abſorbans reſſerrent
le ventre : enfin il ſembleroit qu'ils ont les vertus
anodynes & anti-ſpaſmodiques, lorſqu'on les fait
prendre dans les cas de douleurs & de convulſions produites par la ſaburre acide des premieres
voies ; maladie que l'on ſait être fort commune
chez les enfans. Divers auteurs vantent la bonté
de ce médicament ; mais nous croyons qu'il ne
faut pas avoir beaucoup de confiance en un pareil
moyen de guériſon. La doſe du corail eſt depuis
quinze grains juſqu'à un gros.

(2) Les écailles d'huitres. *Oſtreorum concha.*

Ces écailles, ainsi que celles des autres testacées, doivent être mises en poudre, ou calcinées, pour être employées comme médicament absorbant. Il y a deux manieres de les préparer : suivant la premiere, d'abord on les lave avec exactitude ; puis on les fait sécher à l'air libre ; enfin on les broye, & on les expose au soleil, afin qu'après avoir été parfaitement desséchées, elles puissent se réduire en poudre extrêmement fine, que l'on humecte avec de l'eau, pour en faire des trochisques connus sous le nom d'*écailes d'huitres préparées*. On les met au nombre des plus excellens absorbans ; & communément on en fait prendre depuis quinze grains jusqu'à un gros. Je viens à la seconde maniere de préparer les écailles d'huitres, qui consiste en une calcination simple & fort connue de cette subftance ; ce qui produit un médicament qui a les vertus des substances calcaires. Outre cela, on a dans cette préparation un remede extrêmement vanté pour son efficacité contre la rage ; & qui dans ce cas le cede à peine au mercure : c'est pourquoi on fait prendre à ceux qui ont été mordus par un chien enragé, quatre gros de cette chaux dans huit onces de vin blanc : au bout de vingt-quatre heures on prend une seconde dose pareille. Il est encore une autre méthode de faire prendre les écailles d'huitres à ceux qui ont déja eu des accès de rage : on met la même dose que ci-dessus d'écailles d'huitres dans une poële avec deux ou trois œufs, pour en composer une espece d'omelette que le malade doit manger sans boire ; ce qui se fait deux fois, en observant de laisser passer douze heures entre les deux prises du remede. Voyez *Ecailles préparées* & *Chaux.*

F f ij

(3) Les pierres des écrevisses de riviere.
Lapilli cancrorum fluviatilium.

Ces pierres, qu'une ignorance groſſiere a fait
paſſer pendant long-tems pour les yeux des écreviſſes, ſe trouvent dans la tête ou plutôt dans l eſtomac de ces animaux, & ſont des eſpeces de bezoard. Outre la terre alcaline, dont ſont principalement formés ces corps, ils contiennent encore une eſpece de matiere gélatineuſe; ce qui
s'obſerve auſſi dans les autres abſorbans qui ſont
tirés du regne animal. On fait avec la poudre
d'écailles d'écreviſſes comme avec celle de corail,
des trochiſques qui tiennent pour ainſi dire le
premier rang parmi les abſorbans, & ſe mettent
dans la claſſe des médicamens qui reſſerrent le
ventre. Par ces propriétés ils ſont très utiles dans
les cas de crudités acides, font ceſſer les convulſions occaſionnées par ces acides : enfin on les emploie avec ſuccès dans les vomiſſemens & les flux
de ventre. Il y a auſſi des auteurs qui leur attribuent la vertu diaphorétique, mais pour qu'ils
produiſent cet effet, il faut qu'ils ſoient donnés
à grande doſe. N'y a-t-il rien à craindre d'une pareille maniere de les adminiſtrer ? Nous laiſſons
aux praticiens à le décider. La doſe des écailles
d'huitres en ſubſtance, eſt depuis un ſcrupule
juſqu'à un gros : on penſe bien que cette doſe
doit être diminuée à proportion de l'âge.

(4.) La craie. *Creta.*

Ce médicament eſt ainſi nommé de l'iſle de
Créte dont on l'apportoit autrefois. Il paſſe pour
un puiſſant abſorbant. C'eſt par cette propriété
que la craie eſt utile dans les ardeurs internes
de l'eſtomac, & les autres maladies qui ont pour
cauſe une ſaburre acide : elle a encore d'heureux

succès, étant donnée dans les flux de ventre, causés par la bile trop échauffée & exaltée. Quelques auteurs la regardent même comme un remede contre les hémorrhagies. La craie se donne en substance, depuis quinze grains jusqu à un gros. On s'en sert aussi à l'extérieur ; elle est dessicative & astringente.

Il y a une autre espece de craie ; c'est celle de Briançon, qui approche de la nature du talc : elle n'est nullement absorbante ; ainsi on ne doit pas la compter parmi les médicamens absorbans.

(5.) L'IVOIRE BRULÉ. *Spodium.*

Ce médicament n'est autre chose que de l'ivoire que l'on fait calciner, jusqu'à blancheur, à un feu de réverbere, & que l'on doit conserver sous la forme de troschiques. L'ivoire brûlé entre dans les classes des absorbans, & se compte parmi les astringens. Quelquefois on en met dans du lait, pour l'empêcher d'aigrir dans l'estomac. Il s'emploie aussi avec succès dans les flux de ventre. On en fait prendre pour l'ordinaire depuis quinze grains jusqu'à un gros.

(6.) LA CORNE DE CERF PHILOSOPHIQUEMENT PRÉPARÉE. *Cornu cervi philosophicè præparatum.*

Le procédé qu'on suit pour la préparation de ce médicament, est de faire bouillir la corne de cerf avec de l'eau, dans un vaisseau exactement fermé, jusqu'à ce qu'elle soit devenue molle ; ensuite on la fait sécher pour pouvoir la réduire en poudre ; tel est le procédé que les anciens chimistes nomment *philosophique.* La corne de cerf ainsi préparée se met dans la liste des absorbans, & au nombre des vermifuges : elle est admise dans la classe des diaphorétiques : & on la reconnoît pour être dépurative. Elle se prescrit en substance, depuis un scrupule jusqu'à un gros. Il est fort commun d'en faire prendre, en petite dose, aux enfans. Il y a une autre préparation de la corne de cerf, qu'on obtient par la calcination : ainsi préparée elle est comprimante, à la dose d'un demi gros à un gros.

(7.) LES ÉCAILLES PRÉPARÉES, *concha præparatæ*, sont celles d'huîtres, de moules ; les coquilles des limaçons, des buccins, des *murex* ou pourpres, & les autres testacées, pris sans distinction d'especes, qui étant parfaitement secs, se réduisent en poudre très fine ; puis ils se détrempent avec de l'eau, afin qu'on en puisse faire des trochisques, que l'on nomme *écailles* ou *coquilles préparées*, ainsi que les trochisques formés avec les seules écailles d'huîtres. Ces trochisques de plusieurs especes de coquilles sont du nombre des absorbans : on les compte parmi les astringens : ils sont encore connus pour diurétiques. On les fait prendre en substance, depuis un demi-gros jusqu'à un gros.

(8.) LE SEL DE TARTRE. *Sal tartari.*

Ce sel se retire d'une lessive du tartre calciné au blanc. On le compte parmi les plus puissans absorbans, à raison de sa nature alkaline. Il est utile d'en faire prendre à ceux qui ont avalé des poisons corrosifs où les acides dominent. Enfin il entre dans les classes des apéritifs & des incisifs. On met du sel de tartre dans les infusions, les décoctions ou autres boissons. La dose est depuis six jusqu'à vingt grains par chaque prise. Rarement en fait-on usage sous la forme séche, parcequ'il tombe en déliquescence à l'air un peu humide.

(9.) LA MAGNESIE. *Magnesia.*

Ce médicament, qui autrefois étoit des plus connus, a dans la suite été oublié, peut-être par la négligence des chymistes ; mais, depuis ce tems, un empirique Italien, nommé *Sentinelli*, l'a remis en usage & à la mode : il faisoit un secret de ce remede qui s'appelloit alors la *poudre de l'Italien*. La magnésie est cette matiere saline qui reste après que l'on a fait évaporer jusqu'à siccité ce qu'on nomme l'*eau-mere du nitre*. On met calciner ce résidu ; puis on le réduit en poudre que l'on lave, à plusieurs reprises, dans l'eau chaude, jusqu'à ce qu'elle n'ait plus aucune saveur. Ce médicament qui avoit la plus grande vogue lorsqu'il étoit sous le secret, n'est pas seulement un absorbant : il passe encore pour purgatif, & n'est pas un des apéritifs & des incisifs les moins efficaces Ces propriétés rendent la magnésie un remede utile dans le *soda* ou la grande ardeur de l'estomac, dans le traitement des écrouelles & des autres maladies chroniques qui dépendent d'obstructions dans les visceres. Elle ne purge pas, à moins que l'on n'en prenne jusqu'à un gros, trois fois de suite, & en ne laissant que douze heures d'intervalle entre chaque prise. Elle a cet effet, principalement quand il se trouve dans les premieres voies une humeur ou saburre acide : c'est pourquoi il n'est pas étonnant que ce médicament purge plus aisément les personnes hypocondriaques & les enfans. On doit se souvenir que nous avons fait la même remarque, au sujet de l'usage de tous les autres absorbans. La magnésie s'emploie comme un remede altérant, depuis un demi-gros jusqu'à un gros ; ce qui se répete tous les jours, ou de deux jours l'un. Quant aux enfans, lorsqu'on leur en fait prendre depuis huit jusqu'à

douze grains, elle a l'effet abſorbant & apéritif; & elle purge, lorſqu'on leur en donne le
double.

LES MÉDICAMENS

*Conſacrés au traitement des flux de ventre, & en
particulier, de la dyſſenterie.*

POUR peu que l'on ait de connoiſſances &
d'expérience en médecine, on n'ignore pas qu'il
y a diverſes eſpeces de flux de ventre ; que ce
genre de mal a un très grand nombre de cauſes,
& qu'il y en a des eſpeces dans leſquelles les déjections ſont mêlées de ſang. C'eſt pourquoi nous
ne devons pas être ſurpris s'il ſe trouve, dans
cette claſſe, des remedes anti-dyſſentériques, &
qui reſſerrent le ventre, des médicamens de différente nature, ou même dont les qualités ſont
oppoſées : tels ſont les acides, les adouciſſans,
les rafraîchiſſans, les anodyns, les aſtringens,
les abſorbans & les ſtomachiques, auxquels on
peut ajoûter les émériques & les purgatifs qui
ſouvent ſont plus efficaces que tous les autres,
parcequ'ils détruiſent & déracinent la cauſe qui
a produit & qui entretient la maladie. Le plan,
que nous ſuivons dans cet Ouvrage, ne nous
permet pas de faire ici l'énumération de toutes
les ſubſtances qui ont quelqu'une des propriétés
indiquées ci-deſſus. Nous n'expoſerons que les
remedes les plus efficaces & les plus uſités.
Quant aux autres on pourra les prendre dans les
claſſes auxquelles ils appartiennent plus particuliérement ; le médecin les choiſira d'après les cir-

conſtances. Il eſt à propos de remarquer que les médicamens aſtringens, les abſorbans & les ſtomachiques toniques qui ont plus de droit que les autres à être nommés *remedes qui reſſerrent le ventre*, ſe trouvent auſſi, en plus grand nombre, dans la claſſe que nous expoſons. Cependant il eſt plus rare qu'on faſſe uſage de ces derniers médicamens, que de tous les autres, parcequ'ils paroiſſent ne convenir que dans les cas où le flux de ventre a pour cauſe l'atonie ou le relâchement exceſſif de l'eſtomac & des inteſtins ; après toutefois que l'on a fait précéder le traitement qui étoit néceſſaire pour préparer leur effet, & obvier aux ſuites fâcheuſes ; autrement on ne peut pas les mettre en uſage ſans danger : c'eſt à quoi ceux qui pratiquent l'art de guérir, doivent faire la plus grande attention, de peur qu'en agiſſant à contre-tems, ou en empêchant une évacuation ſalutaire, ils ne rendent le mal beaucoup plus difficile à vaincre. Nous ajoûterons à ce que nous venons de dire que les alimens aſtringens qu'on mange avant le repas retiennent en quelque ſorte les alimens & remédient au cours de ventre ; ſi on les mange après le repas, ils précipitent la deſcente des alimens & remédient aux renvois, en augmentant le reſſort de l'orifice ſupérieur de l'eſtomac.

MÉDICAMENS SIMPLES.

Lᴇs racines d'orcanette, de tormentille (¹), de biſtorte, de fraiſier, de conſoude ; la rhubarbe, la rhubarbe des moines (²), le rhapontic (³), l'ipécacuanha.

Les feuilles de fcolopendre, de plantain, de
coronopus, de prêle, de renouée, de pilofelle,
de *fophia chirurgorum*, d'ofeille, de pimprenelle, de cynogloffe, de pervenche, de millefeuille, d'ortie.

Les rofes rouges (⁴), les balauftes.

La femence de fumach, de *fophia chirurgorum* ; le riz, les fruits du forbier (⁵), du grenadier (⁶), du cornouiller (⁷), du coignaffier (⁸),
de l'églantier, du néflier (⁹) ; les grofeilles,
les mirobolans (¹⁰), la mufcade dans fon état naturel, la mufcade confite, les noix confites, la
noix de galle, la noix de Cyprès... les têtes de
pavot blanc, l'écorce de grenade.

Le fimarouba (¹¹), l'écorce du liége... le bois
de lentifque.

L'hypocifte (¹²), le fuc de limons, le vin de
Chypre.... le fang-dragon, le fuc d'acacia, le
cachou (¹³), le maftic, l'opium.

Le lait, les œufs... la corne de cerf, l'ivoire,
l'os de féche, les pierres d'écreviffes... le corail,
la coralline.

Les eaux de Forges, de Paffy, de Bourbon-
Lancy, de Bourbon l'Archambault, de Balaruc,
de Cauterets, de Saint-Amand... le bol d'Arménie (¹⁴), la terre figillée, la craie, le fer, la
pierre hæmatite.

MÉDICAMENS OFFICINAUX.

L'EAU de rofes rouges...

Les fyrops de coings (¹⁵), de grofeilles, d'é-
pine-vinette, de grenade, de rofes féches (¹⁶),

le syrop de myrte composé (¹⁷), le syrop magiftral aftringent (¹⁸), le syrop de nénuphar, le
fyrop de pavot blanc.

L'ivoire & la corne de cerf calcinés, les écailles préparées, le *laudanum*... la conferve de cynorrhodon, la conferve de rofes rouges, l'extrait de geniévre... le *diafcordium* (¹⁹), l'opiat
de Salomon, la confection hyacinthe... le fafran
de Mars, les rablettes de cachou... les trochifques de karabé, les pilules de cynogloffe.

L'efprit de-foufre, l'efprit-de-vitriol, l'eau
de Rabel...

Le tartre ftibié, le verre d'antimoine corrigé
avec la cire (²⁰).

MÉDICAMENS MAGISTRAUX.

E A U X.

PRENEZ de *riz lavé*, deux onces: faites bouillir, jufqu'à ce qu'il foit crevé, dans une fuffifante quantité d'eau, & réduire à quatre livres: paffez. La colature eft ce qu'on nomme
communément *eau de riz*.

PRENEZ de *maftic*, une once: faites bouillir
dans fix livres d'eau, & réduire aux deux tiers:
paffez.

T I S A N E S.

PRENEZ d'*écorce de liége*, coupée par petits
morceaux, deux onces, dont vous ferez un nouet:
faites bouillir, pendant une heure, dans une fuffifante quantité d'eau, & réduire à deux livres.

PRENEZ de *riz lavé*, une once & demie; de

rapure de corne de cerf, une once, dont vous ferez
un nouet : faites bouillir dans une fuffifante quantité d'eau, & réduire à quatre livres : paffez.

PRENEZ *racines de tormentille & de biftorte*,
de chaque une once : faites bouillir dans une fuffifante quantité d'eau, & réduire à quatre livres.
Lorfque vous ferez près de retirer la tifane du
feu, ajoûtez-y une poignée de *rofes rouges* :
paffez.

TEINTURE.

PRENEZ de *rofes rouges*, dont l'onglet fera ôté,
depuis une demi-once jufqu'à une once ; d'*huile
de vitriol*, un demi-gros : verfez fur le tout deux
livres & demie d'eau bouillante : laiffez infufer
pendant trois heures : paffez : ajoûtez à la colature, fi vous le voulez, du fucre ou du *fyrop de
coings*. Voilà la teinture de rofes la plus ufitée.

INFUSION.

PRENEZ d'*ipécacuanha* broyé groffiérement,
deux gros : mettez infufer chaudement, pendant
une nuit, dans fix onces d'*eau de chardon-bénit*.
Le fecond & le troifieme jour, on préparera une
feconde & une troifieme infufion avec le réfidu.
La premiere fait vomir ; la feconde purge ; la troifieme refferre le ventre. On vante l'ufage de ce
remede pour le traitement de la dyffenterie.

DÉCOCTIONS.

PRENEZ *corne de cerf calcinée & mie de pain*
très blanche, de chaque deux onces : faites bouillir dans trois livres d'eau, jufqu'à réduction du
tiers : paffez : ajoûtez à la colature la quantité de

fucre qui conviendra ; pour une boiſſon que l'on nomme *décoction blanche , decoctum album.*

PRENEZ d'*orge mondé* , deux onces ; *rapure de corne de cerf & racine de ſcorſonere* , de chaque une once ; de *mie de pain* , trois onces : faites bouillir dans quatre livres d'eau , & réduire à deux. Lorſque vous ſerez prêt à éloigner la décoction du feu ajoûtez une quantité ſuffiſante de *régliſſe :* paſſez ; pour boiſſon.

PRENEZ *corne de cerf calcinée* , une once ; *gomme arabique* , demi-once ; de *ſucre ,* une once : faites-les bouillir dans quatre livres d'eau , que vous ferez réduire aux deux tiers. On ajoûte à la colature une ou deux cuillerées d'*eau de fleurs d'orange* ; & on la garde pour l'uſage.

PRENEZ *écorce de ſimarouba ,* deux gros : faites-le bouillir dans une pinte d'eau, que vous réduirez à la moitié : paſſez ; pour trois doſes à prendre dans le cours de la journée.

J U L E P S.

PRENEZ d'*eau de plantain ,* ſix onces ; de *terre ſigillée* , un demi gros ; de *ſyrop de coings* , une once : faites un julep. On peut y ajoûter douze gouttes de *teinture anodyne.*

PRENEZ d'*eau de roſes* , ſix onces ; d'*eau de cannelle* orgée , un gros ; de *diaſcordium* , un demi-gros ; de *ſyrop de coings* , une once ; de *laudanum* , un grain : mêlez ; pour un julep qui convient dans la dyſſenterie.

V E R R É E S.

PRENEZ de *teinture de roſes* , ſix onces ; de *diaſcordium ,* ou de *confection hyacinthe* , un gros ; de *ſyrop de roſes ſéches ,* une once : mêlez.

PRENEZ de *cachou*, un gros : faites bouillir, pendant un quart-d'heure, dans six onces d'eau : laissez la liqueur s'éclaircir, en déposant, & ajoûtez une once de *syrop de coings*.

PRENEZ *décoction de plantain*, trois onces; *diascordium*, un gros; *syrop de pavot blanc*, trois gros : mêlez ; pour une prise qu'on donnera à l'heure du sommeil.

PRENEZ *rhubarbe & myrobolans citrins* concassés, de chaque un gros : mettez infuser, pendant une nuit, dans huit onces de *décoction de chicorée* : passez avec expression, & faites fondre dans la colature une once & demie de *manne*, & une once de *syrop de chicorée composé*.

PRENEZ de *tamarins*, une once; de *roses rouges*, une pincée : faites bouillir dans une quantité d'eau suffisante : passez : mettez infuser dans la colature un gros de *rhubarbe* : passez avec expression : ajoûtez à la colature une once de *syrop de chicorée composé*, & quatre grains d'*ipécacuanha*.

PRENEZ de *rhapontic* broyé, deux gros; de *myrobolans citrins*, un gros; de *sommités de petite absinthe*, une pincée : faites bouillir dans huit onces d'eau : passez : délayez dans la colature une once de *catholicum* double.

POTIONS.

PRENEZ d'*eau de plantain*, huit onces; d'*eau de fleurs d'orange*, une once; de *diascordium*, un gros; *terre sigillée & corail préparé*, de chaque un demi gros; de *syrop magistral astringent*, une once; de *laudanum* liquide, quinze gouttes : mêlez ; pour une potion qu'on partagera en deux doses égales.

PRENEZ *eau de rofes*, fix onces ; *corail* & *fang-dragon*, de chaque un fcrupule ; de *confection hyacinthe*, un demi gros ; de *fyrop de coings*, deux onces : mêlez ; pour une potion qu'on prendra par cuillerées.

PRENEZ d'*eau de méliffe*, fix onces ; *bol d'Arménie* & *terre figillée*, de chaque un demi gros ; de *thériaque*, deux fcrupules ; de *fyrop de rofes féches*, une once ; pour une potion à prendre par cuillerées.

PRENEZ de *teinture de rofes*, huit onces ; de *diafcordium*, deux gros ; de *cachou*, vingt grains : d'*ipécacuanha*, douze grains : mêlez ; pour une potion à prendre par cuillerées.

A P O Z E M E S.

PRENEZ de *riz lavé*, une demi-once ; de *rapure de corne de cerf*, fix gros, dont vous ferez un nouet ; de *racines de grande confoude*, une demi once ; *écorce de grenade* & *racine de tormentille*, de chaque deux gros : faites bouillir dans une fuffifante quantité d'eau, & réduire à deux livres : paffez : ajoûtez à la colature deux onces de *fyrop de grenade* ; pour un apozeme.

PRENEZ *racines de biftorte* & *de tormentille*, de chaque une demi once ; *feuilles de plantain* & *d'ofeille*, de chaque une poignée ; *rofes rouges* & *balauftes*, de chaque une pincée : faites bouillir, felon l'art, dans une fuffifante quantité d'eau, & réduire à deux livres : paffez : délayez dans la colature quatre onces de *fuc dépuré d'ortie*, & deux onces de *fyrop de coings* ; pour un apozeme.

G E L É E.

PRENEZ de *rapure de corne de cerf*, une demi-

livre : faites bouillir dans six livres d'eau, à un
feu lent, & réduire à deux livres : passez : ajoûtez à la colature, lorsqu'elle sera clarifiée, six
onces de *sucre* ; quatre onces de *vin blanc* ; une
once de *jus de citron* : faites bouillir une seconde
fois ce mêlange, jusqu'à ce qu'il ait acquis la
consistance de gelée que vous verserez toute
chaude dans les vases destinés à la contenir. On
peut y ajoûter de l'*essence d'écorce de citron*.

POUDRES.

PRENEZ de *rhubarbe*, depuis un demi-gros jusqu'à un gros ; de *cannelle*, dix grains : mêlez ;
pour une poudre.

PRENEZ *ipécacuanha* & *rhubarbe*, de chaque
douze grains : mêlez ; pour une poudre.

PRENEZ de *verre d'antimoine corrigé avec la
cire*, depuis quatre grains jusqu'à douze ; de *cachou*, dix grains : mêlez.

PRENEZ de *graine de sumach*, un demi-gros ;
sucs d'acacia & *d'hypociste*, de chaque dix grains :
mêlez.

PRENEZ *crême de tartre*, trois gros ; *ipécacuanha*, un gros : mêlez ; pour six prises, que
vous donnerez toutes les deux heures dans la
dyssenterie.

BOLS.

PRENEZ *conserve de roses rouges* & *corail préparé*, de chaque un demi-gros ; de *syrop de grenade*, la quantité suffisante : faites un bol.

PRENEZ de *conserve de roses rouges*, un demi-
gros ; de *laudanum*, un ou deux grains : mêlez:
faites un bol.

PRENEZ de *conserve de grande consoude*, un
gros

gros ; *pierre hæmatite* & *safran de Mars astringent*, de chaque un demi scrupule : mêlez : faites un bol avec du sucre.

PRENEZ de *diascordium*, un scrupule ; *ipécacuanha*, *corail* & *cachou*, de chaque huit grains : mêlez : faites un bol avec le *syrop de pavot blanc*.

PRENEZ *conserve de cynorrhodon* & *racine d'aulnée*, de chaque un demi-gros ; *cachou*, quinze grains ; *cannelle*, six grains : mêlez : faites un bol avec le *syrop d'absinthe*.

PRENEZ *écorce de simarouba* & *corail préparé*, de chaque un scrupule ; de *muscade*, six grains ; de *pilules de cynoglosse*, deux grains : mêlez : faites un bol avec la *conserve de cynorrhodon*.

PRENEZ de *thériaque ancienne*, un demi-gros ; *corne de cerf préparée* & *cachou*, de chaque douze grains ; de *laudanum*, un grain : mêlez : faites un bol avec le *syrop magistral astringent*.

PRENEZ de *confection hyacinthe*, un demi-gros ; *écorce de grenade* & *myrobolans citrins*, de chaque un scrupule ; de *teinture anodyne*, dix gouttes : mêlez : faites un bol avec le *syrop de gentiane*.

PRENEZ *ipécacuanha*, dix huit grains ; de *diascordium*, deux scrupules ; de *safran*, quatre grains : mêlez : faites un bol avec du *syrop de chicorée composé*.

OPIATS.

PRENEZ de *conserve de roses*, une demi-once ; *ipécacuanha*, un demi-gros ; de *catholicum double*, une once ; de *diascordium*, deux gros : mêlez ; pour un opiat qu'on divisera en trois doses égales. On en prendra une par jour.

Tom. I. Gg

PRENEZ de *conferve de cynorrhodon*, une once ;
terre figillée & *fang-dragon*, de chaque une demi-
once : de *pilules de cynogloffe*, vingt grains :
mêlez ; faites un opiat avec du *fyrop de rofes féches*. On en peut prendre jufqu'à un gros.

PRENEZ d'*extrait de geniévre*, une once ; *cachou* & *rhubarbe*, de chaque deux gros ; d'*ipécacuanha*, un gros ; de *laudanum*, huit grains :
mêlez avec exactitude : faites, avec le *fyrop magiftral aftringent*, un opiat. La dofe peut aller
jufqu'à un gros.

PRENEZ de *confection hyacinthe*, une demi-
once ; *terre figillée* & *cachou*, de chaque un gros ;
de *fang dragon*, deux fcrupules ; d'*ipécacuanha*,
un demi-gros : mêlez ſ faites un opiat avec le
fyrop de pavot blanc. On en peut prendre chaque
fois jufqu'à un gros.

PRENEZ de *diafcordium*, deux gros ; de *trochifques de karabé*, deux fcrupules ; *ivoire calciné*
& *cachou*, de chaque un demi gros : mêlez : faites
un opiat avec le *fyrop de coings*. On fera du tout
trois dofes égales.

PRENEZ de *conferve de rofes rouges*, fix gros ;
de *diafcordium*, une demi-once ; de *rhubarbe* en
poudre, deux gros ; d'*huile de cannelle*, quatre
gouttes ; de *laudanum* liquide, huit gouttes ; de
fyrop de coings, une demi-once : mêlez le tout
exactement. On peut faire prendre jufqu'à deux
gros, & même une demi-once, de cet opiat.

P I L U L E S.

PRENEZ de *cachou*, deux onces ; d'*huile de
cannelle*, quatre gouttes ; de *fyrop de rofes féches*,
ce qu'il en faut pour former une maffe de pilules.
La dofe fera depuis un fcrupule jufqu'à un demi-
gros.

TABLETTES.

PRENEZ de *cachou*, une once ; de *sucre*, quatre onces : mêlez avec une quantité suffisante de *mucilage de gomme-adragant & d'eau de fleurs d'orange* : faites des tablettes selon l'art. Leur dose sera depuis un gros jusqu'à un gros & demi.

COMMENTAIRES.

(1.) **L**A TORMENTILLE. *Tormentilla sylvestris,* C. B. P. *Heptaphyllon Fusch.*

Cette plante, qui croît naturellement sur les montagnes des Alpes & des Pyrénées, a une racine dont la saveur est acerbe. On met la racine de tormentille au nombre des médicamens les plus propres à resserrer le ventre : on vante également sa vertu astringente & vulnéraire. Aussi s'en sert-on, avec succès, contre le vomissement & les flux de ventre, après avoir employé préalablement les remedes convenables ; elle produit les plus heureux effets dans tous les flux de sang. On la fait prendre en substance, depuis un scrupule jusqu'à un gros : il en entre le double dans une infusion. Lorsqu'il regne des dyssenteries épidémiques, quelques personnes tiennent continuellement dans la bouche un morceau de cette racine, qu'elles mâchent pour se garantir de la contagion.

(2.) LA RHUBARBE DES MOINES. *Rhabarbarum monachorum,* J. B. *Lapathum hortense, latifolium,* Inst. *rei herb.*

La racine de cette espece de patience, qui se

cultive communément dans nos jardins, approche, dit-on, beaucoup par sa qualité, de la vraie rhubarbe. Il y a cependant entre les deux especes cette différence, que la rhubarbe des moines purge rarement & fort peu ; mais elle resserre le ventre bien plus que l'autre : cependant le port de cette plante la distingue très bien de la vraie rhubarbe & du rhapontic, dont nous avons déja parlé. Rarement fait-on usage de la rhubarbe des moines dans ce pays-ci, quoiqu'on la regarde comme salutaire dans la diarrhée & la dyssenterie. Cette racine se prescrit en substance, jusqu'à un gros & même jusqu'à deux : il en entre le double dans l'infusion & la décoction.

(3.) LE RHAPONTIC. *Rhaponticum Prosp. Alpin. Rhabarbarum fortè Dioscoridis & antiquorum, Inst. rei herb.*

Cette plante, qui croît dans nos jardins, se fait remarquer par un pannicule très considérable de fleurs blanches, & par la largeur de ses feuilles. Elle a une racine qui diffère peu de la vraie rhubarbe. Cependant le rhapontic n'a aucune vertu purgative ; mais on le met au nombre des remedes propres à resserrer le ventre ; & il entre dans la classe des stomachiques : néanmoins à peine se sert-on de ce médicament. On en prescrit jusqu'à un gros & davantage en substance, & le double pour faire une infusion ou une décoction.

(4.) LA ROSE DE PROVINS. *Rosa rubra multiplex.*

On doit compter les roses rouges au nombre des médicamens qui sont les plus usités pour resserrer le ventre ; & elles ne sont pas les moins

eſtimées de tous les remedes aſtringens & déterſifs. On en fait faire uſage, avec ſuccès, à
ceux qui ſont ſujets au vomiſſement ; & on vante
leurs effets dans les flux de ventre & la dyſſenterie ; enfin elles ſont regardées comme utiles
dans les hémorrhagies. On prépare, avec les roſes rouges qui ſont ſéches, une infuſion qui ſe
fait, en mettant depuis une demi-once juſqu'à
ſix gros de roſes pour deux livres d'eau. Souvent
on ajoute à cette teinture aqueuſe de l'eſprit de
vitriol, non-ſeulement pour lui donner une couleur rouge agréable, mais pour la rendre encore
plus aſtringente. Il ſe prépare, avec les roſes
une conſerve dont la doſe va juſqu'à un ou deux
gros. On trouve, chez les apothicaires, une eau
diſtillée de roſes ſéches, deſtinée pour l'uſage
interne, & pour l'externe également. A la vérité, elle s'emploie plus fréquemment pour faire
des collyres fortifians, des injections déterſives.
Il ſe fait encore, avec les roſes rouges, des lavemens déterſifs qui conviennent dans le traitement de la dyſſenterie, & pour faire ceſſer les
épreintes. Enfin ces roſes, cuites dans du vin
rouge, ſervent à faire des fomentations & des
cataplaſmes fortifians & répercuſſifs, qui ſont
de l'uſage le plus commun dans les cas de contuſions, d'entorſes en différentes parties. Voyez
Syrop de roſes, *Miel roſat*, *Huile roſat*, *Onguent roſat*, &c.

(5.) LE CORMIER, *Sorbus ſativa*, C. B. P.

Preſque perſonne n'ignore que les fruits de
cet arbre ont la vertu aſtringente. C'eſt auſſi pourquoi on les regarde comme propres à arrêter les
vomiſſemens & les flux de ventre. C'eſt pour
remplir ces indications, qu'il arrive ſouvent aux

gens de la campagne de manger de ces fruits ;
lorſqu'ils ſont mûrs ; ce qui leur réuſſit ordinairement. Si l'on excepte ces circonſtances, il eſt
rare qu'on faſſe uſage des fruits du cormier en
médecine. Quelques perſonnes les font confire,
pour pouvoir en avoir dans toutes les ſaiſons
de l'année. On prend depuis quatre juſqu'à douze de ces fruits, & même davantage, ſelon que
les malades le jugent néceſſaire.

(6.) LE GRENADIER A FLEUR. *Punica flore majore , pleno , Inſt. rci herb.*

Les fleurs du grenadier, qui ſe nomment des
balauſtes dans le commerce des drogues & la médecine, ſont du nombre des médicamens aſtringens, & qui reſſerrent le ventre. On les reconnoît auſſi pour un remede tonique. Ces propriérés les rendent ſalutaires dans les flux de ventre, la dyſſenterie, &c. & utiles dans le crachement de ſang. On ſe trouve bien d'en uſer dans
le cas de gonorrhée bénigne ou autres écoulemens morbifiques de différente eſpece. Les balauſtes s'ordonnent en ſubſtance, depuis un ſcrupule juſqu'à un gros : il en entre le double dans
l'infuſion. Quelquefois les balauſtes ſervent à
l'extérieur, & principalement pour compoſer
des gargariſmes anti-ſcorbutiques.

L'écorce du fruit du grenadier, ou l'enveloppe
des graines, qui ſe nomme, dans le commerce
& en médecine, *malicorium,* a une ſaveur auſtere, & les mêmes propriétes que les fleurs : on
peut même la regarder comme plus efficace que
celle ci. Elle ſe preſcrit en ſubſtance, depuis un
demi-gros juſqu'à un gros : il en entre depuis
deux gros juſqu'à une demi-once dans chaque
livre de décoction ou d'infuſion. L'écorce de gre-

nade s'emploie encore à des usages externes : elle
entre dans la composition des collyres, des gargarismes & des lavemens astringens. Le jus de
la grenade, soit de celle qui est douce, soit de
celle qui est acide, passe pour un excellent médicament rafraîchissant ; & on ne lui refuse pas
la vertu cordiale. Pour l'ordinaire, on fait sucer
les grains de la grenade douce aux malades que
la soif tourmente. Le jus de la grenade acide
s'emploie pour faire un syrop dont nous aurons
occasion de parler.

(7.) LE CORNOUILLER. *Cornus hortensis mas,*
C. B. P.

Le fruit de cet arbre approche de l'olive pour
la forme, & il renferme un noyau : il est acerbe
& douçâtre. Les gens de la campagne le man-
gent. Il fortifie l'estomac, & resserre le ventre.
On fait une tisane avec les fruits secs du cornouiller : elle se prépare, en mettant une ou
deux onces de ces fruits dans deux livres d'eau :
ils se prennent aussi en poudre ; on en met jusqu'à un gros & plus dans du vin. Mais, pour
l'ordinaire, ce médicament n'est employé que
par le peuple qui ne peut pas se procurer des
remedes plus chers ou plus rares.

(8.) LE COIGNASSIER. *Cydonia fructu oblongo,*
leviori, Inst. rei herb.

Le fruit du coignassier, ou le coing, tient un
des premiers rangs parmi les remedes qui resserrent le ventre : on le met au nombre des stomachiques les plus puissans. Il est vrai que le syrop, qu'on prépare avec ce fruit, & dont nous
aurons occasion de parler, est d'un usage plus
fréquent que le fruit en substance. Le coing con-
fit avec le sucre ou le miel, sous différentes for-

mes, paſſe pour un aliment fort gracieux, & qui poſſéde les vertus que nous venons d'expoſer. La graine du coing eſt mucilagineuſe ; & ſe met dans la liſte des remedes adouciſſans. On en fait des infuſions, en en mettant juſqu'à une demi-once pour chaque livre d'eau. On retire de la ſemence du coing, tenue en macération dans l'eau chaude, durant vingt-quatre heures, ainſi que de la graine de lin & de celle du *pſyllium*, herbe aux puces, un mucilage qui ſert, avec aſſez de ſuccès, pour calmer la grande ardeur de poitrine dont ſe plaignent les perſonnes qui touſſent, & celles qui crachent le ſang : il n'eſt pas moins ſalutaire dans la dyſſenterie, la diffi-culté d'uriner, dans l'ardeur de la bouche, l'ex-coriation de la langue, &c. Ce mucilage ſe prend ſous la forme de looch ; ſa doſe va juſq u'àdeux onces & plus. On ſe ſert auſſi fort fréquem-ment, pour l'uſage externe, du mucilage de grai-ne de coing, mêlé avec de l'eau de frai de gre-nouille : employé ainſi, il eſt un remede efficace contre l'inflammation des yeux, les douleurs violentes des hémorrhoïdes, & la ſéchereſſe de la langue. Il procure du ſoulagement, appliqué ſur les brûlures, les excoriations, les crevaſſes de la peau, &c.

(9.) Le nefflier. *Meſpilus vulgaris, Cluſ.*

Les fruits acerbes du nefflier, qu'on doit à peine compter parmi ceux qui ſont deſtinés à être mangés, reſſerrent le ventre. Les gens de la campagne en prennent quelquefois pour faire ceſſer les flux de ventre, & leur idée en régle la doſe Du reſte, on ne fait pas de cas de ces fruits, comme médicament. On ne penſe pas plus favorablement des noyaux que renferme la

neffle : ils peuvent néanmoins fe mettre au nombre des diurétiques.

(10.) LES MYROBOLANS. *Myrobolani.*

On trouve dans le commerce diverfes efpeces
de myrobolans, qui font les citrins , les noirs
ou indiens , les chébules , les emblics , & les
bellerics : mais on préfére en médecine les myrobolans citrins. Ils font partie des médicamens
qui refferrent le ventre ; & on les emploie , avec
fuccès , dans les flux de ventre. Dans ce cas , on
en fait prendre depuis un demi-gros jufqu'à un
gros en fubftance : il en entre le double dans
la décoction & l'infufion : quelquefois ces fruits
fe prennent à petite dofe , pour rétablir les forces. L'infufion légerement purgative n'empêche
pas qu'on ne la donne contre le cours de ventre ;
parcequ'elle fortifie après avoir produit fon premier effet.

(11.) LE SIMAROUBA. *Simarouba.*

Ce médicament eft l'écorce d'une efpece de
térébinthe qui croît en Amérique , & dont parle
Sloane dans fon Hiftoire naturelle de la Jamaï-
que. On fait que c'eft la racine qui fournit cette
écorce fibreufe , pâle , d'un goût amer , avec quelque adftriction. Le fimarouba paffe pour un ftomachique très puiffant ; & on le dit un des remedes les plus propres à refferrer le ventre , & qui
fe donne , avec le plus heureux fuccès , dans la
dyffenterie & le flux de ventre. Il fe met auffi
dans les claffes des médicamens toniques & aftringens ; & ces propriétés en rendent l'ufage
très falutaire , quand on le fait prendre pour arrêter le fang , de quelque endroit qu'il forte.
On lui reconnoît encore une qualité anodyne ,
capable de calmer les douleurs , & de procurer

du sommeil. On fait prendre le simarouba une
ou plusieurs fois le jour, suivant que l'état du
malade le demande : sa dose est depuis un scrupule jusqu'à un gros en substance : il en entre
le double dans la décoction.

(12.) LE SUC D'HYPOCISTE. *Hypocistis.*

Ce médicament est un extrait sec & noirâtre,
résineux, d'un goût acide & acerbe, qui a beaucoup de ressemblance avec le suc d'acacia. On le
retire d'une plante appellée l'*hypociste ; hypocistis Cretica flore purpureo, Tourn. Cor. Inst.* qui
s'éleve comme un rejetton, & avec la forme de
l'orobanche, sur la racine du ciste. On pile cette
plante pour en exprimer le suc qu'on laisse dur-
cir avant de le transporter. Il en vient beaucoup
de l'isle de Candie & des environs ; la Provence
en fournit aussi. C'est avec raison qu'on met le
suc d'hypociste dans la liste des médicamens qui
resserrent le ventre : il entre aussi dans la classe
des astringens ou des styptiques. On en vante
l'efficacité pour resserrer le ventre, & arrêter
les hémorrhagies. Sa dose est depuis un scrupule
jusqu'à deux. Le suc d'hypociste est aussi un médicament externe du nombre des astringens On
le fait souvent entrer dans la composition des
gargarismes répercussifs.

(13.) LE CACHOU. *Catechu.*

Ce médicament est une substance qui tient de
la gomme & de la résine, d'un roux noirâtre,
d'une saveur acerbe, un peu amere, sans être
désagréable au goût. On a regardé autrefois le
cachou comme une simple terre du Japon, d'où
il a retenu le nom de *terra Japonica.* C'est un
extrait sec ; dur comme la pierre, & fort pe-
sant. Il se retire du fruit d'un palmier des Indes,

dont parle Plumier dans son Histoire des Plantes
de l'Amérique. Ce suc solide ne s'emploie jamais pour les usages de la médecine, tel qu'on
nous l'apporte ; mais il reçoit une préparation
qui le rend plus pur. Voici ce qui se pratique.
Le cachou ayant été mis en poudre, on le fait
dissoudre dans l'eau chaude ; puis on le filtre,
& on laisse reposer la liqueur : enfin on l'ôte de
dessus le dépôt, & on la met évaporer, jusqu'à
siccité, au bain-marie. Ce cachou purifié passe
pour un excellent médicament tonique stomachique ; & il est très salutaire dans le vomissement, la dyssenterie & les autres flux de ventre. On ne le vante pas moins comme un puissant astringent contre le crachement de sang,
le flux hémorrhoïdal & menstruel immodéré,
& dans d'autres hémorrhagies. Ses heureux effets dans l'incontinence d'urine & le diabete
sont très renommés. Enfin on s'est bien trouvé
d'en faire usage dans la toux & l'enrouement.
Le cachou se donne en substance, depuis dix
grains jusqu'à trente ; & on en prescrit depuis
un demi-gros jusqu'à un gros pour une décoction. Quelquefois on prépare une tisane avec le
cachou : elle se fait avec un gros de ce médicament dans deux livres d'eau. D'autres fois on
tient dans la bouche de l'extrait tout pur ou
mêlé avec du sucre, sous la forme de pastilles ;
& alors il n'y a point de dose réglée. Le cachou
s'emploie aussi, à l'extérieur, comme médicament vulnéraire astringent ; & cette propriété le
fait entrer très fréquemment dans la composition des gargarismes répercussifs, anti-scorbutiques, & qui conviennent aux maux de gorge.

(14.) Le bol d'arménie. *Bolus Armena.*

Ce médicament est une terre d'un jaune rouge, qui est grasse, styptique, & s'attache à la langue : elle se trouve dans différentes contrées de la France. Sa ressemblance avec le bol, que l'on nous apportoit autrefois d'Arménie, est très grande. Le bol a besoin de recevoir quelque préparation, pour pouvoir servir aux usages de la médecine. Voici celle qu'il reçoit. On fait fondre le bol dans l'eau, afin que les parties les plus pesantes se précipitent au fond : ensuite on ôte, de dessus le sédiment, l'eau qui est chargée des parties les plus légeres ; on la laisse en repos, pour qu'elle dépose encore, & jusqu'à ce qu'elle soit devenue claire, ou que le fond du vase soit couvert d'une poudre extrêmement fine, qui, étant séchée, forme un puissant médicament astringent & propre à resserrer le ventre. Communément on en prescrit depuis douze grains jusqu'à un demi-gros & davantage. Quelques auteurs prétendent que le bol d'Arménie a la vertu absorbante. L'expérience, selon d'autres, s'oppose à ce qu'on admetre cette opinion. Ce bol est encore un médicament externe : comme tel, il se met au nombre des remedes astringens & répercussifs ; & on l'emploie, avec succès, pour remplir cette indication. Nous n'ajouterons rien sur une multitude d'autres especes de bols qui ont peut-être les mêmes propriétés que notre bol appellé *d'Arménie*, parceque ce bol est plus commun que les autres.

(15.) LE SYROP DE COINGS. *Syrupus cydoniorum*, n'est autre chose que le jus du coing que l'on a fait éclaircir & cuire, selon l'art, avec du sucre. Il passe, d'un avis unanime, pour un excellent médicament stomachique & propre à resferrer le ventre ; & il eft d'un ufage commun contre la foibleffe de l'eftomac & les diarrhées, après toutefois qu'on a employé les remedes convenables. La dofe de ce fyrop eft depuis une demi-once jufqu'à une once & demie.

(16.) LE SYROP DE ROSES SÉCHES. *Syrupus de rofis ficcis*, fe prépare, en mettant infufer des rofes rouges dans l'eau chaude, durant l'efpace de douze heures, & en faifant cuire enfuite la colature, avec du fucre, au bain marie, & felon l'art. Ce fyrop entre dans la lifte des remedes ftomachiques & propres à refferrer le ventre ainfi que dans la claffe des aftringens. Il eft falutaire dans le vomiffement, & utile dans la diarrhée & la dyffenterie : enfin il peut prévenir les hémorrhagies. Sa dofe eft depuis un demi - gros jufqu'à un gros & demi. Le fyrop de rofes féches eft auffi un reméde externe. On le met au nombre des aftringens & des déterfifs ; & ces propriétés le font entrer dans différens gargarifmes.

(17.) LE SYROP DE MYRTE COMPOSÉ, *fyrupus myrtinus compofitus*, fe prépare avec différentes fubftances aftringentes ; car, outre les baies de myrte, il y entre des fruits de nefflier, d'épine-vinette, de fumach ; des balauftes, des rofes rouges, du bois de fantal. On met macérer chaudement toutes ces fubftances, durant l'efpace de vingt-quatre heures, dans des fucs de coings & de poires fauvages, coupés avec de l'eau ; le mêlange fe paffe ; & on fait cuire la colature avec du fucre, en confiftance de fyrop. Ce médicament mérite une place parmi les ftomachiques & les remedes propres à refferrer le ventre ; il fe met auffi dans la lifte des rafraî-

chiſſans : enfin on le reconnoît pour aſtringent.
Ces vertus le font employer , avec d'heureux
ſuccès, dans le flux de ventre & les hémorrhagies , après toutefois qu'on a fait uſage des remedes appropriés. Sa doſe eſt depuis une demi-
once juſqu'à une once & demie.

(18.) Le syrop magistral astringent,
Syrupus magiſtralis aſtringens ; eſt fait avec de
la rhubarbe, des myrobolans, des roſes rouges , des balauſtes , le ſantal & la canelle , que
l'on met infuſer, durant l'eſpace de douze heures , dans des jus d'épine-vinette & de groſeille,
coupés avec de l'eau de roſes rouges , & de l'eau
de plantain. Lorſqu'on a paſſé la liqueur , on
donne à la colature la conſiſtance de ſyrop, au
moyen de la cuiſſon. Ce ſyrop differe peu du
ſyrop de myrte , pour les propriétés ; & il s'adminiſtre de la même façon.

(19.) Le diascordium eſt un électuaire fameux, qui reçoit ſon nom de la plante appellée
ſcordium, le chamaras , & qui emprunte ſes vertus des médicamens ſtomachiques , aſtringens,
aromatiques, du *laudanum* qu'on y fait entrer, &
dont le miel & le vin ſont les excipiens Il paſſe
pour un excellent médicament ſtomachique &
propre à reſſerrer le ventre. Il eſt de l'uſage le
plus commun contre la foibleſſe de l'eſtomac &
le flux de ventre : outre cela il eſt aſſoupiſſant ;
mais cette propriété ſe perd à meſure que le
médicament vieillit. Sa doſe eſt depuis un demi-
gros juſqu'à un gros:

(20.) Le verre d'antimoine ciré ou corrigé avec la cire , *vitrum antimonii ceratum* , ſe
prépare en faiſant fondre du verre d'antimoine
avec une huitieme partie de cire jaune ; on verſe

le mêlange en fusion sur du papier ; puis on le réduit en poudre très fine. Ce remede a été inventé, depuis quelques années, par des médecins d'Edimbourg. Peut être l'a-t-on vanté plus qu'on ne le devoit, comme il arrive communément. Il a les plus heureux succès dans la dyssenterie, quand on l'administre comme il convient ; mais il s'en faut de beaucoup qu'il mérite le nom de *spécifique*, ainsi que l'ont prétendu plusieurs auteurs. Son effet n'est pas toujours le même ; tantôt il fait vomir, tantôt il purge par en bas ; quelquefois même il ne produit aucune évacuation. Lorsque l'on a employé les remedes convenables, au commencement du traitement de la dyssenterie, on fait prendre le verre d'antimoine, ou tous les jours, ou de deux jours l'un, d'abord depuis deux grains jusqu'à quatre, sous la forme de bol ; puis on augmente peu-à-peu cette dose que l'on proportionne à l'opiniâtreté de la maladie, & qui peut aller jusqu'à douze grains & même plus. Il arrive quelquefois qu'une seule dose de ce verre d'antimoine ciré guérit la dyssenterie ; mais, pour l'ordinaire, on est obligé d'en prendre trois ou quatre doses. Ce remede ne remplit pas toujours les espérances que l'on a fondées sur son usage. Il paroît même à quelques-uns qu'il y a quelque danger à s'en servir : ils doutent avec assez de fondement qu'un peu de cire desséchée & brûlée, soit propre à émousser autant qu'on le prétend l'action violente du verre d'antimoine ; c'est une remarque de Triller qui mérite de l'attention.

LES DIURÉTIQUES

Indiqués dans les Maladies aiguës.

PEU de personnes ignorent que plusieurs sortes de remedes rendent les urines abondantes : les uns sont adoucissans & rafraîchans ; & c'est de ceux-là dont il s'agit ici : il y en a d'autres qui sont stimulans ; nous en parlerons dans la suite. Le premier genre de diurétiques convient dans les maladies aiguës dans lesquelles le plus souvent les organes sécrétoires de l'urine sont affectés. Le second genre des diurétiques, composé des stimulans, est indiqué dans les maladies chroniques, dans les cas où le sang & les humeurs se trouvent d'une mauvaise nature, & où les organes de l'urine sont en bon état. Il est vrai qu'on connoît plusieurs diurétiques qui semblent appartenir également aux deux classes, c'est-à-dire, dont on vante les bons effets dans les maladies aiguës, ainsi que dans les maladies chroniques, de maniere qu'il est permis de soupçonner que ces remedes ont une vertu diurétique particuliere ou spécifique.

L'eau est le plus puissant de tous les délayans : elle leur sert de base, charrie leurs parties actives, les met en action : elle est d'une très grande utilité, lorsqu'il y a des graviers dans les reins, ou que ce viscere est obstrué par toute autre cause. L'usage de l'eau n'est pas accompagné de succès moins heureux, lorsque ces organes, ainsi que les autres visceres du bas-ventre, éprouvent

une

une constriction spasmodique, laquelle suffit
fort souvent dans certaines fiévres, pour supprimer l'écoulement des urines. L'eau est encore
plus salutaire, en pareil cas, quand on y joint
les médicamens acides, nîtreux ou autres qui
aient la propriété de rafraîchir. Souvent les médicamens hypnotiques ou assoupissans rendent
aux reins l'exercice de leur fonction, en faisant
cesser les douleurs, ou en calmant la fougue des
esprits; & ils l'emportent alors, en efficacité,
sur tous les autres diurétiques. On peut opérer
ces mêmes effets, en employant les saignées qui
fort souvent rétablissent le calme, d'une maniere
qui étonne, & au-delà de ce qu'on avoit osé espérer de ce secours. Qui plus est, il se trouve des
cas pressans où il est permis de recourir à l'émétique comme à une derniere ressource, pourvu
toutefois qu'il reste au malade assez de forces
pour en supporter l'action. Je me souviens d'avoir vu plusieurs malades retirés des portes de
la mort par ce secours, & contre toute espérance.

MÉDICAMENS SIMPLES.

LES racines de guimauve, de nénuphar, de
réglisse, de chiendent, de roseau (¹), de chardon-roland, de chausse-trape; le *pareira-brava* (²).

Les feuilles de bourrache, de laitue, de pissenlit, de pariétaire (³), d'alleluia, de fumeterre, de langue de cerf ou scolopendre, de
sauve-vie, de saxifrage, de turquette (⁴), de
mélisse sauvage (⁵).

Tom. I.   H h

Les fleurs de guimauve, de mauve, de nénuphar, de bouillon blanc, de mélilot.

Les semences froides majeures, les semences froides mineures, les semences de pavot, de lin, d'herbe-aux-puces, de violette, de *paliurus* (⁶); les pois (⁷), les fruits d'alkekenge (⁸), l'églantier, les amandes douces, les sebestes, les pignons doux.... le jus de limons, le jus de citrons.

Le bois néphrétique (⁹)... la térébenthine ordinaire, la térébenthine de Chio (¹⁰), le baume du Pérou, le savon, le nitre (¹¹), le blanc de baleine.

Le poulet, le veau, les grenouilles, les écrevisses de riviere.

MÉDICAMENS OFFICINAUX.

LES eaux de pariétaire, de laitue, de lys, de frai de grenouille, de turquette, de nénuphar.

L'eau de goudron; le petit-lait.

Les mucilages de graine de lin, de semences d'herbe-aux-puces.

L'huile d'amandes douces, l'huile de lin.

Le baume de Fioraventi.

Les syrops de guimauve, de nénuphar, de limons, de pavot blanc.

La conserve de cynorrhodon... les pilules lithontriptiques de Stephens (¹²)... les trochisques de Gordon... l'huile de térébenthine... le crystal minéral, la crême de tartre.

MÉDICAMENS MAGISTRAUX.

E a u.

PRENEZ de *nitre purifié*, ou de cryſtal minéral, depuis un demi-gros juſqu'à un gros : faites
fondre dans deux livres d'eau tiéde; pour boiſſon.

T i s a n e s.

PRENEZ de *graines de lin*, une once, dont
vous ferez un nouet : faites bouillir dans une
ſuffiſante quantité d'eau, & réduire à quatre livres; pour une tiſane.

PREN z de *fleurs de mauve*, une poignée : verſez deſſus quatre livres d'eau bouillante : laiſſez
infuſer pendant un quart d'heure : paſſez.

PRENEZ de *racines de guimauve*, deux onces :
faites bouillir légerement dans une ſuffiſante
quantité d'eau, & réduire à quatre livres. Quand
vous ſerez ſur le point d'éloigner la tiſane du feu,
ajoûtez y deux gros de *régliſſe*.

PRENEZ de *ſcolopendre*, deux poignées; mettez-les infuſer dans quatre livres d'eau bouillante : faites-y fondre un gros de *nitre purifié*.

PRENEZ des *fruits d'alkekenge*, au nombre de
dix; de *racine de guimauve*, une once; de *graine
de lin*, une demi-once, dont vous ferez un nouet :
faites bouillir dans une ſuffiſante quantité d'eau,
& réduire à quatre livres.

PRENEZ de *feuilles de pariétaire*, une poignée;
de *graine de lin concaſſée*, deux gros : faites
bouillir, pendant un quart-d'heure, dans une

suffisante quantité d'eau, & réduire à quatre livres : ajoûtez, sur la fin, une demi-poignée de *fleurs de nénuphar* : passez.

Prenez de *racine de guimauve*, une once ; de *têtes de pavot blanc* concassées avec les graines, trois gros : faites bouillir dans une suffisante quantité d'eau, & réduire à quatre livres : ajoûtez, sur la fin, deux gros de *graines de lin*, & autant de *graines de melon*, les unes & les autres concassées ; pour une tisane.

Prenez de *racine de chiendent*, une once ; *feuilles de capillaire & de pariétaire*, de chaque une poignée ; de *fleurs de mauve*, une demi-poignée : faites bouillir dans une suffisante quantité d'eau, & réduire à quatre livres.

Prenez de *racine de nénuphar*, deux onces : faites bouillir dans une suffisante quantité d'eau, & réduire à quatre livres : ajoûtez, sur la fin, une poignée de *feuilles de pariétaire*, & une demi-once de *graines de lin* concassées, dont vous ferez un nouet.

Prenez d'*écorce de racine de chausse-trape*, une demi-once ; de *têtes de pavot blanc* concassées, deux gros : faites bouillir dans une suffisante quantité d'eau, & réduire à quatre livres : ajoûtez à la colature un gros de *nitre purifié*.

Prenez de *racine de roseau*, deux onces ; de *feuilles de scolopendre*, une demi poignée : faites bouillir dans une suffisante quantité d'eau, & réduire à quatre livres. Cette tisane est propre à remédier à la suppression des vuidanges.

JULEPS.

Prenez d'*eau de lys*, quatre onces ; d'*huile d'amandes douces*, deux onces ; de *syrop de limons*, une once : mêlez.

Prenez d'*eau de laitue*, quatre onces ; de *jus de pariétaire clarifié*, deux onces ; de *fyrop de nénuphar*, fix gros ; d'*efprit-de-nitre dulcifié*, huit gouttes : mêlez.

Emulsions.

Prenez de *femences froides* majeures, deux gros ; des *amandes douces*, au nombre de quatre : pilez, en verfant deffus peu-à-peu fix onces d'eau : paffez : ajoûtez à la colature une once de *fyrop de guimauve* ; d'*efprit-de-nitre dulcifié*, dix gouttes.

Prenez de *femences froides* majeures, deux gros : pilez, en verfant deffus peu-à-peu fix onces d'*eau de pariétaire* : fur la fin, ajoûtez quatre *baies d'alkekenge*, qui feront auffi pilées : paffez avec expreffion : ajoûtez à la colature une once de *fyrop de nénuphar*.

Prenez huit *amandes douces* dont vous ôterez la peau : faites une émulfion, en y employant jufqu'à fix onces d'*eau de pariétaire* : ajoûtez un demi-gros de *térébenthine de Venife*, que vous ferez diffoudre dans un jaune d'œuf.

Verrées.

Prenez de *décoction de guimauve*, fix onces ; d'*huile de lin*, une once ; de *fyrop de nénuphar*, fix gros.

Prenez d'*infufion de graines de lin*, quatre onces ; de *fuc de perfil*, deux onces ; de *fel de tamarifc*, un demi-gros ; de *fyrop de violettes*, une once : mêlez.

Prenez d'*infufion de fleurs de mauve*, quatre onces ; de *fuc de cerfeuil*, une once ; de *cryftal minéral*, un fcrupule ; de *fyrop de guimauve*, une once.

Prenez de *décoction de pariétaire*, quatre onces ; *d'huile d'amandes douces*, une once ; de *baume de Fioraventi*, six gouttes ; pour une verrée.

Potion.

Prenez de *pareira-brava* concassé, deux gros : faites bouillir dans une livre & demie d'eau, & réduire à une livre : passez : ajoûtez à la colature deux onces de *syrop de guimauve* : faites en trois doses égales.

Apozèmes.

Prenez *racines de guimauve* & *de nénuphar*, de chaque une once ; de *feuilles de scolopendre*, une poignée ; de *fleurs de mauve*, deux pincées ; de *sel de prunelle*, un demi gros : faites bouillir dans une suffisante quantité d'eau, & réduire à deux livres : passez : ajoûtez à la colature deux onces de *syrop de violette* ; pour un apozeme.

Prenez *racines de chardon-roland* & *de nénuphar*, de chaque une once ; de *feuilles de capillaire*, une once ; de *fleurs de guimauve*, une demi-poignée : faites bouillir dans une suffisante quantité d'eau, & réduire à deux livres : ajoûtez une once de *syrop de nénuphar*, & la quantité d'*esprit-de-soufre* nécessaire pour communiquer à la liqueur une acidité agréable.

Prenez *racines de guimauve* & *d'oseille*, de chaque une once : faites bouillir, pendant une heure, dans une suffisante quantité d'eau, & réduire à deux livres : ajoûtez un gros de *nitre purifié*, & deux onces de *syrop de guimauve* ; pour un apozeme.

COMMENTAIRES.

(1.) LE ROSEAU OU LA CANNE. *Arundo vulgaris*, C. B. P.

Arundo sativa quæ donax Dioscoridis & Theophrasti, C. B. P.

La racine de ces deux especes de roseau a la vertu diurétique ; on la met aussi dans la classe des emménagogues : elle se donne encore , avec fruit, aux femmes en couche, pour favoriser l'écoulement des vuidanges. Il est rare que l'on en fasse d'autres usages que ceux que nous indiquons ici. Quand la racine est fraîche , sa dose en décoction est depuis une demi-once jusqu'à une once , pour chaque livre d'eau. On ne prescrit que la moitié de cette racine , lorsqu'elle est séche.

(2.) PAREIRA-BRAVA, ou *Butua* , est une racine douçâtre & un peu amere : elle appartient à une plante sarmenteuse du Bresil que Plumier rapporte au genre des clématites. On met cette racine au nombre des plus puissans diurétiques ; mais sans irritation. Les personnes , sujettes aux coliques néphrétiques , font bien d'en user , même pendant l'accès. Son usage n'est pas moins avantageux dans les cas d'ulceres aux reins & à la vessie, qu'elle a la vertu de déterger. Je ne puis taire que l'on néglige ce remede , tandis qu'on en met tous les jours en usage d'autres qui sont moins efficaces. Quelle peut être la raison de cette conduite ? On fait prendre le *pareira-brava* en substance dans du vin blanc ; sa dose est depuis quinze grains jusqu'à un demi-gros : il en

entre le double dans les infusions qui se font avec
l'eau ou le vin.

(3.) LA PARIÉTAIRE. *Parietaria officinarum ,
C. B. P.*

Cette plante , très commune dans ce pays-ci ,
est , comme tout le monde le sait , diurétique &
adoucissante. Par ces vertus , elle convient dans
les suppressions d'urines , lorsque leur sécrétion
ne se fait point , soit à cause de quelque embarras
dans l'organisation de ce viscere , soit parcequ'il
éprouve un resserrement spasmodique. On prescrit , jusqu'à une poignée de la pariétaire encore
verte , pour chaque livre de décoction. On boit
aussi depuis deux jusqu'à trois onces du suc exprimé de cette plante. Il est utile de savoir que ce
suc , donné depuis une demi-once jusqu'à une
once , à des enfans qui tettent , suffit communément pour leur rendre le ventre lâche. On trouve
chez les apothicaires , une eau distillée de pariétaire qui , si je ne me trompe , n'a pas de vertu.
La pariétaire s'emploie fréquemment pour des
usages externes. On la met au nombre des plus
puissans médicamens émolliens & résolutifs : elle
paroît même produire l'effet diurétique , en ne
servant qu'en topique. Par ces propriétés , elle
mérite d'être mise dans les lavemens , fomentations & cataplasmes faits pour remplir les précédentes indications ; & ils produisent d'heureux
effets dans les suppressions d'urines , qui ont leur
cause dans les reins ou la vessie.

(4.) L'HERNIOLE , la turquette. *Herniaria
glabra & hirsuta , J. B.*

Les deux especes de cette plante rampante
passoient autrefois pour des médicamens efficaces
contre les hernies , soit qu'on les prît intérieure-

ment , foit qu'elles ferviffent en topique ; & c'eft de la vertu qu'on attribuoit à cette plante , que font venus plufieurs des noms qu'elle porte. Mais à peine fe trouve-t-il aujourd'hui quelqu'un qui emploie l'herniole dans le même cas que les auciens. On a peut-être plus de droit de la mettre au nombre des remedes diurétiques ; car fort fouvent elle leve les embarras formés dans les reins ; & , par cet effet , fait ceffer les fuppreffions d'urine , dont la caufe eft un vice des reins mêmes. Quand l'herniole fe prend en infufion , on en prefcrit , jufqu'à une poignée , pour deux livres d'eau. Sa dofe , en fubftance , peut aller à un gros. On boit jufqu'à deux onces du jus exprimé de cette plante , & depuis quatre jufqu'à fix onces d'eau diftillée ; mais on doit avoir peu de confiance dans l'action de cette derniere préparation.

(5.) LA MÉLISSE SAUVAGE. *Meliffa Tragi. Meliffa humilis , latifolia , montana , flore purpurafcente , Inft. rei herb.*

Cette plante , qui eft fort différente des autres efpeces de méliffe , & qu'on connoît affez peu chez les apothicaires , poffede la vertu diurétique. Elle paffe pour un puiffant remede contre les fuppreffions d'urines , dont la caufe exifte dans les reins , & qui dépend principalement de ce que les urines font vifqueufes , & de nature à former aifément des pierres ; & fi l'on s'en rapporte à plufieurs auteurs qui alléguent leurs expériences , la méliffe fauvage l'emporte beaucoup , en efficacité , fur tous les autres remedes qu'on peut employer en pareil cas. On prend les feuilles & les fleurs en infufion , ou comme du thé.

(6.) LE PALIURE. *Paliurus Dodon. Inst. rei herb.*

La semence de cet arbrisseau passe pour un médicament diurétique & adoucissant des plus efficaces. Elle est très utile dans les maladies des reins & de la vessie ; & on la regarde comme également avantageuse dans les diverses maladies des poumons qu'accommpagnent la chaleur & la douleur. La semence du paliure s'emploie concassée en décoction. Sa dose est depuis deux gros jusqu'à une demi-once, pour deux livres d'eau ; mais rarement se sert-on de ce médicament.

(7.) LES POIS CHICHES. *Cicer sativum flore ex purpureo rubescente, semine rubro, C.B.P.*

Ces pois ne servent pas seulement comme aliment. On leur attribue encore la vertu diurétique. Quoiqu'ils passent pour avoir une action fort douce, cependant ce n'est qu'avec précaution qu'on doit les donner dans les accès de néphrétique. Quelquefois ils ont été employés, avec succès, dans le traitement de la petite vérole. On en prescrit, depuis une demi-once jusqu'à une once, dans un bouillon ou dans deux livres d'eau. Il se fait, avec la farine de ce légume, des cataplasmes résolutifs dont on vante l'efficacité pour dissiper la phlogose ou disposition inflammatoire des testicules & des mammelles, & qui ne sont pas moins indiqués dans les embarras accompagnés d'inflammation, quel que soit leur siége.

(8.) LE COQUERET, l'alkekenge. *Alkekengi officinarum, Inst. rei herb. Solanum vesicarium, C.B.P.*

Ces fruits, qui ont la forme d'une cerise, & qui sont renfermés chacun dans un follicule, ont une saveur un peu acide avec quelque amertume.

Ils font un médicament diurétique puiſſant, propre à faire ſortir des reins & de la veſſie les humeurs viciées que la nature n'a pas aſſez de force
pour chaſſer, ſoit que cet accident ſe trouve dans
des maladies chroniques, ſoit qu'il accompagne
des maladies aiguës. On peut même le faire prendre, ſans danger, dans les accès de colique néphrétique. Les baics d'alkekenge entrent dans la
claſſe des remedes rafraîchiſſans anti-ſeptiques;
& on ne les regarde pas comme un des moins bons
médicamens de la claſſe des calmans Ces propriétés font qu'on les emploie, avec ſuccès, dans
les fiévres ardentes & putrides, & qu'elles ſont
également ſalutaires dans la cachexie, la jauniſſe
& l hydropiſie. Elles ſe mettent encore au nombre
des réſolutifs internes; & on en recommande
l'uſage dans les contuſions qui ſont la ſuite des
grandes chûtes, des chocs violens. On ordonne
depuis ſix juſqu'à huit baies d'alkekenge concaſſées, pour une émulſion, un bouillon ou deux
livres de décoction: elles ſe mettent auſſi infuſer, au nombre de ſix, dans huit onces de vin
blanc qu'on partage en deux doſes égales: rarement en fait on prendre en ſubſtance; & alors la
doſe eſt depuis un ſcrupule juſqu'à un gros; mais
aſſez ſouvent on en exprime le jus dont on preſcrit
juſqu'à une once.

(9.) LE BOIS NÉPHRÉTIQUE. *Lignum nephriti-
cum.*

Ce bois brun, dur & peſant, qui paſſe pour
une eſpece de ſantal, appartient à l'*acacia arborea ſpinoſa*, dont Sloane a fait mention; on
nous l'apporte de diverſes contrées de l'Amérique; ſon nom indique ſes propriétés; ce qu'il
ne faut cependant pas croire aveuglement. Il eſt

vraiment utile dans les embarras ou obstructions formées aux reins , & même quand il y a de la fiévre , quoique la plûpart des médecins d'aujour-d'hui en fassent fort peu de cas. On fait prendre le bois néphrétique coupé par petits morceaux & en infusion : il en entre depuis une demi-once jusqu'à une once , par livre d'eau. La macération seule du bois suffit pour donner à l'eau une belle couleur bleue.

(10) LA TÉRÉBENTHINE DE CHIO , *terebenthina Chia* , dont on peut dire , en passant , qu'elle se trouve rarement pure & naturelle dans le commerce , & est un suc résineux , sec , transparent & verdâtre , tirant sur le bleu ; d'une odeur agréable & d'un goût âcre avec quelque amertume , qui coule par les blessures que l'on fait à des térébinthes dans les isles de Chypre & de Chio , qui ont donné leur nom à la résine qu'on y recueille. Elle est fluide lorsqu'on la ramasse : mais le tems la durcit & lui donne l'aspect d'une vraie résine , qui ne s'attache point aux dents. A peine cette térébenthine différe-t-elle des baumes secs , quant à son extérieur & ses qualités. Elle est diurétique ; on peut même , sans danger , en faire user dans les accès de néphréti-que : elle n'est pas un des remedes béchiques les moins salutaires ; enfin on en recommande l'usage , lorsqu'il y a ulcération aux visceres. La dose est depuis six grains jusqu'à quinze , sous la forme de bol , ou dans une boisson quelconque , pourvu qu'on l'ait fait dissoudre auparavant dans un peu de jaune d'œuf. La térébenthine de Chio a une des premieres places parmi les remedes externes vulnéraires , digestifs & résolutifs ; mais il n'arrive jamais , ou du moins que rarement ,

que l'on s'en ferve pour remplir les dernieres indications, à caufe de la difficulté d'en avoir.

(11.) LE NITRE, le falpêtre. *Nitrum.*

C'eft un fel qui demande cinq fois fon poids d'eau, pour s'y diffoudre, & qui entre aifément en fufion fur le feu. Il y a une autre efpece de nître qui, par fa nature différe du précédent ; c'eft le nître des anciens, le nître d'Egypte, que l'on retire de deux lacs qui font dans l'Egypte, & qui n'ont aucune communication, ni avec le Nil, ni avec la mer la plus voifine ; du moins c'eft ce que rapporte Shaw. Le nître de ce pays-ci, ou le falpêtre commun, fe montre en efflorefcence fur les vieux murs à l'abri de la pluie. On le retire, pour l'ordinaire, par le lavage, la cuiffon & la cryftallifation, des platras & des terres imprégnées des excrémens des animaux. Il eft encore incertain fi le nître eft un produit du regne animal, ou du regne végétal. Les chymiftes prétendent qu'il eft formé d'un acide particulier uni à une terre alcaline. Le nître a befoin de nouvelles préparations pour pouvoir être employé en médecine. On le fait fondre dans une eau qui, après avoir été paffée, fe met en évaporation, pour qu'il s'y forme de nouveaux cryftaux prifmatiques ou exagones. On croit parvenir par-là à dépouiller le médicament du fel marin qu'il contient ; & c'eft ce qu'on nomme le *nître purifié*, qui, étant mis fur la langue, y produit une fenfation de fraîcheur.

Tout le monde s'accorde pour mettre le nître au nombre des plus puiffans diurétiques : il mérite une des premieres places dans la lifte des rafraîchiffans anti-feptiques : on ne le compte pas avec moins de raifon parmi les calmans anti-ſpaſmodiques ; ce qui lui fait donner le nom d'*anodyn minéral*. Enfin, ſuivant Sthal, Hoᵒman & Shaw, il doit être mis à la tête des médicamens tempérans. Ces propriétés rendent le nître propre à appaiſer la ſoif, arrêter la circulation trop rapide des humeurs, diminuer leur âcreté, empêcher leur putréfaction, calmer l'ardeur pour les plaiſirs de l'amour, &c. C'eſt pourquoi on juge ce médicament fort ſalutaire dans les fiévres ardentes, putrides & malignes, dans les inflammations internes, dans les ſuppreſſions des lochies, les accès de goutte, &c. Il eſt à propos de n'en point uſer dans les ulcérations des viſceres & dans les maladies du poulmon qu'accompagne la toux. Quelques perſonnes mêlent du nître avec le camphre ; &, ſelon eux, il réſulte de ce mêlange une eſpece de remede anodyn qui ne le céde pas en vertu à l'*opium* même, & qu'on peut faire prendre avec moins de danger. On ajoute, pour l'ordinaire, du nître aux purgatifs, afin que leur action ſoit moins violente, & dans la vue de prévenir les tranchées. Il a encore la propriété de corriger les qualités nuiſibles des narcotiques. On preſcrit depuis dix grains juſqu'à un demi - gros de nître dans un bouillon, une émulſion ou toute autre boiſſon ; mais plus ſouvent on fait fondre la même doſe dans deux livres d'eau ou de tiſane. Quand on en fait prendre juſqu'à une once à la fois, il purge comme les ſels neutres.

Si ſur du nître qu'on tient en fuſion dans un creuſet, on jette, à différentes repriſes, du charbon en poudre, juſqu'à ce qu'après pluſieurs détonations & éclairs le mêlange n'ait plus de fluidité, en a un médicament que l'on nomme le *nître fixé*,

Il se lave plusieurs fois dans l'eau bouillante ; puis il se passe & se met en évaporation, jusqu'à ce qu'il soit devenu parfaitement sec. Le nître, ainsi préparé, lâche le ventre, est désobstructif & diurétique. On en fait prendre depuis quinze jusqu'à trente grains. Voyez *Cryſtal minéral, Sel polychreſte, Eſprit-de-nître*, &c.

(12.) LES PILULES LITHONTRIPTIQUES de Mademoiselle Stephens. *Pilulæ lithontripticæ Stephens.*

Outre le savon & le miel qui font la base de ce remede, il y entre de la poudre d'huître calcinée, des fruits d'églantier & des graines de bardane, de frêne & de carotte sauvage, &c. que l'on fait griller, jusqu'à ce qu'ils en soient noircis. On vante beaucoup l'efficacité de ce remede, & avec raison, contre les embarras formés dans les reins. On en donne même, dans les accès néphrétiques, jusqu'à un demi-gros, toutes les deux heures ou de deux heures l'une. Il se prescrit pour préserver de nouvelles attaques ; & il est rare qu'il ne réussisse en pareil cas. Sa dose est alors depuis un jusqu'à deux gros par jour.

Tout le monde sait que Mademoiselle Stephens a encore mis en vogue un autre remede consacré particulierement à soulager ceux qui ont la pierre dans la vessie. Il consiste en une poudre & une décoction. La poudre est composée d'écailles d'huîtres, de coquilles d'œufs calcinées séparément. On prépare la décoction avec une pâte ou mélange de savon, de miel & de cresson brûlés & mêlés exactement. On fait cuire la pâte dans de l'eau, avec des feuilles de bardane, de persil, de fenouil, des fleurs de camomille. Cette décoction passée, on ajoute du miel à la colature. La maniere d'administrer ce remede, est de faire prendre, trois fois par jour, jusqu'à deux scrupules de la poudre délayée dans du vin, & de boire immédiatement après un verre de la décoction précédente. Tel est le fameux remede lithontriptique, par le secours duquel je suis témoin que plusieurs personnes, tourmentées des plus cruelles douleurs, & prêtes à périr, sont revenues en parfaite santé ; mais, il faut l'avouer, ce remede n'est point capable de briser. & de fondre les calculs extrêmement durs ; ceux-ci, à la vérité, sont rares. Je dois ajouter qu'il est à craindre que ce remede ne soit sans succès, si les apothicaires ne suivent pas à la lettre le vrai procédé de Mademoiselle Stephens, qui a été publié tant de fois.

LES MÉDICAMENS DIURÉTIQUES

Appropriés aux Maladies chroniques.

P O U R composer cette classe, on prend des médicamens parmi les diurétiques, les incisifs & sur-tout les toniques. L'effet des remedes de cette classe est de faire sortir, par les urines, des sérosités viciées qui étoient retenues dans le corps. Le nombre de médicamens auxquels on attribue la vertu que nous demandons ici, est si grand dans les Livres de médecine, que ce seroit augmenter considérablement cet ouvrage, que de les rapporter tous. C'est pourquoi il nous a paru plus à propos de ne traiter ici que des meilleurs & des plus usités de ces médicamens. Il s'en s'en trouvera fans doute parmi ceux dont nous ne parlons pas, qui ne manquent pas d'efficacité ; mais, depuis long tems, on ne fe fert plus de ceux-là. Les médicamens diurétiques produifent l'effet qu'on defire dans cet état du fang & des humeurs, qui, pour l'ordinaire, eft produit par la perte d'élafticité des folides & qui eft caufe que les férofités fuperflues ne font point portées vers les organes fécrétoires, ou du moins qu'ils y parviennent en trop petite quantité. On peut conjecturer que l'effet de ces remedes eft d'augmenter l'élafticité des vaiffeaux, & de rendre les humeurs plus fluides ; de maniere que les férofités fuperflues, foit celles qui font pures, foit celles qui font chargées de diverfes matieres, fe trouvant amenées aux organes qui leur font deftinés, puiffent s'écouler par les voies urinaires. On demandera, fans doute, quelle eft la maniere d'agir de ces médicamens ? C'eft ce qui n'eft pas connu. Il n'eft peut être pas plus aifé d'indiquer, avec certitude, le moment convenable pour les prefcrire avec fuccès ; & c'eft à quoi les praticiens ordinaires ne font pas affez d'attention. En effet, les habiles médecins font convaincus de la grande difficulté qu'il y a à procurer un écoulement par les urines, quand les humeurs ne s'y portent pas naturellement, déterminées par la nature même. Sans cette heureufe circonftance, c'eft en vain que nous travaillons. D'ailleurs, il faut faire un choix parmi les médicamens, il doit être réglé par les circonftances & la nature de la maladie, fans quoi, il eft à craindre que des remedes, adminiftrés mal-à-propos, ne rendent la maladie plus fâcheufe.

Au reste il n'y a aucun doute que les diurétiques, donnés à propos, c'est-à-dire, d'après une connoiſſance exacte de la cauſe qui produit la maladie, ne ſoient très utiles dans la cachexie, la jauniſſe & l'hydropiſie. Ces médicamens ſont plus efficaces que les autres évacuans dans les cas où des ſéroſités ſont en ſtagnation; état où fort ſouvent il y a peu d'eſpérance de pouvoir guérir. C'eſt à quoi doivent faire la plus grande attention ceux qui emploient tous les moyens qu'ils imaginent pour faire écouler par les ſelles les eaux qui ſont en ſtagnation, &, pour ainſi dire, hors de la circulation. On a preſque toujours lieu de ſe repentir d'une telle conduite; mais il eſt trop tard pour réparer le mal. Les diurétiques ſont encore ſalutaires dans les obſtructions des viſceres, & pour diminuer l'embonpoint exceſſif. Ils ſont utiles dans les maladies hypocondriaques & le ſcorbut : on vante leurs effets contre la goutte & les maladies du même genre. On ſe trouve bien d'en faire uſage pour la gonorrhée & les fleurs blanches : ils ſont un remede contre les flux de ventre; font ceſſer les ſueurs exceſſives & morbifiques, &c. Il ne faut pas que les gens très maigres, étiques, & qui ſont dans le maraſme, prennent beaucoup de diurétiques, parcequ'il y auroit à craindre qu'il ne s'enſuivît une diſſipation de leurs forces, qui pourroit leur être funeſte. On les évite encore dans les cas où les reins ſont ulcérés, où les canaux excrétoires ſont embarraſſés par du ſable & des glaires, lorſque la veſſie eſt diſtendue par un fluide qui ne s'écoule pas, &c.

MÉDICAMENS SIMPLES.

LES racines de raifort des jardins (¹) , de raifort ſauvage , de perſil , d'aſperge (²) , d'ache , de fenouil , de garance , d'*anonis* ou arrête-bœuf (³) , de chauſſe-trape (⁴) , de chardon-roland , de houx , de roſeau , de filipendule (⁵) , de gentiane , d'iris de Florence , de bryone , de ſcille (⁶) , l'ail , l'oignon , le *coſtus* d'Arabie , le ſouchet long , le nard des Indes , la vipérine , le zédoaire , le gingembre.

Les feuilles de ſcolopendre , de ſauve-vie , de méliſſe ſauvage , de turquette , de houblon , d'alliaire , d'aurone : de cerfeuil , de calament , de ſerpolet , de menthe , de tanaiſie , d'hyſope , de ſabine ; les plantes vulnéraires & capillaires ; la ſaxifrage (⁷) ; le thé.

Les fleurs de genêt , de verge dorée , de millepertuis , de ſtœchas d'Arabie , de muguet.

Les graines de bardane , d'ancolie , de carvi , de cumin , du *daucus* de Créte , d'anis , de genêt (⁸) , de moutarde.

Les fruits d'alkekenge , de cynorrhodon ou de l'églantier.

Le limon , le citron.... les baies de genévrier , de laurier.... le cardamome , les cloux de girofle.

L'écorce d'iéble , de ſureau (⁹) , de tamariſc (¹⁰) ; la cannelle.... le bois néphrétique.

Le baume du Pérou , le baume de Copahu , le baume de canada (¹¹) , la térébenthine commune , la térébenthine de Chio.

Ii ij

Le vin blanc , le vin de Champagne , le vin du Rhin. ... le tartre (12) , la foude , le favon. ...les cendres de genêt , de feves , d'abfinthe , de farmens de vignes , &c. pour en préparer des leffives.

Les cloportes , les écreviffes de riviere , les mouches cantharides , la cochenille (13) , les pierres d'écreviffes.

Les eaux de Vals , de Forges , de Paffy , de Spa , de Cranffac , de Vichy , de Balaruc , de Plombieres , de Luxueil , de Dax , &c.

Le nitre , le fel cathartique amer.

L'antimoine , le fer , la pierre hæmatite.

MÉDICAMENS OFFICINAUX.

L'EAU de noix , l'eau de geniévre... le petit-lait , l'eau de goudron.... le vin fcillitique , le vin d'abfinthe... l'oxymel fcillitique (14)... le baume de Fioraventi , le baume du Commandeur.... le fyrop des cinq racines , le fyrop de ftœchas , le fyrop de cochléaria.

Les poudres de cloportes , de vers de terre , de crapauds (15) .... les écailles préparées.... les fécules de bryone , d'iris ou flambe de ce paysci.... la conferve de cynorrhodon , l'extrait de geniévre , les trochifques d'agaric.... les pilules fcillitiques d'Edimbourg (16),les pilules lithontriptiques de Mademoifelle Stéphens.... l'huile de térébenthine , l'huile de cannelle.... le lilium de Paracelfe.... l'efprit de geniévre , l'efprit de fuccin (17) , l'efprit de nitre dulcifié , l'efprit de fel dulcifié , l'efprit de foufre , l'efprit de *Mindererus* (18).

Le fel de genêt, le fel de tamarifc, le fel d'abfinthe, le fel polychrefte.... le fel de duobus,
le tartre chalybé ou martial, le tartre vitriolé,
la crême de tartre, la terre foliée de tartre.... le
fel volatil de fuccin. La réfine de gaïac, le kermès minéral. Le grand remede de Mademoifelle
Stephens ([19]) ; & le remede de M. de Baville ([20]).

MÉDICAMENS MAGISTRAUX.

TISANES.

PRENEZ d'écorce de *racine de chauffe-trape*,
une once & demie ; des *fruits d'alkekenge*, au
nombre de vingt : faites bouillir dans une fuffifante quantité d'eau, & réduire à quatre livres.
Un moment avant que d'éloigner la tifane du
feu, ajoûtez deux gros de racine de *régliffe*.

PRENEZ de *racine de garance*, une once : faites
bouillir dans une fuffifante quantité d'eau, &
réduire à quatre livres. Lorfque la tifane fera
prefque faite, ajoûtez de *fcolopendre* une poignée ; de *baies d'alkekenge*, une once ; de *régliffe*, une quantité fuffifante.

PRENEZ de *racine de houx*, deux onces ; d'*i-
ris de Florence*, deux gros : faites bouillir dans
une fuffifante quantité d'eau, & réduire à quatre
livres : ajoûtez ce qu'il faudra de racine de *régliffe*.

PRENEZ de *racine d'afperge*, deux onces : faites bouillir dans une fuffifante quantité d'eau, &
réduire à quatre livres. Quand la tifane fera pref-

que faite, ajoûtez une demi-poignée de *feuilles
de turquette*.

PRENEZ *racines de perſil & de fenouil*, de chaque une once : faites bouillir dans une ſuffiſante
quantité d'eau, & réduire à quatre livres : ajoûtez une quantité ſuffiſante de *régliſſe*.

PRENEZ *racines de roſeau & de perſil*, de chaque une once & demie : faites bouillir dans une
ſuffiſante quantité d'eau, & réduire à quatre livres. Cette tiſane convient dans les cas de lait
répandu.

PETIT-LAIT.

PRENEZ de *baies de geniévre*, une poignée :
faites bouillir dans une ſuffiſante quantité de *petit-lait*, & réduire à deux livres : paſſez.

VERRÉES.

PRENEZ *d'oxymel ſcillitique*, deux gros : délayez dans deux onces *d'eau de pariétaire*; pour
une verrée.

PRENEZ de *décoction de racine d'aſperge*, ſix
onces ; de *cloportes préparés*, un demi-gros ;
d'eſprit de térébenthine, depuis ſix gouttes juſqu'à dix ; de *ſyrop de guimauve*, une once :
mêlez.

PRENEZ de *décoction de baies de geniévre*, ſix
onces ; *d'eſprit de ſel dulcifié*, douze gouttes :
mêlez.

PRENEZ de *ſavon d'Eſpagne*, un demi-gros :
faites fondre dans trois onces de *vin blanc*.

PRENEZ *décoction de baies de geniévre*, quatre
onces ; *eſprit de Mindererus*, deux gros ; *ſyrop de
guimauve*, demi-once : mêlez ; pour une priſe.

PRENEZ dix *cloportes* lavés & pilés, & quinze grains de *tartre vitriolé* : faites-les infuser chaudement pendant la nuit dans six onces de *suc de chicorée* : passez avec expression ; pour une prise.

PRENEZ d'*écorce de racine de chausse-trape*, deux gros : mettez infuser, pendant la nuit, dans six onces de *vin blanc* : passez.

PRENEZ de *vin de Champagne*, quatre onces ; d'*huile d'amandes douces*, une once ; d'*huile de térébenthine*, dix gouttes ; de *syrop violat*, une demi-once : mêlez ; pour prendre en une fois.

POTIONS.

PRENEZ de *jus de cerfeuil*, six onces ; d'*oxymel scillitique*, une once & demie : mêlez ; pour une potion qu'on prendra par cuillerée.

PRENEZ *sucs de cerfeuil & de cresson de fontaine*, de chaque quatre onces ; le *jus de quarante cloportes* : mêlez : partagez en deux doses égales : ajoûtez à chaque dose un demi-gros de *terre foliée de tartre*.

APOZEMES.

PRENEZ *racines d'asperge & de fenouil*, de chaque une once ; *feuilles de scolopendre & d'herniole*, de chaque une demi-poignée : faites bouillir, selon l'art, dans une suffisante quantité d'eau, & réduire à deux livres. Lorsque la décoction sera presque faite, ajoûtez-y vingt-quatre *cloportes* lavés & écrasés : passez avec expression : étendez dans la colature un demi-gros d'*esprit de térébenthine*.

PRENEZ *racines de houx & de garance*, de chaque une once ; *feuilles de pariétaire & de cerfeuil*, de chaque une demi-poignée ; des *sommités de houblon* & *des fleurs de genêt*, de chaque une pincée : faites bouillir dans une suffisante quantité d'eau, & réduire à deux livres : ajoûtez deux gros de *nitre purifié* & deux onces de *syrop de guimauve*.

Prenez *racines de perfil* & *d'ache fauvage*, de chaque une once ; des *baies d'alkekenge*, au nombre de vingt : faites bouillir dans une suffifante quantité d'eau, & réduire à deux livres. Un moment avant que d'éloigner la décoction du feu, ajoûtez une poignée de *feuilles de fcolopendre* : paffez : ajoûtez à la colature deux onces de *syrop des cinq racines*.

Lessives ou Vins lixiviels.

Prenez de *cendres de genêt* calcinées à blancheur & tamifées, deux ou quatre onces : mettez dans une bouteille de verre, avec deux livres de *vin blanc* : laiffez digérer chaudement dans un vaiffeau fermé, durant trois ou quatre heures : paffez. La dofe fera depuis deux onces jufqu'à quatre, & fe répétera deux ou trois fois le jour.

Les cendres d'abfinthe s'adminiftrent de la même maniere.

Prenez de *cendres d'abfinthe* & *de genêt*, de chaque deux onces ; de *mufcade* & *de cannelle*, de chaque un gros : verfez deffus deux livres de *vin blanc* : tenez chaudement pendant une journée : paffez. La dofe eft la même que pour le remede précédent.

Prenez quatre onces de *cendres de genêt* ; faites-les bouillir, pendant quatre heures, dans trois livres d'eau de fontaine. On donnera trois ou quatre fois par jour un verre de la colature.

V I N S.

PRENEZ de *nitre* ou *de sel de genét*, depuis un demi-gros jusqu'à un gros : faites fondre dans une livre de *vin blanc :* partagez en deux doses égales.

PRENEZ de *baies de geniévre* concassées, quatre onces, dont vous ferez un nouet : faites bouillir dans trois livres de *vin blanc*, & réduire à deux livres, passez. La dose sera depuis deux onces jusqu'à quatre : elle se répétera deux ou trois fois le jour.

PRENEZ de *racines de scille préparées*, depuis un gros jusqu'à deux : mettez infuser à froid, pendant vingt-quatre heures, dans une livre de *vin blanc*. La dose sera depuis une demi-once jusqu'à une once, que l'on prendra plusieurs fois le jour.

PRENEZ de *racine d'aulnée*, deux onces : mettez infuser, pendant vingt quatre heures, dans deux livres de *vin blanc*. Ce remede est propre à prévenir les accès de colique néphrétique.

B O U I L L O N S.

PRENEZ *racines de patience & de persil*, de chaque une demi-once ; de *feuilles de cerfeuil*, une poignée ; de *baies d'alkekenge*, trois gros ; des *cloportes*, au nombre de trente : faites bouillir, selon l'art, dans un *bouillon de poulet*.

PRENEZ de *racine d'asperge*, une once : faites bouillir avec un *poulet*, & une quantité d'eau suffisante. Après une heure de cuisson, ajoûtez un gros d'*écorce moyenne de racine de chausse-trape* pilée, dont vous ferez un nouet ; *feuilles de bourrache & de scolopendre*, de chaque une demi-poignée ; des *cloportes* lavés , au nombre de douze : faites , selon l'art , un bouillon , auquel on peut ajoûter quatre onces de *jus de cresson.*

P O U D R E S.

P**renez** de *scille préparée* , quatre grains ; de *nitre purifié* , huit grains : mêlez.

P**renez** de *sel de tartre & de nitre purifié* , de chaque trois gros : mêlez ; pour une poudre dont la dose sera depuis un demi-gros jusqu'à deux scrupules.

P**renez** *cloportes préparés & pierres d'écrevisses* , de chaque doûze grains ; de *nitre* , six grains : mêlez.

P**renez** *terre foliée de tartre & écailles d'huitre préparées* , de chaque un demi gros ; de *cloportes préparés* , un demi-scrupule : mêlez : partagez en trois doses égales.

B O L S.

P**renez** de *savon de Venise* , un scrupule ; de *gomme ammoniac* , dix grains ; de *poudre de scille* , quatre grains : mêlez : faites un bol avec le *syrop de cochléaria.* Ce bol se répétera deux ou trois fois par jour.

P**renez** *térébenthine de Venise & savon blanc* , de chaque un demi gros : mêlez dans un mortier : faites un bol avec le *syrop de guimauve.*

P**renez** de *kermès minéral* , un demi-grain ; de *poudre de scille* , huit grains : faites un bol avec la *confection hyacinthe* : partagez le tout en deux doses égales.

P**renez** de *racine de dompte-venin* , ou *asclepias* , huit grains ; de *scille préparée* , six grains ;

de *nitre*, dix grains : mêlez : faites un bol avec le
syrop de nerprun.

PRENEZ de *savon blanc*, un demi-gros ; d'*huile
de térébenthine*, huit gouttes ; de *poudre de scille
préparée*, quatre grains : mêlez, selon l'art, &
faites un bol avec le *syrop des cinq racines.*

P I L U L E S.

PRENEZ de *savon de Venise*, une demi-once ;
de *gomme ammoniac*, deux gros ; de *scille préparée*, un gros & demi, de *sel de succin*, un
gros ; de *poudre de cloportes*, trois gros : faites,
selon l'art, des pilules avec le syrop des cinq racines. La dose sera depuis un scrupule jusqu'à un
demi gros.

PRENEZ de *poudre de cantharides*, dix grains ;
de *camphre* dissous dans de l'huile d'amandes
douces, douze grains : mêlez exactement, & faites des pilules, au nombre de dix, dont on fera
dix doses. Ce remede ne se prend que dans certains cas rares où les autres médicamens sont sans
effet, & quand il n'y a point à craindre qu'il augmente le mal.

COMMENTAIRES.

(1.) LE RAIFORT. *Raphanus minor, oblongus,*
C. B. P.

La racine de cette plante est très connue &
fort grosse, comme les autres especes de ce genre.
On la nomme dans ce pays-ci *radis.* Elle s'emploie davantage comme aliment, que comme
médicament. Cependant elle est très diurétique :

on la met au nombre des remedes apéritifs, &
elle entre dans la classe des anti-scorbutiques. Ces
propriétés la font employer pour dissiper les obstructions des visceres, dans les diverses especes
de cachexie séreuse, hypocondriaque & scorbutique ; contre la jaunisse, l'hydropisie, &c. On
peut prescrire jusqu'à une once de racine de raifort pour chaqne livre de décoction. Le jus exprimé de cette racine se prend dans un bouillon ;
& sa dose est depuis une demi-once jusqu'à deux
onces. A ces vertus on doit ajouter que le raifort, pris hors des accès de néphrétique, est un
remede efficace pour nettoyer les reins des sa-
bles qui s'arrêtent dans les vaisseaux sécrétoires
& excrétoires de ce viscere, & pour les purger de
cette matiere mucilagineuse, qui est le premier
germe des pierres ou calculs.

(2.) L'asperge de jardin. L'asperge sauvage. *Asparagus sativa*, C. B. P. *Asparagus foliis
acutis*, C. B. P.

Ces deux especes d'asperges s'emploient, avec
un très grand succès, pour les usages de la médecine. En effet, elles méritent un des premiers
rangs parmi les médicamens diurétiques & apéritifs les plus doux. On leur connoît aussi la vertu
emménagogue. Quand ces racines sont fraîches,
elles se prescrivent jusqu'à une once pour chaque livre de décoction ; mais on n'en ordonne
que trois gros, quand elles sont séches, pour la
même quantité de décoction. Il n'y a personne
qui ne sache, par expérience, que les jeunes
pousses d'asperges que l'on mange, possedent
éminemment la vertu diurétique, & communiquent à l'urine une très mauvaise odeur.

(3.) L'arrète-bœuf. *Anonis spinosa, flore
purpureo*, C. B. P.

L'écorce de la racine d'arrête-bœuf passe pour être un diurétique & un apéritif puissant. On s'en sert fréquemment contre les obstructions, la cachexie, les pâles couleurs, la jaunisse & l'hydropisie. Elle est un remede utile dans les embarras formés aux reins par des glaires ou des graviers, pourvu cependant qu'on n'en fasse pas usage au moment de l'accès de néphétique. La racine d'arrête-bœuf s'emploie en décoction ou en infusion : il en entre, quand elle est fraîche, depuis une demi-once jusqu'à une once dans un bouillon, ou pour chaque livre d'eau : on prescrit la moitié de ces doses, lorsque la racine est séche : elle se prend aussi quelquefois en substance, depuis un scrupule jusqu'à un gros.

(4.) La chaussetrape. *Calcitrapa officinarum. Carduus stellatus, sive calcitrapa, J. B.*

On vante l'écorce de cette racine comme un remede diurétique, qui n'est pas un des moins efficaces ; & on l'emploie communément dans le traitement des maladies chroniques, nommées ci-dessus : il procure sur-tout du soulagement dans les maladies néphrétiques, pourvu toutefois que l'on n'en fasse usage que hors l'accès. Cette racine se prescrit en décoction : la dose de celle qui est fraîche, est depuis une demionce jusqu'à une once pour chaque livre d'eau : quand elle est séche, il n'en entre que la moitié : on en fait prendre, en substance, jusqu'à un gros.

Les fleurs de chauffe-trape ont une grande amertume : elles entrent dans la classe des médicamens fébrifuges. On les prend, en substance, dans du vin, une ou plusieurs fois le jour, comme du quinquina ; leur dofe eft alors depuis un demi-gros jufqu'à un gros. Le jus, que l'on retire des feuilles de la chauffe-trape par expreffion, n'a pas une moindre amertume que les fleurs ; & il paroît avoir la même vertu fébrifuge, quand on en prend, à la maniere ordinaire, depuis deux onces jufqu'à fix. En outre, on fait avec ce médicament un collyre déterfif très efficace pour guérir les petits ulceres & les taches de la cornée.

(5.) LA FILIPENDULE. *Filipendula vulgaris, an Molon Plinii, C. B. P.*

La racine de cette plante, quoiqu'à peine connue chez ceux qui font commerce de plantes médicinales, fe compte parmi les médicamens diurétiques : on la met auffi dans la claffe des remedes aftringens. Ces propriétés la font employer avec fuccès, dit-on, dans les cas de hernie, de colique néphrétique. On prefcrit la racine féche en decoction ; fa dofe eft depuis deux gros jufqu'à une demi-once pour chaque livre d'eau : elle fe prend auffi en fubftance, depuis un demi-gros jufqu'à un gros, dans du vin ou de l'eau de pariétaire.

(6.) LA SCILLE ROUGE & la fcille blanche, *Scilla vulgaris, radice rubrâ (vel albâ), C. B. P. Ornithogalum maritimum, feu fcilla radice rubrâ, vel albâ, Inft. rei herb.*

La racine bulbeufe de ces deux efpeces de fcille n'a pas moins d'âcreté que la racine d'*arum*, & elle fe prépare de la même maniere pour les ufages de la médecine. C'eft avec raifon qu'on met la fcille à la tête des plus puiffans diurétiques : outre cela, elle eft apéritive & incifive ; quelquefois elle procure une tranfpiration abon-

dante : elle cause souvent des nausées & des vomissemens. Cette excellente racine, dont Diosco-
ride a parfaitement connu les vertus, étoit tombée
insensiblement dans une espece d'oubli, ou du
moins elle ne se trouvoit plus dans les boutiques, que comme assortiment ou pour la curio-
sité ; mais depuis plusieurs années elle est rede-
venue d'un usage commun. La scille est un excellent médicament diurétique, très efficace contre
l'hydropisie , & sur-tout celle de la poitrine :
donnée dans l'asthme, elle a des succès étonnans : elle n'est pas moins utile dans les obstructions les plus opiniâtres des visceres, & même
dans les embarras squirrheux, &c. On la donne
en substance, depuis deux grains jusqu'à huit,
sous la forme de poudre, de bol ou d'opiat. Le
plus souvent on emploie le vin scillitique qui
se prépare de différentes manieres. La plus estimée, si je ne me trompe, consiste à mettre infuser, pendant vingt - quatre heures, jusqu'à
deux & trois gros de cette racine dans deux livres de bon vin blanc. La dose de cette préparation est depuis une demi - once jusqu'à une
once : elle se répéte plusieurs fois par jour, ou
toutes les trois heures. L'oxymel scillitique &
les pilules scillitiques, dont nous parlerons dans
la suite, ne méritent pas moins d'éloges.

(7.) LA SAXIFRAGE. *Saxifraga rotundifolia , alba , C. B. P.*

On a donné à cette plante le nom qu'elle porte,
parcequ'elle croît naturellement dans les fentes
des rochers & les terreins pierreux, & non pas,
comme quelques personnes l'ont imaginé, parcequ'elle possede la vertu de fondre ou briser les
pierres de la vessie & des reins ; ce qu'elle ne

peut pas faire. Malgré cela, on ne doit point l'ô-
ter de la liste des médicamens diurétiques. Il est
vrai qu'elle n'est plus d'usage dans ce pays-ci. On
peut employer la plante entiere en infusion, &
jusqu'à la dose d'une poignée pour chaque livre
d'eau.

(8.) LE GENÊT ORDINAIRE. *Genista vulgaris
trifolia Rai Hist. Cytiso-genista vulgaris scoparia,
flore luteo, Inst. rei herb.*

On met la graine de genêt parmi les médicamens diurétiques & les apéritifs : elle a aussi place
dans la liste des remedes purgatifs. C'est pour
cela qu'elle s'emploie dans les cas de cachexie
séreuse & d'hydropisie. On ne manque pas d'Auteurs qui la regardent comme utile pour guérir
les écrouelles. Cette graine se prescrit en substance, depuis un scrupule jusqu'à un gros.

Le sel lixiviel, que l'on retire du genêt, est
d'un usage commun. On en fait fondre depuis
deux gros jusqu'à une once dans deux livres de
vin blanc. La dose de ce vin doit se répéter plusieurs fois le jour, & peut aller depuis deux
onces jusqu'à quatre. On vante, dans les mêmes cas, cette lessive de cendres, préparée avec
l'eau ou le vin, qui se fait, en mettant six gros
ou une once & plus de cendres bien calcinées,
pour chaque livre d'eau ou de vin. La lessive
préparée avec l'eau, peut se prendre, plusieurs
fois le jour, par verrée : celle qui se fait avec le
vin, est d'un usage plus commun ; & se boit de la
même maniere, depuis deux onces jusqu'à quatre.
On n'administre pas d'une façon différente les les-
sives de féves, de sarmens de vignes, de bois de
geniévre, &c. Mais il convient de remarquer,
en passant, qu'il faut être prudent dans l'usage
des

des fels de cette nature , qui peuvent , par leur âcreté exceffive , offenfer les vifceres , ou les ronger.

(9.) LE SUREAU. *Sambucus vulgaris , J B.*

L'écorce moyenne de la racine fraîche du fureau paffe pour être un puiffant remede diurétique ; & le plus fouvent il détermine l'évacuation des férofités par les felles ; ce qui fait que ce médicament eft principalement confacré pour le traitement de la cachexie & de l'hydropifie. Communément on en fait infufer ou bouillir, depuis une demi once jufqu'à une once & demie , dans un bouillon ou dans une livre d'eau. Plufieurs médecins préferent d'employer le jus exprimé , dont on fait prendre jufqu'à un ou deux gros & davantage. Il y en a qui eftiment le fuc dépuré des feuilles , dont ils donnent environ deux onces dans du lait pour ouvrir le ventre.

Les fleurs du fureau , prifes en infufion , comme du thé, font partie des remedes calmans antifpafmodiques ; fouvent elles procurent une abondante tranfpiration ; & on les regarde comme fort utiles dans l'afthme Ces fleurs s'emploient plus fréquemment pour l'ufage externe , comme réfolutives & calmantes. Afin de remplir ces indications , on les fait cuire dans du vin , ou infufer dans de l'eau à laquelle on ajoute de l'efprit de vin ; ce qui fert à faire des fomentations dont il eft très avantageux d'ufer dans les cas d'éréfipeles , de tumeur œdémateufe aux cuiffes. On trouve, chez les apothicaires , de l'eau diftillée & de l'efprit de fleurs de fureau qu'on emploie aux mêmes ufages que les préparations précédentes , & qui s'appliquent , avec le plus heureux fuccès , fur les parties enflées.

Tom. I.   K k

(10.) Le tamarisc. *Tamariscus Narbonensis,
Lob. Icon.*

L'écorce de la tige & de la racine du tamarisc a une saveur un peu astringente ; elle est diurétique & apéritive : on la compte parmi les médicamens diurétiques. On vante cette écorce comme efficace pour guérir la cachexie, l'hydropisie ; & elle passe pour utile dans les cas de démangeaisons & de diverses maladies de la peau. L'écorce de tamarisc se prescrit séche, depuis deux gros jusqu'à une demi-once, pour chaque livre de décoction, & depuis un demigros jusqu'à un gros en substance. Le bois du tamarisc a presqu'autant de vertus que l'écorce : il s'en fait de petits tonneaux ou barils dans lesquels on conserve de l'eau ou du vin, pour servir de boisson médicinale. En outre, on retire des cendres de ce bois un sel entiérement semblable aux autres sels lixiviels ; & on en fait prendre depuis dix grains jusqu'à un scrupule ; mais on a déja fait observer ci dessus que ces genres de sels peuvent être très nuisibles.

(11.) Le baume de Canada, *Balsamum Canadense*, est une espece de térébenthine qui approche de celle qu'on nous apporte de Venise. Elle découle, selon Plukenet, d'une espece de petit sapin que les François ont appellé sapinete, dont nous avons parlé ailleurs. Ce baume est un très bon vulnéraire, & convient aux ulceres des reins & de la vessie ; il se porte facilement vers ces organes, ayant la faculté de faire couler les urines. On le prend à la dose d'un ou deux scrupules dans du vin ou dans un jaune d'œuf : à la dose de deux ou trois gros, il devient purgatif, & on l'emploie quelquefois comme tel lorsqu'il y a quelque suppuration dans le canal intestinal. Ce remede, quoique bon, est cependant assez négligé parmi nos médecins.

(12.) LE TARTRE, *tartarus*, qui incruste, comme on le sait, l'intérieur des tonneaux, peut être regardé comme le sel essentiel du vin. Il y en a de deux sortes, le blanc & le rouge, relativement à la couleur du vin qui l'a déposé. Le blanc, *tartarus albus*, auquel on donne la préférence, s'emploie quelquefois, ainsi que la crême de tartre & le tartre purifié, comme médicament diurétique rafraîchissant, qui souvent rend le ventre lâche. On fait bouillir, depuis une demi-once jusqu'à une once de tartre, dans deux livres d'eau; ce qui se boit par verrées, pour calmer l'ardeur du sang, ou pour rendre & tenir libres les voies urinaires. Si on prend jusqu'à une once de tartre dans du bouillon, il purge pour l'ordinaire; & il convient parfaitement, sous cette forme, à ceux qui ont le ventre fort resserré; car celui-ci demeure libre, même après que le purgatif a fait son effet. Tout le monde sait que le contraire arrive après l'usage des autres purgatifs. Voy. *Crême de tartre*, *Sel de tartre*, &c.

(13.) LA COCHENILLE. *Coccinilla.*

C'est un insecte qui vit sur les feuilles d'une plante grasse, connue sous le nom de roquete, ou de figuier d'Inde, qui vient communément au Mexique ou à la Nouvelle Espagne. On ne voit d'abord qu'une petite vessie, où il se forme un vermisseau, qui devient par le tems une espece de gallinsecte, dont Mlle Mérian a donné la représentation. Lorsque ces insectes ont pris le degré de maturité relativement à l'usage auquel on les destine, on les fait mourir par la fumée pour qu'ils se détachent facilement de la plante ; aussi n'a-t on besoin que de la secouer pour les faire tomber : on les fait ensuite sécher au soleil pour les conserver sous la forme de petits grains grisâtres en-dehors, mais d'un beau rouge en-dedans. On met la cochenille au nombre des diurétiques stimulans ; on a même cru légérement qu'elle pouvoit briser le calcul. On la regarde encore comme cordiale & alexitere ; & c'est en cette qualité qu'elle entre dans la confection alkermes. Cependant on n'en fait presque pas d'usage en médecine, mais les teinturiers s'en servent beaucoup.

(14.) L'OXYMEL SCILLITIQUE. *Oxymel scilliticum.*

Ce médicament se prépare en faisant bouillir du vinaigre scillitique avec le double de miel, jusqu'à ce que le mélange ait la consistance de syrop. Quant au vinaigre scillitique, il se prépare en faisant infuser de la scille avec du vinaigre, durant quarante jours, & dans un vaisseau bien fermé, exposé au soleil. La dose de cet oignon est d'une once & demie pour chaque livre de vinaigre. On compte l'oxymel scillitique au nombre des plus excellens diurétiques. Il est, pour ainsi dire, consacré aux maladies de la poitrine, parcequ'il est un très puissant remede incisif. Ces propriétés le font juger très efficace dans les maladies du poumon, qui ont pour cause l'embarras de ce viscere, ou une trop grande abondance de pituite. Il est des cas où on peut le donner avec beaucoup de ménagement dans la péripneumonie. Les asthmatiques se trouvent bien d'en faire usage. Il s'emploie aussi, avec succès, dans les obstructions les plus opi-

niâtres des autres visceres Enfin on le vante beaucoup dans toutes les especes d'hydropisie. La dose
de l'oxymel scillitique est depuis deux gros jusqu'à une demi - once. Quand on en fait prendre
davantage à la fois, il fait souvent vomir : quelquefois même, pour procurer le vomissement,
on en mêle depuis deux jusqu'à trois onces,
avec une égale quantité d'huile d'amandes douces ; cette mixture se prend par cuillerée, & se
continue jusqu'à ce qu'elle opere l'effet qu'on en
attend.

(15.) LE CRAPAUD. *Bufo.*

On met au nombre des médicamens la poudre
de crapaud desséché. Quelques auteurs la vantent comme un excellent remede diurétique. On
di même qu'elle a souvent produit les plus heureux effets chez des hydropiques que l'on dé-
sespéroit presque de guérir. Au reste, rien n'empêche de mettre ce médicament en usage, lorsque les autres remedes ont été employés sans
succès. La dose de la poudre de crapaud est depuis un scrupule jusqu'à deux & même plus :
elle se prend dans du vin blanc ou dans toute
autre boisson.

(14.) LES PILULES SCILLITIQUES de la pharmacopée d'Edimbourg. *Pilulæ scillitica Edimbur-
genses.*

Ces pilules sont composées avec parties égales
de gomme ammoniac, de scille & de cloportes
préparés, le double de savon de Venise & un peu
de baume de Copahu. Cette composition, qui
mérite fort d'être connue, est diurétique & incisive. On la recommande pour le traitement des
obstructions & des embarras squirrheux des visceres, ainsi que dans toutes les especes d'hydropi-,

DIURETIQ.
VIFS.

K k iij

1 e. La dose est depuis six grains jusqu'à douze, & se prend une ou deux fois par jour.

(17.) L'ESPRIT DE SUCCIN, *Spiritus succini*: le sel volatil de succin, *sal volatile succini*, & l'huile de succin, *oleum succini*.

Ces trois médicamens se retirent du karabé ou succin, en suivant un seul & même procédé. A la premiere distillation, il s'éleve de l'eau & de l'esprit que l'on reçoit dans le même vaisseau; ensuite en faisant évaporer l'eau, on a un esprit acide que les chymistes présument, avec raison, être un sel volatil étendu dans une petite quantité de phlegme. Au reste, quelle que soit sa nature, il semble hors de doute que l'esprit-de-succin est un très puissant diurétique, qui a aussi la vertu apéritive. C'est pourquoi on en vante, avec raison, l'usage dans la jaunisse & la cachexie, sur-tout celle qui est scorbutique : il n'est pas moins utile dans celles des maladies des reins & de la vessie, que l'on doit traiter avec les diurétiques. La dose est depuis six gouttes jusqu'à vingt dans une boisson appropriée.

(18.) L'ESPRIT-DE-MINDÉRER, *spiritus Mindereri*, est le produit du mêlange de l'esprit ou du sel alcali volatil avec l'esprit de vinaigre qui, en fermentant ensemble, donnent lieu à la formation d'un sel neutre, lequel tombe aisément en *deliquium*. Ce médicament, qu'on connoît peu ici, qui est vanté par l'illustre Boerhaave comme un excellent anti-septique, propriété que M. Pringle ne lui refuse point, mérite une place distinguée parmi les remedes diurétiques & apéritifs : il produit aussi quelquefois une transpiration abondante. On le fait prendre, avec succès, tant dans les maladies aiguës, que dans les ma-

ladies chroniques, depuis un gros jufqu'à trois,
dans du fyrop de guimauve ou dans tout autre
véhicule approprié : cette dofe peut fe réitérer
plufieurs fois le jour. Ce remede eft encore eftimé pour faire prendre aux fiévres irrégulieres
leur véritable caractere, on le donne dans cette
vue à la fin de l'accès.

(19.) LE REMEDE DE MADEMOISELLE STE-
PHENS comprend trois préparations; favoir, une
poudre, une décoction & des pilules. Les coquilles d'œufs & de limaçons calcinées fourniffent la poudre : on prépare pour la décoction une
pâte avec le favon d'Efpagne, le miel & une efpece de creffon calcinée ; on fait enfuite cuire
cette pâte avec les fleurs de camomille, les feuilles de fenouil, de perfil & de bardane : nous
avons donné plus haut la compofition des pilules. Ce remede que nous devons au Parlement
d'Angleterre, & qui a produit les effets les plus
furprenans & les mieux conftatés, n'eft prefque
pas employé aujourd'hui parmi nous : quelques-
uns même traitent de fable tout ce qu'on en a
écrit d'avantageux. Cependant il n'eft pas dou-
teux que le favon ne foit propre à ronger les
pierres, & les bons fontainiers ne l'ignorent pas.
On fait auffi que les coquilles calcinées font propres à détruire le calcul ; Thomas Bartholin leur
a reconnu cette qualité. Il eft donc vraifembla-
ble qu'un remede principalement compofé de
ces deux ingrédiens doit avoir quelqu'action fur
les concrétions pierreufes. Mais ce que la raifon
découvre, l'expérience le confirme : nous avons
donné dans le *Précis de la Médecine pratique* le
réfultat de la nôtre ; ainfi nous ne répéterons pas
ce que nous avons déja dit à ce fujet, pour nous

K k iv

borner à la maniere d'adminiſtrer ce remede. Lorſqu'on eſt aſſuré qu'il y a une pierre dans la veſſie, on donne après les préparatifs ordinaires, trois fois par jour, deux ſcrupules ou un gros de la poudre dans du vin blanc, en buvant par-deſſus huit onces de la décoction froide. Ce remede pris long-tems ne manque pas d'entamer la pierre ſi elle n'a la dureté du caillou. On peut ſelon les circonſtances diminuer ou augmenter ces doſes, ſans pourtant ſe trop éloigner de celles que nous avons indiquées.

(20.) Le remede de M. de Baville, Intendant de Languedoc, qui a fait beaucoup de bruit dans ſon tems eſt aujourd'hui très négligé; c'eſt preſque-là le ſort de tous les remedes nouveaux. Il eſt compoſé de deux ſortes de boiſſons; la premiere ſe prépare avec la poudre & l'écorce de la racine de chauſſe - trape, cneillie dans le mois de Septembre; on en fait infuſer pendant la nuit un gros dans cinq onces de vin blanc; qu'on fait prendre à jeun le dix-huit de chaque mois lunaire : la ſeconde qu'on doit donner le lendemain ſe fait avec une poignée de feuilles de pariétaire, un gros de ſaſſafras & autant de ſemence d'anis, & un demi-gros de cannelle. On fait bouillir le tout quelques momens dans huit onces d'eau, & on la laiſſe infuſer chaudement pendant la nuit : on la remet au feu le matin, & on la paſſe pour y ajouter un gros de ſuc candi. On juge bien qu'un médicament qu'on ne prend qu'une fois le mois doit être continué long-tems.

LES MÉDICAMENS

*Qui provoquent les Régles , l'Accouchement & les
Vuidanges ou Lochies.*

LES médicamens apéritifs , diurétiques & anti-
hystériques ne font pas les feuls qui compofent
cette claffe , comme poffédant la propriété de
combattre avec avantage les différentes caufes
générales qui agiffent par fympathie fur la matrice: nous en pouvons trouver d'autres encore, que
les plus habiles praticiens emploient , & qui font
particuliérement confacrés à ce vifcere. Le plan
que je fuis , m'oblige à réunir ici les uns & les
autres , pour qu'on puiffe les trouver & choifir
plus facilement. Il eft prouvé par l'expérience que
les médicamens emménagogues , ou qui favorifent l'écoulement des régles , font plus efficaces,
quand ils font adminiftrés dans le temps où cette
évacuation doit fe faire naturellement , & contribuent beaucoup non feulement à accélérer l'accouchement & l'écoulement des lochies , mais
encore à faire fortir le délivre & le fœtus mort
qui reftent trop long-tems dans la matrice. Ces
effets multipliés d'un même médicament ne font
point contraires à la raifon , & ils font d'ailleurs
prouvés par l'expérience journaliere. Les plus habiles praticiens conviennent que les remedes emménagogues & les autres ftimulans que l'on
met dans la même claffe , ne doivent pas être employés dans les cas où les régles ont été arrêtées
tout à-coup , foit en mettant les jambes dans
l'eau froide , foit par l'effet de quelque paffion ,

foit par toute autre caufe. En pareil cas la fuppreffion femble dépendre feulement de la contraction fpafmodique qui ferme les vaiffeaux
de la matrice par lefquels fortent les régles. Les
chofes étant ainfi, il eft évident qu'il feroit très
nuifible d'employer les emménagogues ftimulans
ou irritans, qui augmenteroient certainement
la maladie : mais on peut ufer, avec fuccès, des
remedes fortifians ; & c'eft avec fruit fur-tout
qu'on préfere le bon vin dont on peut, auffi-tôt
l'accident, faire prendre un verre. Les remedes
laxatifs & anodyns, qui peuvent faire ouvrir les
orifices des vaiffeaux qui s'étoient refferrés, doivent encore être regardés comme plus utiles que
les irritans. En pareil cas, on voit les bains
chauds & les autres remedes émolliens externes
réuffir pour défobftruer ou rendre libres les vaiffeaux de la matrice, & favorifer l'écoulement
des régles.

Ce n'eft qu'avec la même réferve que l'on peut
employer les emménagogues pour furmonter les
obftacles qui s'oppofent à l'écoulement des lochies, & fur-tout lorfqu'il y a pléthore, c'eft-à-
dire une trop grande abondance de fang ou une
raréfaction exceffive, & quand le bas-ventre eft
enflé, douloureux & difpofé à l'état inflammatoire. Dans de telles circonftances, on ne peut,
fans courir les plus grands rifques, faire prendre
des médicamens irritans ; ce qui, comme dit le
proverbe, feroit jetter de l'huile dans le feu. Il eft
alors bien plus à propos d'avoir recours aux remedes délayans, tempérans, anodyns & émolliens,
tant internes qu'externes, auxquels on peut encore ajoûter les médicamens nitreux qui, felon
les plus habiles praticiens, procurent un foula-

gement prompt dans ces circonſtances. Il faut,
en outre, regarder comme inutiles & nuiſibles
les emménagogues quelconques, quand on les
adminiſtre à des perſonnes chez qui le ſang eſt
en trop petite quantité, & ne peut pas former
l'eſpece de pléthore qui doit ſe trouver dans le
corps pour que l'évacuation menſtruelle ſurvienne. C'eſt auſſi le cas où ſont les perſonnes qui ont
perdu toutes leurs forces : elles ne peuvent être
rétablies que par l'uſage des ſubſtances analeptiques, &, en pareil cas, on exciteroit en vain la
nature à produire les régles. Enfin il eſt très important de ne point faire prendre les emménagogues, quand il y a quelque lieu de ſoupçonner l'e-
xiſtence d'une groſſeſſe, & ſur-tout lorſqu'on eſt
conſulté par des femmes de mauvaiſe vie qui emploient toutes ſortes de ruſes pour ſe faire ordonner ces remedes, eſpérant qu'ils les feront avor-
ter. Dans ces occaſions délicates, il faut agir avec
prudence & circonſpection, pour ne pas cauſer
l'accident qu'elles déſirent ; & il vaut mieux dif-
férer d'entreprendre aucun traitement, juſqu'à
ce que l'on ait été plus inſtruit par le temps.)

MÉDICAMENS SIMPLES.

LES racines de houx, d'aſperge, d'ache, de
perſil, d'*anonis*, de garance, de bénoîte, de
roſeau, de bardane, de gentiane, d'ariſtoloche
ronde (¹), de fraxinelle, d'iris de Florence, de
carline, de valériane des jardins, de raifort ſauvage, d'angélique, d'impératoire L'*acorus*, le
coſtus d'Arabie, le ſouchet long, le galanga, la
zédoaire, le nard des Indes.

Les feuilles de scolopendre, de saxifrage, de cerfeuil, de millepertuis, d'aurone, d'armoise, de matricaire (²), de tanaisie, d'eupatoire, de rhue, d'alliaire, de dictamne de Crête, de marrube blanc (³), de mélisse, de menthe, de cataire ou herbe-au-chat (⁴), de sauge, de basilic, de pouliot, de sclarée (⁵), d'origan, de petite centaurée, de germandrée, de sabine. (⁶).

Les fleurs de millepertuis, de souci (⁷), de romarin, de lavande, de *stachas* d'Arabie ; le safran (⁸).

La semence de rhue, d'ammi, d'ache, de cumin, de fenouil, d'anis ; l'aveine... les baies de laurier, de genévrier ; les pois rouges ou pois chiches...

L'écorce d'oranges.... la muscade, le macis, l'amome en grappe, le cardamome, les clous de girofle.... le *cassia-lignea*, la cannelle, l'écorce de Winter, l'écorce de tamarisc.

Les baumes naturels.... l'aloës, l'*assa-fœtida*, le *bdelium*, le *galbanum*, la gomme ammoniac, la myrrhe, le camphre, la suie.

Le *castoreum*, les cloportes, le sang de bouc préparé.

Les eaux de Vals, de Forges (⁹), de Passy, de Cranssac, de Spa, de Vichy, de Balaruc, de Plombieres, de Provins (¹⁰), de Boulogne (¹¹), d'Aix (¹²), &c.

Le borax. Le succin. Le sel ammoniac,... le fer. La pierre hæmatite.

MÉDICAMENS OFFICINAUX.

L'eau de de bardane, de mélisse, d'armoise, de menthe, de fleurs d'orange.

Le syrop d'armoise (¹³), de mercuriale, de *stachas*, des cinq racines.

Le vin d'absinthe. L'oxymel scillitique.

Le safran de Mars, l'extrait de Mars.

L'électuaire de baies de laurier, le mithridat.

Les pilules bénites de Fuller...

La teinture de *castoreum*, la teinture d'absinthe, la teinture de safran (¹⁴), la teinture de myrrhe.... l'esprit de géniévre. L'eau de mélisse composée.... l'huile essentielle de cannelle. L'élixir de propriété...

Le tartre chalybé ou tartre martial, le tartre soluble. Le sel de Glauber. Le sel de duobus. La terre foliée de tartre.

MÉDICAMENS MAGISTRAUX.

TISANES.

Prenez de *racine d'asperge*, une once ; de *feuilles d'eupatoire*, une demi-poignée : faites bouillir dans quatre livres d'eau. Quand la tisane sera presque faite, ajoûtez *sommités de petite centaurée & de millepertuis*, de chaque une pincée.

Prenez *racines de bardane & de roseau*, de

chaque une demi-once ; *feuilles de scolopendre &*
de tanaisie, de chaque une demi-poignée : faites
bouillir dans une suffisante quantité d'eau , &
réduire à quatre livres.

V E R R É E.

PRENEZ de *safran*, un demi-scrupule : mettez
infuser chaudement , durant une heure, dans
huit onces d'eau : passez : ajoûtez à la colature
une demi-once de *jus d'oranges* ; pour une verrée. Ce médicament convient dans le cas d'une
suppression de régles , qui s'est faite tout-à-coup.

P O T I O N.

PRENEZ d'*eau d'armoise*, six onces ; de *borax*,
un scrupule ; de *mithridat*, un gros ; d'*eau de
cannelle orgée*, une once ; de *teinture anodyne* ;
trente gouttes : pour une potion qui se prendra
par cuillerée, lorsque les régles se suppriment
subitement.

A P O Z E M E S.

PRENEZ *racines de roseau & d'ache sauvage*,
de chaque une demi-once ; *feuilles de tanaisie &*
de *mélisse*, de chaque une demi-poignée : faites
bouillir dans une suffisante quantité d'eau, & réduire à deux livres. Quelques minutes avant que
d'éloigner la décoction du feu, ajoûtez un scrupule de *safran* coupé ; pour un apozeme.

PRENEZ de *racine de garance*, une demi-once ;
racines d'aristoloche ronde & d'angélique, de chaque deux gros ; *feuilles de marrube & d'armoise* ;
de chaque une demi-poignée ; de *limaille de fer
rouillée*, une demi-once , dont vous ferez un
nouet : faites bouillir dans une suffisante quantité

d'eau, & réduire à deux livres. Un inftant avant que de retirer la décoction du feu, ajoûtez de *fleurs de romarin,* une pincée ; de *fafran,* un demi-gros ; pour un apozeme.

PRENEZ *racines de houx & d'anonis,* de chaque une demi-once ; *feuilles de matricaire & fommités de romarin,* de chaque une demi-poignée ; de *femences de perfil,* une pincée ; de *fafran,* un demi-gros : faites bouillir, felon l'art, dans une fuffifante quantité d'eau, & réduire à deux livres : ajoûtez à la dofe, qui fe prendra le matin à jeun, un demi-gros de *tartre foluble,* & un gros d'*eau de cannelle.*

PRENEZ de *racine de benoîte,* une demi-once ; de *feuilles d'armoife,* une poignée ; de *pois chiches,* une once : faites bouillir dans trois livres d'eau, & réduire à deux livres : paffez : ajoûtez à la colature deux onces de *fyrop d'armoife ;* pour un apozeme qui convient dans la fuppreffion des vuidanges.

BOUILLONS.

PRENEZ *feuilles de chicorée fauvage,* une poignée ; *tartre martial foluble,* douze grains : faites un bouillon avec la moitié d'un *poulet* & trois *écreviffes de riviere.*

PRENEZ de *racine d'afperge,* une once ; *feuilles d'aigremoine & de chicorée,* de chaque une demi-poignée ; de *fommités de petite centaurée,* deux pincées ; de *limaille de fer rouillé,* un demi-gros, dont vous ferez un nouet : faites un bouillon avec un morceau de *chair maigre de veau :* ajoûtez au bouillon quatre grains de *fafran* en poudre.

PRENEZ de *racines fraîches de garance,* une

demi-once ; *racines séches d'ariftoloche ronde &*
d'aulnée, de chaque un demi-gros ; *feuilles de*
fcolopendre & d'eupatoire, de chaque une demi-
poignée ; de *fafran* coupé, fix grains : faites du
bouillon avec un *poulet :* mettez dans le bouillon
un demi-gros de *tartre martial foluble.*

V I N S.

PRENEZ de *limaille de fer rouillé*, deux onces ;
racines d'ariftoloche ronde & écorce de Winter,
de chaque une once ; de *rhubarbe*, une demi-
once : mettez infufer, pendant trois jours, dans
quatre livres de *vin blanc.* La dofe peut aller jufqu'à deux onces , & fe répétera deux fois le
jour.

PRENEZ de *fafran de Mars* , une once & demie ; de *fafran oriental*, un gros : mettez infufer, pendant deux jours , dans deux livres de *vin*
blanc, en remuant le mêlange plufieurs fois le
jour. La dofe fera depuis une once jufqu'à deux ,
& fe répétera plufieurs fois le jour.

P O U D R E S.

PRENEZ de *fafran de Mars apéritif*, trois gros ;
de *cannelle*, un demi-gros ; de *fucre*, une demi-
once : mêlez ; pour une poudre. La dofe peut aller jufqu'à un gros.

PRENEZ d'*ariftoloche ronde*, un fcrupule ; de
myrrhe, douze grains ; de *borax*, huit grains ;
de *caftoreum*, fix grains ; de *fafran*, quatre grains :
mêlez ; pour une poudre qui fe prendra dans du
bouillon , afin de hâter l'accouchement.

PRENEZ de *fafran de Mars* , trois gros ; *fafran*
& *macis* , de chaque deux fcrupules ; *borax &*
cannelle, de chaque quinze grains ; de *fucre candi*,
une

une demi once : mêlez ; pour une poudre dont on peut prendre un demi-gros le matin à jeun, obſervant de boire, immédiatement après, un ou deux verres d'infuſion de méliſſe.

PREN.z de *borax*, quinze grains ; de *myrrhe*, dix grains ; de *ſafran*, deux grains ; d'*huile eſ- ſentielle de cannelle*, une goutte : mêlez ; pour une poudre qui eſt propre à avancer l'accouche- ment, & à faire reparoître les régles ſupprimées.

PRENEZ de *borax*, douze grains ; *caſſia-lignea* & *ſabine*, de chaque ſix grains ; de *ſafran*, qua- tre grains : mêlez ; pour une poudre à laquelle on peut ajoûter un demi grain de *laudanum*. Ce mé- dicament convient pour favoriſer l'accouchement & l'écoulement des vuidanges.

B o l s.

PRENEZ *racines d'ariſtoloche ronde & de ga- rance*, de chaque un ſcrupule ; de *trochiſques d'agaric*, douze grains : mêlez : faites un bol avec le *ſyrop d'armoiſe*.

PRENEZ *d'extrait de Mars*, un ſcrupule ; de *borax*, huit grains ; *myrrhe & aloës*, de chaque ſix grains ; de *ſel d'abſinthe*, huit grains ; de *ſa- fran*, quatre grains : faites, ſelon l'art, un bol avec le *ſyrop d'armoiſe*.

PRENEZ *d'extrait de Mars*, huit grains ; *rhu- barbe & ſel de duobus*, de chaque un demi-ſcru- pule ; de *ſafran*, ſix grains : mêlez : faites un bol avec le *ſyrop d'abſinthe*.

PRENEZ *poudre de guttete & ſafran de Mars*, de chaque dix grains ; de *cloportes préparés*, ſix grains : mêlez : faites un bol avec le *ſyrop des cinq racines*.

PRENEZ *borax & myrrhe*, de chaque dix

Tom. I.   L l

grains ; de *racine d'ariftoloche*, huit grains ; de *fafran*, deux grains ; d'*huile effentielle de giro-fle*, un grain : mêlez : faites un bol avec le *fyrop d'armoife*.

OPIATS.

PRENEZ d'*électuaire de baies de laurier*, une demi-once ; de *racine d'ariftoloche ronde*, deux gros ; de *cannelle*, un gros ; de *fafran*, un fcrupule : mêlez : faites un opiat avec le *fyrop d'armoife*. La dofe peut aller jufqu'à un gros. On boira, immédiatement après chaque prife de cet opiat, quatre onces d'eau de bardane.

PRENEZ de *fafran de Mars*, une demi-once ; *rhubarbe* & *caffia-lignea*, de chaque deux gros ; *borax* & *myrrhe*, de chaque un gros. Ces fub-ftances étant bien mêlées, ajoûtez de *teinture de caftoreum*, un gros ; de *fyrop de fleurs de pêcher*, la quantité fuffifante pour faire un opiat. La dofe fera depuis un demi-gros jufqu'à un gros & demi. On boira un bouillon, immédiatement après avoir pris l'opiat.

PRENEZ d'*extrait de Mars*, une demi-once ; de *rhubarbe*, deux gros ; *myrrhe* & *gomme am-moniac*, de chaque un gros & demi ; *borax* & *fleurs de fel ammoniac*, de chaque un gros : faites un opiat avec le *fyrop des cinq racines*.

PILULES.

PRENEZ de *gomme ammoniac*, une once demie, que vous ferez diffoudre dans du *vii myrrhe* & *aloës*, de chaque fix gros ; *fafran fel d'abfinthe*, de chaque un gros : mêlez : fait une maffe de pilules avec l'*oxymel fcillitiqu* La dofe fera depuis un fcrupule jufqu'à un dem gros.

Prenez *racines d'aristoloche ronde* & *de garance*, de chaque une demi-once ; *trochisques d'agaric* & *cannelle*, de chaque un gros ; de *safran*, un scrupule : mêlez : faites une masse de pilules avec le *syrop d'armoise*. La dose peut aller jusqu'à un gros.

Prenez *assa fœtida* & *castoreum*, de chaque quinze grains ; de *sel volatil de vipere*, dix grains ; de *laudanum*, deux grains : mêlez : faites des pilules que l'on doit prendre en plusieurs fois, dans l'espace de vingt-quatre heures. Ce médicament convient dans les cas de suppression subite.

COMMENTAIRES.

(1.) L'aristoloche ronde. *Aristolochia rotunda*, J. B.

L'aristoloche longue. *Aristolochia longa*, J. B.

Quoique ces deux especes d'aristoloche semblent posseder les mêmes propriétés, cependant on estime davantage la racine de la premiere, qui est tubéreuse & qui a une saveur un peu amere & désagréable : c'est aussi celle dont on se sert plus fréquemment. On met la racine d'aristoloche au nombre des médicamens emménagogues anti-hystériques : elle passe pour calmante, & entre dans la classe des remedes béchiques incisifs. Par ces propriétés, elle soulage dans la cardialgie : elle facilite l'expectoration ; & les asthmatiques se trouvent bien d'en user. Cette racine se prend en substance, depuis douze grains jusqu'à-un gros ; & en infusion ou en décoction, de-

LI ij

puis un gros jufqu'à une demi-once pour chaque livre d'eau ; mais il eft plus rare qu'on l'emploie fous ces deux dernieres formes , à caufe de leur faveur défagréable. La racine d'ariftoloche eft auffi un médicament externe : elle paffe pour vulnéraire & déterfive : on lui reconnoît auffi la vertu anti-feptique.

Nous ne dirons rien des autres efpeces d'ariftoloche dont les auteurs parlent , comme étant propres à remplacer celles que nous recommandons , parceque ces efpeces moins communes ne s'emploient jamais , ou du moins très rarement.

(2.) LA MATRICAIRE. *Matricaria vulgaris feu fativa* , C. B. P.

Cette plante eft fpécialement confacrée aux maladies de la matrice ; ce qui lui a mérité le nom qu'elle porte : auffi tient-elle un des premiers rangs parmi les médicamens emménagogues & les anti-hyftériques. Elle procure l'écoulement des lochies , fait fortir l'arriere-faix , & ceffer les douleurs ordinaires après l'accouchement. Outre cela , on la met dans la lifte des remedes toniques ; & elle eft reconnue pour ftomachique carminative. Les fommités de matricaire garnies de fleurs fe prefcrivent en infufion ou en décoction , à la dofe d'une poignée pour chaque livre d'eau , ou dans un bouillon. On fait boire depuis une once jufqu'à deux du jus exprimé des feuilles de matricaire. Ce jus , donné à plus forte dofe , relâche le ventre pour l'ordinaire. On trouve , chez les apothicaires , une eau diftillée de matricaire , qui a , dit-on , les mêmes vertus que la plante. La matricaire eft auffi un médicament externe , & fe met parmi les remedes réfolutifs : fort fouvent elle s'applique , avec fuccès , fur les mammelles enflées : enfin cette plante entre dans les lavemens carminatifs & anti-hyftériques.

(3.) LE MARRUBE BLANC. *Marrubium album vulgare , C. B. P.*

Cette plante extrêmement commune n'eft pas une des moins eftimées de la claffe des médicamens anti-hyftériques , & de celle des emménagogues. Quelques perfonnes l'emploient , avec fuccès , dans les cas d'accouchemens difficiles. On la compte encore parmi les médicamens apéritifs & les béchiques incififs : fouvent elle eft falutaire dans l'afthme & la toux opin âtre : il n'eft pas même inutile de s'en fervir dans les obftructions des autres vifceres. On fait mettre jufqu'à une poignée des feuilles , foit dans un bouillon de veau , foit dans une livre de vin blanc , pour préparer une infufion. Enfin le jus exprimé de cette plante peut fe boire jufqu'à une ou deux onces.

(4.) L'HERBE-AUX-CHATS. *Nepeta vulgaris Fragi. Cataria major vulgaris , Inft. rei herb.*

Cette plante , qui a une odeur très forte, poffede , ainfi que tout le monde en convient , les vertus ftomachique & apéritive ; mais il eft paffé en ufage de ne l'employer que pour les maladies de la matrice : c'eft pourquoi on s'en fert quelquefois pour faire paroître les régles , procurer l'écoulement des lochies , faciliter l'accouchement , & faire fortir l'arriere-faix. La cataire fe prend en infufion , comme du thé.

(5.) L'ORVALE ou la toute-bonne. *Sclarea Taberna , Inft. rei herb. Horminum fclarea dictum , C. B. P.*

Il eft rare qu'on emploie , en médecine , cette

plante, dont l'odeur est très forte. Cependant plusieurs auteurs prétendent qu'elle est très efficace, tant pour procurer l'évacuation menstruelle, & prévenir les accès de vapeurs hystériques, que pour faire cesser la stérilité, & guérir les fleurs blanches. On fait infuser jusqu'à une poignée des sommités de sclarée dans une livre d'eau & de vin. Cette plante s'emploie aussi, à l'extérieur, comme médicament anodyn; & c'est en cette qualité qu'elle entre dans les lavemens qui s'ordonnent pour les coliques spasmodiques.

(6.) LA SABINE. *Sabina folio tamarisci Dioscoridis, C. B P.*

On vante fort les feuilles de cette plante, qui ont une saveur âcre, amere & aromatique, comme un médicament propre pour le traitement des maladies de la matrice: elles se trouvent dans les classes des remedes apéritifs, des incisifs & des diurétiques: on les met même dans la liste des vermifuges. Ces propriétés les font employer pour procurer l'évacuation menstruelle, & faire sortir l'arriere-faix, ainsi que le fœtus mort dans la matrice: & rendent leur usage salutaire dans les cas de stérilité, & même dans le traitement de fleurs blanches, &c. Mais ce n'est qu'avec la plus grande circonspection qu'on peut faire prendre ce remede, parcequ'il est à craindre qu'il ne cause une hémorrhagie de la matrice. On doit en défendre l'usage lorsqu'il y a le plus léger soupçon de grossesse. La dose de la sabine, en substance, est depuis six grains jusqu'à un scrupule: il en entre depuis un scrupule jusqu'à un demi gros dans l'infusion & la décoction. Cette plante s'emploie plus fréquemment pour l'usage externe; & elle tient une des premieres places parmi les médicamens deſſicatifs, les déterſifs & les cathérétiques. C'eſt pour remplir ces indications qu'on l'applique ſouvent, ſous la forme de poudre, ou en fomentation, dans le traitement de la teigne, de la gale, des verrues ; pour détruire les chairs ſurabondantes des ulceres, &c. Pluſieurs auteurs vantent ce remede comme un ſpécifique dans les ulceres chancreux, ſur leſquels on met de cette poudre, ou ſeule ou mêlée avec du miel ; & j'ai connu pluſieurs perſonnes qui ſe ſont très bien trouvées de ce traitement.

(7.) LE SOUCI. *Calendula Dodon. Caltha vulgaris & arvenſis*, C. B. P.

Les feuilles & les fleurs de ces deux eſpeces de ſouci ſe mettent au nombre des remedes antihyſtériques & des emménagogues. On leur attribue auſſi d'être toniques & apéritives ; & elles entrent dans les claſſes des médicamens diaphorétiques & alexiteres. Pluſieurs expériences prouvent encore qu'elles ont quelquefois été ſalutaires dans la paralyſie & le retirement des membres. Il en entre juſqu'à une ou deux poignées dans l'infuſion, qui ſe fait avec l'eau ou le vin. On fait boire depuis une once juſqu'à trois du jus exprimé de cette plante. Les feuilles de ſouci appliquées à l'extérieur, ſont un médicament réſolutif ; & pluſieurs perſonnes en vantent l'uſage dans les tumeurs écrouelleuſes & ſquirrheuſes, ainſi que pour diſſiper les verrues & les cors aux pieds.

(8.) LE SAFRAN. *Crocus ſativus*, C. B. P.

De petits filamens, ou, comme les appellent les botaniſtes, des étamines d'un rouge pourpre ſont la partie de cette plante qui s'emploie, tant pour les uſages de la médecine, que pour ceux

de la cuisine, &c. On compte le safran au nombre des plus puissans emménagogues; & il se met
dans les classes des sédatifs & des anti-spasmodiques. Par ces propriétés, il est le remede des maladies hystériques ou vaporeuses : il procure l'é-
vacuation menstruelle, provoque l'accouchement,
fait sortir de la matrice ce qui n'y doit pas rester, &c. Outre cela, il augmente les forces de
l'estomac, & est propre à détruire les embarras
du foie & du poumon, & soulage par conséquent
les asthmatiques. Il cause, ainsi que Boerhaave
l'a remarqué, une espece d'ivresse accompagnée
de gaieté. Le safran se prend dans du bouillon,
ou dans toute autre boisson, depuis un demi-
grain jusqu'à quatre ou six grains au plus. Il est
vrai que la plûpart des auteurs prétendent que ce
médicament peut se prendre depuis un demi-scrupule jusqu'à deux scrupules, & même davantage; mais on risqueroit à en donner de fortes
doses. Il se prescrit en infusion, depuis quatre
grains jusqu'à dix, & même douze. On ne doit
pas ignorer que ce remede peut devenir nuisible,
quand on le fait prendre à trop grande dose ou à
contre-tems, en effet, il est alors narcotique ou
assoupissant; & son usage est suivi de ris immo-
dérés, d'actions de folie, de stupeur, de léthargie ou même de la mort. Le safran, appliqué à
l'extérieur, est résolutif, & diminue les douleurs. Quand on s'en sert pour remplir ces indications, il entre dans des collyres, des cataplasmes. Plusieurs goutteux ont été soulagés par l'u-
sage de ce topique. On trouve chez les apothicaires une teinture de safran, dont nous aurons
occasion de parler.

(9.) LES EAUX DE FORGES. *Aqua Forgienses.*

Forges, où se trouvent ces eaux froides, est un bourg de Normandie, à neuf lieues de Rouen, du côté du nord, & à vingt-cinq lieues de Paris. Les eaux de Forges ont une odeur qui n'est pas désagréable, & une saveur ferrugineuse qui découvre leur nature. L'eau, qui coule de la source que l'on nomme *la royale*, & qui est la plus usitée, se transporte pour l'usage des malades qui ne peuvent se rendre à Forges. La source la plus salutaire, après la royale, est celle que l'on nomme la *cardinale* : elle contient une plus grande quantité de fer que la premiere. On emploie communément les eaux précédentes, pour faire cesser & les suppressions de régles & leur écoulement excessif : elles préviennent aussi les autres maladies de la matrice ; c'est pourquoi on les fait prendre avec succès dans les affections hystériques ou vaporeuses, les pâles couleurs, la stérilité, les fleurs blanches : elles se mettent encore au nombre des stomachiques toniques, & sont salutaires dans les vomissemens, les dévoiemens ; ce qui n'empêche cependant pas qu'elles ne lâchent le ventre : enfin elles entrent dans les classes des apéritifs & des diurétiques ; & on se trouve bien d'en user dans les obstructions, les affections hypocondriaques, la jaunisse & les embarras aux reins. Il ne faut pas oublier que ces maux sont nuisibles aux scorbutiques & aux paralytiques, & qu'on ne peut pas les faire prendre, sans danger, aux personnes qui ont mal à la poitrine. On boit depuis une livre jusqu'à six livres des eaux de Forges : elles se prescrivent aussi pour boisson ordinaire.

(10.) LES EAUX DE PROVINS. *Aqua Provinenses.*

La ville de Provins, où se trouvent ces eaux froides, & encore plus connue par les roses qui portent son nom, est en Champagne, à dix-neuf lieues de Paris, du côté du sud-est, & à peu de distance de la Seine. Ces eaux ont un goût ferrugineux : elles approchent beaucoup des eaux de Forges, par leur nature & leurs vertus. On les prend de la même maniere, & pour les mêmes maladies.

(11.) LES EAUX DE BOULOGNE. *Aquæ Bononienses.*

Boulogne, ville de Picardie, qui est à sept lieues de Calais, du côté du midi, a des eaux froides ferrugineuses, qui ressemblent, par leur nature & leurs propriétés, aux eaux minérales froides précédentes, & qu'on prend de la même maniere.

(12.) LES EAUX D'AIX. *Aquæ Sextienses.*

Aix, ville de Provence, à cinq lieues de Marseille, du côté du nord, a des eaux minérales tiédes, ou qui n'ont qu'un degré de chaleur modéré. Ces eaux sont savonneuses & très propres à dégraisser les draps. Elles rétablissent l'écoulement des régles & des hémorrhoïdes ; sont un remede contre la stérilité & l'avortement ; guérissent les fleurs blanches & la gonorrhée bénigne. Outre cela, elles facilitent la digestion, & rendent le ventre libre ; favorisent l'excrétion des urines, & leur sécrétion ; enfin leur usage convient fort dans les embarras des reins & de la vessie. On les reconnoît aussi pour apéritives & incisives. On boit depuis une livre jusqu'à six livres & davantage des eaux d'Aix ; ce qui se continue durant l'espace de douze ou quinze jours. Les bains & les douches, auxquels on at-

tribue les vertus réfolutives, déterfives & fortifiantes, s'emploient très fouvent contre la paralyfie & la ftupeur ; font utiles dans les douleurs
& les enflures que l'on regarde comme des fuites
ou des reftes de luxations, de fractures, d'entorfes, de contufions, de bleffures : enfin elles produifent de bons effets dans la gale, les dartres,
éréfipeles & autres maladies de la peau.

(13.) LE SYROP D'ARMOISE DE FERNEL. *Syrupus de Artemifiâ Fernelii.*

C'eft mal-à-propos que l'on donne à ce fyrop
le nom de l'*armoife* ; car il y entre une fi grande
quantité de divers médicamens, qu'il n'eft pas
poffible que l'armoife y conferve la plus petite
action. En effet, on le compofe avec de la méliffe, de la fabine, de la rhue, de la pivoine,
du marrube, de l'ivette, du pouliot, de l'origan, du calament, de l'anis, du fenouil que l'on
laiffe macérer, durant vingt-quatre heures, dans
de l'hydromel ; & de ce mêlange on fait, avec du
fucre, un fyrop à la maniere ordinaire. Le fyrop
d'armoife de Fernel fe met au nombre des médicamens emménagogues & anti-hyftériques, ainfi
que dans les claffes des diurétiques, des fédatifs
& des carminatifs. C'eft à raifon de ces propriétés, qu'on fe fert fort fouvent, & avec fuccès, de
ce fyrop pour le traitement des coliques venteu-
fes & fpafmodiques. La dofe eft depuis deux gros
jufqu'à fix.

(14.) LA TEINTURE DE SAFRAN. *Tinctura
croci.*

On obtient cette teinture, en faifant macérer
dans l'efprit-de-vin les étamines du fafran dont
nous avons parlé ci-deffus, jufqu'à ce que la liqueur foit très chargée des principes de la plante ;

ce qui forme un remede fort actif, qui s'emploie pour faire paroître les régles. On ne vante pas moins ses effets dans le traitement des vapeurs hystériques. Nous ne parlerons pas ici des autres vertus de ce médicament, pour ne pas répéter ce qui a été dit à l'article du safran. On fait prendre cette teinture dans une liqueur appropriée : sa dose est depuis huit gouttes jusqu'à vingt.

MÉDICAMENS HÉPATIQUES,

Ou qui sont consacrés au Traitement de certaines Maladies du foie.

L'EXPÉRIENCE a fait distinguer les médicamens qu'on nomme *céphaliques, pectoraux, béchiques, & utérins* ou *propres à guérir les maladies de la matrice*, des médicamens toniques, des anti-spasmodiques, des apéritifs, des diurétiques & des vulnéraires, &c. parmi lesquels on prend ces especes de spécifiques. C'est aussi l'expérience qui a fait découvrir & former une classe de remedes hépatiques ou propres à guérir les maladies du foie, & que l'on prend parmi les tempérans, les apéritifs, les fortifians, les stomachiques, &c. On doute encore, & avec fondement, si les médicamens qui sont consacrés au traitement des maladies du foie, ont quelque affinité avec ce viscere, ou, suivant la maniere de parler commune, s'ils agissent comme spécifiques ; nous ne ferons aucun effort pour résoudre cette difficulté. Quoi qu'il en soit, nous n'hésiterons pas à prononcer, d'après des observations

fans nombre, puifées dans les écrits des plus célebres praticiens, & celles que nous a fournies
notre pratique, que les médicamens hépatiques,
qui ont été vantés par les anciens, méritoient de
l'être, & font d'une très grande utilité dans le
traitement des maladies du foie, foit que ces
maladies attaquent le tiffu vafculeux, foit qu'elles dépendent du vice des liquides qui l'arrofent.
Il eft donc intéreffant, & conforme au plan que
nous fuivons, de raffembler les remedes hépatiques fous un feul point de vue, afin que ceux
qui, par état, s'occupent de la confervation de
la fanté, puiffent, dans le befoin, mettre devant
leurs yeux, & fe rappeller, en un inftant, tout
ce qu'ils ont à faire dans des maladies très fréquentes & très dangereufes, comme la jauniffe,
la cachexie, l'hydropifie, &c. Cependant on ne
doit pas employer indifféremment l'un ou l'autre
de ces médicamens dans toutes les maladies du
foie, qui certainement ont des caufes bien différentes ; mais il faut faire un choix dans ce
grand nombre de remedes qui ne font pas de la
même nature ; &, ce qui n'eft pas moins important, on ne doit les faire prendre que dans les
momens convenables, fans quoi il eft aifé de
fentir qu'ils deviendront ou inutiles ou nuifibles.

Margin: HEPATI-QUES.

MÉDICAMENS SIMPLES.

LES racines de chicorée, de piffenlit, de patience, d'ofeille, de fraifier, de chiendent, d'a-
che, d'afperge, de fenouil, de houx, de garance,
d'aulnée, de gentiane, de fougere, de polypode ; le curcuma (¹), la rhubarbe.

Les feuilles de chicorée, de piſſenlit ou dent-
de-lion, de laitue, de patience, d'oſeille, de
pourpier, d'aigremoine, de ſcolopendre (²), de
fumeterre, de houblon (³), de cerfeuil, d'hépatique, de tanaiſie, d'aurone, d'eupatoire (⁴),
de verveine, de marrube, d'*ageratum* (⁵), d'abſinthe, de petite centaurée, de germandrée, de
creſſon d'eau, de cochléaria, de berle, de beccabunga, de *lichen* hépatique (⁶), de petite cuſcute, de polytric (⁷), de cétérac (⁸); les autres
plantes capillaires.

Le limon, le citron, la graine de chanvre ou
chénevis.

Le quinquina, l'écorce de Winter, le ſantal.

L'aloës (⁹), la gomme lacque, la gomme ammoniac.

Le ſavon.

La vipere, la couleuvre, les écreviſſes de riviere, les cloportes.

Les eaux minérales de Vals, de Forges, de
Paſſy, de Cranſſac, de Spa, de Vichy, de Balaruc, de Plombieres, de Luxeuil, d'Aix la-Cha-
pelle, du Mont-d'Or, de Bourbon-l'Archambault (¹⁰).

Le nitre, le borax, le fer.

MÉDICAMENS OFFICINAUX.

L'EAU de chicorée, de laitue, de fumeterre.

Le ſyrop de chicorée compoſé de rhubarbe,
le ſyrop de chicorée ſimple, le ſyrop de mercuriale (¹¹), le ſyrop d'abſinthe, le ſyrop anti-ſcorbutique, le ſyrop de capillaire.

L'extrait de rhubarbe, de gentiane, de fume
terre, d'abfinthe; l'aloës lavé (¹²).

Le fafran de Mars apéritif, les cloportes préparés.... le fel de tartre, le fel de genêt, le
fel de Glauber.... le tartre vitriolé, le tartre
martial.... le fel de duobus, la terre foliée de
tartre.... l'æthiops minéral, l'antimoine diaphorétique.

MÉDICAMENS MAGISTRAUX.

E A U X.

PRENEZ de *rhubarbe* concaffée, deux gros;
de *fel de genêt*, un gros : faites du tout un nouet
que vous laifferez infufer dans deux livres d'eau
froide.

PRENEZ de *limaille de fer rouillé*, trois onces :
faites bouillir, durant une heure, dans une fuffifante quantité d'eau, & réduire à quatre livres :
enfuite mettez-y infufer, à froid, deux gros de
rhubarbe coupée par morceaux, & dont vous
ferez un nouet : paffez.

T I S A N E S.

PRENEZ de *racine de piffenlit*, une once ; *feuilles d'aigremoine & de fcolopendre*, de chaque une
demi-poignée : faites bouillir dans une fuffifante
quantité d'eau, & réduire à quatre livres.

PRENEZ *racines de chiendent & de fraifier*, de
chaque une demi-once ; *feuilles de verveine &
de fumeterre*, de chaque une demi-poignée : faites bouillir dans une fuffifante quantité d'eau,
& réduire à deux pintes.

PRENEZ *racines d'asperge sauvage*, une once ; *fruits secs de grate-cul*, demi-once ; *feuilles de cétérac*, une poignée : faites-les bouillir dans ce qu'il faut d'eau pour avoir deux pintes de tisane.

P E T I T S - L A I T S.

PRENEZ de *petit-lait de vache*, huit onces ; de *feuilles de fumeterre*, une demi-poignée : faites bouillir légerement : passez.

PRENEZ de *petit-lait de chévre*, huit onces ; de *jus de fumeterre*, deux onces : mêlez ; pour prendre en une dose.

A P O Z E M E S.

PRENEZ *racines de chicorée sauvage & de fenouil*, de chaque une once ; *feuilles d'aigremoine & de fumeterre*, de chaque une demi-poignée : faites bouillir dans une suffisante quantité d'eau, & réduire à deux livres : passez : ajoûtez à la colature deux gros de *cryſtal minéral*.

PRENEZ de *racine fraîche de patience*, une once ; de *racine d'aulnée séche & pilée*, deux gros ; *feuilles de chicorée & de cresson de fontaine*, de chaque une demi-poignée ; douze *cloportes* lavés, & que vous ferez mourir dans le vin blanc : faites bouillir dans une suffisante quantité d'eau, & réduire à deux livres : passez : ajoûtez à la colature deux onces de *syrop de chicorée* composé avec la *rhubarbe*.

PRENEZ *racines d'ache & d'asperge*, de chaque une demi-once ; *feuilles de bourrache & de chicorée*, de chaque une demi-poignée ; de *sommités de petite centaurée*, une pincée : faites bouillir légérement dans une suffisante quantité d'eau,

&

& réduire à deux livres : paſſez : ajoûtez à la colature deux gros de *ſel de Glauber.*

PRENEZ de *racine de piſſenlit,* une once ; *quinquina & racine ſéche de gentiane,* de chaque un
gros ; *feuilles de pervenche & de fumeterre,* de
chaque une demi-poignée : faites bouillir dans
une ſuffiſante quantité d'eau, & réduire à deux
livres : paſſez : ajoûtez à la colature une once &
demie de *ſyrop de mercuriale.*

PRENEZ *racines d'oſeille & de fraiſier,* de chaque une demi-once ; *feuilles d'aigremoine, de
pimprenelle & de fumeterre,* de chaque une demi-
poignée : faites bouillir dans une ſuffiſante quantité d'eau, & réduire à deux livres : paſſez :
ajoûtez à la colature deux onces de *ſyrop de capillaire.*

PRENEZ *racines de houx & d'aſperge,* de chaque une once ; *feuilles de creſſon de fontaine &
ſommités de houblon,* de chaque une demi-poignée ; *feuilles de germandrée,* une pincée : faites
bouillir dans une ſuffiſante quantité d'eau, &
réduire à deux livres : paſſez : ajoûtez à la colature deux onces de *ſyrop de chicorée,* & une once
d'eau de fleurs d'orange.

PRENEZ *racines d'ache & de perſil,* de chaque
une demi-once ; *feuilles de cétérac & d'aigremoine,* de chaque une demi-poignée ; de *ſommités d'abſinthe,* une pincée : faites bouillir dans
une ſuffiſante quantité d'eau, & réduire à deux
livres : ajoûtez à chaque doſe de cet apozeme
une demi-once de *ſyrop des cinq racines.*

PRENEZ *racines de polypode & de garance,* de
chaque une demi-once ; *feuilles d'aigremoine,
de fumeterre & de marrube,* de chaque une demi-
poignée ; *ſommités de petite centaurée & de hou-*

blon, de chaque une pincée : faites bouillir dans une suffisante quantité d'eau , & réduire à deux livres : passez : ajoûtez à la colature deux onces de *syrop de chicorée* composé de *rhubarbe*.

BOUILLONS.

PRENEZ *racine séche d'aulnée* , deux gros ; *feuilles de chicorée* & *de cresson d'eau* , de chaque une demi-poignée : faites-les cuire avec un morceau de *mouton* , & y ajoûtez à la fin douze *cloportes* lavés & écrasés ; pour un bouillon , dans la premiere cuillerée duquel vous dissoudrez douze grains de *tartre chalibé* ; & on boira le reste par-dessus.

PRENEZ de *collet de veau* , une livre ; de *racines fraîches de patience* , une once ; de *racine d'aulnée* , un gros ; quatre *écrevisses de riviere* ; *feuilles de cresson de fontaine* & *de chicorée sauvage* , de chaque une demi-poignée ; douze *cloportes* lavés , & que vous ferez mourir dans le vin blanc : faites , selon l'art, du bouillon avec une quantité d'eau suffisante.

PRENEZ de *racine de patience sauvage* , une once ; de *racine séche de grande chelidoine* , un gros ; *feuilles de chicorée* & *de scolopendre* , de chaque une demi-poignée ; quatre *écrevisses de riviere* : faites du bouillon avec un *poulet*.

PRENEZ un *poulet :* vuidez & remplissez-le ensuite d'une poignée d'*orge mondé* & d'une demionce de *semences froides majeures* : faites bouillir , durant une heure, dans une suffisante quantité d'eau : ajoûtez quatre *écrevisses de riviere* ; *feuilles de bourrache* & *de cerfeuil* , de chaque une poignée : faites bouillir , pendant une demi-heure, dans un vaisseau bien fermé : passez avec

expreſſion : faites fondre dans la premiere cuillerée un demi-gros de *tartre martial.*

POUDRES.

PRENEZ de *curcuma*, un demi-gros ; de *ſel
d'abſinthe*, un ſcrupule : mêlez : faites , ſe.on
l'art , une poudre.

PRENEZ de *racine de carline* , un gros ; de *ſel
volatil de corne de cerf*, huit grains : mêlez.

BOLS.

PRENEZ d'*extrait d'abſinthe* , un demi-gros ;
rhubarbe & *quinquina* , de chaque un ſcrupule :
mêlez : faites un bol avec le *ſyrop d'abſinthe.*

PRENEZ *ſafran de Mars* , *écorce de Winter* ,
rhubarbe & *cloportes préparés* , de chaque douze
grains : faites un bol avec le *ſyrop de chicorée.*

OPIATS.

PRENEZ *ſafran de Mars* , *mercure doux* & *extrait de rhubarbe* , de chaque deux gros : mêlez :
faites un opiat avec le *ſyrop de fleurs de pêcher.*
La doſe ſera depuis un demi-gros juſqu'à deux
ſcrupules.

PRENEZ de *ſavon blanc* , deux onces ; *quinquina* & *ſafran de Mars* , de chaque deux gros ;
de *racine d'aulnée* , un gros : mêlez : faites un
opiat avec le *ſyrop d'abſinthe.* Chaque doſe peut
aller juſqu'à un gros.

PRENEZ *extrait de Mars* & *de fumeterre* , de
chaque une demi-once ; de *rhubarbe* , deux gros ;
de *réſine de jalap* , deux ſcrupules ; *æthiops minéral , cloportes préparés , tartre martial ſoluble* ,
de chaque un demi-gros ; *gomme ammoniac* &
borax , de chaque un gros : faites un opiat avec

le *syrop des cinq racines*. Chaque dose de cet opiat peut aller jusqu'à un gros.

PILULES.

PRENEZ de *savon de Venise*, une once ; de *borax*, une demi-once ; d'*aloës succotrin*, trois gros : mêlez : faites une masse de pilules. La dose sera depuis un scrupule jusqu'à deux.

COMMENTAIRES.

(1.) LE SAFRAN DES INDES , *curcuma ; terra merita*, est une racine d'un tissu serré, de couleur jaune, dont l'odeur est forte & désagréable, la saveur piquante & un peu amere : elle appartient à une plante du Levant, que M. Tournefort rapporte au genre du *cannacorus*. La dureté & la sécheresse excessives de ce médicament l'ont fait passer autrefois pour une espece de terre. On le compte au nombre des hépatiques les plus efficaces ; & on lui accorde la propriété de faire sortir les pierres biliaires qui se trouvent dans la vésicule du fiel. Cette racine se met encore dans les classes des remedes dépuratifs, des apéritifs, des diurétiques & des emménagogues. Par ces propriétés, elle est salutaire dans les pâles couleurs, la cachexie, la jaunisse, le scorbut, &c. La dose du safran des indes est depuis un scrupule jusqu'à deux en substance : il en entre le double dans l'infusion ou la décoction. Quoi qu'il en soit de ses vertus, il est plus fréquemment employé dans l'art de la teinture que par les médecins.

(2.) LA SCOLOPENDRE ou langue de cerf.

Lingua cervina officinarum , C. B. P. *Scolopendria vulgaris Tragi.*

Cette plante , qui approche beaucoup des plantes capillaires, par fa nature , fe met , avec raifon , dans les claffes des médicamens hépatiques & des tempérans. Elle eft tonique , apéritive , diurétique ; & fouvent elle refferre le ventre. Son ufage eft falutaire dans les maladies hypocondriaques, la cachexie , la jauniffe & l'hydropifie. On prefcrit jufqu'à une demi-poignée des feuilles pour chaque livre d'infufion & de décoction.

(3.) LE HOUBLON. *Lupulus mas & fœmina ,* C. B. P.

Tout le monde fait que les fleurs du houblon , qui ont une faveur amere , s'emploient dans la biere. Les jeunes pouffes & les fommités encore tendres fervent non-feulement en médecine ; mais les cuifiniers les emploient encore en guife d'afperges. Ces parties de la plante , ainfi que la fumeterre , ne font pas regardées comme les médicamens hépatiques les moins efficaces. On les reconnoît auffi pour remedes dépuratifs & anti-fcorbutiques ; & elles entrent dans les claffes des apéritifs & des diurétiques ; quelquefois même elles purgent. Ces propriétés font qu'on vante l'ufage du houblon dans les cas de démangeaifons , de dartres & des autres maladies de la peau. Les perfonnes hypocondriaques , vaporeufes , hyftériques , &c. fe trouvent bien d'en ufer. On prefcrit jufqu'à une poignée de houblon pour chaque livre de décoction ou d'infufion. On prend depuis deux onces jufqu'à quatre onces du jus exprimé. Les feuilles s'appliquent à l'exté-

rieur, & paſſent pour anodynes & réſolutives.

(4.) L'EUPATOIRE. *Eupatorium cannabinum*,
C. B. P. Eupatorium vulgare Dod. Pempt.

Les feuilles & les ſommités fleuries de cette
plante ont une ſaveur amere. Leur uſage n'eſt pas
auſſi commun qu'il devroit l'être ; & elles méritent d'être comptées au nombre des plus puiſſans
médicamens hépatiques & dépuratifs : on les met
auſſi dans la claſſe des remedes toniques. Elles
guériſſent la fiévre, même la fiévre quarte : elles
levent les obſtructions, &c. Auſſi les emploie-
r-on, avec ſuccès, dans la cachexie & les autres
vices du ſang, dans la jauniſſe & les embarras au
foie. Leur uſage eſt ſalutaire aux perſonnes ſujettes à des enflures œdémateuſes, & qui ont de
la diſpoſition à devenir hydropiques. Elles provoquent les régles, & ſont d'un grand ſecours
dans le traitement des maladies de la peau. On
prépare des décoctions de feuilles & de ſommités
d'eupatoire ; & il entre juſqu'à une poignée de
cette plante dans un bouillon, dans chaque livre
d'eau & de petit-lait. On fait prendre depuis
deux juſqu'à quatre onces du jus exprimé des
feuilles & ſommités. L'eupatoire s'emploie auſſi
à l'extérieur : elle ſe met au nombre des plus
puiſſans médicamens réſolutifs, & s'applique,
avec ſuccès, ſur le *ſcrotum* & les cuiſſes, quand
ces parties ſont œdémateuſes.

(5.) L'EUPATOIRE DE MESUÉ *Ageratum foliis
ſerratis, C. B. P. Ptarmica lutea ſuave olens, Inſt.
rei herb. Eupatorium Meſue. Trag.*

Cette plante aromatique, dont la ſaveur approche de l'amertume, eſt rarement preſcrite

par les médecins. Cependant elle possede la vertu hépatique à un degré qui devroit empêcher de la négliger. D'ailleurs on la reconnoît pour stomachique, vermifuge & emménagogue. Plusieurs la regardent encore comme céphalique & l'emploient dans cette qualité contre les maladies des nerfs & du cerveau. Les sommités fleuries d'*ageratum* peuvent s'ordonner en infusion & en décoction : il y en entrera jusqu'à une ou deux poignées. On met aussi les feuilles au nombre des remedes résolutifs externes.

Outre cette eupatoire de Mesué & l'eupatoire d'Avicenne, il y a encore une autre plante à laquelle les Grecs avoient donné ce nom ; c'est l'aigremoine dont j'ai parlé ci-dessus.

(6.) L'HÉPATIQUE COMMUNE. *Hepatica terrestris Gerard. Lichen petreus latifolius, sive hepatica fontana, C. B. P.*

Cette espece de lichen que ses salutaires effets dans les maladies du foie ont fait nommer *hépatique*, & que l'on dit propre à favoriser la sanguification, est rarement employée aujourd'hui. Cependant son usage ne paroît pas sans succès dans les embarras du foie & des autres visceres. On peut aussi la mettre dans la classe des dépuratifs. Ces propriétés la font recommander dans le traitement des maladies de la peau. Elle paroît encore posséder la vertu vulnéraire, au moyen de laquelle son usage semble être utile aux personnes phthisiques. L'hépatique commune se prescrit en décoction, depuis une demi-poignée jusqu'à une poignée, pour un bouillon, ou par livre d'eau.

Il y a une autre plante aussi connue que celle-

Mm iv

ci, qui porte le même nom d'*hépatique ; nous en avons parlé ci-dessus.

(7.) Le politric. *Polytrichum officinarum. Trichomanes, seu polytrichum, C. B. P.*

Cette plante se met, ainsi que l'adiante & les autres capillaires, dans la classe des médicamens tempérans hépatiques Ce ne sont pas seulement les obstructions du foie que le polytric guérit d'une maniere douce, mais encore celles de la rate & des autres visceres du bas-ventre. Enfin il est particuliérement consacré aux maladies de la poitrine, & s'emploie principalement quand il faut diviser une humeur visqueuse adhérente aux poumons. On prescrit communément jusqu'à une demi-poignée de polytric, pour préparer une livre d'infusion.

(8.) Le cétérac, ou l'herbe dorée. *Ceterach officinarum, C. B. P. Asplenium, sive ceterach, J. B.*

On met cette plante au nombre des herbes capillaires qui ne sont pas les moins efficaces. Elle a des succès comme tempérante & hépatique : elle procure du soulagement dans les cas de gonflement à la rate ; & les personnes qui toussent, qui sont phthsiques, & qui crachent du sang, se trouvent bien de son usage. La maniere de l'administrer est la même que celles des autres capillaires.

(9.) L'aloes. *Aloë.*

Ce médicament est le suc épaissi & devenu solide d'une plante qui porte le même nom : c'est une substance gommeuse & résineuse, extrêmement amere, & qui a une odeur très désagréable : Elle découle par incision de la tige de la plante, ou on l'exprime de ses feuilles & on la fait ensuite sécher au soleil. Il se trouve, comme l'on sait, dans le commerce trois especes d'aloës ; savoir l'aloës succotrin qui reçoit ce surnom de celui d'une isle de l'Arabie où on le recueille ; l'aloës hépatique, ainsi appellé, parcequ'il a la couleur du foie ; enfin l'aloës caballin qui est le plus grossier & le plus fétide, dont les maréchaux seuls se servent. La premiere espece est pure ou la plus purgée de matieres étrangeres, & la plus efficace. On la vante beaucoup comme propre à faire disparoître les obstructions du foie & de la matrice : elle est du nombre des purgatifs les plus violens : elle rétablit les fonctions de l'estomac, chasse les vers du corps, & est anti-septique. En un mot, on lui donne les plus grands éloges, & on la repréfente comme le plus sûr remede dans les maladies chroniques qui ont pour cause l'atonie ou quelque embarras dans des vaisseaux. C'est aussi le médicament emménagogue le plus efficace, & qu'on peut employer, quand on a fait inutilement usage de tous les autres moyens que l'art fournit. Qu'on ne croie cependant pas l'aoës un remede incapable de faire du mal. Il ne faut pas que les femmes grosses, les personnes qui sont dans le marasme, & sujettes aux hémorrhagies, ou dont les visceres ont beaucoup de chaleur, fassent usage de cette substance. L'aloës succotrin, ainsi que l'aloës hépatique qu'on peut substituer au premier, se prend pour purger, depuis dix grains jusqu'à un demi-gros, sous la forme de bol ou de pilules. On ne doit pas passer cette derniere dose, comme quelques auteurs osent le conseiller, l'excès de l'aloës étant ou inutile ou nuisible. La plûpart des pilules purgatives officinales empruntent leurs propriétés de l'aloës dont l'efficacité est encore augmentée par l'association des autres médicamens purgatifs. Lorsqu'on fait prendre de l'aloës, pour remplir une autre indication que celle de purger, il se prend sous la même forme, c'est-à-dire, en pilules ou en bol, mais à plus petite dose, comme d'un ou deux grains jusqu'à six ou huit grains. Son usage ainsi continué quelque temps est estimé très avantageux : mais l'aloës lavé, dont nous parlerons bientôt, mérite la préférence. On fait également cas de l'aloës appliqué à l'extérieur : employé de cette maniere, il passe pour un des plus puissans anti-septiques, & sert avec succès, dans le traitement des ulceres. En outre, il entre dans les épithêmes purgatifs & vermifuges qui se préparent pour les enfans. Voyez *Elixir de propriété*, *Pilules angéliques*, *Teinture d'aloës*, &c.

(10.) LES EAUX DE BOURBON-L'ARCHAMBAULT. *Aquæ Borbonienses Arcimbaldicæ.*

Bourbon-l'Archambault, où se trouvent ces eaux, est un bourg du Bourbonnois, à six lieues de la ville de Moulins, du côté de l'ouest, & à soixante-cinq lieues de Paris. Elles sont extrêmement chaudes, & conservent long-temps leur chaleur : elles semblent, étant chaudes, avoir une saveur bitumineuse ; mais lorsqu'elles sont réfroidies, on leur trouve une légere acidité. Ces eaux se mettent au nombre des médicamens laxatifs : elles levent les obstructions, & principalement celles du foie : elles favorisent l'écoulement des urines ; on les reconnoît aussi pour stomachiques & fortifiantes. Par ces propriétés, les eaux de Bourbon-l'Archambault sont salutaires dans les cas de jaunisse, à ceux qui ont des pierres dans la vessie ou les reins, & utiles aux perſonnes dont les nerfs ont ſouffert de quelque bleſſure. Elles font ceſſer le vomiſſement & diarrhée,& débarraſſent l'eſtomac des humeurs de mauvaiſe qualité, qui y ſéjournent. On boit depuis une livre juſqu'à quatre livres de ces eaux. Il ne faut pas en prendre une trop grande quantité à la fois, de peur qu'elles ne faſſent vomir. Il eſt très commun de faire uſage des eaux de Bourbon-l'Archambault à l'extérieur, ſoit en bain, ſoit en douche : on applique auſſi les boues de ces eaux. Employées de ces diverſes manieres, elles ont la réputation d'être un des remedes externes réſolutifs & fortifians les plus efficaces. Auſſi leur uſage convient-il très fort dans les cas de paralyſie, tant celle qui eſt la ſuite de l'apoplexie, que celle qui vient après des coliques de quelque nature qu'elles ſoient. Elles font le remede du tremblement & de la foibleſſe des membres, produiſent de bons effets dans les rhumatiſmes : enfin elles font très propres à diſſiper les incommodités qui reſtent après les contuſions, les bleſſures, les entorſes, les luxations, les fractures.

(11.) LE SYROP DE MERCURIALE, ou de gentiane. *Syrupus mercurialis vel de gentianâ.*

On prépare ce ſyrop avec le jus de la mercuriale, de la bugloſe, de la bourrache & de la racine d'iris, qu'on retire de ces plantes par expreſſion, & qu'on mêle avec ſoin; enſuite on y met infuſer, durant vingt-quatre heures, de la racine de gentiane : on fait, avec la colature & du ſucre, en ſuivant les regles de l'art, le ſyrop dont il s'agit. Ce ſyrop paſſe pour un excellent remede dépuratif & hépatique : il rétablit les forces de l'eſtomac, quoiqu'il relâche un peu le ventre. On

le met auſſi dans la claſſe des remedes anti-hyſtériques & emménagogues : fort ſouvent les aſthmatiques & les goutteux ſe ſont bien trouvés d'en
avoir uſé : enfi on le fait prendre avec ſuccès,
aux perſonnes dont le ventre eſt très reſſerré. La
doſe de ce ſyrop eſt depuis une demi-once juſqu'à une once & demie.

(12.) L'ALOES LAVÉ que peu de gens connoiſſent eſt un excellent remede : on diſſout une livre
d'aloës ſuccotrin dans cinq livres d'eau chaude, à
laquelle on a mêlé une livre de ſuc de citron bien
dépuré : on laiſſe cette diſſolution un ou deux
jours dans un vaiſſeau de verre pour qu'elle dé-
poſe ſa partie réſineuſe avec ſon marc : on verſe
enſuite la liqueur par inclination dans un autre
vaſe, & on la fait évaporer à un petit feu juſqu'à la
conſiſtance d'extrait. On donne cette préparation
avec beaucoup moins de danger aux étiques, aux
femmes groſſes & à ceux qui ſont ſujets aux hémorrhagies : on la donne comme apéritive & hépatique depuis un grain juſqu'à quatre, & dans la
vue de purger, de huit à quinze grains : c'eſt cette
préparation d'aloës que Sthal employoit pour ſes
pilules ſi eſtimées de ſon temps, & qu'on a preſque oubliées aujourd'hui, je n'en ſais pas la raiſon.

LES BECHIQUES

OU PECTORAUX ADOUCISSANS.

LES poumons, ainſi que les autres viſceres,
ſont ſujets, comme tout le monde ſait, à des
maladies de différentes eſpeces : c'eſt pourquoi
les médicamens, qui ſont conſacrés au traitement

des maux de poitrine, font de trois efpeces. Les
uns font fournis pas les claſſes des remedes adouciſſans & des anodyns; on les nomme *béchiques*.
On diſtingue enfuite les remedes béchiques vulnéraires, déterſifs & aſtringens. Les derniers
font les remedes que l'on choiſit dans les claſſes
des réſolutifs & des inciſifs. On doit regarder les
pectoraux adouciſſans, dont il s'agit dans cet article, comme les plus communs & les plus uſités.
Ils s'emploient très fréquemment, tant pour calmer les douleurs de poitrine, que pour faciliter
l'expectoration. Il ne faut cependant pas taire que
pluſieurs, même des plus habiles médecins, refufent de leur croire toute l'efficacité qu'on leur
attribue; & il faut l'avouer, il n'eſt pas bien certain que les tifanes, les juleps, les émulſions, les
loochs, les fyrops & les autres remedes du même
genre, dont les malades prennent peut-être plus
qu'il n'eſt à propos, aient plus de vertus que l'eau
la plus ſimple, qui, comme véhicule, leur ſert
de baſe. Mais, quoi qu'il en ſoit de ces difputes
qu'il n'entre pas dans notre plan d'expoſer plus
au long, nous n'héſiterons pas à avancer que les
médicamens pectoraux adouciſſans ne font point
du tout inutiles dans les maladies de la poitrine accompagnées de chaleur, de toux & de douleur, pourvu toutefois qu'on les faſſe prendre
avec circonfpection & à propos.

MÉDICAMENS SIMPLES.

Les racines de régliſſe (¹), de guimauve, de
nénuphar, de tuſſilage, de rave (²), de navet (³), de polypode.

Les feuilles de bourrache, de buglofe, de cynogloffe, de pulmonaire (4), de choux (5), de
pied-de-chat (6) ; l'adiante (7) & les autres capillaires.

Les fleurs de mauve, de guimauve, de nénuphar, de bouillon-blanc, de tuffilage (8), de coquelicot (9), de violette, de choux.

Les femences froides majeures, les femences
de pavot blanc, de *paliurus*, de *pfyllium* (10).

Le riz, le gruau, l'orge, l'aveine (11)... les
pignons (12), les amandes douces, les piftaches (13)... les têtes de pavot blanc... les raifins fecs (14), les fébeftes (15), les pruneaux (16),
les figues, les dattes (17), les jujubes (18), le
carrouge (19), la pomme de reinette.

La gomme arabique, la gomme adragant (20),
la gomme ammoniac, le fucre (21).

Le miel (22), les œufs, les poumons de veau
ou le mou de veau, le blanc de baleine... le lait
d'âneffe, le lait de jument, &c... les écreviffes
de riviere, les grenouilles, la tortue, les limaçons.

MÉDICAMENS OFFICINAUX.

L'EAU de lys (23), de bourrache, de buglofe,
de coquelicot, de tuffilage, de nénuphar, de
rofes pâles.

Le fyrop de capillaire (24), de guimauve (25),
de tuffilage (26), de pied-de-chat (27), de coquelicot, de pavot blanc, de violette (28), de
karabé.

L'huile d'amandes douces, l'huile de lin...

le mucilage ([29]), le mucilage des femences de coing, de graines de lin, de graines de *pfyllium*... le jus de réglifle blanc & noir... le fucre candi ([30]), le fucre d'orge ([31]), le fucre de lait ([32]).

Les tablettes béchiques ([33]), les tablettes de guimauve ([34])... la conferve de fleurs de violette... les pilules de cynoglofle.

MÉDICAMENS MAGISTRAUX.

HYDROMEL.

PRENEZ de *miel de Narbonne*, depuis deux onces jufqu'à quatre : faites bouillir dans quatre livres d'eau, jufqu'à ce que le miel ait jetté ce qu'il contient de matiere étrangere : paffez.

PRENEZ de *raifins fecs* fans pépins, deux onces : faites bouillir dans trois livres de *décoction d'orge*, & réduire à deux livres : paffez : ajoûtez à la colature deux onces de *miel de Narbonne* : faites bouillir, jufqu'à ce que la liqueur foit fuffifamment écumée.

PRENEZ *racine de navet*, deux onces : faites-les cuire dans ce qu'il faut d'eau, pour en avoir deux pintes, que vous paflerez pour l'ufage : vous ajoûterez à chaque verrée chaude un ou deux gros de bon *miel*.

TISANES.

PRENEZ de *feuilles de chou rouge*, deux poignées : faites bouillir dans quatre livres d'eau : paflez : ajoûtez à la colature deux onces, ou plus, de *miel* écumé.

PRENEZ d'*orge lavé*, une poignée ; vingt-quatre *jujubes* ; une demi-once de *raisins sans pépins* :
faites bouillir dans une suffisante quantité d'eau,
& réduire à quatre livres : ajoûtez, vers la fin de
la décoction, une demi-poignée de *fleurs de coquelicot*.

PRENEZ de *racine de guimauve*, une once ; de
capillaire, une poignée ; six *dattes* sans les
noyaux, ou six *figues* : faites bouillir dans une
suffisante quantité d'eau, & réduire à quatre
livres.

PRENEZ de *navet*, une once & demie ; de
têtes de pavot blanc, deux gros ; de *fleurs de tussilage* & *de pied-de-chat*, de chaque une poignée ;
de *réglisse*, deux gros : mettez infuser dans six
livres d'eau bouillante.

PRENEZ *racines de nénuphar* & *de guimauve*,
de chaque deux onces ; de *feuilles de tussilage*,
une poignée : faites bouillir dans une suffisante
quantité d'eau, & réduire à six livres : ajoûtez,
sur la fin, une poignée de *feuilles de cétérac*.

JULEPS.

PRENEZ *eau de bourrache* & *de coquelicot*, de
chaque trois onces ; de *syrop de guimauve*, une
once : mêlez.

PRENEZ de *décoction d'orge*, quatre onces ;
d'*eau de roses*, deux onces ; de *syrop de tussilage*,
une once ; mêlez ; pour un julep.

VERRÉES.

PRENEZ un *jaune d'œuf* cuit à la coque, &
deux gros de *sucre* : délayez dans huit onces d'eau
bouillante ; pour une boisson que l'on nomme un
lait de poule.

PRENEZ

PRENEZ *fleurs de mauve* & *de bouillon blanc*, de chaque une pincée : versez dessus six onces d'eau bouillante : passez : ajoûtez à la colature une once de *syrop de coquelicot*.

PRENEZ *fleurs de mauve* & *de pied-de-chat*, de chaque une demi-poignée : mettez infuser légérement dans six onces d'eau bouillante : passez : faites dissoudre dans la colature un demi-gros de *blanc de baleine* : ajoûtez *huile d'amandes douces* & *syrop violat*, de chaque une demi-once ; pour une verrée.

PRENEZ d'*eau-de-vie*, à laquelle on a fait prendre flamme, deux cuillerées ; *huile d'amandes douces* & *miel de Narbonne*, de chaque une once : mêlez ; pour prendre avant l'heure ordinaire du sommeil.

EMULSIONS.

PRENEZ de *semences froides* majeures, deux gros ; des *amandes douces*, au nombre de quatre : pilez le tout dans un mortier, en versant dessus peu-à-peu six onces d'*eau de coquelicot* : ajoûtez *syrop de guimauve* & *de pavot blanc*, de chaque une demi-once.

PRENEZ des *amandes douces*, au nombre de quatre ; *semences froides majeures* & *semences de pavot blanc*, de chaque deux gros : broyez le tout, suivant les régles de l'art, en y mêlant six onces d'*eau de lys*, ou de décoction de *jujubes* : passez : délayez dans la colature une once de *syrop de nénuphar*, ou de tussilage.

AMANDÉ.

PRENEZ des *amandes douces* dépouillées de leur écorce, deux onces : pilez dans un mortier,

Tom. I.   N n

en y versant peu-à-peu une livre de *décoction d'orge* : passez avec expression : ajoûtez à la colature une once & demie de *sucre blanc* : faites un amandé ; c'est ce que l'on nomme l'*orgeat*.

DÉCOCTION.

Prenez quatre *figues grasses*, & autant de *dattes* sans leur noyau ; de *raisins sans pépins*, une demi-poignée : faites bouillir dans une quantité suffisante de *petit-lait*, & réduire à une livre : passez : partagez la colature pour deux doses égales.

LOOCHS.

Prenez *huile d'amandes douces* & *sucre d'orge*, de chaque trois onces : mêlez dans un mortier, jusqu'à ce qu'il s'en soit formé une liqueur laiteuse.

Prenez d'*huile d'amandes douces*, quatre onces ; de *syrop de guimauve*, deux onces ; de *syrop diacode*, depuis une demi-once jusqu'à une once ; de *sucre candi*, deux gros : mêlez le tout avec soin.

Prenez de *blanc de baleine*, jusqu'à un ou même deux gros : faites-le dissoudre dans un mortier, avec un *jaune d'œuf*, en les remuant : ajoûtez *huile d'amandes douces* & *syrop violat*, de chaque une once.

Prenez un *jaune d'œuf* ; *huile de lin* & *eau de coquelicot*, de chaque deux onces ; *syrop de tussilage*, une once : mêlez dans un mortier de marbre, & ajoûtez deux gros d'*eau de fleurs d'orange*.

Prenez de *gomme adragant* réduite en poudre, vingt grains ; de *lait d'amandes douces*, six onces : mêlez dans un mortier, en agitant pendant quelque temps : ajoûtez *syrop de guimauve & huile d'amandes douces*, de chaque une once ; pour un looch connu sous le nom de *looch blanc*, qu'on peut aromatiser avec un ou deux gros d'*eau de fleurs d'orange*.

PRENEZ de *semences de psyllium*, une demi-once ; *semences de coing & de pavot blanc*, de chaque un gros ; d'*eau de roses*, quatre onces : mettez infuser chaudement, selon l'art, afin d'en extraire le mucilage : ajoûtez une once de *sucre tors* ; pour un looch.

PRENEZ de *raisins sans pépins*, une livre ; de *jujubes*, une demi-livre : faites bouillir dans une suffisante quantité d'*eau d'orge* : passez : ajoûtez à la colature *miel* purifié par la despumation, & *sucre*, de chaque deux onces : faites bouillir, à un feu doux, en consistance de syrop.

APOZEMES.

PRENEZ d'*orge mondé*, une once ; *jujubes & raisins sans pépins*, de chaque une demi-once ; de *feuilles de bourrache*, une poignée ; *semences de pavot blanc* pilées, une once, dont vous ferez un nouet : faites bouillir, selon l'art, dans une quantité d'eau suffisante, & réduire à deux livres : passez : ajoûtez à la colature deux onces de *syrop de guimauve*.

PRENEZ de *riz lavé*, une demi-once : faites-le crever dans suffisante quantité d'eau bouillante, & réduire à deux livres : sur la fin, ajoûtez *réglisse* concassée & *racine de guimauve séchée*, de chaque un gros ; *capillaire & fleurs de tussilage*, de chaque une pincée : passez : ajoûtez à la colature deux onces de *syrop de coquelicot*.

PRENEZ *racines de guimauve* & *de nénuphar*, de chaque une once ; de *semences froides majeures*, une once, dont vous ferez un nouet ; *semences de lin* & *de pavot blanc*, de chaque une demi-once, dont vous ferez également un nouet : faites bouillir dans une suffisante quantité d'eau, & réduire à quatre livres : un moment avant que d'éloigner du feu la décoction, ajoûtez une poignée de *fleurs de bouillon-blanc* : passez : ajoûtez à la colature deux onces de *syrop de guimauve*.

PRENEZ de *raves* coupées par tranches, une demi-livre ; de *feuilles de cynoglosse*, une poignée ; de *raisins sans pépins*, une once : faites bouillir dans une suffisante quantité d'*eau d'orge*, & réduire à quatre livres : lorsque la décoction sera près d'être faite, ajoûtez de *fleurs de coquelicot*, une demi-poignée : passez : faites fondre dans la colature deux onces de *sucre candi*.

BOUILLONS.

PRENEZ de *poumon de veau*, une livre ; de *feuilles de chou pommé rouge*, une poignée ; de *feuilles de bourrache*, une demi-poignée ; de *tête de pavot blanc*, un gros : faites bouillir, selon l'art, dans une suffisante quantité d'eau.

PRENEZ un *poulet* : mettez dans son ventre une poignée d'*orge mondé*, & une demi-once de *semences de pavot blanc* : faites bouillir dans une suffisante quantité d'eau, durant l'espace de deux heures : ajoûtez *feuilles de pulmonaire* & *de capillaire*, de chaque une demi-poignée ; de *fleurs de bouillon-blanc*, une pincée.

PRENEZ *feuilles de bourrache* & *de pimprenelle*, de chaque une poignée : faites un bouillon avec la chair, le cœur, le foie & le sang d'une *tortue*, & la moitié d'un *poulet*.

PRENEZ douze *limaçons de vignes* bien lavés ; pilez-les avec leurs coquilles, & enfermez-les dans un nouet : jettez les dans l'eau bouillante, & laissez les infuser trois ou quatre minutes : ôtez le nouet lorsque la liqueur sera refroidie ; & vous aurez deux prises de bouillon, pour le matin & le soir. On peut donner avant celle du matin une ou deux gouttes de *baume de la Mecque*, sous la forme de pilule.

B O L.

PRENEZ de *blanc de baleine*, deux scrupules ; de la masse des *pilules de cynoglosse*, un ou deux grains ; *sucre*, & *huile d'amandes douces*, de chaque une quantité suffisante pour former un bol.

O P I A T.

PRENEZ de *blanc de baleine*, un gros ; de *cire jaune*, deux gros ; d'*huile d'amandes douces*, une once : rendez le tout fluide, au moyen du feu ; & lorsque le mêlange sera refroidi, ajoûtez-y une once & demie de *conserve de roses* ; de *miel*, une once : mêlez, avec exactitude, dans un mortier ; pour faire un opiat dont la dose sera jusqu'à un ou même deux gros.

COMMENTAIRES.

(1.) LA REGLISSE. *Glycyrrhiza siliquosa*, *vel Germanica*, *C. B. P. Liquiritia Brunf.*

Presque personne n'ignore que la racine de cette plante, qui a une saveur douce & agréa-

ble , est de l'usage le plus commun pour diminuer la chaleur de la poitrine , & favoriser l'expectoration : outre cela , elle relâche le ventre ,
& fait uriner. C'est pourquoi on fait entrer cette
racine concassée dans toutes les tisanes. Sa dose
est depuis un demi - gros jusqu'à un gros pour
chaque livre d'eau : il suffit de la faire infuser,
parcequ'elle contracte en bouillant un mauvais
goût. En suivant différens procédés , on prépare,
avec cette racine , un suc ou un extrait sec blanc,
& un autre noir, qui se vendent par-tout , &
qui ont les mêmes vertus que la racine. Pour
préparer le suc de réglisse blanc , on fait fondre
du sucre & de la gomme de Senégal dans une
infusion de réglisse , que l'on met ensuite évaporer , jusqu'à consistance d'extrait ; ensuite ce mêlange se réduit en poudre qui se mêle avec du
blanc d'œuf battu , en agitant le tout , jusqu'à
ce qu'il soit devenu d'un blanc de neige. Pour
avoir le suc de réglisse noir , on fait fondre ensemble , dans de l'eau , de l'extrait de reglisse ,
de la gomme Arabique & du sucre ; & ce mêlange se met en évaporation , jusqu'à ce qu'il ait
acquis la consistance d'extrait. Quelques-uns y
ajoutent de la poudre des racines d'aulnée &
d'Iris de Florence , avec un peu d'huile essentielle.

(2.) LA RAVE. *Rapa sativa , rotunda (& ob-
longa) , C. B. P.*

Ces deux especes de raves ne s'emploient pas
seulement comme aliment ; elles servent encore
pour adoucir les humeurs âcres qui se jettent sur
la poitrine , pour diminuer l'enrouement , & calmer la toux. On les prend en décoctions , pour
lesquelles on ordonne jusqu'à une once de rave

pour chaque livre d'eau. On fait, avec cette racine cuite, un cataplasme résolutif qui s'applique, avec succès, sur les testicules enflés.

(3.) LE NAVET. *Napus sativa*, *C. B. P.*

Le navet a les mêmes vertus que la rave : il s'emploie encore plus souvent qu'elle, sous la forme de tisane, d'apozème, de bouillon ; qui se font avec les mêmes doses. Le navet, appliqué à l'extérieur, passe pour être résolutif & digestif ; mais rarement s'en sert-on pour remplir ces indications.

(4.) LA PULMONAIRE. *Pulmonaria Italorum ad buglossum accedens*, *J. B.*

Les feuilles de cette plante se mettent au nombre des béchiques adoucissans ; & leur usage convient dans toutes les maladies du poulmon qui sont accompagnées de douleur & de chaleur. On la prescrit souvent, ainsi que la bourrache & la buglose dont elle approche par la nature & les vertus, pour faire les bouillons de poulet & de mou de veau, qui sont d'usage dans les maladies de poitrine.

Je dois faire remarquer, en passant, qu'il y a d'autres plantes que celle dont il s'agit ici, qui portent le surnom de *pulmonaire*, & qui sont fort différentes, comme la pulmonaire d'arbre qui doit être rapportée au genre des *lichen*, & dont nous aurons occasion de parler, & la pulmonaire de France, qui est une espece d'*hieracium*, & qu'on n'emploie pas en médecine.

(5.) LE CHOU ROUGE POMMÉ. *Brassica capitata rubra*, *C. B. P.*

Quoique toutes les especes de ce genre, qu'on cultive dans les jardins potagers, aient presque les mêmes vertus, cependant l'espece, dont il s'agit ici, est plus fréquemment ordonnée par les médecins. Le chou rouge n'est pas un des médicamens béchiques adoucissans le moins estimé ; & il passe pour un remede laxatif. Ces propriétés le font employer pour guérir la toux, & favoriser l'expectoration : il est principalement salutaire, quand le ventre est resserré. On le croit encore vulnéraire & détersif principalement à l'égard du poumon : Boerhaave prétend avoir guéri une phthisie confirmée avec la seule décoction du chou rouge, à laquelle il avoit ajouté un peu de sel & du suc d'orange. On prescrit jusqu'à une poignée de ses feuilles, pour faire une livre de decoction ou un bouillon. On peut boire jusqu'à une once & même deux de jus exprimé du chou rouge.

(6.) LE PIED-DE-CHAT. *Hispidula sive pes cati officinarum. Elychrisum montanum flore rotundiore, Inst. rei herb.*

Les fleurs de cette plante qui est couverte de duvet, se mettent dans la classe des médicamens béchiques ; & on dit que les personnes qui toussent, se trouvent bien de leur usage. On les prend en infusion, comme du thé, ou on en prépare un syrop dont nous aurons occasion de parler.

(7.) LE CAPILLAIRE DE MONTPELLIER. *Adiantum foliis coriandri, C. B. P.*

Le capillaire de Canada. *Adiantum Canadense, vel fruticosum Brasilianum, C. B. P.*

Ces deux especes de capillaires, qui sont du plus fréquent usage, tant dans les maladies aiguës, que dans les maladies chroniques, passent pour pectoraux. On les met dans la classe des tempérans ; & on leur reconnoît même une vertu apéritive , au moyen de laquelle elles font , dit - on , utiles aux hypocondriaques. Nous laiffons à d'autres le foin de rechercher fi ces grandes propriétés des capillaires , qu'ont vantées , avec beaucoup trop de chaleur, ceux qui ont fait l'éloge de ce médicament , ne font pas plutôt dûes à l'eau dans laquelle fe fait l'infufion, qu'aux capillaires mêmes. Ces plantes fe prennent infufées comme du thé , mais à une dofe plus forte ; ou bien on en fait bouillir légérement , jufqu'à une poignée , dans quatre livres d'eau, pour fervir de tifane. On ne doit pas ignorer qu'il y a encore d'autres efpeces de capillaires, qui font le capillaire blanc & le capillaire noir ; nous en parlerons ailleurs fous ces différens noms.

(8.) LE TUSSILAGE, ou pas d'âne. *Tuffilago vulgaris*, C. B. P.

Les fleurs de cette plante , qui font très petites, & fes racines , ne font pas les médicamens les moins eftimés dans le nombre des béchiques adouciffans. On vante principalement les fleurs pour guérir la toux & les affections catarrhales dans les cas où l'expectoration fe fait difficilement : elles ne font pas moins falutaires aux afthmatiques. On en prépare des décoctions , des infufions ; & , pour l'ordinaire , on en prefcrit jufqu'à une ou deux poignées pour chaque livre d'eau. Il fe fait avec la même partie de la plante , un fyrop dont nous aurons occafion de parler dans la fuite. Il y a auffi une eau diftillée ; mais, fi je ne me trompe , elle a peu de vertu. Quant à la racine de tuffilage , celle qui eft récemment tirée de la terre , s'ordonne en décoction , depuis une demi - once jufqu'à une once pour chaque

livre d'eau. Plusieurs personnes phthisiques &
asthmatiques fument des fleurs & des feuilles de
tussilage, comme on fume du tabac ; & peut-
être ce remede a-t il quelque bon effet.

(9.) Le coquelicot. *Papaver erraticum majus, Rheas Dioscorid. & Theophrast. C. B. P.*

On met, avec raison, les fleurs de cette
plante au nombre des médicamens béchiques
adoucissans : elles entrent dans la classe des diaphorétiques ; & on leur reconnoît une vertu anodyne. C'est pourquoi elles méritent les plus
grands éloges, par leurs heureux effets dans les
maladies de la poitrine, & sur-tout dans les affections catarrhales, la difficulté d'uriner, le rhumatisme & les autres maladies qu'accompagnent
la douleur & l'insomnie. Il s'en fait des infusions
& des tisanes ; & pour cela on prescrit jusqu'à
une ou deux poignées pour chaque livre d'eau :
on en prend aussi comme du thé. L'eau distillée
de coquelicot ne paroît pas être sans vertu ; mais
on fait plus de cas du syrop dont nous aurons
occasion de parler.

(10.) L'herbe-aux-puces. *Psyllium majus
erectum, C. B. P.*

Les semences de cette plante, qui sont extrêmement petites & formées d'une matiere mucilagineuse, s'emploient en médecine, ainsi que
la graine de lin & celle du coing, comme médicamens adoucissans, & qui conviennent très fort
dans les maladies de la poitrine & des reins. Il
en entre jusqu'à un & même deux gros dans les
émulsions : elles servent aussi en décoction ; on
en prescrit depuis deux gros jusqu'à une demi-
once pour chaque livre d'eau. Quand on en fait
macérer environ une livre, pendant vingt-quatre

heures, dans six livres d'eau chaude, on a une
liqueur qui file & est visqueuse comme du blanc
d'œuf : elle se nomme le *mucilage de Psyllium*.
Ce médicament se prend par cuillerée, comme
du looch, dans le cas d'enrouement, d'ardeur
& de sécheresse à la gorge, de toux, de crachement de sang, de dyssenterie, de difficulté d'u-
riner, de gonorrhée, &c. Il entre depuis deux
jusqu'à trois onces de ce mucilage dans les lavemens adoucissans qui sont d'usage pour le traitement de la dyssenterie & des épreintes. En outre, il s'emploie, avec succès, à l'extérieur, pour
guérir les gerçures des lévres, de la langue,
des mamelles, les écorchures & excoriations,
l'ophthalmie séche, la brûlure, &c.

(11.) L'AVEINE BLANCHE. *Avena vulgaris
alba*, *C. B. P.*

L'aveine noire. *Avena vulgaris nigra*, *C. B. P.*

On emploie indifféremment, en médecine,
ces deux especes d'aveines, qui sont également
formées d'un mucilage particulier. On les met
dans la liste des béchiques adoucissans ; & elles
ne sont pas les moins estimées des remedes tempérans. Par ces propriétés, elles calment la toux,
remédient à l'enrouement & à l'âpreté de la
gorge, soulagent les phthisiques & ceux qui
sont dans le marasme : on en recommande aussi
l'usage pour faire passer le lait des femmes nouvellement accouchées. Elles s'emploient en décoction ; & on prescrit, pour la faire, depuis
une demi-once jusqu'à une once pour un bouillon ou pour deux livres de tisane. On prépare,
avec l'aveine, une crême, ainsi qu'avec l'orge &
le riz ; mais elle se fait encore plus facilement
avec du gruau d'aveine, qui n'est autre chose

que l'aveine mondée de son écorce, & concassée. Avec deux onces de gruau, un jaune d'œuf,
du sucre & une suffisante quantité d'eau, on
prépare, au moyen de la cuisson, une potion
qui sert pour deux doses, & dont les personnes
qui sont dans le marasme, se trouvent très bien.
Outre cela, la farine d'aveine entre dans les cataplasmes résolutifs & maturatifs.

(12.) LES PIGNONS DOUX. *Nuclei pinei.*

On met dans la liste des médicamens adoucissans les pignons doux, ou plutôt la noix qu'on
retire de leur enveloppe ligneuse : ils sont aussi
reconnus pour analeptiques. Leur usage convient
dans la toux, dans la chaleur de poitrine, & est
utile dans la difficulté d'uriner : enfin il semble
augmenter le lait aux nourrices. Les pignons
doux se prennent en émulsion ; on en prescrit
depuis deux gros jusqu'à trois. Il ne faut pas
faire usage de ceux qui sont rances ; ils pourroient faire beaucoup de mal.

(13.) LES PISTACHES. *Pistacia nuces.*

Ce sont les fruits d'une espece de térébinthe
très connue, qui font plutôt partie des alimens
que des médicamens. Cependant on les emploie
quelquefois comme béchiques adoucissans ; & ils
ne font point inutiles dans la phthisie, la difficulté d'uriner, &c. On leur donne aussi place
parmi les analeptiques. Par ces qualités, leur
usage convient aux personnes maigres, & qui
sont dans le marasme. On a coutume d'ordonner depuis dix jusqu'à douze pistaches pour chaque livre d'émulsion.

(14.) LES RAISINS SECS. *Passulæ. Uva passa.*

Ces raisins, & principalement ceux de Damas, ne sont pas seulement un aliment, ils ont

'encore des propriétés médicinales , étant adouciſſans & relâchans : auſſi en fait-on très ſouvent
uſage pour remplir ces indications. On prépare ,
avec les raiſins , des tiſanes où il entre juſqu'à
une once , & même deux onces pour une pinte
d'eau.

(15.) LES SÉBESTES. *Sebeſtena.*

Ce ſont les fruits d'un arbre du Levant , qui
porte le même nom. Ils ſont ridés & noirâtres ,
renferment un noyau ; & tant par leur ſaveur
que par leur extérieur , ils différent peu des petites prunes ſéchées. On les met au nombre des
médicamens béchiques & adouciſſans ; & on en
vante les effets dans les maladies de la poitrine
& de la veſſie , accompagnées de chaleur. Tout
le monde ſait que les ſébeſtes ont encore , ainſi
que les pruneaux, la propriété laxative. On preſcrit depuis quatre juſqu'à huit ſébeſtes pour chaque livre de décoction.

(16.) LES PRUNEAUX. *Pruna Damaſcena.*

C'eſt avec raiſon qu'on met ces fruits au nom-
bte des médicamens adouciſſans & laxatifs. On
en fait cuire juſqu'à une demi-livre ou une poignée dans deux livres d'eau ; & cette décoction,
bue par verrées , eſt fort utile à ceux qui ont le
ventre reſſerré. On mange auſſi des pruneaux
cruds ou cuits , pour lâcher le ventre ; & ils ont
ſouvent les mêmes effets que la décoction.

(17.) LES DATTES. *Dactyli.*

Ce ſont les fruits d'un palmier qui s'éleve fort
haut : ils ont une ſaveur mielleuſe très agréable ,
& ils ſont adouciſſans pour la poitrine : auſſi les
emploie-t-on , avec ſuccès , pour diminuer la
grande chaleur qui ſe fait ſentir dans les bronches, & pour faciliter l'expectoration. On en

fait entrer six dans un bouillon, après leur avoir ôté le noyau, & on en prescrit jusqu'à dix ou douze, pour faire deux livres de décoction.

(18.) LES JUJUBES. *Jujubæ.*

Ce fruit, qui ressemble à l'olive pour la forme, est celui d'un arbre épineux qu'on nomme le *jujubier, ziziphus :* il mérite une des prémieres places parmi les médicamens adoucissans, consacrés au traitement des maladies de la poitrine & des reins. On prescrit jusqu'à douze jujubes pour un bouillon ou une livre d'apozème, ou deux livres de tisane.

(19.) LE CAROUGE. *Siliqua. Siliqua edulis.*

C'est un fruit bon à manger, que porte un arbre nommé caroubier, qui est extrêmement commun en Italie & dans les Pays orientaux. On doit mettre le carouge au nombre des plus excellens médicamens de la classe des béchiques adoucissans : outre cela, il rend le ventre lâche ; & par cette propriété, il approche beaucoup de la casse. Ces vertus le rendent utile à ceux qui toussent & aux asthmatiques : il procure du soulagement dans cette ardeur de l'estomac, qu'on nomme *soda* ou *fer chaud,* ainsi que dans la grande chaleur qui se fait sentir aux reins & à la vessie. On prescrit ces fruits écrasés, & leur dose est depuis une demi-once jusqu'à une once pour chaque livre de décoction. On en retire encore une pulpe, comme celle que fournissent les bâtons de casse ; & elle s'emploie de la même maniere que celle de la casse. On prépare, avec le carouge, un syrop qui est d'un très fréquent usage en Italie, mais qu'on connoît à peine dans ce pays-ci, quoiqu'il surpasse peut-être en vertus tous ceux du même genre.

(20.) LA GOMME ADRAGANT. *Gummi tragacanthum.*

Cette gomme que l'eau diſſout facilement , a , pour l'ordinaire , la figure vermiculaire. On la retire toute tranſparente d'un arbriſſeau qui croît au Levant, & porte les noms de *Tragacantha Cretica , incana , flore parvo , lineis purpureis ſtriato.* On le trouve auſſi en Provence ; mais il ne produit rien. Cette gomme paſſe pour un puiſſant adouciſſant : auſſi la recommande-t-on dans l'enrouement , la toux , la chaleur de la poitrine , le piſſement de ſang , la difficulté d'uriner. On fait diſſoudre depuis quatre juſqu'à vingt grains de cette gomme dans un looch , dans du lait ou dans toute autre boiſſon appropriée. La ſolution de la gomme adragant dans de l'eau tiéde , & dans la proportion d'un gros de gomme pour quatre onces d'eau, donne une liqueur viſqueuſe que l'on nomme le *mucilage de gomme adragant ,* & dont on boit depuis une demi - once juſqu'à une once. Cette gomme s'emploie auſſi , à l'extérieur , comme remede adouciſſant & calmant ſur les gerçures des mammelles , des mains , &c. Il en entre encore dans les collyres adouciſſans , les lavemens anti-dyſſentériques , &c.

(21.) LE SUCRE. *Saccharum.*

C'eſt une ſubſtance d'un genre particulier , qui s'enflamme comme les huiles , & qui ſe cryſtalliſe comme les ſels. Cependant on ne doit pas la mettre au nombre des acides , ni dans celüi des alkalis , ni même la compter parmi les ſels neutres , car elle fermente ; de maniere qu'il n'y a , comme l'a dit Boerhaave , aucun corps dans la nature qu'on puiſſe comparer au ſucre. Quoi qu'il en ſoit de l'eſſence du ſucre , on ſait que cette substance concréte ou solide se retire d'une espece de roseau des Indes & de l'Amérique, qui est très connu, & par un procédé fort approchant de celui qu'on emploieroit pour obtenir un sel essentiel. Personne n'ignore combien on en fait un fréquent usage pour préparer différentes boissons, syrops, tablettes, conserves, &c. On ne peut pas douter que le sucre, pris avec modération, ne soit adoucissant, & ne vienne tant en santé qu'en maladie. Cette propriété en rend l'usage très salutaire dans l'enrouement, la toux & la sécheresse des poumons : il tient encore le ventre libre. On en met depuis deux gros jusqu'à une demi-once dans un verre de quelque espece de boisson que ce soit, ordonnée pour les maux de poitrine. Il y a cependant quelques personnes qu'on croit qu'il peut incommoder ; celles qui sont hystériques ou vaporeuses, dans le marasme, & d'un tempérament bilieux. Quelques auteurs ont dit qu'il ne convient point aux enfans. On ne doit pas ignorer que le sucre, qui séjourne dans l'estomac, y devient acide, & qu'il y cause diverses incommodités qu'une boisson un peu abondante d'eau suffit pour dissiper. Ce phénomene n'a rien de surprenant, lorsqu'on sait que le suc qu'on exprime des roseaux se change, pour ainsi dire, en vinaigre très fort dans un ou deux jours, si on néglige de le faire cuire. Des auteurs ont conjecturé que le sucre, pris en quantité excessive, est la cause du scorbut & du marasme si communs dans certains pays : on sait encore qu'il altere la couleur des dents. Quant à l'usage externe de ce médicament, le sucre entre dans les lavemens adoucissans & detersifs. Tout le monde connoît la fumigation ou plutôt la va-

peur

peur que l'on conseille de recevoir par le nez,
dans l'enchifrenement & les autres maladies catarrhales. Je crois utile d'ajouter ici qu'en mêlant une once de sucre avec un scrupule d'huile
de cannelle, de girofle ou autre huile essentielle,
il en résulte un composé qu'on nomme *elæo-
saccharum* qui se fond parfaitement dans l'eau,
forme des cryftaux, & prend flamme, ainsi que
le dit Boerhaave. Nous parlerons, quand l'occasion s'en présentera, des sucres officinaux.

(22.) LE MIEL. *Mel.*

Le miel blanc, le miel de Narbonne est regardé par les plus habiles praticiens comme un
excellent médicament adouciffant & déterfif.
Ces propriétés en rendent l'usage salutaire dans
les maladies de la poitrine, des reins & de la
veffie, accompagnées de beaucoup de chaleur &
d'ulcérations. Communément on le mêle avec
du jus de bourrache ou du blanc de baleine :
mais il faut l'avoir écumé auparavant ; ce qu'on
pratique en le faisant cuire avec un peu d'eau
qu'on doit régler sur le huitieme du miel qu'on
emploie ; & après l'avoir écumé au feu on le
paffe pour s'en servir. La dofe est depuis une
demi-once jufqu'à une once. Quand on en fait
prendre jufqu'à deux ou trois onces, il lâche le
ventre. Si on fait bouillir depuis quatre onces
de miel jufqu'à une demi-livre dans six livres
d'eau, il en résulte, après que la liqueur a été
écumée comme il convient, une boiffon que
l'on nomme hydromel ; *hydromel, aqua mulfa.*
Mais l'hydromel fait fur-le-champ, & dont il
s'agit ici, est différent de l'hydromel vineux qui
se prépare à l'aide de la fermentation, qui, par
sa saveur & ses vertus, approche du vin d'Efpa-

BECHI-
QUES.

Tom. I.   O o

gne, ou de celui de Malvoisie, & qui enivre comme le vin. La maniere la plus prompte de préparer de l'hydromel est de faire fondre une ou deux onces de miel dans deux livres d'eau tiéde.

Le miel jaune, ou le miel commun que l'on fait servir aux usages externes, s'emploie fréquemment pour remplir différentes indications : il entre dans les gargarismes comme médicament détersif, ainsi que dans les lavemens détersifs & laxatifs : on en fait des cataplasmes, comme étant résolutif & maturatif. Enfin on lui donne une forme solide, au moyen de la cuisson, pour en faire des suppositoires. Qui est-ce qui ignore que le miel est la base de différentes confections & d'autres préparations officinales. Je ne dois pas manquer d'avertir que le miel peut être nuisible à ceux dont les entrailles sont très échauffées. Nous parlerons ailleurs de l'oxymel, du miel rosat, &c.

(23.) L'EAU DE LYS. *Aqua liliorum.*

On retire cette eau du lys blanc ordinaire par le secours de la distillation. Elle se met au nombre des médicamens béchiques adoucissans & calmans, & produit de très bons effets dans l'inflammation de la bouche, de la poitrine & des reins. Sa dose est depuis deux onces jusqu'à quatre.

On fait, avec l'oignon de lys, des cataplasmes émolliens, résolutifs & maturatifs. On parlera de l'huile de lys dans la suite.

(24.) LE SYROP DE CAPILLAIRE. *Syrupus capillorum Veneris.*

Ce syrop, qui se fait avec une forte décoction de capillaire de Canada, est de l'usage le plus commun pour calmer la toux, diminuer la chaleur trop grande de la poitrine, & favoriser l'expectoration. On ajoute depuis une demi-once jusqu'à une once & demie de ce syrop aux juleps, aux émulsions, à la tisane, dans de l'eau ou dans toute autre boisson. On le mêle quelquefois avec de l'huile d'amandes douces, pour faire prendre dans les inflammations de poitrine, prévenir les tranchées des femmes nouvellement accouchées, & des enfans, &c.

(25.) LE SYROP DE GUIMAUVE. *Syrupus de altheâ.*

Ce syrop se fait, suivant le procédé ordinaire, avec une légere décoction des racines fraîches de guimauve, desquelles il conserve les propriétés : c'est pourquoi il s'emploie principalement dans les maladies de la poitrine, des reins, de la vessie. Sa dose est depuis une demi-once jusqu'à une once & demie.

(26.) LE SYROP DE TUSSILAGE. *Syrupus de tussilagine.*

Ce syrop se fait avec du sucre & une infusion de fleurs de tussilage, dans laquelle on a mis deux fois des fleurs nouvellement cueillies. Il a les vertus de ces fleurs : c'est pourquoi on le prescrit pour calmer la toux, & favoriser l'expectoration. La dose est la même que celle du syrop de capillaire.

(27.) SYROP DE PIED-DE-CHAT. *Syrupus de pede cati.*

Outre les fleurs de pied-de-chat, on emploie, pour faire ce syrop, des datres, des figues, des jujubes, des sébestes, du cétérac, de la pulmonaire, &c. Il passe pour un remede adoucissant ; & on en recommande l'usage, comme d'un ex-

cellent médicament béchique , & à la même
dose que les précédens.

(28.) Le syrop de violette , ou syrop violat. *Syrupus violaceus.*

Ce syrop se prépare en mettant infuser , à
deux fois différentes , des fleurs récentes de violette dans de l'eau, & on fait cuire le tout, selon
l'art , avec du sucre. Outre les propriétés de cette
plante , dont nous avons déja tant parlé , ce syrop
a encore la vertu de rafraichir : c'est pourquoi on
le recommande dans les maux de poitrine causés par une chaleur considérable de cette partie ;
& il convient également dans les fievres ardentes & bilieuses , accompagnées d'une grande chaleur. Il suffit souvent aux enfans , pour leur rendre le ventre lâche. Sa dose peut aller jusqu'à
une once.

(29.) Le mucilage. *Mucilago.*

On donne ce nom générique à une substance
liquide , visqueuse , gluante , que fournit la dissolution de la gomme adragant , de la gomme
Arabique , &c. ou qui se retire des semences
du coignassier , du lin , du fénugrec , des racines de guimauve , &c. toutes substances qui
ont la vertu adoucissante , & sont principalement
consacrées au traitement des maladies de la poitrine & des reins, ainsi que je l'ai déja dit plusieurs fois.

(30.) Le sucre candi. *Saccharum crystalli-
num.*

Ce sucre a les mêmes vertus que le sucre commun : cependant on l'emploie préférablement à
l'autre, tant pour sa beauté & sa transparence,
que parcequ'on croit que la préparation qu'il re-

çoit pour paroître fous la forme de cryftaux tranf-parens, lui ôte la chaux qui s'y étoit unie, dans la premiere façon qu'on donne au fucre.

(31.) LE SUCRE D'ORGE. *Saccharum hordeatum* vel *penidiatum.*

Ce font les noms qu'on doune au fucre qu'on a fait fondre dans une décoction d'orge, & qu'on met enfuite cuire en confiftance d'électuaire folide, dont on forme des bâtons tranf-parens comme le fuccin ou l'ambre jaune. Cette compofition paffe pour un excellent médicament contre la toux, l'enrouement, la chaleur exceffive de la poitrine. On en promene des morceaux dans la bouche, jufqu'à ce qu'ils foient fondus.

(32.) LE SUCRE DE LAIT. *Saccharum lactis.*

Ce médicament fe prépare comme les fels effentiels, en faifant cryftallifer le petit lait ou le lait privé de fa partie butyreufe & caféeufe. On met pour cet effet du petit-lait bien clarifié dans un vaiffeau de terre verniffé pour le faire évaporer à un petit feu & réduire à la fixieme partie, qui expofée à un lieu frais donne des cryftaux qu'on ramaffe pour les laver dans l'eau froide & les faire fécher enfuite entre deux papiers dans un lieu chaud. On les enferme dans une bouteille qu'on place dans un lieu fec & tempéré, pour s'en fervir au befoin. On ne peut pas cependant les garder long-tems parcequ'ils ranciffent. On vante le fucre de lait comme le plus excellent remede qu'il y ait contre la phthifie & la goutte. La dofe eft depuis un fcrupule jufqu'à un gros, & fe prend dans une infufion de thé, une tifane ou toute autre boiffon appropriée. On en fait mettre depuis une demi-once jufqu'à une once dans deux livres d'eau; ce qui fert de boiffon

ordinaire. Les éloges, que l'on donne à ce médicament, sont-ils au-dessus de ce qu'il mérite ?
C'est ce que nous laissons à d'autres à décider.

(33.) Les tablettes béchiques. *Tabella
bechica.*

La base de ce médicament est le syrop diacode
cuit en consistance d'électuaire solide, & auquel
on a joint de la poudre des racines de guimauve,
de réglisse & d'iris de Florence, & de la gomme
adragant. La vertu adoucissante & calmante de
ces tablettes les fait employer fort souvent non-
seulement contre la toux, mais encore pour calmer la chaleur & la douleur de la poitrine ; ce
qui réussit assez.

(34.) Les tablettes de guimauve. *Tabella
de altheâ.*

Ce médicament se prépare sans feu, & seulement en mêlant de la poudre de racines de
guimauve & du sucre auxquels le mucilage de
gomme adragant sert d'excipient. On prépare
d'autres tablettes, plus molles & plus ductiles,
qu'on connoît sous le nom de pâte de guimauve.
On ajoute pour la composer à une forte décoction de racines de guimauve, la gomme Arabique & le sucre : on fait évaporer, en remuant
toujours, cette liqueur passée & aromatisée avec
l'eau de fleur d'orange, jusqu'au point où elle
ne s'attache pas aux mains, afin qu'on puisse lui
donner telle forme qu'on voudra. Tout le monde
sait qu'on laisse fondre ces tablettes dans la bouche pour adoucir les âcretés de la poitrine & faciliter l'expectoration.

·LES PECTORAUX

VULNÉRAIRES ET ASTRINGENS.

LES médicamens de cette claffe font peu différens des remedes vulnéraires déterfifs & aftringens que nous avons déja expofés. Il nous a néanmoins paru utile d'en faire un article particulier, & de réunir ici ceux qui, par la pratique des plus habiles médecins, font fpécialement confacrés au traitement des bleffures ou plaies du poumon, tant anciennes que récentes, & dont l'ufage eft falutaire à la plus grande partie des malades. Que l'on n'imagine cependant pas que ces remedes ne peuvent point faire de mal. Il faut, pour cela, qu'ils foient adminiftrés à propos ; car il eft arrivé quelquefois qu'étant donnés hors de faifon, ou à trop forte dofe , ils ont avancé le moment de la mort. On ne doit conféquemment faire ufage de ces remedes qu'avec circonfpection , quoiqu'ils paroiffent fort convenables quand on ne jette fur le malade qu'un coup - d'œil rapide. En effet , qui eft-ce qui ignore que plufieurs perfonnes phthifiques & qui crachoient le fang , qu'on défefpéroit de pouvoir jamais guérir, ont recouvré leur fanté , contre toute efpérance , & en n'employant qu'un traitement prophylactique , c'eft-à-dire, les remedes adouciffans, & dont l'action eft fort foible , ou feulement par un régime convenable , & après avoir renoncé à tous les médicamens vulnéraires & déterfifs ; c'eft à quoi les médecins doivent faire attention.

O o iv

MÉDICAMENS SIMPLES.

LES racines de confoude, de fraifier, d'ortie.

Les feuilles de lierre terreftre (¹), d'hyffope, de pied de lion, de bugle, de vélar ou torrelle, de fanicle, d'ortie, de mouron (²), de pimprenelle, de véronique, de treffle hépatique; le cétérac, la pulmonaire de chêne (³), les herbes vulnéraires... les fommités de millepertuis.

Le cachou, la gomme ammoniac.

La térébenthine de Chio, le baume de Copahu, le *bdellium*, le benjoin.

Le lait.

Le miel de Narbonne.

MÉDICAMENS OFFICINAUX.

L'EAU de goudron, le fyrop de grande confoude (⁴)... le baume de Lucatelli (⁵).

Les pilules balfamiques de Morton... les tablettes de foufre, celles de cachou.

L'huile de fuccin... le baume de foufre térébenthiné (⁶), le baume de foufre anifé (⁷)... les fleurs de foufre (⁸), le magiftere de foufre (⁹).

MÉDICAMENS MAGISTRAUX.

TISANES & HYDROMEL.

PRENEZ de *miel de Narbonne*, trois onces : faites bouillir dans une suffisante quantité d'eau, & réduire à quatre livres : écumez une ou deux fois. Un moment avant que d'éloigner la tisane du feu, ajoûtez une poignée de *feuilles de lierre terrestre* : passez.

PRENEZ de *raisins sans leurs pépins*, quatre onces : faites bouillir dans une suffisante quantité d'eau & réduire à quatre livres : passez : ajoûtez à la colature quatre onces de *miel de Narbonne* : écumez. Avant que d'éloigner la décoction du feu, ajoûtez une demi-poignée de *sommités de millepertuis* : passez.

PRENEZ de *racine de grande consoude*, une once ; de *feuilles de lierre terrestre*, une poignée ; de *raisins sans les pépins*, une demi-poignée : faites bouillir dans une suffisante quantité d'eau, & réduire à quatre livres : ajoûtez deux onces de *miel* : écumez : passez.

PRENEZ *feuilles de lierre terrestre* & *de capillaire*, de chaque une poignée : faites bouillir, durant un quart-d'heure, dans une suffisante quantité d'eau, & réduire à quatre livres. Sur la fin, ajoûtez de *sommités de millepertuis*, une demi-poignée ; de *réglisse*, deux gros : passez.

PRENEZ de *racine de grande consoude*, deux onces ; de *racine de guimauve*, une once ; *feuilles de bugle* & *de pervenche*, de chaque une demi-poignée : faites bouillir dans une suffisante quantité de *décoction d'orge*, & réduire à six livres : passez. Cette boisson est salutaire dans le crachement de sang.

JULEP.

PRENEZ *eau de plantain* & *eau de roses rouges*, de chaque trois onces ; *pierre hæmatite* & *sang-dragon*, de chaque douze grains ; *de sucre candi*, trois gros : mêlez.

LOOCH.

PRENEZ *cachou*, deux gros ; du *blanc d'œuf* battu, six gros ; du *syrop de grande consoude*, ce qu'il faut pour un looch, utile dans l'hémoptysie.

APOZEMES.

PRENEZ de *racine d'ortie*, une once ; *feuilles de pervenche* & *de tussilage*, de chaque une poignée ; de *raisins sans les pépins*, une demi-poignée ; de *têtes de pavot blanc*, deux gros : faites bouillir dans une suffisante quantité d'eau, & réduire à deux livres : passez : ajoûtez à la colature deux onces de *syrop de coquelicot*.

PRENEZ de *racine de consoude*, deux onces ; de *feuilles d'ortie*, une poignée ; de *cachou*, deux gros ; de *roses rouges*, une demi-poignée : faites bouillir dans une suffisante quantité d'eau, & réduire à quatre livres : passez : ajoûtez à la colature trois onces de *syrop de consoude*. S'il y a un crachement de sang qu'il convienne d'arrêter, on peut ajoûter un demi-gros d'*alun*, & même plus.

PRENEZ de *racine de tormentille*, une once ; *feuilles de millefeuille* & *de pimprenelle*, de chaque une poignée : faites bouillir dans une suffifante quantité d'eau, & réduire à deux livres : paffez : ajoûtez à la colature deux onces de *fyrop de rofes féches*; pour un apozeme qui convient dans le crachement de fang.

BOUILLONS.

PRENEZ de *poumon de veau* coupé par morceaux & lavé, une livre & demie; *feuilles de lierre terreftre , de pervenche , de chou pommé rouge ,* de chaque une demi poignée; de *fommités de millepertuis*, une pincée : faites bouillir dans une fuffifante quantité d'eau, pour former deux bouillons : ajoûtez dans chaque bouillon un gros de *fucre candi*.

PRENEZ la *chair d'une tortue ,* avec le cœur, le foie & le fang; des *écreviffes de riviere*, au nombre de quatre; des *fébeftes ,* au nombre de douze; *feuilles de véronique & de lierre terreftre ,* de chaque üne poignée : faites bouillir, felon les régles de l'art, dans une fuffifante quantité d'eau, pour faire un bouillon.

PRENEZ un *poulet & la chair d'une tortue ;* des *écreviffes de riviere ,* au nombre de quatre; *feuilles de lierre terreftre & d'ortie ,* de chaque une poignée : faites , avec une fuffifante quantité d'eau , un bouillon.

PRENEZ un *poulet* écorché & vuidé : faites bouillir dans une fuffifante quantité d'eau , pendant deux heures : enfuite ajoûtez *racines de grande confoude & de tuffilage ,* de chaque une once ; & , fur la fin, *feuilles de bourrache & de pimprenelle ,* de chaque une demi-poignée : faites un bouillon que vous verferez peu-à-peu fur trois gros de *femences froides majeures* pilées : paffez avec expreffion.

Poudre.

Prenez de *myrrhe* choisie , deux gros ; de *blanc de baleine* , un gros : mêlez : faites une poudre que vous diviserez en douze doses. Ce médicament convient dans les cas d'ulcere au poumon.

Bol.

Prenez de *conserve de roses rouges* , un gros ; de *baume de Lucatelli* , un demi-gros ; de *baume du Pérou* , trois gouttes : mêlez ; pour un bol.

COMMENTAIRES.

(1.) Le lierre terrestre. *Hedera terrestris.* Math. *Calamintha humilior , folio rotundiore , Inst. rei herb.*

Les feuilles de cette plante, qui a peut-être moins de vertu qu'on ne lui en attribue , ont une saveur âcre , avec une espece d'amertume. On les compte parmi les remedes pectoraux vulnéraires ; & les auteurs en recommandent l'usage, non-seulement dans la phthisie & le crachement de sang, mais encore dans la dyssenterie, le pissement de sang & les ulcérations internes. En outre, elles sont désobstructives , & passent , en cette qualité, pour être utiles aux personnes asthmatiques, cachectiques & scorbutiques. Enfin on les regarde comme résolutives; & c'est cette propriété qui les fait conseiller après les chûtes & les contusions. Nous ne parlerons pas des autres vertus que l'on attribue à cette plante, parcequ'elles font moins conftantes que les précédentes. On peut prefcrire les feuilles de lierre terreftre en fubftance , depuis un demi-gros jufqu'à un gros ; mais plus communément on les fait prendre en décoction ; & il en entre jufqu'à une poignée pour chaque livre d'eau. On boit encore depuis deux onces jufqu'à quatre du jus tiré par expreffion. Quant à l'ufage externe du lierre terreftre , fes feuilles entrent dans les lavemens anti-dyffentériques. On s'en fert auffi comme d'un médicament réfolutif & déterfif en fomentation & en cataplafme ; mais à dire vrai , on doit avoir peu de confiance dans ce topique.

(2) Le mouron mâle & femelle. *Anagallis phœnicco vel cæruleo flore , C. B. P.*

On met ces deux efpeces de mouron dans la lifte des médicamens vulnéraires ; mais rarement en fait-on ufage : cependant plufieurs auteurs en parlent comme d'un excellent remede contre l'ulcere au poumon. On leur reconnoît auffi la vertu céphalique & calmante ; & ces propriétés les font recommander dans les convulfions, la phrénéfie , la manie. On prefcrit le mouron, tandis qu'il eft vert, en décoction & en infufion : il en entre jufqu'à une poignée pour chaque livre d'eau. On boit auffi depuis deux jufqu'à trois onces du jus exprimé de cette plante. Sous ces deux formes, elle fe mêle encore avec du lait.

(3.) La pulmonaire de chêne. *Pulmonaria arborea officinarum. Lichen arboreus , five pulmonaria J. B.*

Cette petite plante, qui croît fur le tronc des vieux chênes & des autres arbres des forêts, a une faveur amere & un peu aftringente. On la met au nombre des médicamens vulnéraires aftringens, qui s'emploient intérieurement & extérieurement ; mais elle est particulierement consacrée au traitement des maladies du poumon ; & c'est ce qui lui a fait donner le nom qu'elle porte. Cependant il y a peu de médecins qui l'ordonnent, & la plûpart n'en font pas de cas ; peut-être est-ce avec raison. On la prend en décoction qui se fait en mettant depuis deux gros jusqu'à une demi once de la plante dans deux livres d'eau : on en use aussi en substance ; & alors sa dose va jusqu'à un demi-gros.

(4.) LE SIROP DE GRANDE CONSOUDE. *Syrupus de symphyto.*

Ce sirop se prépare, en suivant le procédé ordinaire, avec une décoction des racines fraîches de la plante, & il en conserve les vertus : aussi est-ce avec raison qu'il se met dans la classe des médicamens pectoraux astringens ; & qu'on en vante les effets dans le crachement de sang & les autres hémorrhagies tant des reins que des intestins. Sa dose est depuis une demi-once jusqu'à une once & demie.

(5.) LE BAUME DE LUCATELLI. *Balsamum Lucatelli.*

Il se compose avec de la cire jaune & de l'huile d'olive bouillies dans du vin d'Espagne. Lorsque celui-ci est consommé, on ajoûte de la térébenthine & du bois de santal rouge. Ce baume dont Marquet a fait contre la phthisie l'usage le plus heureux, fait partie des remedes vulnéraires détersifs, & s'emploie principalement dans le traitement des maladies de poitrine. Il produit d'heureux effets dans la phthisie, quand on le donne à propos, & après avoir fait précéder les remedes convenables. On ne se trouve pas moins bien d'en

faire ufage dans les ulcérations & érofions des autres vifceres. Le baume de Lucatelli fe prend fous
la forme de bol : fa dofe peut aller jufqu'à un ou
deux fcrupules : on peut la porter à un gros &
plus lorfqu'on donne ce baume dans un bouillon ;
il y a des médecins qui n'héfitent pas d'en faire
prendre de deux gros à demi-once : je doute que
leurs fuccès juftifient cette conduite. On peut
auffi s'en fervir à l'extérieur, & alors il n'eft pas
un des moins bons vulnéraires, mais rarement
l'emploie t-on de cette maniere.

(6.) LE BAUME DE SOUFRE TÉRÉBENTHINÉ.
Balfamum fulphuris terebinthinatum.

Ce baume compofé eft une diffolution de foufre dans de l'huile de térébenthine. De toutes les
diverfes préparations du foufre, il n'en eft pas certainement qui procure plus de foulagement que
celle-ci dans les anciennes maladies de la poitrine : c'eft pourquoi on en recommande l'ufage
dans les cas d'ulcere au poumon, comme d'un
puiffant déterfif ; mais il n'a pas de fuccès, lorfque le mal a jetté de profondes racines. On en
donne depuis deux jufqu'à huit gouttes, avec un
peu de conferve de rofes, ou d'une autre maniere.

(7.) LE BAUME DE SOUFRE ANISÉ. *Balfamum
fulphuris anifatum.*

Ce baume artificiel fe prépare en fuivant un
procédé très fimple, qui confifte à diffoudre des
fleurs de foufre dans de l'huile de femences d'a-
nis. Il a la même vertu déterfive que le baume
précédent dans le cas d'ulcere au poumon, & il
ne paroît pas être moins falutaire aux afthmatiques : en outre, il paffe pour un médicament ftomachique carminatif ; ce qui en fait recomman-

PECTOR.
VULN.

der l'ufage dans les cas de mauvaife digeftions, &
de colique venteufe. On en preſcrit depuis deux
gouttes jufqu'à douze, avec quelque confection,
conferve, &c. Ces baumes officinanx peuvent
auffi fe mêler avec des boiffons aqueufes, en prenant la précaution que nous avons indiquée plus
haut, de les agiter auparavant avec du fucre, ou
de les diffoudre dans un jaune d'œuf.

(8.) LES FLEURS DE SOUFRE, *flores fulphuris*,
s'obtiennent par la fublimation du minéral qui
porte le même nom Par cette préparation, le
foufre devient très pur, & s'emploie intérieurement, avec plus de fécurité que fous fa forme
ordinaire. Les fleurs de foufre font un excellent
médicament déterſif & inciſif, qui eft principalement d'ufage dans les maladies chroniques &
opiniâtres des poumons. On preſcrit de ces fleurs
depuis quatre grains jufqu'à quinze & davantage. Nous n'ajoûterons rien ici fur les autres
propriétés du foufre, pour ne pas répéter ce qui
a déja été dit.

(9.) LE MAGISTERE DE SOUFRE, *Magiſterium
fulphuris*, eft une poudre blanchâtre, qui eft un
précipité de lait de foufre. Ce lait, comme on
peut l'apprendre dans les ouvrages des chymiftes,
fe forme par le mélange du vinaigre diftillé avec
une diffolution du foufre faite par l'eau bouillante & le fel de tartre. On compte cette préparation de foufre parmi les remedes pectoraux
inciſifs; & elle poffede, ainſi que toutes les
autres préparations de foufre, la vertu déterſive
& dépurative. On ordonne depuis fix jufqu'à
vingt grains du magiftere de foufre; mais il
s'emploie rarement dans ce pays ci. On ne fait
pas beaucoup plus d'ufage des autres magifteres

ou

ou précipités officinaux , tant du régne minéral
que du régne végétal. Il en faut cependant excepter les précipités mercuriaux , ainsi que la résine de jalap & celle de scammonée , auxquels
on ne donne plus le nom de *magistere*.

LES PECTORAUX

RESOLUTIFS ET INCISIFS.

Nous allons traiter des médicamens qui composent la troisieme classe des remedes pectoraux.
Ceux-ci , comme on le voit sans doute par les
titres qu'ils portent , s'emploient communément
pour remplir d'autres indications que les précédens. Comment ces médicamens produisent-ils
leur effet salutaire dans les divers embarras &
obstructions des poumons ? C'est ce qu'il est très
difficile de se représenter. En outre , il arrive
quelquefois qu'on ne voit pas plus clairement
s'ils procurent réellement quelque soulagement,
ou s'ils ont d'heureux effets ; quoique les médicamens incisifs & résolutifs soient par - tout d'un
usage commun. Cependant il paroît absolument
hors de doute que ces médicamens sont de la
plus grande utilité à plusieurs malades, pourvu
toutefois qu'en les prenant , on suive la méthode
& le régime qui conviennent. On appelle , dans
ce Chapitre , *pectoraux résolutifs* des remedes
qui ont la faculté de rendre plus fluides & de
faire circuler le sang & les humeurs qui se sont
récemment épaissies & arrêtées dans les vaisseaux du poumon. Quant aux pectoraux incisifs,
ils sont consacrés au traitement des embarras

Tom. I. Pp

chroniques de ce même viscere. Ce n'est qu'avec la plus grande prudence qu'on doit ordonner l'usage de ces deux especes de remedes qui font quelquefois beaucoup de mal, & sur-tout les derniers, ou les incisifs, auxquels les gens peu instruits ont communément recours, dans les maladies incurables, où un pareil traitement déplacé ne fait qu'aigrir le mal. En effet, il est prouvé, par une expérience commune, que ce traitement, employé mal-à propos, a fait mourir très promptement plusieurs personnes phthisiques & asthmatiques, qui eussent probablement vécu plus long-tems, si on ne leur eût donné que des adoucissans, & s'ils eussent suivi un régime convenable à leur état. On voit assez, par la nature des médicamens incisifs & résolutifs, combien il y a de différence entr'eux ; ce qui ne nous a pas empêché de les réunir dans le même Chapitre, parceque le plan, que nous suivons, l'a exigé. Mais, afin que les jeunes gens, qui manquent d'expérience, ne se trompent point, en faisant leur choix, nous avons expliqué, autant qu'il est nécessaire, la nature & les propriétés de chacun des médicamens, dans les Commentaires & dans de petites Notes qui font à la fin des remedes magistraux.

MÉDICAMENS SIMPLES.

LES racines d'iris de Florence, d'aulnée, d'angélique, d'impératoire, d'ache, d'aristoloche ronde, d'*arum*, de scille, d'*acorus*, de zédoaire, de *costus* d'Arabie, de squine, de salsepareille.

Les feuilles d'aurone, de camphrée (¹), de vélar (²), d'hyssope (³), de véronique, de sauve-vie (⁴), de botrys ou ambroisie, de marrube blanc, de pouliot, de sarriette, d'origan, de thym, de cresson de jardin, de cresson de fontaine.

Les fleurs de stœchas, de romarin, de sureau.

Les semences d'herbe-au-chantre, de fenouil ; les baies de genévrier.

Le sassafras, le gaïac.

La gomme ammoniac, le *bdellium*, le benjoin (⁵), le soufre, la myrrhe, le styrax calamite ou storax en larmes (⁶).

Le blanc de baleine, le sang de bouc préparé (⁷), les cloportes.

Les eaux du Mont-d'Or (⁸), de Bonnes (⁹), de Barèges, de Dax, de Cauterets, de Bagnols.

Le soufre, l'antimoine.

MÉDICAMENS OFFICINAUX.

L'eau d'hyssope, celle de geniévre.

Le syrop d'*erysimum* ou de vélar (¹⁰), celui de mercuriale.

Le vin scillitique, l'oxymel scillitique.

La conserve de racine d'aulnée.

Le chocolat… la thériaque, la confection alkermès, l'extrait de geniévre… les tablettes de soufre (¹¹)… les pilules balsamiques de Morton (¹²)… le baume de soufre anisé… le sel volatil de succin.

Les fleurs de soufre, les fleurs de benjoin (¹³), le magistere de soufre.

P p ij

L'anti-hectique de la Poterie (¹⁴), l'antimoine
diaphorétique, le kermès minéral.

MÉDICAMENS MAGISTRAUX.

HYDROMEL.

PRENEZ *orge mondé & raisins sans leurs pépins*, de chaque une demi-once ; *racines d'aulnée
& d'iris de Florence*, de chaque un gros ; *feuilles de tuffilage &* d'*eryfimum*, de chaque une poignée ; de *graines d'anis*, un gros : faites bouillir
dans trois livres d'eau, & réduire à deux livres :
paffez : ajoûtez à la colature deux onces de *miel* :
écumez une fois ou deux.

TISANES.

PRENEZ de *racine féche d'aulnée*, trois gros ;
feuilles de lierre terreftre & d'hyffope, de chaque
une demi-poignée : faites bouillir dans une fuffifante quantité d'eau, & réduire à quatre livres :
paffez : ajoûtez à la colature deux onces de *miel
de Narbonne* : faites bouillir : écumez une ou
deux fois ; pour une tifane qui convient aux
afthmatiques.

PRENEZ *racines de fquine & de falfepareille*,
de chaque une demi-once : faites bouillir, durant une demi-heure, dans une fuffifante quantité d'eau, & réduire à quatre livres. Quand la
tifane fera prefque faite, ajoûtez *feuilles de lierre
terreftre & d'aurone*, de chaque une poignée.

PRENEZ une demi-once de *fleurs de fureau* :
faites-les infufer dans deux pintes d'eau bouillante : ajoûtez deux onces de *miel de Narbonne* :

faites le bouillir & écumer. Cette tisane n'est
pas moins recommandée dans les maladies aiguës que dans les chroniques.

JULEPS.

PRENEZ *eaux de chardon-bénit & de bourrache*, de chaque deux onces ; de *sang de bouc
préparé*, un scrupule ; de *syrop de pavot blanc*,
une demi-once, ou de *syrop d'œillet*, une once :
mêlez.

PRENEZ d'*eau de coquelicot*, une livre ; de
syrop de tussilage, deux onces ; de *sang de bouc
préparé*, un gros : mêlez ; pour un julep qu'on
partagera en trois doses.

PRENEZ *eaux de lys & de nénuphar*, de chaque trois onces ; de *jus de bourrache* dépuré,
deux onces ; de *syrop de nénuphar*, une once :
mêlez ; pour un julep qu'il est utile de faire
prendre, lorsqu'il y a une disposition inflammatoire au poumon.

VERRÉES.

PRENEZ de *jus de bourrache*, quatre onces ;
antimoine diaphorétique & sang de bouc préparé,
de chaque un demi gros ; de *syrop d'œillet*, une
once : mêlez ; pour une verrée qui est salutaire
dans les embarras inflammatoires des vaisseaux
du poumon.

PRENEZ d'*eau de bourrache*, six onces ; *confection alkermès & sang de bouc*, de chaque un demi-gros : mêlez. Ce remede convient dans le
même cas que le précédent.

PRENEZ de *gomme ammoniac*, un gros, que
vous ferez dissoudre dans du *vinaigre scillitique* ;
d'*oxymel scillitique*, deux gros : étendez le tout

dans six onces d'*eau d'hyssope* ; pour une verrée utile dans l'asthme.

LOOCHS.

PRENEZ de *blanc de baleine*, un gros ; *sang de bouquetin & gomme-adragant*, de chaque un demi gros ; *syrop de guimauve & huile d'amandes douces*, de chaque une once : mêlez ; pour un looch résolutif.

PRENEZ de *décoction de bourrache*, quatre onces ; *huile d'amandes douces & syrop de guimauve*, de chaque une once ; de *kermès minéral*, deux grains : mêlez ; pour un looch résolutif.

PRENEZ *oxymel scillitique*, *huile d'amandes douces & syrop de capillaire*, de chaque une once ; de *sucre*, la quantité suffisante ; pour un looch.

PRENEZ *oxymel scillitique & eau de cannelle*, de chaque deux onces : mêlez. Ce looch se prendra par cuillerée, dans les accès d'asthme & de toux.

PRENEZ de *miel de Narbonne*, deux onces ; de *pulpe de raisins*, une once ; de *fleurs de soufre*, un gros ; de *syrop d'hyssope*, la quantité suffisante pour faire un looch incisif. On peut le prescrire pour sucer.

PRENEZ de la poudre d'*iris de Florence*, un demi gros ; d'*oxymel scillitique*, une once ; de *syrop d'erysimum*, deux onces : mêlez ; pour un looch incisif qu'il convient d'employer dans les cas indiqués ci-dessus.

PRENEZ des *cloportes* lavés, au nombre de vingt : pilez-les dans un mortier, en versant dessus peu-à-peu six onces d'*eau d'hyssope* : passez avec expreſſion : faites diſſoudre dans la colature deux gros de *gomme ammoniac,* & de *ſucre candi,* une demi-once.

Prenez de *gomme ammoniac,* un demi gros ; d'*oxymel ſcillitique,* une once ; d'*infuſion de véronique,* quatre onces ; de *ſyrop d'eryſimum,* une once : mêlez ; pour un loocn.

Prenez de *racine d'aulnée,* une once : faites bouillir dans deux livres d'eau, pendant un quart d'heure : paſſez : ajoûtez à la colature une once de *gomme ammoniac* diſſoute dans quatre onces de *vinaigre,* & enſuite quatre onces de *miel :* faites bouillir : écumez une ou deux fois : paſſez. On ſera boire aux aſthmatiques une ou deux cuillerées de la colature, deux ou trois fois par jour.

Prenez *huile d'amandes douces* & *ſyrop de pavot blanc,* de chaque une once ; *oxymel ſcillitique,* demi-once ; *ſucre candi,* deux gros. On donnera deux ou trois fois par jour une cuillerée de ce mêlange ; entre les paroxyſmes de l'aſthme humide.

Prenez *fleurs de ſureau,* deux pincées : faites-le infuſer dans ſix onces d'eau : diſſolvez dans la colature une once d'*oxymel ſcillitique.* Faites un looch propre à rappeller les crachats purulents.

Prenez *gomme ammoniac* & *ſuc de régliſſe,* de chaque deux gros : faites-les diſſoudre dans deux ou trois onces d'*eau d'hyſſope :* ajoûtez à la colature *oxymel ſimple* & *ſyrop de lierre terreſtre,* de chaque deux onces ; *teinture de benjoin,* deux gros : mêlez ; pour un looch anti-aſthmatique.

Prenez *ſyrop de fleurs de tuſſilage,* trois onces ; *huile d'amandes douces,* une once & demie ; *blanc de baleine,* un gros ; *kermès minéral,* ſix grains : mêlez ; pour un looch dont on peut user dans la fiévre catarrhale.

PRENEZ *scille préparée*, trois gros ; *iris de Florence*, deux gros ; *myrrhe & safran*, de chaque un demi-gros : mêlez ces poudres pour les délayer dans six onces de *miel* bien écumé On donne de demi-gros à un gros de ce looch ; une plus grande quantité pourroit exciter des nausées.

APOZEMES.

PRENEZ *feuilles de véronique & de camphrée*, de chaque une poignée ; *fleurs de tussilage & de mauve*, de chaque une demi-poignée : faites bouillir dans une suffisante quantité d'eau, & réduire à quatre livres : passez ; pour un apozeme, à chaque dose duquel vous ajoûterez deux gros de *syrop d'erysimum*. Cette boisson convient dans l'asthme.

PRENEZ *feuilles de cétérac & d'aurone*, de chaque une poignée : faites bouillir dans une suffisante quantité d'eau, & réduire à deux livres. Sur la fin, ajoûtez une demi-poignée de *fleurs de pied-de-chat* : passez : délayez dans la colature deux onces de *syrop de tussilage* ; pour un apozeme résolutif.

PRENEZ *racines d'aulnée & d'iris de Florence*, de chaque un gros ; *feuilles de scabieuse, de bourrache & d'hyssope*, de chaque une poignée : faites bouillir dans une suffisante quantité d'eau, & réduire à quatre livres : passez : étendez dans la colature trois onces de *syrop de tussilage* ; pour un apozeme utile aux asthmatiques.

PRENEZ *rapure de bois de sassafras & racine d'aulnée*, de chaque deux gros ; *feuilles d'hys-*

fope & de lierre terreſtre, de chaque une demi-poignée ; *feuilles de camphrée & ſommités de millepertuis*, de chaque une poignée : faites bouillir dans une ſuffiſante quantité d'eau, & réduire à deux livres : paſſez : ajoûtez à la colature deux onces de *ſyrop d'eryſimum* ; pour un apozeme inciſif.

BOUILLONS.

PRENEZ *racines d'aulnée & d'iris de Florence*, de chaque un gros ; *feuilles d'hyſſope & de tuſſilage*, de chaque une poignée ; de *ſommités d'anis*, un ſcrupule : faites bouillir avec un morceau de *chair de veau*, & une ſuffiſante quantité d'eau : paſſez ; pour un bouillon inciſif.

PRENEZ de *poumon de veau*, une livre ; *racines d'ache & d'angélique*, de chaque une demi-once ; de *ſquine* concaſſée, un gros ; *feuilles de vélar & de camphrée*, de chaque une demi-poignée ; de *fleurs de romarin*, une pincée : faites bouillir, ſelon l'art, dans une ſuffiſante quantité d'eau : paſſez ; pour un bouillon inciſif.

VINS.

PRENEZ de *racine d'iris* de ce pays-ci, une demi-once ; de *ſcille préparée*, deux gros ; d'écorce de *racine d'hiéble*, ſix gros ; *feuilles de marrube & de creſſon alénois*, de chaque une demi-poignée ; de *trochiſques d'agaric*, deux gros ; de *gingembre*, un demi-gros : coupez toutes ces ſubſtances, & mettez-les infuſer, pendant une nuit, dans deux livres de *vin blanc :* faites bouillir légérement : paſſez. La doſe de ce vin eſt depuis deux onces juſqu'à quatre ; il convient dans l'aſthme.

PRENEZ du meilleur *vin*, huit onces ; *cannelle*, deux gros ; six *clous de girofle* & quatre
onces de *sucre* : faites les bouillir dans une écuel-
le : mettez le feu au vin, & laissez-le brûler jusqu'à la consistance de syrop. On en donne une
ou deux cuillerées avant le sommeil. Ceux qui
out une toux catarrhale, & principalement les
femmes grosses, s'en trouvent bien. On donne
en quelques lieux le nom de syrop de vin brûlé
à cette liqueur.

POUDRES.

PRENEZ de *kermès minéral*, deux grains : mêlez avec le double de *sucre* : divisez en six parties
égales, qui formeront autant de doses. On en
peut prendre une routes les quatre heures, tant
dans les maladies aiguës, que dans les maladies
chroniques.

PRENEZ de *fleurs de soufre*, douze grains ; de
fleurs de benjoin, six grains : mêlez. Cette poudre
s'avale dans un œuf à la coque : elle est salutaire
dans les toux chroniques.

PRENEZ *cloportes préparés*, six grains ; *soufre
lavé*, huit grains ; *anti-hectique de Potérius*, quatre grains ; *cannelle*, deux grains : mêlez ; pour
une poudre qui convient dans l'asthme humide.

BOLS.

PRENEZ de *blanc de baleine*, un demi-gros ;
de *fleurs de benjoin*, six gros ; de *fleurs de soufre*, huit grains ; *iris de Florence*, dix grains ; de
conserve d'aulnée, un demi gros : mêlez : faites
un bol avec le *syrop d'erysimum*.

PRENEZ *soufre lavé*, *gomme adragant* & *sucre
candi*, de chaque dix grains ; d'*iris de Flo-*

tence, quatre grains : mêlez avec du *syrop de tussilage*.

PRENEZ de l'*anti-hectique de la Poterie*, dix grains ; *blanc de baleine* & *sucre*, de chaque douze grains ; de *baume de soufre térébenthiné*, quatre gouttes : faites un bol avec le *syrop de tussilage*.

PRENEZ *gomme ammoniac* & *fleurs de benjoin*, de chaque un scrupule : mêlez, & faites un bol avec ce qu'il faut de *baume de soufre anisé*.

PRENEZ *cloportes préparés*, *racine d'aulnée* & *d'iris de Florence*, de chaque dix grains ; *fleurs martiales* & *benjoin*, de chaque six grains : mêlez ; pour un bol que vous formerez avec le *syrop de vélar*.

PRENEZ *kermès minéral*, deux grains ; *pulpe de casse*, un gros : mêlez exactement ; pour un bol que vous diviserez en six doses, que vous donnerez dans la matinée, à une heure de distance ; en faisant prendre deux ou trois cuillerées de bouillon après chaque prise.

PRENEZ de *blanc de baleine*, deux scrupules ; *cloportes préparés* & *benjoin*, de chaque huit grains ; de *kermès minéral*, un grain : mêlez exactement : divisez en deux doses : ajoûtez du *syrop de coquelicot* dans chacune, & faites prendre le matin & le soir.

PRENEZ de *blanc de baleine*, un gros ; de *kermès minéral*, deux grains ; de *safran*, huit grains : mêlez : faites un bol avec le *syrop d'erysimum* : divisez en quatre doses égales. On en fera prendre une toutes les quatre heures.

OPIATS.

PRENEZ de *baume de Lucatelli*, six gros ; de

baume du Pérou, un demi-gros ; *fang de bouc pré-paré* & *blanc de baleine*, de chaque deux gros ; *d'antimoine diaphorétique*, un gros : mêlez : faites un opiat avec le *fyrop de pavot blanc*. La dose de cet opiat sera depuis un demi-gros jusqu'à un gros : il passe pour résolutif.

PRENEZ de *térébenthine de Venise cuite*, un demi gros ; *baume de Copahu*, *anti-hectique de Potérius*, de chaque un gros ; *camphre*, *safran*, *fleurs de soufre*, de chaque un demi-gros : faites un opiat avec le *fyrop d'eryfimum*. La dose peut aller jusqu'à un & même deux scrupules.

PRENEZ de *foufre lavé*, deux onces ; de *cloportes préparés*, deux gros ; *racine d'iris de Florence* & *fuccin préparé*, de chaque un gros ; *myrrhe* & *benjoin*, de chaque un demi gros ; de *fafran*, un scrupule : mêlez : faites un opiat avec de l'*oxymel fcillitique*. La dose sera depuis un demi-gros jusqu'à un gros.

PRENEZ de *favon d'Alicante*, bien mêlé avec un peu de *miel de Narbonne*, deux onces ; *cloportes préparés* & *racine d'iris de Florence*, de chaque deux scrupules ; de *blanc de baleine*, un gros ; *fafran* & *baume du Pérou*, de chaque un scrupule : faites un opiat avec le *fyrop de miel mercurial*. La dose peut aller jusqu'à un gros.

PRENEZ de *pierres d'écreviffes de riviere*, deux gros ; de *cloportes préparés*, un gros & demi ; de *gomme ammoniac*, un gros ; de *fleurs de benjoin*, deux scrupules ; *extrait de fafran* & *baume du Pérou*, de chaque un demi-scrupule : mêlez : faites un opiat avec le *baume de foufre anifé*. La dose sera au plus d'un gros.

P I L U L E S.

PRENEZ *cloportes préparés*, deux gros ; *gomme*

ammoniac, un gros ; *baume du Pérou*, un fcrupule, & autant qu'il faut de *baume de foufre térébenthiné*, pour former des pilules dont on
donne une ou deux fois par jour un fcrupule, en
buvant par-deffus un verre de *lait*.

PRENEZ *favon blanc*, demi-once ; *gomme ammoniac*, un gros ; *extrait de geniévre*, un gros
& demi : formez des pilules avec le *fyrop de
fleurs de tuffilage*, dont la dofe fera d'un fcrupule
environ, & même plus, fi la toux le permet.

PRENEZ *conferve d'aulnée*, trois gros ; *antimoine diaphorétique*, deux gros ; *benjoin*, un gros
& demi ; *cloportes préparés*, un gros. On com-
pofera de ce mêlange des pilules avec *le fyrop
de lierre terreftre*, dont la dofe fera d'un ou deux
fcrupules.

PRENEZ *foufre lavé*, dix grains ; *anti-hectique
de Potérius*, quatre grains : faites des pilules
avec le *fyrop de lierre terreftre*, pour une dofe,
après laquelle on prend un verre d'*infufion de
feuilles de lierre terreftre*.

PECTOR.
INCISIFS.

COMMENTAIRES.

(1.) LA CAMPHRÉE. *Camphorata hirfuta*,
C. B. P.

Cette plante, petite & un peu velue, qui croît
naturellement dans la Provence & le Languedoc,
& dont on a beaucoup vanté les vertus il y a
plufieurs années, eft à-peine employée aujour-
d'hui par quelques perfonnes. Cependant la camphrée n'eft pas un des remedes les moins efficaces des claffes des analeptiques & des incififs.

C'eft avec raifon qu'on en recommande l'ufage
dans les embarras des vifceres , & la cachexie
œdémateufe , principalement lorfqu'il y a difficulté de refpirer. On prefcrit cette plante féche,
ou en infufion dans du vin , ou dans de l'eau ,
comme du thé ; ou on en ordonne une plus forte
dofe , par exemple, une ou deux pincées pour
une potion ; & quand on en fait de la tifane ,
on en met depuis une demi - once jufqu'à une
once pour chaque pinte d'eau.

(2.) LE VÉLAR, la tortelle, l'herbe-au-chantre.
Eryfimum vulgaræ , *C. B. P.*

On met cette plante au nombre des médicamens vulnéraires & incififs , confacrés au traitement des maladies de poitrine : elle eft utile dans
l'enrouement ; elle facilite l'expectoration , &
foulage les afthmatiques : enfin elle nettoie l'eftomac & les inteftins des mucofités ou glaires inutiles & nuifibles , qui s'y font amaffées. Les feuilles
& les femences font d'ufage : les femences , ainfi
que celles de moutarde , de roquette , font partie
des remedes anti-fcorbutiques. On prefcrit jufqu'à une demi-poignée de feuilles, pour faire une
livre d'infufion à l eau. Les femences fe prennent
en fubftance, depuis un fcrupule jufqu'à un gros.
Enfin les apothicaires vendent un fyrop d'*eryfi-*
mum , dont nous aurons occafion de parler.

(3.) L'HYSSOPE. *Hyffopus officinarum cærulea*
vel fpicata , *C. B. P.*

Les feuilles & les fleurs de cette plante entrent dans la lifte des remedes pectoraux incififs : elles paffent encore pour réfolutives, & font
partie de la claffe des diurétiques. Ces propriétés en rendent l'ufage falutaire dans l'afthme &
les autres embarras du poumon , fuffent ils cau-

fés par une matiere tartareufe. On les emploie
avec fruit, quand l'eftomac & le canal des inteftins font tapiffés de pituite épaiffie ou de glaires. Enfin on vante leur efficacité, après les contufions & les grandes chutes. On prefcrit les fommités garnies de fleurs en infufion, que l'on édulcore, pour l'ordinaire, avec du miel. La dofe
des fommités eft d'environ une demi - poignée
pour chaque livre d'eau. On trouve auffi, chez
les apothicaires, une eau diftillée qui a les mêmes ufages.

PECTOR.
INCISIFS.

On vante beaucoup l'ufage de l'hyffope à l'extérieur, comme d'un excellent réfolutif; & il
n'eft pas fans effet, quand on l'emploie dans le
traitement des contufions. Il eft recommandé
principalement contre les échymofes ou le fang
extravafé autour des yeux, foit que ce mal ait
une caufe interne, foit qu'il vienne d'un coup.
Dans ce cas, on fait cuire dans de l'eau ou du
vin l'hyffope renfermé dans un fac qui s'applique fur l'œil, & fe renouvelle plufieurs fois le
jour. En outre, cette plante entre dans différens
gargarifmes, & fur-tout dans ceux qui font anti-
fcorbutiques. Enfin quelques auteurs vantent la
vapeur de la décoction de l'hyffope contre les
tintemens d'oreilles.

(4.) LA SAUVE-VIE. *Ruta muraria*, C. B. P.
Salvia vita Lob.

On compte cette plante parmi celles que l'on
furnomme *capillaires*. On en a fait autrefois très
grand cas, ainfi que l'indiquent plufieurs de fes
noms; & il fe trouve des auteurs qui la prennent pour l'hyffope de Salomon; c'eft ce qu'il
importe peu, & ce qu'il eft impoffible de favoir.
La fauve-vie fe met dans la claffe des diuréti-

ques & des apéritifs. Son usage passe pour salutaire dans l'asthme. Quant à son administration, elle est la même que celle des autres plantes capillaires.

(5.) LE BENJOIN, *benzoinum*, qui est fort peu différent des baumes proprement dits, est une substance solide, transparente, tachée & d'une odeur gracieuse, composée de plusieurs grumeaux entassés, de différente couleur, qui découle d'un arbre des Indes que Linnæus rapporte au genre des lauriers. Ce médicament tient un des premiers rangs parmi les béchiques vulnéraires & incisifs. Il excite & favorise l'expectoration, remédie à la toux invétérée, procure du soulagement aux phthisiques & aux asthmatiques : il est aussi admis dans les classes des apéritifs & des toniques ; & à raison de ces dernieres propriétés, on en vante l'usage dans les écrouelles ; & on le recommande contre la fiévre quarte, & même dans la fiévre quotidienne, quoiqu'elle soit d'une nature différente. Le benjoin se prend en substance, & sous la forme séche, depuis dix grains jusqu'à un scrupule ; mais il est plus ordinaire d'employer les fleurs de benjoin, dont nous aurons occasion de parler dans la suite. Le benjoin est aussi un médicament externe ; en topique, il passe pour fortifiant & résolutif. Enfin on prépare, avec cette substance, des pastilles pour brûler, qui répandent une odeur très agréable.

(6.) LE STORAX EN LARMES, le styrax calamite, *styrax calamita*, est une substance composée de gomme & de résine, grasse, roussâtre, d'une odeur très forte. On l'apportoit autrefois enveloppée dans des roseaux ; ce qui lui a fait

donner

donner le furnom de *calamita*. On doit le diftinguer du ftyrax liquide & du blanc, dont nous
parlerons ailleurs. Cette liqueur réfineufe découle d'un arbre qui croît dans le Levant, qui
porte également le nom de *ftyrax*. Cet arbre
vient encore naturellement en Provence ; mais
il n'y fournit pas de réfine. Le ftyrax entre dans
la claffe des remedes pectoraux incififs : il n'occupe pas une place moins diftinguée parmi les
remedes apéritifs & toniques ; c'eft pourquoi on
le fait prendre, avec fuccès, & aux afthmatiques
& à ceux qui touffent. On en parle auffi comme d'un remede très efficace dans les obftructions les plus opiniâtres des vifceres. Le ftyrax
s'emploie fous la forme féche ; & fa dofe eft depuis quatre grains jufqu'à quinze. On emploie
le ftyrax en fumigation, comme le benjoin ; &
fa vapeur paffe pour très falutaire dans les vertiges, étourdiffemens, affections catarrhales, la
paralyfie & le rhumatifme.

(7.) LE SANG DE BOUCTIN. *Sanguis hirci præ-
paratus, vel ibicinus fanguis.*

Ce font les Suiffes, habitans des montagnes,
qui vont à la chaffe des boucs fauvages, en prennent le fang, & le font fécher au foleil. Plufieurs
auteurs & le peuple en général parlent de ce fang
comme d'un médicament pectoral & réfolutif ;
& on lui donne également place dans la claffe
des diaphorétiques. Il eft, dit-on, certain que
c'eft le plus fouvent avec un heureux fuccès que
ce remede eft employé principalement par les
empiriques & les charlatans dans les maladies
inflammatoires de la poitrine. On en prefcrit depuis un demi gros jufqu'à un gros & demi dans
du jus de bourrache. Il fe prend encore dans une

Tom. I.   Q q

eau cordiale ou une autre boisson appropriée.

(8.) LES EAUX MINÉRALES DU MONT-D'OR, *aquæ Montis aurei*, se trouvent en Auvergne, près de la source de la Dordogne, à six lieues de Clermont, du côté de l'Ouest. Elles sont chaudes & savonneuses, ont une odeur de soufre & une saveur vineuse & bitumineuse; mais on n'y retrouve plus ces qualités, quand elles sont refroidies. Ces eaux ont la réputation d'être un remede pectoral, détersif & incisif. Plusieurs phthisiques & asthmatiques se trouvent bien d'en user : elles ne conviennent pas moins au traitement des maladies du poumon, qu'à celles du foie, & levent les obstructions de tous les visceres : en outre, elles procurent des sueurs, favorisent l'écoulement des urines, & rendent le ventre libre, en fortifiant l'estomac. Enfin leur usage est salutaire dans beaucoup de maladies occasionnées par les nerfs offensés. On boit des eaux du Mont-d'Or depuis une livre jusqu'à quatre & davantage par jour. Ces eaux, employées à l'extérieur, sous la forme de bain ou de douches, passent pour être fortifiantes, résolutives, détersives & propres à guérir la gale ; on en vante les effets dans la paralysie, les contractions ou retiremens des membres, les rhumatismes : elles sont utiles pour dissiper les tumeurs anciennes, cicatriser les ulceres opiniâtres, guérir les maladies de la peau accompagnées de démangeaison, &c.

(9.) LES EAUX MINÉRALES DE BONNES *Aquæ Bonenses.*

Bonnes est un village fort petit du Béarn, & éloigné de sept lieues de la ville de Pau, du côté du Midi. Ces eaux sont principalement consacrées au traitement des maladies de la poitrine, comme étant détersives & balsamiques :

par les autres propriétés, elles approchent infiniment des eaux de Barèges, dont elles different
à-peine par les qualités. C'est aussi de la même
maniere qu'elles se prennent ; mais il est plus
aisé de transporter celles-ci, sans qu'elles perdent leurs vertus.

(10.) LE SYROP DE VÉLAR, d'herbe-au-chantre, d'*erysimum*.

Ce syrop est composé de plusieurs médicamens différens; car, outre l'*erysimum*, on emploie, pour le faire, des racines, des herbes,
des fleurs, des fruits, des semences, que l'on
prend dans les classes des adoucissans, des incisifs, des cordiaux & des céphaliques : c'est un
remede béchique incisif qui est utile dans l'enrouement & le catarrhe : il favorise l'effet des
purgatifs, & procure du soulagement aux asthmatiques. Il se trouve des nourrices qui, lorsqu'elles manquent de lait, ont recours à ce syrop ; j'ignore ce qui peut leur en avoir donné
l'idée. On boit depuis un demi-gros jusqu'à un
gros de ce syrop.

(11.) LES TABLETTES DE SOUFRE. *Tabellæ de
sulphure*.

Ce médicament se prépare, en faisant cuire
du sucre dans de l'eau de roses, jusqu'à ce qu'il
ait la consistance d'un électuaire liquide, auquel on ajoûte des fleurs de soufre pour en faire,
suivant le procédé ordinaire, des tablettes que
l'on met, avec raison, au nombre des remedes
pectoraux, incisifs & détersifs ; & leur usage est
salutaire dans les toux anciennes, l'asthme & la
phthisie.

(12.) LES PILULES BALSAMIQUES DE MOR-
TON. *Pilulæ balsamica Mortoni*.

Ces pilules rendues publiques par le Docteur Morton, font composées de cloportes préparés, de gomme ammoniac, de fleurs de benjoin, d'extrait de safran, de baume du Pérou & de baume de soufre anisé : elles tiennent, pour ainsi dire, la premiere place dans la liste des remedes détersifs & incisifs confacrés au traitement de plusieurs maladies de la poitrine ; & il y a lieu de croire qu'elles font très utiles dans l'asthme goutteux : elles n'ont pas moins de réputation contre la phthisie écrouelleuse ; & les personnes, qui ont de l'expérience, n'ignorent pas qu'on ne doit les donner qu'avec précaution dans les autres cas. Leur dose est depuis douze grains jusqu'à vingt.

(13.) LES FLEURS DE BENJOIN. *Flores benzoini.*

Ce médicament n'est autre chose que le sel essentiel & volatil du benjoin. Ces fleurs ont une odeur gracieuse, & leur saveur est acide. On les met au nombre des plus puissans remedes résolutifs & incisifs confacrés à la poitrine : elles font partie de la classe des anti-spasmodiques. C'est avec succès qu'on les emploie, en prenant les précautions convenables, pour détruire les embarras anciens du poumon ; & elles ont d'heureux effets dans les affections hystériques & les palpitations de cœur. On prescrit les fleurs de benjoin fous la forme folide, ou dans un œuf cuit à la coque. Leur dose est depuis un grain jusqu'à six ou huit.

(14.) L'ANTI-HECTIQUE DE POTÉRIUS ou de la Poterie. *Anti-hecticum Poterii.* Le diaphorétique Jovial. *Diaphoreticum Joviale.*

Pour préparer ce médicament, on fait fondre

du régule d'antimoine martial, avec de l'étain
d'Angleterre ; & lorsque le mêlange est refroidi
& mis en poudre, on y ajoute du nitre ; le tout
se jette dans un creuset, pour y détonner, se
calciner & devenir blanc ; après quoi, on lave,
à plusieurs reprises, cette composition. L'anti-
hectique de la Poterie se met dans les classes des
apéritifs & des incisifs ; propriétés qu'il exerce
sur tous les visceres, & spécialement sur le poumon, pourvu qu'il soit franc d'ulcere & de suppuration ; outre cela, c'est un puissant diaphorétique : on le reconnoît même pour dépuratif :
ces vertus le rendent salutaire dans la cachexie,
la jaunisse & l'hydropisie : il a d'heureux effets
dans la fiévre lente causée par des obstructions,
les écrouelleux se trouvent bien de son usage ;
& on en fait grand cas dans le scorbut. Enfin
c'est un remede contre les vertiges ou étourdissemens, & les autres maladies du cerveau qui
précédent & annoncent l'apoplexie. Quelque
bon que soit ce remede, on ne doit pas le regarder comme innocent ; & son administration
exige de la prudence. Quand on commence à
le prendre, sa dose ne doit pas être plus forte
que six ou huit grains ; mais elle peut s'augmenter peu à-peu jusqu'à un scrupule.

LES CORDIAUX.

IL n'y a presque personne qui ignore que l'on donne le nom de *cordiaux* aux médicamens qui augmentent l'action du cœur devenue trop foible, qui raniment le genre nerveux, & qui mettent les forces vitales étouffées en état d'agir. On verra, par l'exposition de ces médicamens, que les cordiaux ne different pas beaucoup de la plus utile partie des remedes céphaliques, alexiteres, stomachiques & diaphorétiques, dont nous avons traité précédemment. Néanmoins nous avons cru qu'il étoit à propos de faire une classe particuliere des médicamens cordiaux, pour la commodité des jeunes praticiens, & pour traiter la matiere médicale avec plus de méthode & de clarté. Il est important d'observer, au sujet des remedes qui composent cette classe, qu'ils produisent une irritation sur les solides, qu'ils réveillent les sens engourdis ou assoupis, & qu'ils accélerent la circulation du sang; de sorte que leur effet est admirable & presque soudain, lorsque les forces, qui semblent épuisées, ne sont qu'étouffées. Aussi tout le monde sait que le bien qu'ils procurent, n'est le plus souvent que momentané: c'est pourquoi les cordiaux ont peu de succès, ou même n'en ont point du-tout, lorsque ceux qui les prennent, manquent absolument de force, par exemple, après les maladies graves, un jeûne extraordinaire, des travaux trop longs tant du corps que de l'esprit, des évacuations immodérées, &c. Leur effet peut être alors comparé à celui d'un foufflet qui fait revivre à la vérité le feu, mais qui ufe & détruit la matiere qui lui fert d'aliment : c'eft dans pareil cas qu'il faut faire ufage des remedes vraiment analeptiques ou reftaurans, dont l'effet eft, à la vérité, plus tardif, mais dure beaucoup plus long-tems que celui des cordiaux, & qui ont l'avantage de rétablir peu-à-peu les malades. Je dois encore ajoûter, au fujet de l'ufage des cordiaux, que ce n'eft qu'avec précaution qu'on doit les faire prendre, quoiqu'ils paffent généralement pour un remede efficace & prompt contre les fyncopes, principalement lorfque la défaillance a été précédée d'une hémorrhagie, & produite par elle. Un remede cordial, pris en pareil cas, peut, par fon irritation, renouveller l'hémorrhagie, accident qui rend l'état du malade encore plus dangereux.

MÉDICAMENS SIMPLES.

LES racines d'angéliqne, d'impératoire, de ferpentaire de Virginie ; la zédoaire, le rofeau aromatique ou *acorus*, le nard Indien (¹).

Les feuilles de méliffe, de menthe, d'alleluia, de chardon-bénit, de fcorfonere, de fcabieufe.

Les fleurs de bourrache, de buglofe, d'œillet (²), de violette.

Les femences de chardon-bénit ; les baies de geniévre.

L'écorce d'orange, de limon, de citron.

La mufcade, le macis, les cloux de girofle, l'amome en grappe.

Q q iv

Le jus de citron, de limon, de grenade.

Le vin d'Alicante ou autre vin d'Espagne, &
un excellent vin quelconque (³)... l'eau-de-
vie (⁴)... l'esprit-de-vin (⁵)... la cannelle, le
cassia - lignea, l'écorce de Winter.... le kermès (⁶), le musc, l'ambre gris; la pierre d'a-
zur (⁷).

MÉDICAMENS OFFICINAUX.

L'EAU de fleurs d'orange, de mélisse des jardins, de menthe, de bourrache, de buglose,
de scabieuse, de scorsonere, de chardon bénit,
de noyer; le syrop d'œillet (⁸), de limons, de
grenade, de stœchas; le baume apoplectique; la
poudre de vipere, de la Comtesse de Kent. La
confection d'alkermès (⁹), de hyacinthe (¹⁰);
la thériaque, le mithridat, l'orviétan.

L'eau de cannelle ordinaire, l'eau de cannelle
orgée (¹¹), l'eau de la reine d'Hongrie, l'eau de
mélisse, l'eau thériacale composée (¹²), l'eau
impériale (¹³), l'eau divine ou admirable (¹⁴)...
la teinture de girofle (¹⁵), les gouttes d'Angleterre, les gouttes anodynes de Sydenham, les
gouttes minérales anodynes d'Hoffman.

L'esprit de sel ammoniac, l'eau de Luce...
Le lilium de Paracelse (¹⁶), l'huile de cannelle (¹⁷).

Le sel d'Angleterre, le sel volatil de viperes,
le kermès minéral.

MÉDICAMENS MAGISTRAUX.

J U L E P S.

PRENEZ d'*eau de bourrache*, six onces ; de *confection alkermès*, un gros ; de *teinture de girofle*, douze gouttes ; de *syrop de limons*, une once : mêlez.

PRENEZ d'*eau de mélisse*, six onces ; d'*eau de cannelle orgée*, une demi-once ; de *confection alkermès*, un demi gros ; de *sel volatil de vipere*, douze grains ; de *syrop d'œillet*, une once.

V E R R É E S.

PRENEZ d'*eau de scabieuse*, quatre onces ; de *confection hyacinthe*, un demi gros ; de *poudre de viperes*, quinze grains ; d'*eau de fleurs d'orange*, une once.

PRENEZ d'*eau de chardon bénit* & de *fleurs d'orange*, de chaque deux onces ; d'*eau de cannelle*, deux gros ; de *thériaque ancienne*, deux scrupules ; de *lilium de Paracelse*, vingt gouttes.

P O T I O N S.

PRENEZ d'*eau de menthe*, six onces ; d'*eau de cannelle*, une demi-once ; de *syrop de limons*, deux onces : mêlez ; pour une potion à prendre par cuillerées.

PRENEZ d'*eau de bourrache*, quatre onces ; d'*eau de fleurs d'orange*, une once ; d'*eau de cannelle*, une demi-once ; de *confection alkermès*, un gros ; de *lilium de Paracelse*, vingt-cinq gouttes ; pour une potion à prendre à la cuillerée.

PRENEZ d'*eau de scabieuse*, quatre onces ; d'*eau de mélisse composée*, une demi-once ; de *sel volatil de vipere*, vingt grains ; de *syrop de stœchas*, une once ; pour une potion à prendre par cuillerées.

PRENEZ *eau de menthe* & *eau de fleurs d'orange*, de chaque trois onces ; d'*eau de la reine d'Hongrie*, une demi-once ; des *confections alkermès* & *hyacinthe*, de chaque un gros ; d'*antimoine diaphorétique*, un demi-gros ; de *lilium de Paracelse*, trente gouttes : mêlez.

PRENEZ d'*eau de chardon-bénit*, quatre onces ; de *thériaque ancienne*, deux scrupules ; *kermès-insecte* & *poudre de viperes*, de chaque un scrupule ; de *sel volatil de viperes*, quinze grains ; d'*eau impériale*, trois gros : mêlez.

PRENEZ *eau de scorsonere* & *de mélisse des jardins*, de chaque trois onces ; d'*eau thériacale*, une demi-once ; de *confection hyacinthe*, un gros ; de *kermès minéral*, deux grains ; de *syrop d'œillet*, une once : mêlez ; pour une potion qu'on prendra, ainsi que les précédentes, par cuillerées.

BOLS.

PRENEZ de *confection hyacinthe*, un demi-gros ; de *blanc de baleine*, un scrupule ; *poudre de vipere* & *sel d'Angleterre*, de chaque six grains : mêlez : faites un bol avec le *syrop d'œillet*.

PRENEZ de *sel volatil de succin*, huit grains ; de *safran*, quatre grains ; de la *poudre des pinces d'écrevisses de mer*, un scrupule : mêlez : faites un bol avec la *confection alkermès*.

COMMENTAIRES.

(1.) Le nard d'Inde ou le fpica-nard, *nardus Indica, vel fpica nardi*, eft une fubftance
chevelue, ou un affemblage de fibres entortillées
qui, à ce que l'on croit, fortent de la racine
d'une efpece de chiendent, *gramen cyperoïdes*,
dont parle Breyn : fon odeur eft défagréable, &
fa faveur un peu amere. On met le fpica-nard
au nombre des médicamens cordiaux, des alexiteres & des ftomachiques ; mais il ne fert en
medecine, fi je ne me trompe, que dans la compofition des remedes officinaux. On prefcrit jufqu'à un demi-gros de nard indien en fubftance,
il en entre le double dans une infufion.

(2.) L'œillet. *Caryophyllus hortenfis, fimplex, flore majore, C. B. P. Tunica Fuchs.*

Les fleurs de l'œillet rouge, auxquelles on
donne la préférence fur celles qui font d'une
autre couleur, fe mettent dans les claffes des
cordiaux, des alexiteres & des diaphorétiques,
elles fe comptent auffi parmi les remedes céphaliques : les perfonnes, fujettes aux étourdiffemens, aux vertiges, fe trouvent bien d'en
ufer. On prefcrit les fleurs d'œillet en infufion
dans du vin ; la dofe eft d'une ou deux poignées ; mais le fyrop, qu'on prépare avec les
mêmes fleurs, eft d'un ufage plus fréquent. Nous
en parlerons dans la fuite de cet article.

(3.) Le bon vin. *Vinum generofum.*

Le bon vin, de quelque pays qu'il foit, pris
en une quantité modérée, eft regardé générale-

ment comme une boisson très salutaire. Il donne
de la gaieté, augmente les forces, facilite la digestion, &c. Mais l'habitude d'en boire, empêche que l'on en retire autant de fruit ; qui plus
est, l'expérience journaliere démontre que le
bon vin même, pris en trop grande abondance
ou à contre-tems, devient nuisible. De-là viennent des maladies sans nombre, très opiniâtres, & qu'il est fort difficile de guérir, pour
ne pas dire impossible. Le plus nuisible de tous
les vins est sans contredit celui dans lequel on
a mis de la litharge, ou qui est frelaté avec
d'autres substances nuisibles ; pratiques punissa-
bles qui changent cette boisson salutaire en un
vrai poison qui détruit sourdement & peu-à-peu
les organes de la vie. Tout le monde sait que
les vertus des vins ne sont pas les mêmes, &
dépendent du pays où on les recueille. Le vin
rouge de Bourgogne, le vin de Grave, le vin
de Provence, &c. sont recommandés comme analeptiques & fortifians. Le vin de Champagne,
le vin du Rhin, & les autres vins blancs font
uriner beaucoup. On vante le vin d'Alicante,
& les autres vins d'Espagne, comme cordiaux
& alexiteres. Le vin de Chypre & les autres
vins grecs tiennent presque le premier rang parmi les remedes stomachiques & les toniques. Il
n'est pas difficile de decouvrir les propriétés des
autres vins, en les comparant avec ceux que
nous venons de nommer, & dont on fait plus
communément usage dans le traitement des maladies. Le vin est aussi un médicament externe.
Donné en lavement, il a la propriété de faire
cesser la colique venteuse chez les femmes : peut-
être cet effet salutaire est-il dû à ce qu'il cause

une efpece d'ivreffe. Le vin chaud eſt un remede commun & héroïque, quand on l'applique fréquemment ſur des parties externes pour fortifier & réſoudre : il n'eſt pas moins utile pour guérir la brûlure. Nous parlerons ailleurs plus amplement du vin.

(4.) L'EAU-DE VIE. *Aqua vitæ.*

Cette liqueur ſpiritueuſe ſe retire du vin par une ſimple diſtillation. Si on la ſoumet une ſeconde fois au même procédé, on a une liqueur encore plus ſpiritueuſe que l'on nomme de l'*eſprit-de vin*. Perſonne n'ignore que l'eau-de-vie ordinaire eſt cordiale & ſtomachique ; c'eſt pourquoi on l'emploie, avec ſuccès, dans les défaillances, & pour entretenir ou augmenter les forces abatues : elle ne réuſſit pas moins dans la cardialgie & les coliques. On boit depuis deux gros juſqu'à une demi-once d'eau-de-vie, & davantage, ſi les forces le permettent.

L'uſage externe de l'eau-de-vie eſt extrêmement étendu ; car elle s'emploie fréquemment comme un excellent remede vulnéraire & réſolutif. Elle eſt utile dans l'inflammation des yeux, qui eſt récente, & pour faire rentrer dans la circulation le ſang extravaſé qui eſt la ſuite des contuſions, bleſſures, &c. On prépare une eau-de-vie camphrée dont tout le monde connoît la vertu anti-ſeptique. Pour cela, on fait diſſoudre depuis deux gros juſqu'à une demi-once de camphre dans deux livres d'eau-de vie. L'eau-de-vie purgative, connue ſous le nom d'*eau-de-vie allemande, aqua vitæ Germanica*, n'eſt autre choſe qu'une teinture ſpiritueuſe de jalap. Enfin, ſi on fait tomber de l'eau-de-vie ſur une plaque de fer rougie au feu, il s'en éleve une

vapeur que l'on dit un remede contre les douleurs de rhumatisme.

(5.) L'esprit-de-vin. *Spiritus vini.*

C'est une liqueur spiritueuse qui a beaucoup
d'affinité & s'unit intimement avec l'huile &
l'eau. Elle est sur-tout très propre pour obtenir
la teinture des substances sulfureuses & résineuses. Les eaux spiritueuses, auxquelles les buveurs donnent différens noms, les teintures spiritueuses, les baumes composés, & diverses autres préparations qui se trouvent dans les apothicaireries, empruntent leurs vertus principales
de l'esprit-de vin. En effet il a la propriété, ainsi
que l'eau-de vie, de dissiper les défaillances, &
de rétablir les forces. Sa dose est depuis un gros
jusqu'à trois; mais il est rare qu'on prescrive de
le prendre seul. Employé comme topique, il est
du nombre des médicamens vulnéraires balsamiques; il entre dans la classe des résolutifs, &
on l'emploie, avec succès, contre les échymo-
ses & les fluxions érysipellateuses : il produit de
bons effets dans les cas de pourriture, de gangrene; mais, quand on a cette derniere indication à remplir, il est plus sûr d'employer l'esprit-
de vin camphré dont nous aurons occasion de
parler.

(6.) Le kermès-insecte, ou la graine d'é-
carlate. *Kermes vel granum tinctorium.*

Garidel a donné dans son Histoire des Plantes de Provence, celle de ce médicament. Le
kermès se trouve sur les branches d'une espece
de chêne, *ilex aculeata cocciglandifera,* qui croît
dans les différentes Provinces méridionales de la
France, ainsi qu'en Italie, en Espagne, &c. Les
graines d'écarlate sont des follicules qui con-

tiennent une matiere d'un rouge écarlate ; on peut les définir auſſi des nids de très petits animaux ou d'inſectes qui s'attachent & vivent ſur l'arbriſſeau que nous venons de nommer, & qui le bleſſent pour en retirer la nourriture qui leur convient. Ainſi il n'eſt pas ſurprenant que le kermès, dont il s'agit ici, ait été ſurnommé *animal, kermes animale*, pour le diſtinguer du kermès minéral dont nous avons parlé ci-deſſus. Le kermès inſecte ſe met au nombre des médicamens cordiaux & toniques : il entre dans la claſſe des diurétiques ; il favoriſe l'écoulement des régles & des lochies : on preſcrit le kermès en ſubſtance, depuis ſix grains juſqu'à un ſcrupule, ou en infuſion dans du vin, depuis un demi-gros juſqu'à un gros ; mais la maniere, dont on l'emploie le plus communément, eſt en confection ; & celle-ci porte le nom de *confection alkermès* ; il en ſera parlé ci-après.

(7.) LA PIERRE D'AZUR, *lapis lazuli*, eſt une pierre opaque, d'un très beau bleu, parſemée de pluſieurs pailletes de bon or. On en trouve de très riches mines dans la Perſe, aux Indes & ailleurs. C'eſt de cette pierre qu'on tire cette belle couleur qu'on nomme outre-mer. On croit le lapis cordial, & c'eſt en cette qualité qu'on le fait entrer dans la confection alkermès. On le met encore dans la claſſe des dépurans ; & on oſe à cet égard le comparer à l'antimoine : mais ces propriétés ſont très douteuſes ; & l'expérience n'apprend rien la-deſſus, parceque cette pierre eſt abſolument hors d'uſage, au moins parmi nous. Ceux qui voudront cependant en faire l'eſſai peuvent le donner en ſubſtance depuis un demi-gros juſqu'à un gros.

(8.) LE SIROP D'ŒILLET, *syrupus caryophyl-
lorum, vel de tunicis*, se prépare, en suivant un
procédé fort connu, avec une infusion où l'on
met, à deux reprises, des fleurs d'œillet rouge.
Sa saveur & son odeur font agréables; & il passe
pour cordial & fortifiant. On le compte parmi
les alexiteres, & il entre dans la classe des diaphorétiques. Communément on ajoûte, depuis
une demi-once jusqu'à une once de ce syrop, aux
potions cordiales dont bien des gens font un
fréquent usage dans les fiévres d'un mauvais caractere, la petite vérole, la rougeole, &c.

(9.) LA CONFECTION ALKERMÈS. *Confectio
alkermes.*

Cette composition prend son nom, ainsi que
je l'ai déja dit ci-dessus, de la graine d'écarlate
ou kermès, & reçoit ses principales propriétés
des substances aromatiques & absorbantes dont
elle est composée. On se sert fréquemment de
cet électuaire pour ranimer les esprits, rétablir
les forces. Il est aussi regardé comme un puissant remede pour empêcher l'action de ce qui
communique les maladies contagieuses, & de
ce qui les fait naître. On en recommande encore
l'usage dans les affections soporeuses, les vertiges & étourdissemens, la foiblesse d'estomac, &c.
Sa dose est depuis un scrupule jusqu'à un gros.

(10.) LA CONFECTION HYACINTHE. *Confectio
de hyacintho.*

Il y a peu de différence pour les propriétés
entre cette confection & la précédente; cependant il entre dans celle-ci une plus grande quantité de médicamens absorbans; ce qui fait que
son usage convient davantage pour arrêter les vomissemens, les flux de ventre: on lui reconnoît
aussi

auffi la vertu vermifuge. La dofe de la confection hyacinthe eft, pour l'ordinaire, la même
que celle de la confection alkermès. Nous devons faire remarquer ici en paffant que de tous
les ingrédiens de cette confection, il n'en eft
peut-être pas de plus inutile que celui dont elle
porte le nom ; & que l'hyacinthe, l'efcarboucle,
le faphir, le grenat, l'émeraude & les autres
pierres précieufes ne paroiffent pas avoir plus
de vertus que les autres pierres : c'eft le fentiment des médecins les mieux inftruits & les plus
expérimentés.

(11.) L'EAU DE CANNELLE. *Aqua cinnamomi.*

Il y a deux efpeces d'eau de cannelle ; l'eau
de canelle fpiritueufe, *aqua cinnamomi fpirituo-
fa* ; & l'eau de cannelle orgée, *aqua cinnamomi
hordeata.* La premiere fe prépare en faifant macérer, durant deux jours, de la cannelle dans
du bon vin que l'on foumet enfuite à la diftillation. Pour préparer l'eau de cannelle orgée, on
fe fert d'eau d'orge, au lieu de vin ; & par ce
moyen, on a une eau diftillée beaucoup plus douce. L'eau de cannelle fpiritueufe eft de l'ufage
le plus commun pour faire revenir ceux qui font
tombés en fyncope. On ne la vante pas moins
contre la foibleffe de l'eftomac. Enfin elle eft falutaire dans les maladies qui font accompagnées
d'affoupiffement & de vertiges. La dofe de cette
eau eft depuis un gros jufqu'à une demi once. On
prefcrit l'eau de cannelle orgée dans les mêmes
cas, quand on craint que la premiere ne foit trop
irritante ; & par la même raifon on en met préférablement à l'autre dans les potions purgatives
pour y faire l'office de carminatif & empêcher
les tranchées. L'eau de cannelle orgée fe prend à

CORDIAUX.

Tom. I.   R r

plus forte dofe que la fpiritueufe : on en prefcrit
depuis une demi-once jufqu'à une once.

(12.) L'EAU THÉRIACALE. *Aqua theriacalis.*

Cette eau officinale fe prépare en faifant macérer, pendant trois jours, plufieurs éfpeces de
racines, d'écorces, de fruits, & de fleurs aromatiques dans de l'eau de noix & de l'efprit-
de-vin : on y ajoute enfuite de la thériaque : enfin on foumet le mêlange à la diftillation. Cette
eau compofée tient une des premieres places parmi les médicamens cordiaux, céphaliques, ftomachiques, &c. La dofe de l'eau thériacale eft
depuis un gros jufqu'à une demi-once. Il y a des
perfonnes qui font fur-le-champ une eau thériacale par infufion, en délayant un gros de thériaque dans trois onces d'eau-de-vie ; mais il
eft aifé de fentir qu'on doit faire bien plus de
cas de la premiere eau.

(13.) L'EAU IMPERIALE. *Aqua imperialis.*

Pour faire cette eau officinale, on met infufer, durant trois jours, de la cannelle, de la mufcade, du girofle & d'autres drogues aromatique
dans l'efprit de-vin & des eaux de méliffe & d
fleurs d'orange ; enfuite on foumet le mêlange à l
diftillation. Il y a peu de différence entre cet
eau & la précédente pour la nature & les pr
priétés : la maniere d'en faire ufage eft la mêm

(14.) L'EAU DIVINE. *Aqua divina, aqua m
rabilis.*

Cette eau officinale fe prépare en mêlant e
femble de l'eau de fleurs d'orange, des huil
effentielles de citron, de bergamote, & du fucr
que l'on laiffe, durant huit jours, en digefti
dans l'efprit-de-vin affoibli par l'eau, & qu'
doit tenir en un lieu frais. Cette eau poffe

éminemment la vertu cordiale ; elle réchauffe
& rétablit l'eſtomac ; elle augmente les forces de
toutes les antres parties. On en fait prendre depuis deux gros juſqu'à une demi-once. Il eſt à
propos de remarquer, pour que les perſonnes,
qui ne ſont pas ſur leurs gardes, ne ſoient pas
trompées, qu'il ſe trouve chez les apothicaires
une eau dite *eau-divine de Fernel*, qui n'eſt autre choſe qu'une ſolution de ſublimé corroſif,
deſtinée aux uſages externes, & qui n'a aucune
reſſemblance avec celle qui fait le ſujet de cet
article.

(15.) LA TEINTURE DE GIROFLE. *Tinctura ca-
ryophyllorum.*

Cette teinture ſe prépare fort ſimplement, en
mettant des cloux de girofle en digeſtion dans
de l'eſprit-de-vin, pendant pluſieurs jours, ſur
un feu de ſable, ou juſqu'à ce que l'eſprit-de-
vin ſoit autant chargé des principes du girofle,
qu'il peut l'être. On compte cette préparation au
nombre des remedes cordiaux, des ſtomachiques & des céphaliques : elle fait auſſi partie de
la claſſe des toniques ; & c'eſt en cette qualité
qu'on l'emploie le plus ſouvent avec ſuccès
dans le traitement de la cachexie & de l'hydropiſie. Cette teinture mérite de n'être pas moins
eſtimée comme remede externe. En topique elle
eſt fortifiante, réſolutive & anti-ſeptique ; c'eſt
pourquoi ſon uſage eſt ſalutaire dans la paralyſie, les embarras œdémateux, la gangrene,
& même la carie des os.

(16.) LE LILIUM DE PARACELSE. *Lilium Pa-
racelſi.*

C'eſt une teinture chymique & ſpiritueuſe du
régule des métaux que l'on a préalablement mis

en liquéfaction dans un creufet, avec du nitre & du tartre. Cette matiere étant enfuite broyée grofliérement, on la met en digeftion, durant quelques jours, fur un feu de fable, dans l'efprit-de-vin, jufqu'à ce que la liqueur en foit autant chargée qu'elle peut l'être. Ce médicament officinal fe met prefqu'à la tête des cordiaux : il paffe pour un puiffant remede céphalique, & rend la tranfpiration & les urines abondantes. Ces propriétés en font recommander l'ufage dans la petite vérole & la rougeole, dans les fiévres malignes & autres de mauvais caractere. Le lilium de Paracelfe s'ajoûte aux potions cordiales, ou fe prend dans du bouillon, du vin,&c. Sa dofe eft depuis douze gouttes jufqu'à vingt & davantage ; mais il faut être prudent dans l'adminiftration de ce remede violent & héroïque, & empêcher qu'il n'offenfe & ne brûle, pour ainfi dire, la bouche, l'œfophage ou l'eftomac même ; accidens que les praticiens favent être arrivés quelquefois.

(17.) L'HUILE ESSENTIELLE DE CANNELLE. *Oleum cinnamomi.*

Après avoir laiffé l'écorce de cannelle en digeftion fur un feu doux & dans de l'eau commune, on la foumet à la diftillation ; & par le procédé ordinaire, on retire une fort petite quantité d'huile effentielle, une livre entiere de cannelle fourniffant à-peine un gros d'huile. Conféquemment on ne doit pas s'étonner qu'il fe trouve fi rarement dans les boutiques de l'huile de cannelle pure, & qu'on la falfifie, pour l'ordinaire, de différentes manieres. La véritable huile de cannelle, ainfi que celle de girofle & les autres huiles effentielles, jettées dans de l'eau, précipitent au fond ; si cela n'arrive pas , c'est une forte raison de soupçonner de la fraude. On met cette huile au premier rang dans les classes des remedes fortifians, des cordiaux & des stomachiques : elle provoque les urines , ainsi que les régles, & hâte l'accouchement. Sa dose est depuis une goutte jusqu'à trois & se prend dans du vin ou toute autre potion cordiale. Les huiles essentielles ne se mêlent aux boissons aqueuses qu'à la faveur du sucre avec lequel on les unit par l'agitation , ainsi que nous en avons déja averti précédemment. Enfin l'huile essentielle de cannelle est encore un médicament externe. Elle s'emploie en topique comme dessiccative & cathérétique : aussi son application est-elle indiquée pour guérir la carie des os : elle calme la douleur de dents , quand on met dans les trous de celles qui sont gâtées un peu de coton imbibé dans cette huile.

LES ANODYNS ET LES HYPNOTIQUES
OU ASSOUPISSANS.

ON donne un de ces noms aux médicamens qui sont propres à faire cesser les douleurs & à procurer du sommeil ; ce qu'ils operent en produisant dans les nerfs une espece de stupeur qui émousse le sentiment, ou en occasionnant une ivresse d'un genre particulier qui empêche les fonctions du principe du sentiment. Il y a des personnes qui ne supportent pas l'action de ces médicamens , qui deviennent dangereux pour ceux même qui ne se trouvent point dans ce cas, quand ils ne font pas adminiftrés par une main habile. Il eft d'ufage de diftribuer ces médicamens en différentes claffes, felon leur degré d'action. Les plus doux ou les moins actifs fe nomment *parégoriques* ou *anodyns* : on appelle *narcotiques* & *ftupéfians* ceux qui agiffent avec le plus de force & de promptitude : les noms d'*hypnotiques*, d'*affoupiffans* ou *fomniferes* fe donnent à ceux qui tiennent le milieu, pour l'efficacité, entre les deux premiers genres. Quelques praticiens changent mal-à-propos, fuivant leur idée, les dénominations précédentes ; & ils renferment toutes ces différences fous le titre général de *calmans*. On doit regarder comme importante, pour l'étude & la pratique de la médecine, cette divifion de médicamens relativement à leur degré d'efficacité, parcequ'il eft rare qu'en négligeant de s'inftruire de la nature & des vertus de chacun, on puiffe les employer à propos. C'eft fans doute ce qui fait qu'on recommande, en général, de n'avoir recours à ces médicamens qu'avec la plus grande réferve & beaucoup de précaution, plufieurs des narcotiques & des ftupéfians différant fort peu de ce qu'on appelle des *poifons*, à caufe de la promptitude avec laquelle ils font du mal, quoique donnés en très petite quantité. En effet, à-peine peut-on fe flatter d'être exempt de reproche, quand on fait prendre intérieurement de la mandragore, de la jufquiame, du *folanum* & d'autres médicamens de ce genre. Je ne prétends cependant pas condamner M. Storck qui a fait, avec fageffe, des expériences heureufes. Pour moi, je crois agir plus prudemment en réfervant ces médicamens dangereux pour l'ufage externe. On ne peut pas ré-

voquer en doute que l'opium qui est certainement le remede hypnotique le plus usité, & qui
l'emporte sur tous les autres en efficacité, ne
rende abondante la transpiration. Mais ce n'est
pas avancer une opinion conforme à la vérité,
que de prétendre que l'opium arrête toutes les
autres évacuations ; car il m'est arrivé plusieurs
fois d'observer le contraire au sujet de l'expectoration, des régles & des lochies. Il est vrai que
son usage est très salutaire dans les flux de ventre ; mais il n'empêche pas que les purgatifs,
auxquels on l'associe, ne produisent leur effet ordinaire & attendu.

Les plus habiles praticiens reconnoissent comme une vérité, qu'il est dangereux de faire usage
des assoupissans dans les diverses maladies aiguës, si ce n'est vers leur déclin, parceque, en
rendant les symptomes moins violens, ils empêchent que la maladie ne parcoure ses tems &
quelquefois qu'on ne reconnoisse sa nature ; c'est
ce qu'on a vu arriver plus d'une fois dans la péripneumonie, quand on a de l'expérience. Leur
usage n'est pas moins à redouter dans les rhumatismes goutteux, parcequ'ils font quelquefois un
obstacle aux opérations par lesquelles la nature
dissipe communément la maladie ; & alors celle-ci
devient & plus grave & plus opiniâtre : ce qu'on
doit aussi entendre de plusieurs autres maladies
organiques, dans lesquelles la stupeur qui pro-
vient des calmans peut fixer la cause & la rendre
plus rebelle ; d'où vient qu'on ne doit pas être
surpris si l'effet du remede étant passé, le mal
se fait sentir avec plus de violence. Les narcotiques en accélérant la circulation peuvent entretenir les hémorrhagies ; cela n'empêche pas que

quelques bons praticiens ne s'en fervent dans cette circonftance lorfque d'autres accidens plus preffans les demandent. Les narcotiques proprement dits n'ont pas la faculté de faire ceffer le délire & la folie ; fi la caufe ne réfide dans l'eftomac : le plus fouvent même ils ne fervent qu'à les augmenter ; ce qu'on ne doit jamais oublier, afin de ne pas rendre le mal plus grand qu'il eft, en les donnant mal à propos. Lorfqu'on fait prendre ces médicamens à une dofe plus forte qu'il ne la faut à chacun, ils procurent une gaieté qui approche de la folie, & même le délire ; ou bien ils donnent un profond affoupiffement qui conduit quelquefois à une mort prématurée, à moins qu'on ne faffe prendre à tems des remedes capables de diminuer l'activité du poifon, & d'en corriger les effets ; tels font une boiffon abondante qui contienne du fel de nitre, du jus de limon : l'odeur feule du vinaigre très fort produit de bons effets : il eft même à propos dans des cas preffans où on craint de n'avoir pas affez de tems pour faire prendre la quantité de boiffon néceffaire pour empêcher les effets funeftes du poifon, d'avoir recours à la faignée & aux vomitifs. De là il eft aifé de conclure que dans les cas où les hypnotiques font néceffaires, il fera plus fûr de commencer par une petite dofe que l'on augmentera enfuite par degré, quand on jugera, fur les effets de la premiere, que cela eft poffible ou néceffaire.

Je dois ajoûter que l'opium & les médicamens du même genre ont moins d'efficacité chez les perfonnes qui y font accoutumées par un long ufage ; & celles-là peuvent prendre de plus fortes dofes fans qu'elles leur nuifent. En effet, qui

eſt-ce qui ignore que les Turcs, les Perſes & les
autres habitans des pays orientaux prennent chaque jour deux ou trois gros d'opium & même
davantage, ſelon le rapport de Tournefort; ce
qu'ils font à deſſein de ſe rendre plus gais & de
s'affranchir de toute inquiétude. Ils ont même
tellement contracté l'habitude d'uſer de l'opium,
qu'ils ne peuvent s'en abſtenir ſans qu'il y ait à
craindre pour leur ſanté. On dit que l'opium pris
avant le combat leur donne une telle intrépi-
dité, qu'il paſſe chez eux pour avoir la propriété de rendre courageux. Il ſe trouve même,
parmi nous, des perſonnes qui, ſuivant l'uſage
des Aſiatiques, prennent tous les jours de l'o-
pium, pour éloigner la triſteſſe & le chagrin;
ce qui leur réuſſit, lorſque l'appetit n'en ſoufre
point : mais cet uſage journalier affoiblit ſouvent
l'eſtomac; il peut jetter encore dans un état de
ſtupeur, qui donne de l'inquiétude & dégé-
nere dans quelques-uns en imbécillité. Il ſuit
de ce que nous venons de dire qu'il eſt également permis de dire du bien ou du mal de
ces remedes.

Il ne ſera pas hors de propos, en parlant des
calmans, d'ajoûter ici, par forme de ſupplément,
quelques remarques ſur la muſique, que l'on doit
avec raiſon mettre au nombre des remedes propres à calmer, & qui a en effet la faculté de diminuer le mouvement impétueux des eſprits animaux, de modérer les paſſions, de rendre les
douleurs plus ſupportables, & de procurer du
ſommeil. On voit dans les écrits des anciens,
qu'ils n'ignoroient pas ce moyen agréable de
calmer l'agitation des eſprits; car, comme le
remarquent Pindare & Galien, ils employoient

non - feulement les inftrumens, mais encore le chant dans le traitement des maladies, d'où la mufique a été nommée *un moyen de charmer les maladies ; incantatio morborum*. Selon Platon, les dieux ne nous ont pas donné la mufique uniquement pour plaire aux oreilles, mais encore pour calmer & régler les paffions de l'ame par le charme de ce plaifir. La mufique, ajoûte - t - il, régle la conduite & modere la colere, & ce pouvoir fe peut prouver par ce qui eft dit, dans Homere, d'Achille qui avoit coutume de calmer fa fureur en jouant de la harpe. Quiconque a lu l'Ecriture-Sainte n'ignore pas que Saül étant devenu maniaque, les fons tendres & mélodieux de la harpe l'avoient guéri.

C'eft en employant avec art la mufique, que Xénocrates & Afclépiades guériffoient les phrénériques & les foux, & que Clinias, philofophe célebre chez les Perfes, modéroit & faifoit ceffer les accès de fureur. Pythagore fe fervoit du mode dorien, pour faire revenir ceux qui n'avoient plus d'empire fur leurs fens, & les perfonnes ivres qui fe laiffoient aller à une gaieté exceffive. Qui eft-ce qui n'admirera pas la fagacité de Timothée le Miléfien qui, par l'ufage & l'affemblage qu'il faifoit de différens modes, forçoit Alexandre à prendre les armes & à les quitter. On a été jufqu'à attribuer à la mufique de Caffiodore, non-feulement la puiffance de guérir les maladies de l'efprit, mais encore celle de faire naître les vertus. Ce qu'il dit des effets de la mufique ancienne eft au-deffus de ce qu'on peut croire. Le mode dorien, dit-il, rend prudent & chafte ; le mode œolien modere les violentes paffions ; le mode ionien calme la douleur &

appaise la colere ; le mode lydien dissipe les inquiétudes ; enfin le mode phrygien donne aux
paresseux de l'activité, & du courage à ceux qui
ont peur.

La musique seule guérissoit une maladie qui,
dans les derniers siécles, étoit fort commune en
Allemagne, *la danse de S. Wit* ; c'étoit un état
semblable à celui qu'affectoient les Corybantes.
Théophraste rapporte qu'Isménias ne manquoit
pas de procurer du soulagement aux malades attaqués de la goutte sciatique, par les doux sons
de sa flûte.

Un professeur, dont parle Pechlin, n'avoit
pas trouvé d'autre moyen que les sons harmonieux, pour rendre plus supportables ses violentes douleurs de goutte. Selon Gassendi, M.
de Peiresc a été rappellé des portes de la mort
par le chant mélodieux d'une ode. Il est fait mention dans les Mémoires de l'Académie Royale
des Sciences de plusieurs musiciens de profession
qui sont revenus dans peu de tems d'un délire
fébrile par un concert exécuté dans leur chambre. Il est, dit-on, constaté, par un grand nombre d'observations, que certains airs guérissent les
personnes qui ont été mordues de la tarentule,
en les excitant à danser. Il nous paroît inutile de
rapporter un plus grand nombre d'exemples des
effets salutaires anciens de la musique, puisque nous avons tous les jours des preuves de son
efficacité. Les airs, que chantent les femmes qui
nourrissent & soignent les enfans, ne suffisent-
ils pas, quoique peu mélodieux, pour faire cesser leurs cris, & les endormir ? La voix des orateurs, de ceux qui lisent ou racontent, & le murmure des eaux qui coulent, n'excitent-ils pas à

dormir ? Je dois encore ajoûter, pour ne pas paroître ne rien dire ici d'après ma propre expérience, que plufieurs perfonnes, que j'avois à traiter, & dont le mal étoit la douleur & l'infomnie, ont été foulagées par la mufique ; & moi-même étant attaqué d'une maladie des plus graves, j'ai éprouvé, durant trois jours, & au grand étonnement des affiftans, les effets falutaires de la mufique. Tant de faits ne nous donnent ils pas droit de conclure que la mufique n'eft pas un des moins bons remedes calmans ?

MÉDICAMENS SIMPLES.

LES racines de nénuphar (1), d'iris de Florence, d'angélique.

Les feuilles de laitue, de cynogloffe, d'ivette, d'ambroifie.

Les fleurs de nénuphar, de coquelicot, de fureau, de bouillon blanc, de lys, de primevere, de mélilot ; le fafran.

Les femences froides majeures, les femences de pavot blanc, de laitue, d'anis, d'aneth… les têtes de pavot blanc (2), les baies de laurier ; la noix mufcade.

L'écorce de *fimarouba*.

L'*opium*, le camphre (3), l'*affa-fœtida*, la réfine tacamaque… le *caftoreum*, le blanc de baleine… le fuccin, le nitre, le borax.

MÉDICAMENS OFFICINAUX.

L'EAU de nénuphar , de coquelicot, de lys,
de laitue… le fyrop de pavot blanc (⁴), de nénuphar (⁵), de coquelicot , de karabé (⁶), l'*o-
pium noſtras* (⁷).

Le *laudanum* (⁸), le *diaſcordium* , la thériaque… les pilules de cynogloſſe (⁹), les pilules
de Starkey , les trochiſques de karabé.

Le *laudanum* liquide de Sydenham (¹⁰), la liqueur minérale anodyne d'Hoffman (¹¹), la teinture de ſafran.

Le cryſtal minéral (¹²), le tartre vitriolé… le
le ſel volatil de ſuccin ; le ſel ſédatif (¹³).

MÉDICAMENS MAGISTRAUX.

EAU DE POULET COMPOSÉE.

PRENEZ un *poulet* vuidé & écorché ; de *têtes
de pavot blanc* concaſſée, un gros & demi ; de
feuilles de bourrache, une poignée : faites bouillir
dans une ſuffiſante quantité d'eau, & réduire à
quatre livres : paſſez ; pour boiſſon.

TISANE.

PRENEZ des *ſemences froides majeures*, une
once ; des *amandes douces*, au nombre de ſeize ;
de *ſemence de pavot blanc*, une demi-once : pilez
dans un mortier , en verſant deſſus peu-à-peu
quatre livres d'eau d'orge toute bouillante :
paſſez.

PRENEZ trois gros de *têtes de pavot* & une once de *semences froides majeures* : pilez-les pour les faire cuire dans trois pintes d'eau de poulet.

JULEPS.

PRENEZ d'*eau de nénuphar*, deux onces ; d'*eau de fleurs d'orange*, une once ; de *syrop de pavot blanc*, une demi once : mêlez.

PRENEZ d'*eau de lys*, six onces ; de *syrop capillaire*, une once ; de *laudanum liquide*, douze gouttes.

PRENEZ d'*eau de coquelicot*, deux onces ; *huile d'amandes douces* & *syrop de guimauve*, de chaque une once ; des *goutes anodynes de Sydenham*, au nombre de vingt.

PRENEZ d'*eau de lys*, quatre onces ; de *sel sédatif*, depuis quinze jusqu'à trente grains ; de *syrop de nénuphar*, une once.

PRENEZ d'*eau de menthe*, trois onces ; de *sel d'absinthe*, quinze grains ; de *syrop de limons*, six gros ; de *teinture anodyne de Sydenham*, dix-huit gouttes. Cette potion est propre pour faire cesser le vomissement.

PRENEZ d'*eau de fleurs de nénuphar*, deux onces ; *huile d'amandes douces récente*, demi-once ; *syrop de limons*, six gros ; *teinture anodyne*, quinze gouttes : faites un julep propre à appaiser les tranchées.

EMULSIONS.

PRENEZ de *semences froides majeures*, deux gros ; *semences de violette* & *de pavot blanc*, de chaque un gros : pilez cès semences, en les arrosant d'une suffisante quantité d'eau de coquelicot, & ajoûtez à la colature une once de *syrop de nénuphar*.

Prenez de *femences froides majeures*, deux gros ; des *amandes douces*, au nombre de quatre, avec fix onces d'*eau de chicorée* : faites une émulfion avec une demi-once de *fyrop de pavot blanc* où *diacode*, ou un grain de *laudanum*.

Prenez des quatre *femences froides majeures*, deux onces : pilez-les à la maniere ordinaire, avec fix onces de *décoction d'orge* : faites cuire légérement la colature, & ajoûtez de quinze à trente gouttes de *laudanum liquide de Sydenham*.

VERRÉES.

Prenez de l'*eau de fleurs d'orange* & *du fyrop de capillaire*, de chaque une once ; des *gouttes anodynes*, de quinze à vingt : mêlez ; pour une prife.

Prenez du *laudanum*, de demi-grain à un grain : fondez-le dans une once de *fyrop de guimauve* : ajoûtez quatre onces d'eau ; pour une prife.

Prenez deux onces d'*eau de chicorée* ; *fyrop de limon*, un gros ; *fel d'abfinthe*, un fcrupule, & vingt gouttes de *laudanum liquide* : mêlez ; pour une prife contre le vomiffement.

Prenez douze grains de *camphre* & un demi-gros de *fucre* : diffolvez ce mêlange dans deux onces de *vin* & autant d'eau : ajoûtez quinze gouttes de *laudanum liquide de Sydenham*.

POTIONS.

Prenez un gros de *camphre*, que vous broierez avec un peu d'*efprit-de-vin reclifié* : mêlez le, étant ramolli, avec une demi-once de *fucre* : verfez deffus peu-à peu une chopine d'eau bouillante. On donne la colature refroidie à la dose de quatre onces.

PRENEZ de *camphre*, un gros : mettez-y le feu, & laissez brûler dans une demi-livre d'eau, jusqu'à ce qu'il soit entiérement consommé, ou qu'il s'éteigne : passez. La dose sera depuis deux onces jusqu'à quatre, & se doit répéter plusieurs fois. Cette potion est destinée pour les mélancoliques.

PRENEZ de *camphre* pulvérisé, un gros : versez dessus une livre d'eau bouillante : laissez le tout dans un vaisseau fermé, jusqu'à ce qu'il soit refroidi : passez. La dose sera la même que celle de la potion précédente.

POUDRES.

PRENEZ de *nitre purifié*, un scrupule ; de *camphre*, quatre grains : mêlez ; pour une dose qu'on fait prendre même pendant la fiévre.

PRENEZ de *sel de prunelle*, vingt grains ; de *camphre*, depuis quatre jusqu'à six grains ; de *laudanum*, depuis un demi-grain jusqu'à un grain ; ou de deux à trois grains d'*opium nostras* : mêlez ; pour une prise.

PRENEZ de *nitre*, un scrupule ; de *sucre de Saturne*, depuis quatre grains jusqu'à huit ; de *camphre*, six grains : mêlez ; pour une poudre qui se donnera aux maniaques.

PRENEZ de *safran & de camphre*, de chaque trois grains ; de *laudanum*, depuis demi-grain jusqu'à un grain : mêlez.

PRENEZ *crystal minéral & sel sédatif*, de chaque vingt grains : mêlez. Cette poudre convient dans le traitement de la phrénésie.

PRENEZ *sel volatil de succin & pierres d'écrevisses*

viſſes de riviere, de chaque dix grains ; *camphre* & *caſtoreum*, de chaque ſix grains ; de *laudanum*, un ou deux grains : mêlez ; puis partagez en trois doſes qui ſe prendront de deux en deux heures, pour diminuer les maux de tête violens, lorſqu'ils ſont un des effets de la fiévre.

B o l s.

PRENEZ depuis un demi-grain juſqu'à deux grains de *laudanum* : mêlez avec un peu de *thériaque* ou d'une autre confection, pour former un bol.

PRENEZ de *nitre purifié*, quinze grains ; de *camphre*, trois grains : faites un bol avec le *ſyrop de pavot blanc.*

PRENEZ de *pierres d'écreviſſes de riviere*, huit grains ; de *pilules récentes de cynogloſſe*, ſix grains : faites un bol avec le *ſyrop de nénuphar.*

O p i a t.

PRENEZ de *camphre*, un ſcrupule; de *crême de tartre*, quatre gros ; de *ſel de prunelle*, deux gros ; de *térébenthine*, la quantité ſuffiſante pour faire un opiat que l'on partagera en ſix doſes égales, qui ſe prendront en autant de jours, dans les cas de gonorrhée.

COMMENTAIRES.

(1.) LE NÉNUPHAR. *Nymphæa alba major,* *C. B. P. Nymphæa lutea major, C. B. P.*

On ſait que le nénuphar à fleurs jaunes eſt le plus commun, & que le blanc eſt le plus eſtimé.

Tom. I.   S s

Les fleurs & les racines de ces deux efpeces font d'ufage en médecine ; & on les met , avec raifon , au nombre des remedes rafraîchiffans , des adouciffans & des anodyns. On les recommande dans les infomnies , & fur-tout dans celles qui font un des effets de la fiévre , ainfi que dans la toux catarrhale qui eft accompagnée de l'âpreté des bronches. Elles font encore très utiles dans la difficulté d'uriner , les pollutions nocturnes , la gonorrhée , l'ardeur des deux fexes pour les plaifirs de l'amour , &c. Les racines féches s'emploient en décoction , à la dofe d'environ une demionce , pour chaque livre d'eau. Les fleurs fe prefcrivent en infufion , à la dofe d'une pincée ou deux , pour la même quantité d'eau ; mais on emploie plus fréquemment l'eau diftillée dont la dofe eft depuis deux onces jufqu'à fix. On trouve auffi , chez les apothicaires , un fyrop de nénuphar dont nous aurons occafion de parler.

(2.) LE PAVOT BLANC. *Papaver hortenfe , femine albo ; fativum Diofcoridis ; album Plinii. C. B. P.*

Les têtes de pavot , qui , dans les pays orientaux , fourniffent l'opium , tiennent le premier rang parmi les médicamens hypnotiques ou affoupiffans. Elles diminuent ou diffipent les douleurs , calment la toux , font ceffer les flux de ventre. On les fait bouillir , pendant un quart-d'heure , dans un bouillon ou toute autre boiffon à prendre en une fois. Sa dofe eft alors depuis un fcrupule jufqu'à deux & même un gros. On en met auffi dans les tifanes & les apozemes. Cette maniere de faire ufage du pavot mérite peut-être d'avoir la préférence fur toutes les autres ; & elle réuffit parfaitement à plufieurs tempéramens qui fupportent difficilement le *laudanum* & le diacode. Il entre encore depuis un gros jusqu'à deux de ces têtes dans les lavemens. Je dois faire observer ici que quelques personnes prescrivent ces têtes par nombre, comme une ou deux têtes ; c'est manquer de prudence, & on peut faire par-là beaucoup de mal aux malades. Il est vrai qu'il y a des têtes qui pesent à peine un demi gros ; mais il s'en trouve d'autres dont le poids passe deux onces ; ce qui feroit commettre, dans la pratique, des erreurs qui seroient graves, & pourroient être funestes. On lit dans l'Histoire des Plantes, qu'on attribue à Boerhaave, que deux onces de têtes de pavot égalent, en action ou en vertu, un grain d'opium. Les personnes, qui lisent, avec confiance, les Ouvrages de ce grand homme, peuvent être induites en erreur par cette méprise, qui n'est peut-être que celle de l'Imprimeur. Les semences du pavot blanc, qui passoient, chez les anciens, pour un assaisonnement très agréable, sont un peu anodynes, & font partie des classes des adoucissans & des béchiques. On en met depuis deux jusqu'à trois gros dans les émulsions. Nous parlerons incessamment du syrop de pavot blanc ou diacode.

(3.) LE CAMPHRE. *Camphora.*

Cette substance médicamenteuse, dont les Grecs n'ont point du tout parlé, est une espece de résine très légere, blanchâtre, transparente, d'une odeur très forte, d'une saveur piquante, un peu amere, mêlée d'une sensation de fraîcheur. Elle prend feu très aisément, même dans l'eau ; & elle brûle, sans qu'il en reste rien. Enfin elle est tellement volatile, que ce n'est qu'avec peine qu'on la conserve, même dans des bouteilles bien bouchées. Le camphre se retire, à ce que l'on croit, au moyen de la décoction, du bois & des racines d'une espece de laurier fort haut qui croît à la Chine ou au Japon, & dont parle Linnæus. Rarement nous apporte t on le camphre, sans qu'il ait été sublimé précédemment, pour en ôter les corps étrangers qui s'y étoient mêlés par accident. C'est avec raison qu'on le met au nombre des plus excellens remedes tant internes qu'externes. Il entre dans la classe des anti-spasmodiques. On le reconnoît pour diaphorétique & alexitere; & il tient une des premieres places dans la liste des anti-septiques. On en vante l'usage principalement pour les cas où l'on ne peut faire prendre, sans quelque danger, l'opium & les compositions où il en entre; aussi le dit-on le succédané de ces médicamens, c'est-à-dire propre à les remplacer. Il a des succès bien reconnus dans l'esquinancie gangreneuse, les fiévres malignes & pestilentielles, la petite vérole & les autres maladies que l'on nomme de *mauvais caractere; mali moris.* Il convient dans la gonorrhée & les fleurs blanches, diminue la fréquence des pollutions nocturnes, modere les besoins des plaisirs de l'amour, est utile dans les hémorrhagies, & sur-tout le crachement de sang, calme le délire, fait cesser les convulsions, & dispose au sommeil. Enfin on vante ses bons effets dans les affections hypocondriaques & hystériques, l'asthme convulsif, les palpitations de cœur, &c.

Malgré tant de vertus, on ne doit pas regarder le camphre comme absolument incapable de faire du mal; car quelquefois il rend la tête pesante, & nuit à l'estomac. Il y a des femmes qui n'en peuvent pas supporter l'usage, ainsi que

quelques gens de lettres. Les plus habiles praticiens regardent le nitre comme propre à être le
correctif du camphre ; ce qui fait qu'on les affocie fort fouvent. Des expériences multipliées ont
démontré que le vinaigre a la même propriété.
La dofe du camphre eft depuis quatre grains jufqu'à fix ; & elle peut fe répéter plufieurs fois. On
ne doit cependant pas en preferire , par jour ,
plus de vingt grains , en poudre , en bol , ou
fous toute autre forme. Il y en a qui diffolvent le
camphre dans l'huile d'amande douce à raifon de
dix grains pour chaque once d'huile : les autres
en chargent l'eau , en le broyant d'abord avec
l'efprit-de-vin pour le mêler avec le double de
fucre ; on diffout ce mêlange dans l'eau bouillante ; on garde la colature dans un vafe bien bouché. Perfonne n'ignore que cette fubftance réfineufe ne fe diffout que dans l'huile & dans des
eaux fpiritueufes. Il eft rapporté , dans Hoffman ,
qu'un malade prit , par la faute de fon apothicai-
re , deux fcrupules de camphre , & qu'il n'en ar-
riva aucun mal. On dit qu'un maniaque en a pris ,
durant quelque temps , avec fuccès , jufqu'à un
demi-gros , deux fois par jour. Quelques perfonnes , fujettes aux infomnies , fe trouvent bien de
boire de l'eau dans laquelle on a fait brûler &
laiffé éteindre un morceau de camphre du poids
d'environ vingt grains.

L'ufage externe du camphre eft extrêmement
étendu. On le dit un puiffant remede contre la
putréfaction & la gangrene : en outre , il tient un
des premiers rangs parmi les remedes difcuffifs
& réfolutifs. On l'emploie tous les jours dans le
traitement des contufions , des échymofes , des
éréfipeles. Il fait rentrer dans les routes de la cir-

culation le sang qui est nouvellement épanché, & en stagnation, quelle qu'en soit la cause. Il produit de bons effets dans les cas de brûlures, dissipe les exanthêmes ou taches scorbutiques. On lui reconnoît aussi la vertu anodyne.

On sait, depuis quelques années, qu'il est avantageux d'associer le camphre au mercure, soit pour l'usage interne, soit pour l'usage externe, & que c'est avec fruit qu'on en fait entrer jusqu'à un scrupule par once de l'onguent mercuriel fait par égale portion. Il y a des gens qui prétendent se garantir de la contagion, en portant un morceau de camphre. Nous ne dirons rien de plus sur la vertu fébrifuge qu'on lui attribue quand il est porté suspendu au col, comme un amulette; elle n'est par confirmée par l'expérience. Voyez *Eau-de-vie camphrée, Esprit de camphre, Huile de camphre*, &c.

(4.) SYROP DE PAVOT BLANC, ou syrop diacode. *Syrupus de papavere albo. Syrupus diacodii. Diacodium.*

Ce syrop se prépare, suivant le procédé ordinaire, avec une simple décoction de têtes de pavot, dont on a ôté les semences. C'est un narcotique excellent & très usité : souvent il excite une transpiration abondante ; il dispose au sommeil, modere les douleurs les plus aiguës, calme la toux, est utile à ceux qui crachent le sang ; enfin il contribue à la guérison de la dyssenterie & des flux de ventre, &c. La dose du syrop diacode est depuis deux gros jusqu'à une demi-once au plus, à moins que l'habitude, qu'on en a fait précédemment, n'ait mis dans le cas d'avoir besoin d'une plus forte dose.

(5.) LE SYROP DE NÉNUPHAR. *Syrupus de nymphaa.*

Ce syrop se prépare avec une infusion de fleurs de nénuphar que l'on fait cuire avec du sucre , conformément au procédé ordinaire. On met deux fois des fleurs dans la même eau. Ce syrop passe généralement pour un remede anodyn & rafraîchissant. On se trouve bien d'en faire usage dans les flux de ventre ; & on le vante comme le remede le plus efficace que nous ayons pour modérer le besoin des plaisirs de l'amour. La dose du syrop de nénuphar est depuis une demi once jusqu'à une once & davantage.

(6.) LE SYROP DE KARABÉ *Syrupus de karabe.*

Ce syrop se fait avec le succin & l'opium. Après que ces substances ont été bien mêlées par le moyen du feu , on les réduit en poudre , & on les fait cuire dans l'eau avec du sucre ; ou on ajoute au syrop d'opium le plus simple , de l'esprit de succin ; c'est ainsi qu'on le trouve dans le Codex de Paris. On voit , par les médicamens qui composent ce syrop , ce qui lui donne droit d'être admis dans les classes des médicamens sédatifs & des anti-spasmodiques. Ces vertus le rendent salutaire dans les maladies histériques & hypocondriaques ; & on l'emploie fort souvent , avec succès , dans les maladies de la poitrine. La dose du syrop de karabé est depuis une demionce , jusqu'à une once & demie.

(7.) L'OPIUM NOSTRAS se tire par un procédé très simple des têtes de ces pavots qui font l'ornement de nos jardins. On les pile après les avoir vuidées , & on les fait infuser pendant deux jours dans l'eau de fontaine à la quantité de deux pintes pour chaque once de ces têtes. On passe ensuite avec expression cette liqueur , & on la fait évaporer au bain-marie pour la réduire à environ un huitieme, qu'on filtre encore une fois pour la verſer ſur des aſſiettes de fayence pour continuer l'évaporation juſqu'à la conſiſtance d'extrait ſec. On détache enſuite avec la pointe d'un coûteau cette matiere fortement collée à l'aſſiette, pour la renfermer ſur le champ dans une bouteille bien bouchée. De même que l'opium ordinaire & le laudanum des boutiques, il procure le ſommeil, appaiſe les douleurs & favoriſe la tranſpiration ; de plus, il arrête le vomiſſement & le cours de ventre, & modere les pertes de ſang. L'expérience nous a appris qu'il étoit moins dangereux, & qu'il agiſſoit plus ſûrement & plus tranquillement ; de là vient que ceux qui le connoiſſent le préferent, avec raiſon, à tous les autres narcotiques. On le donne à la doſe de deux à quatre grains, ſeul, ou mêlé à d'autres médicamens ſelon les vues qu'on peut avoir.

(8.) Le LAUDANUM.

Ce médicament, qui a peut-être reçu le nom qu'il porte à cauſe des louanges que lui méritoient ſes effets, n'eſt autre choſe qu'un extrait ſec d'opium qui a été préalablement diſſous dans du vin blanc. Cette ſolution ſe paſſe avec expreſſion, & ſe met enſuite en évaporation ſur un feu doux. L'*opium* oriental ainſi dépuré, eſt plus convenable pour l'uſage interne. Trales & Geoffroi croient que c'eſt en vain qu'on cherche d'autres préparations, & qu'il ne faut que le purger des matieres étrangeres qui s'y trouvent mêlées ; qu'il n'a aucune mauvaiſe qualité, ſi ce n'eſt celle de faire dormir, & qu'on n'a rien à redouter de ſon uſage ſi on l'applique à propos & à une doſe convenable. Cependant d'autres prétendent que le castoreum lui sert de correctif; & je ne dois pas dissimuler que j'ai vu les meilleurs effets de ce mélange Il semble que le *laudanum* agisse à-peu-près comme le vin & les autres liqueurs enivrantes; il diminue les douleurs, provoque le sommeil, & excite la transpiration : il n'est pas moins salutaire que l'opium dans le hoquet, le vomissement, la diarrhée, les hémorrhagies. Quoique le *laudanum* passe pour un meilleur remede que l'opium pur, à cause de la préparation que celui-ci a reçue, ce n'est qu'avec réserve & précaution qu'on doit le prescrire, ainsi que les autres assoupissans, de peur qu'en diminuant la violence des symptomes, il ne nous cache l'état réel de la maladie, ou qu'il ne donne lieu dans quelques circonstances à la paralysie ou à la gangrene. La dose du *laudanum* est depuis un demi-grain & au-dessous, jusqu'à deux grains. Souvent on y ajoute encore du *castoreum*, qui passe, comme nous l'avons déjà dit, pour être très propre à le corriger. On donne le *laudanum* avec moins de danger, si l'on commence par une petite dose, comme d'un quart ou de la moitié d'un grain, qu'on réitere plusieurs fois selon le besoin. Tout le monde sait que ceux qui ont contracté l'habitude d'user des hypnotiques, ont besoin d'une grande dose. Il y en a qui en l'augmentant insensiblement, l'ont portée à un gros & plus dans les vingt-quatre heures. Je l'ai vu prendre en cette quantité à des gens qui ont conservé leurs forces & leur raison jusqu'à une extrême vieillesse; pour ne rien dire des Orientaux qui ne sauroient s'en passer, & en prennent plusieurs gros dans la journée sans en être incommodés. Il est à propos de remarquer en passant, que le *laudanum* & les autres compositions où il entre de l'opium, ne produisent quelquefois leur effet que douze ou vingt-quatre heures après qu'on les a prises; c'est ce que ne doivent pas oublier ceux à qui l'expérience ne l'a pas encore appris.

(9.) LES PILULES DE CYNOGLOSSE. *Pilulæ de cynoglosso.*

Ces pilules sont mal nommées, parcequ'elles n'empruntent nullement leurs vertus de la plante dont elles portent le nom, mais bien de l'opium, de la semence de jusquiame, du safran & du *castoreum.* On reconnoît dès lors pourquoi ces pilules se mettent au nombre des remedes narcotiques & anti-spasmodiques, & pourquoi les personnes hystériques & hypocondriaques en prennent avec succès. Outre cela, elles sont d'un usage commun dans les cas des fluxions ou d'humeurs catarrhales qui attaquent la tête & la poitrine. La dose des pilules de cynoglosse est depuis deux grains jusqu'à huit, qu'on peut donner pour plus de sûreté à plusieurs reprises, si l'état de la maladie le permet.

(10.) LE *LAUDANUM* LIQUIDE DE SYDENHAM, ou les gouttes anodynes. *Laudanum liquidum Sydenhami. Gutta anodyna.*

Ce médicament se prépare en mettant simplement infuser, durant plusieurs jours, de l'opium, du safran, de la cannelle & des cloux de girofle dans du vin d'Espagne. On ne le reconnoît pas seulement pour assoupissant, il se met encore dans les classes des remedes fortifians & des stomachiques, & il est salutaire dans la dyssenterie, les flux de ventre, les superpurgations: il convient dans les petites véroles, les fiévres malignes & dans d'autres maladies où il est befoin d'augmenter les forces. On le regarde encore comme fébrifuge fi on le donne de quinze à trente grains une heure avant l'accès. Mais fa dofe ordinaire eft depuis huit gouttes jufqu'à vingt & même davantage, qui fe prennent dans une potion appropriée. Sydenham, qui étoit extrêmement prévenu fur l'opium, employoit très fouvent cette préparation, qui ne produit pas cependant d'autres effets que les autres, & n'eft pas moins à craindre. Il eft certain que tous les narcotiques, dont plufieurs médecins abufent, font toujours dangereux lorfqu'on en ufe fans réferve, & trop long-tems. Ils procurent à la vérité un calme paffager, qui eft quelquefois très précieux; mais ils peuvent jetter, ainfi que nous l'avons dit, un voile fur la maladie, & en la mafquant la rendent fouvent plus terrible. Les bons praticiens ont obfervé que bien des maladies, qui fe font terminées fans acccident, font devenues, par l'abus qu'on a fait de ces remedes, très orageufes & même mortelles.

(11.) LA LIQUEUR ANODYNE MINÉRALE D'HOFFMAN. *Liquor anodynus mineralis Hoffmanni.*

Ce médicament fe prépare avec de l'huile de vitriol & de l'efprit-de-vin. Ces liqueurs étant mêlées comme il convient, & le mêlange foumis à la diftillation, il s'éleve premierement de l'efprit-de-vin qu'on doit féparer & conferver, fecondement de l'efprit volatil dont l'odeur eft forte & qu'il faut recevoir à part, troifiemement un phlegme acide qu'il faut rejetter, enfin une huile douce de vitriol qu'on féparera avec exactitude d'avec le phlegme. Si, fur deux onces de l'efprit-de-vin & autant de l'efprit volatil, mêlées enfemble, on ajoûte douze gouttes d'huile douce de vitriol, on aura la liqueur anodyne minérale. Ce remede eft du nombre des plus puiffans de la matiere médicale. Il modere les mouvemens violens & défordonnés des efprits : il procure du fommeil, augmente les forces : en outre, il mérite une des premieres places parmi les remedes ftomachiques & carminatifs. Je crois devoir ajoûter que fon ufage ne nuit aucunement au cerveau : c'eft pourquoi on ne doit pas être furpris qu'il foit préférable aux préparations de l'opium dans la plus grande partie des cas où ce genre de remede eft indiqué. La dofe de la liqueur anodyne minérale d'Hoffman eft depuis dix gouttes jufqu'à trente, qui fe prennent dans une potion appropriée. Il faut remarquer qu'on ne doit pas garder trop long-temps cette liqueur, dans la crainte que l'acide de vitriol ne fe dégage des autres fubftances ; ce qui n'eft pas, comme on le penfe bien, fans inconvénient.

(12.) Le crystal minéral. Le fel de prunelle. *Cryftallus mineralis. Sal prunellæ.*

Ce médicament n'eft autre chofe que du nitre qui, dit on, eft purifié, parceque, tandis qu'il eft en fufion dans un creufet, on y jette, de tems en tems, des fleurs de foufre, pour que le nitre fe charge de l'acide de ce minéral. On le met dans les claffes des remedes fédatifs & rafraîchiffans ; & il paffe pour un excellent diurétique. On le nomme encore, avec Sthal, l'*anodyn minéral* ; *anodynum minerale.* Il eft de l'ufage le plus commun dans les fiévres ardentes. Il a des fuccès furprenans dans les maladies aiguës & quand la fécrétion des urines ne fe fait pas facilement. On

a lieu de croire que le nitre a les mêmes succès ;
mais des raisons font préfumer que le fel de
prunelle a plus d'efficacité. La dofe du fel de
prunelle eft depuis dix grains jufqu'à vingt , & fe
prend dans une boiffon appropriée ; on en met
jufqu'à un demi gros dans deux livres d'une tifane quelconque. Enfin il n'eft pas rare d'en faire
entrer dans les potions altérantes & dans celles qui
font purgatives. Quant à l'ufage externe du cryftal
minéral , il en entre dans les gargarifmes qui
conviennent aux maux de gorge inflammatoires , ainfi que dans les lavemens rafraîchiffans
deftinés à calmer la grande ardeur des entrailles.

(13.) LE SEL SÉDATIF D'HOMBERG. *Sal fe-
dativum Homberg.*

Ce fel fe prépare de deux manieres , par la fublimation, & par la cryftallifation ; voici le premier
procédé. Après que l'on a fait fondre dans de l'eau
bouillante du borax & du colcothar ou réfidu de
la diftillation de l'huile de vitriol , on foumet le
mêlange à la diftillation ; après laquelle , en fuivant le procédé ordinaire , il s'éleve un fel volatil qui s'attache au chapiteau. La matiere , qui
refte au fond de la cucurbite , étant diffoute dans
de l'eau , on la foumet de nouveau à la diftillation
& à la fublimation ; ce qui fe répete jufqu'à ce
que les fubftances employées ne fourniffent plus
rien dans la fublimation. Par le fecond procédé ,
après avoir fait diffoudre le borax , & mêlé de
l'huile de vitriol dans de l'eau bouillante , on
foumet ce mêlange , une ou deux fois , à la diftillation & à la fublimation. La matiere , qui
refte , étant délayée dans de l'eau , fe met en
évaporation , pour qu'il s'y forme des cryftaux.
Ces deux efpeces de médicament s'emploient

aux usages de la médecine ; mais on préfere le produit de la sublimation. Plusieurs chymistes célebres prétendent que le borax seul fournit le sel sédatif ; ce qui leur fait dire que cette préparation ne tient rien du vitriol. Au reste, nous ne ferons aucun effort pour terminer cette dispute qui intéresse peu la pratique de la médecine, & nous venons à des connoissances plus certaines. On vante beaucoup le sel sédatif comme propre à modérer le mouvement désordonné des esprits animaux, & à diminuer la grande chaleur des humeurs dans les fiévres ardentes, principalement quand il y a délire. Il a d'heureux effets dans les maladies convulsives : c'est pourquoi on se trouve très bien d'en faire faire usage aux personnes vaporeuses, hypocondriaques ou hystériques. La dose du sel sédatif est, pour l'ordinaire, depuis douze grains jusqu'à un demi-gros & même davantage.

LES ANTI-SPASMODIQUES,

LES ANTI-HYSTERIQUES &LES ANTI-EPILEPTIQUES.

Nous avons cru devoir rassembler, dans un seul & même chapitre, des médicamens qui, à la vérité, sont de différente nature, mais auxquels on reconnoît les mêmes propriétés, & que l'on emploie dans le traitement de l'épilepsie, des maladies hystériques, hypocondriaques & d'autres maladies convulsives. Nous omettrons, à dessein, de parler de leur maniere d'agir, parcequ'elle nous est encore inconnue, quoique nombre d'auteurs aient proposé, sur ce sujet, des théories vraisemblables. Cependant, s'il est permis, dans une matiere aussi obscure, de donner quelque chose aux conjectures, nous serions portés à croire qu'ils agissent à-peu-près comme les assoupissans, parcequ'il semble que leur effet soit de modérer & régler le mouvement désordonné des esprits. L'action des antispasmodiques est plus ou moins prompte ; mais il y a, pour l'ordinaire, moins de danger à les employer que des assoupissans. Fort souvent les habiles médecins associent ces deux genres de médicamens, & c'est avec assez de succès. Quoique les médicamens, tant simples qu'officinaux que nous avons exposés, puissent être mis en usage dans le traitement de presque toutes les affections spasmodiques, il est néanmoins nécessaire de faire un choix, selon les circonstances, parcequ'il y en a qui sont particuliérement destinés au traitement des maladies hystériques & de l'épilepsie ; ce que nous avons eu soin de marquer tant dans les commentaires, que par de petites notes qui terminent les formules magistrales.

MÉDICAMENS SIMPLES.

LES racines de pivoine mâle (¹), de valériane sauvage (²), de valériane des jardins (³), de fraxinelle (⁴), de vipérine, d'impératoire, d'angélique, de souchet long.

Les feuilles d'armoise (⁵), de matricaire, de rhue, d'alliaire (⁶), de mélisse (⁷), de menthe, de marrube blanc, de sauge, de sclarée, de ranaisie, d'origan, d'ivette, d'ambroisie, de mille-feuille, de verveine.

Les fleurs de tilleul (⁸), de caillelait jaune (⁹), de sureau, de souci, de primevere (¹⁰), de muguet (¹¹), de stœchas d'Arabie, de camomille, de millepertuis, de romarin, d'œillet, de safran.

Les semences de pivoine, d'*agnus-castus* (¹²); le *semen-contra*.

L'écorce de citron, les baies de geniévre... le quinquina, le chacril, la cannelle... le *simarouba*... le gui de chêne (¹³).

La suie (¹⁴), le camphre.

L'*assa-fœtida*; la myrrhe, le *galbanum*, la gomme ammoniac.

Le *castoreum* (¹⁵), le musc, la civette (¹⁶)... le crâne humain (¹⁷), le pied-d'élan (¹⁸)... les pierres d'écrevisses, le corail.

L'huile de pétrole, le succin... le nitre, le cinnabre.

MÉDICAMENS OFFICINAUX.

Les eaux de fleurs d'oranges, de fleurs de tilleul, de mélisse des jardins, de menthe, de matricaire... l'eau de mélisse composée (¹⁹), l'eau de la reine d'Hongrie.

Les syrops d'armoise, de mercuriale, de stœchas, de bétoine, de karabé.

La poudre anti-spasmodique (²⁰), la poudre de guttete (²¹), la poudre de vers de terre.

La conserve de fleurs d'oranges, l'extrait de geniévre... le mithridat (²²), l'électuaire de baies de laurier (²³).

Les

Les pilules de cynogloffe, les pilules bénites de Fuller [24].

La teinture de *caftoreum* [25], la teinture de fuccin [26], la teinture de fafran, l'élixir de propriété [27].

L'efprit volatil de corne de cerf fimple, l'efprit volatil de corne de cerf fucciné, l'efprit de fel ammoniac, l'eau de Luce.

L'effence anti-hyftérique [28], les gouttes d'Angleterre... la liqueur minérale anodyne d'Hoffman, & l'æther vitriolique.

L'huile de buis ; l'huile de fuccin, l'huile de lavande.

Le fel volatil de corne de cerf, le fel volatil de fuccin [29], les fleurs de benjoin.....le fel fédatif.

Le fel de Saturne, le cinnabre d'antimoine... la poudre tempérante de Sthal.

MÉDICAMENS MAGISTRAUX.

EAU CAMPHRÉE.

Prenez de *camphre*, deux gros : faites-lui prendre flamme, & éteignez-le plufieurs fois dans une livre d'eau ; ce qui fe répétera, jufqu'à ce que le camphre foit confommé : paffez : féparez la colature en deux ou trois dofes. Ce remede convient dans les affections hypocondriaques.

TISANE.

Prenez *racines de chiendent & de valériane fauvage*, de chaque une once ; *feuilles de capillaire*, une poignée ; de *racine de regliffe*, une demi once : faites bouillir dans une suffisante quantité d'eau, & réduire à quatre livres ; pour une tisane utile contre l'épilepsie.

J U L E P S.

PRENEZ d'*eau d'armoise*, quatre onces ; d'*eau de fleurs d'orange*, deux onces ; *teinture de castoreum*, douze gouttes ; de *syrop d'armoise*, une once ; pour un julep auquel on peut ajoûter de *sel volatil de succin*, huit grains, & de *laudanum liquide*, huit gouttes.

PRENEZ d'*eau de mélisse*, six onces ; de *trochisques de karabé*, un scrupule ; des *syrops d'armoise & de coings*, de chaque une demi once.

PRENEZ d'*eau de fleurs de tilleul*, quatre onces ; des *syrops de stœchas & de pavot blanc*, de chaque une demi-once ; d'*esprit de sel ammoniac*, douze gouttes.

PRENEZ d'*eau de bardane*, six onces ; d'*eau de fleurs d'orange*, une once ; de la *liqueur minérale anodyne d'Hoffman*, & de la *teinture de castoreum*, de chaque quinze gouttes ; de *syrop de limons*, une demi once.

V E R R É E S.

PRENEZ d'*eau de fleurs d'orange*, trois onces ; de *teinture de castoreum*, vingt gouttes ; de *laudanum liquide*, dix gouttes ; de *syrop de bétoine*, une once.

PRENEZ d'*eau de fleurs d'orange*, deux onces ; *elixir de propriété*, & *teinture de castoreum*, de chaque dix gouttes ; de *laudanum liquide*, huit gouttes ; de *syrop de stœchas*, une once.

PRENEZ de *camphre* dissous dans un peu d'*huile d'amandes douces*, huit grains ; d'*eau de pavot rouge*, trois onces ; de *fyrop de guimauve*, une demi-once : mêlez ; pour une verrée.

PRENEZ d'*eau de coquelicot*, deux onces ; d'*eau de fleurs d'orange*, une once ; de *camphre*, un fcrupule, auquel vous ferez prendre flamme, & que vous éteindrez à plufieurs reprifes dans la liqueur, & jufqu'à ce qu'il foit confommé.

PRENEZ d'*eau de matricaire*, trois onces ; d'*eau de fleurs d'oranges*, une once ; *poudre de guttete & fuccin préparé*, de chaque dix grains ; d'*efprit volatil de corne de cerf*, fix gouttes.

PRENEZ d'*eau de bétoine*, quatre onces ; de *borax*, un fcrupule ; de *teinture de myrrhe*, dix gouttes ; de *fucre*, une demi-once ; mêlez ; pour une verrée.

PRENEZ de l'*éther vitriolique*, de fix à huit gouttes : mettez-les dans ce qu'il faut de *fucre* : vous le fondrez dans deux onces d'*eau de fleurs d'oranges* tiéde ; pour une prife qu'on donnera fur-le-champ aux hyftériques & aux hypocondriaques.

PRENEZ une pincée de *feuilles de mélisse de jardin*, que vous ferez infufer dans une taffe d'eau bouillante : on y ajoûtera une once de *fyrop de fleurs d'oranges* ; pour une prife.

MIXTURE.

PRENEZ d'*efprit de fel ammoniac*, deux gros ; de la *teinture de caftoreum & de fuccin*, de chaque une demi-once : mêlez ; pour l'ufage. On en donnera de vingt à quarante gouttes dans le *vin* ou l'*eau de fleurs d'oranges*. On en fait prendre trois ou quatre fois par jour lorfqu'il paroît quelqu'avant-coureur de l'épilepfie.

Tt ij

Potions.

Prenez d'*infusion de méliffe des jardins*, fix onces; d'*eau de fleurs d'oranges*, une once; d'*eau de cannelle*, un gros; de *fyrop d'armoife*, une once; de *teinture de caftoreum*, vingt gouttes; d'*huile de fuccin*, fix gouttes, que vous ferez diffoudre dans un *jaune d'œuf*: mêlez; pour prendre par cuillerées.

Prenez d'*infufion de fleurs de tilleul*, fix onces; de *fyrop d'œillet*, une once; de l'*anodyn minéral* ou cryftal minéral, un demi-gros: mêlez; pour une potion à prendre par cuillerées.

Prenez d'*infufion de feuilles de menthe*, fix onces; *teintures de myrrhe & de caftoreum*, de chaque un demi gros; d'*efprit volatil de corne de cerf*, un fcrupule; de *mithridat*; un gros: mêlez; pour une potion à ptendre à cuillerées.

Apozemes.

Prenez *gui de chêne & racine de valériane fauvage*, de chaque fix gros; de *racines de pivoine mâle*, deux gros; *fleurs de tilleul & de caillelait jaune*, de chaque une pincée: faites bouillir dans une fuffifante quantité d'eau, & réduire à deux livres: paffez: ajoûtez à la colature deux onces de *fyrop de mercuriale*; pour un apozeme qui convient dans l'épilepfie.

Prenez *gui de chêne & racine feche de benoîte*, de chaque une demi-once: faites bouillir dans une fuffifante quantité d'eau, & réduire à deux livres. Sur la fin, ajoûtez *feuilles de méliffe & fleurs de tilleul*, de chaque une pincée: paffez: délayez dans la colature deux onces de *fyrop de ftœchas*; pour un apozeme qui eft utile dans la même maladie que le précédent.

BOUILLONS.

PRENEZ *racines séches d'aulnée & de pivoine mâle*, de chaque un gros ; *feuilles de chicorée & de mélisse*, de chaque une poignée ; des *cloportes vivans & lavés*, au nombre de vingt : faites du bouillon avec un morceau de *chair de veau* : faites fondre dans la premiere cuillerée de ce bouillon quinze grains de *tartre martial soluble* : donnez, & faites boire aussi tôt après, le reste du bouillon.

PRENEZ *racines séches de valériane sauvage & de gentiane*, de chaque un gros ; des *semences de pivoine mâle*, au nombre de vingt ; des *écrevisses de riviere*, au nombre de quatre ; de *feuilles de tanaisie*, une poignée : faites du bouillon avec un *poulet*. Sur la fin, ajoûtez une pincée de *fleurs de caillelait jaune*.

POUDRES.

PRENEZ *poudre de guttete*, quinze grains ; *safran de Mars apéritif*, huit grains : donnez ce mêlange dans l'*eau de fleurs d'oranges*.

PRENEZ *poudre de guttete*, dix grains ; de *safran de Mars & de cassia-lignea*, de chaque six grains : mêlez ; pour une dose.

PRENEZ de *poudre de guttete*, douze grains ; de *succin préparé*, huit grains ; de *safran*, quatre grains ; de *castoreum*, deux grains : mêlez ; pour une poudre.

PRENEZ *racine d'angélique & semences d'aneth*, de chaque un demi-gros ; de *castoreum*, un scrupule ; de *camphre*, six grains : mêlez ; pour une poudre qu'on partagera en deux doses.

PRENEZ *chacril & cannelle*, de chaque un

scrupule ; de *safran*, six grains ; de *borax*, un demi-scrupule : mêlez : séparez en deux doses égales.

PRENEZ de *pierres d'écrevisses de riviere*, dix grains ; de *sel volatil de succin*, huit grains ; *camphre* & *castoreum*, de chaque trois grains ; de *laudanum*, depuis un demi grain jusqu'à un grain.

PRENEZ de *corail préparé*, une demi-once ; *gui de chêne* & *racine de pivoine mâle*, de chaque deux gros ; de *castoreum*, un gros : mêlez ; pour une poudre dont la dose sera jusqu'à un demi gros & se répétera plusieurs fois par jour.

PRENEZ *gui de chêne* & *racine de valériane sauvage*, de chaque une once ; *fleurs de tilleul* & *de muguet*, de chaque une demi once ; *sel sédatif* & *sel ammoniac*, de chaque trois gros : mêlez. La dose sera depuis un demi-gros jusqu'à un gros.

PRENEZ *cinnabre d'antimoine*, & *æthiops minéral* fait par le feu, de chaque un gros ; de *coquilles préparées*, deux gros ; de *castoreum*, deux scrupules ; de *sel volatil de corne de cerf*, un scrupule : mêlez ; pour une poudre dont la dose sera depuis un demi-gros jusqu'à deux scrupules.

B O L S.

PRENEZ *poudre de guttete* & *antimoine diaphorétique*, de chaque dix grains : mêlez ; pour un bol que vous formerez avec le *syrop de stœchas*.

PRENEZ de *succin préparé*, un demi-gros ; *castoreum* & *myrrhe*, de chaque douze grains ; de *safran*, quatre grains ; *d'huile de lavande*, deux gouttes : mêlez : faites un bol avec le *syrop d'armoise*.

PRENEZ de *mithridat*, un scrupule ; *assa fœ-tida* & *castoreum*, de chaque six grains; *camphre* & *sel sedatif*, de chaque quatre grains; d *esprit volatil de corne de cerf*, six gouttes : mêlez : faites un bol avec le *syrop mercuriale*.

PRENEZ *laudanum* & *assa-fœtida*, de chaque deux grains ; d *huile de succin*, une goutte ; de *syrop d'armoise*, la quantité suffisante pour faire un bol anti hystérique.

PRENEZ de *serpentaire de Virginie*, quinze grains ; de *castoreum*, huit grains; de *camphre*, quatre grains : mêlez : faites un bol avec le *syrop d'armoise*.

PRENEZ *cinnabre d'antimoine* & *quinquina*, de chaque quinze grains ; *succin préparé* & *sel d'absinthe*, de chaque dix grains : faites un bol avec le *syrop de chicorée*.

PRENEZ *poudre de guttete*, *racine de valériane sauvage* & *cloportes préparés*, de chaque douze grains : faites de ce mêlange un bol avec le *syrop d'absinthe*.

O P I A T S.

PRENEZ *conserve de cynorrhodon* & *castoreum*, de chaque un gros & demi ; *assa fœtida* & *sel d'absinthe*, de chaque un gros ; *myrrhe choisie* & *succin préparé*, de chaque un demi gros ; de *laudanum liquide*, un scrupule : faites un opiat avec le *syrop de capillaire*. On le partagera en six ou huit doses.

PRENEZ *safran de Mars apéritif*, demi once ; *cassia-lignea*, *rhubarbe*. *racine de pivoine mâle* & *de valeriane sauvage*, de chaque deux gros ; *safran oriental*, un gros ; *borax*, demi gros : faites

Tt iv

de ce mêlange un opiat avec le *syrop de chicorée composé*, qu'on donnera à un ou deux gros.

PRENEZ de *rhubarbe*, un gros; *safran de Mars apéritif*, *cloportes préparés*, *racine de valériane sauvage* & *poudre de guttete*, de chaque un demi-gros; de *cinnabre*, un scrupule : mêlez; pour un opiat que l'on formera avec le *syrop de fleurs d'oranges*, pour quatre doses.

PRENEZ *extrait de gentiane* & *safran de Mars apéritif*, de chaque deux gros; *gomme ammoniac* & *myrrhe*, de chaque un gros & demi; de *sel d'absinthe*, un gros; de *safran*, deux scrupules; de *syrop d'armoise*, la quantité suffisante pour faire un opiat. Sa dose sera depuis un demi-gros jusqu'à un gros.

PRENEZ de *conserve de racine d'aulnée*, une demi-once; *racine de valériane sauvage* & *chacril*, de chaque deux gros; de *cloportes préparés*, un gros & demi; de *poudre de guttete*, trois gros; de *syrop de chicorée composé*, ce qu'il faut pour faire un opiat. Sa dose sera depuis un gros jusqu'à un gros & demi.

PRENEZ de *quinquina*, six gros; de *racine de serpentaire de Virginie*, deux gros; de *rapure d'ivoire*, un gros & demi; *rhubarbe choisie* & *écorce d'oranges*, de chaque un gros : faites un opiat avec le *syrop de mercuriale*. La dose peut aller jusqu'à un gros.

PRENEZ d'*écorce du Pérou*, trois gros; *racine de valériane sauvage* & *gui de chêne*, de chaque deux scrupules; *corail préparé* & *crâne humain*, de chaque un gros & demi; d'*antimoine diaphorétique*, un gros : faites un opiat avec le *syrop d'absinthe*. La dose sera d'un ou deux gros.

PRENEZ *racine & femences de pivoine mâle*, de chaque une demi-once ; de *gui de chêne*, trois gros ; *pierres d'écreviffes & corne de cerf préparée*, de chaque deux gros ; *antimoine diaphorétique & cinnabre factice*, de chaque un gros : faites un opiat avec le *fyrop de capillaire*. La dofe fera d'un gros au plus.

PRENEZ *corail préparé & cachou*, de chaque une demi-once, de *cinnabre d'antimoine*, trois gros ; *gui de chêne & caftoreum*, de chaque deux gros ; *femences de rhue & de pivoine*, de chaque un gros ; de *fel volatil de fuccin*, un demi-gros ; de *cannelle*, un fcrupule ; de *fyrop de ftœchas*, une quantité fuffifante. La dofe fera depuis un demi-gros jufqu'à un gros.

PRENEZ *racines de pivoine mâle & de valériane fauvage*, de chaque une demi-once ; de *quinquina*, fix gros ; *poudre de guttete & corail préparé*, de chaque trois gros ; *rhubarbe* choifie & *fuccin préparé*, de chaque deux gros ; d'*æthiops minéral*, un gros & demi ; de *cinnabre*, deux gros ; de *caftoreum*, un gros : faites un opiat avec le *fyrop de gentiane*. La dofe peut aller à un gros.

PRENEZ de *afran de Mars*, une once & demie ; de *racine de pivoine mâle*, une once ; de *quinquina*, fix gros ; de *cinnabre factice*, trois gros ; d'*æthiops minéral* fait par déflagration, deux gros ; de *caftoreum*, un gros ; d'*extrait de rhubarbe*, un gros : mêlez : faites un opiat avec le *fyrop de ftœchas*. La dofe fera d'un gros au plus.

PRENEZ de *fafran de Mars*, trois gros ; de *racine de valériane fauvage*, deux gros ; de *cinnabre d'antimoine*, un gros & demi ; *jalap & diagrede*, de chaque un gros ; de *trochifques alhandal*, douze grains : faites un opiat avec le *fyrop de chicorée composé* de rhubarbe. La dofe fera d'un gros.

PILULES.

PRENEZ *caftoreum* & *affa-fœtida*, de chaque un fcrupule ; de *myrrhe*, un demi-gros ; de *fafran*, un fcrupule ; de *camphre*, un demi fcrupule ; de *thériaque*, la quantité fuffifante pour faire une maffe de pilules. La dofe fera depuis huit grains jufqu'à un demi-fcrupule, & fe répétera plufieurs fois par jour.

PRENEZ *térébenthine de Venife*, *gomme ammoniac* & *galbanum*, de chaque un gros ; de *caftoreum*, deux fcrupules ; *cannelle* & *fel volatil de fuccin*, de chaque un demi gros ; d'*ambre gris*, quatre grains : faites des pilules avec le *mithridat* : elles fe prendront comme les précédentes.

PRENEZ *affa fœtida*, deux gros ; *aloës*, *gingembre* & *fel de Mars*, de chaque un gros : formez de ce mêlange des pilules avec ce qu'il faut d'*élixir de propriété*. On en donne quinze ou vingt grains le foir avant que de fe mettre au lit. Elles conviennent aux hypocondriaques qui ont le ventre pareffeux.

COMMENTAIRES.

(1.) LA PIVOINE MALE. *Pœonia folio nigricante fplendidoque*, *mas*, *C. B. P.*

Les racines & les femences de cette plante, fur lefquelles il y a beaucoup d'opinions fuperftitieufes, fe mettent au nombre des médicamens anti - épileptiques : on leur donne auffi place parmi les anti - hyſtériques. Elles ſont recommandées contre les convulſions & les terreurs nocturnes des enfans. Galien, Fernel & pluſieurs autres auteurs eſtimés ont prétendu qu'il ſuffiſoit que cette racine fût portée au col en amulette, pour qu'elle produisît ſon effet contre l'épilepſie; c'eſt cependant ce dont il eſt très permis de douter. La doſe de la racine de pivoine en ſubſtance, pour un adulte, eſt d'environ un gros : il en entre le double en infuſion. On met depuis deux gros juſqu'à trois des ſemences de pivoine dans les émulſions, & juſqu'à une demi-once, pour faire une infuſion. Quoique rien n'empêche de révoquer en doute les grandes vertus attribuées à cette plante, nous ne croyons pas qu'on doive aller juſqu'à la rayer du catalogue des médicamens, mais ſeulement qu'il faut faire de nouvelles expériences, & avec plus de ſoin.

(2.) LA GRANDE VALÉRIANE. *Valeriana hortenſis, Phu folio oluſatri*, C. B. P.

La racine de cette plante a une odeur déſagréable & une ſaveur un peu amere. Elle n'eſt pas un des médicamens les moins eſtimés parmi les anti - ſpaſmodiques ou les anti - hyſtériques. On la met dans les claſſes des céphaliques & des toniques. Son uſage convient dans les affections hyſtériques, les ſuppreſſions de régles & les autres maladies de la matrice. Quelques auteurs en vantent les effets contre les taches des yeux & la foibleſſe de la vue. La racine de valériane des jardins ſe donne en ſubſtance, depuis un demi-gros juſqu'à un gros & demi : on preſcrit de celle qui eſt ſéche, depuis deux gros juſqu'à une demi-once, pour chaque livre d'infuſion ou de décoction.

 (3.) La valériane sauvage. *Valeriana
sylvestris major ,* **C. B. P.**

La racine de cette plante a une meilleure odeur
que la précédente , & un peu d'amertume : elle
est également astringente ; & ses vertus sont les
mêmes que celles de la valériane des jardins. Qui
plus est , on la préfere pour le traitement de l'épilepsie ; & elle n'a pas moins de succès dans l'asthme convulsif. La maniere de l'administrer est la
même que celle de la valériane précédente ; mais
il est plus ordinaire qu'on fasse usage de celle-ci
en substance.

(4.) La fraxinelle, ou le dictame blanc.
Fraxinella Clusii , Inst. rei herb. *Dictamus albus , seu fraxinella .* **C. B. P.**

Toute cette plante , qui est aromatique , a une
odeur presque bitumineuse , dont la matiere se
répand , autour d'elle , en si grande abondance ,
qu'il suffit d'en approcher une lumiere , pour que
cet atmosphere s'enflamme dans le moment. C'est
la racine qui est d'usage en médecine : elle a la
même odeur que la fleur , & un peu d'amertume. On la compte parmi les médicamens anti-
hystériques : elle convient dans les suppressions
des régles & des vuidanges : on la regarde aussi
comme fortifiante & stomachique ; & on lui attribue la vertu vermifuge. Par ses propriétés , elle
se rapproche beaucoup de la racine de gentiane
qu'elle peut même remplacer. La dose de la fraxinelle , en substance , est depuis un demi-gros
jusqu'à un gros : il en entre depuis deux gros
jusqu'à une demi once dans une livre d'infusion.

(5.) L'armoise. *Arthemisia vulgaris ,* **J. B.**

Cette plante , dans laquelle on avoit autrefois la plus grande confiance , qui est aromati-

que, & qu'on met au nombre des médicamens anti-hyftériques & utérins, n'eft prefque plus d'ufage aujourd'hui. Cependant il y a lieu de croire qu'elle n'eft point fans fuccès dans les cas de fuppreffion de régles & de lochies, ainfi que lorfqu'il s'agit de hâter l'accouchement, & de faire fortir l'arriere-faix de la matrice. Les feuilles d'armoife fe prefcrivent en décoction, à la dofe d'une poignée pour chaque livre de liqueur. On boit auffi de l'eau diftillée d'armoife, depuis deux onces jufqu'à quatre. Cette plante fert encore plus fouvent à compofer des lavemens antihyftériques; & les femmes en mettent des cataplafmes fur le ventre de celles qui font nouvellement accouchées.

(6.) L'ALLIAIRE. *Alliaria, Dod. Hefperis allium redolens, Morif. Hift.*

Rarement emploie-t on cette racine dans ce pays ci. Sa faveur eft amere; fon odeur la fait regarder comme propre à remplacer le *fcordium* : fes feuilles fe mettent dans les claffes des médicamens anti-fpafmodiques & emménagogues : leur dofe eft d'une demi-poignée pour chaque livre de décoction. Le jus & la poudre de cette plante font très propres, fi l'on en croit quelques auteurs, à déterger les ulceres fordides & cancéreux. Au refte, c'eft un remede dans lequel on ne doit avoir qu'une médiocre confiance.

(7.) LA MÉLISSE. La citronelle. *Meliffa hortenfis, C. B. B. Melliffophyllum, Math.*

Cette plante, qui fe doit compter au nombre de celles dont on fait le plus fréquent ufage, a une odeur très gracieufe. On la met, avec raifon, dans la claffe des médicamens anti-fpafmodiques : elle fait partie des remedes céphali-

ques & analeptiques : elle a place parmi les stomachiques carminatifs : on lui reconnoît aussi la
vertu cordiale. Ces propriétés lui ont mérité d'è-
tre recommandée comme efficace dans les affections hystériques & hypocondriaques, ainsi que
dans le vertige & les palpitations de cœur qui en
viennent. Elle est salutaire dans la paralysie &
les affections soporeuses : elle a les plus heureux
effets dans les suppressions de régles, & quand
elle est donnée pour exciter l'écoulement des
vuidanges, &c. On trouve, chez les apothicaires, une eau de mélisse, *aqua mellissophylli*,
dont on peut faire prendre depuis deux onces
jusqu'à quatre, & qu'il faut se garder de confondre avec l'eau de mélisse composée qu'on
nomme *l'eau des Carmes*, & de laquelle nous
parlerons dans la suite. Quelques Auteurs recommandent l'application des feuilles de mélisse,
pour fondre les tumeurs écrouelleuses ; mais il
faut avouer que ce topique a bien peu de vertu.

(8.) LE TILLEUL. *Tilia fœmina, flore minore,*
C. B. P.

Les fruits de cet arbre si commun passent pour
un médicament anti-spasmodique, & sont regardées comme céphaliques ; ce qui les fait mettre en usage dans les affections hystériques &
hypocondriaques. Elles sont encore utiles dans
l'épilepsie, les vertiges : elles guérissent les palpitations, &c. Communément on prescrit les
fleurs de tilleul en infusion : leur dose est depuis une pincée jusqu'à deux pour chaque livre
d'eau. Les apothicaires vendent une eau distillée
de fleurs de tilleul, qui passe pour avoir conservé les propriétés de la plante : sa dose est depuis une once jusqu'à quatre.

(9.) Le caillelait jaune. *Gallium luteum,* C. B. Pin.

On vante beaucoup, contre l'épilepsie des enfans, les sommités fleuries de cette plante; & elles sont d'un usage fréquent pour cette maladie. Des Auteurs prétendent que les fleurs de caillelait blanc ont les mêmes vertus que les jaunes; mais il ne paroît pas que l'expérience l'ait démontré. Les fleurs de caillelait jaune se prennent comme le thé; ou bien en substance, depuis quatre grains jusqu'à huit & même davantage; ce qui se régle sur l'âge du malade. On peut encore boire depuis une demi-once jusqu'à une once du jus de cette plante.

(10.) La primevere. *Primula veris odorata, flore luteo, simplici,* C. B. P.

On met les fleurs de cette plante au nombre des médicamens anti-spasmodiques & même des céphaliques. Ces propriétés les rendent utiles dans les affections hystériques: elles procurent du soulagement à ceux qui sont sujets aux vertiges. Enfin on les recommande contre la paralysie de la langue. Les fleurs de primevere servent en infusion comme du thé. Employées en topique, elles ont la vertu anodyne; & c'est pour remplir cette indication, que plusieurs auteurs la recommandent dans la goutte.

(11.) Le muguet ou le lys des vallées. *Lilium convallium album,* C. B. P.

Les fleurs de cette plante, qui ont une odeur forte & agréable, & une saveur un peu amere, se mettent dans les lasses des médicamens anti-spasmodiques & céphaliques. On en fait souvent usage contre l'épilepsie & les autres affections spasmodiques, ainsi que contre l'apoplexie

& la paralyfie. On prend les fleurs de muguet en infufion comme du thé. Les mêmes fleurs mifes en poudre, forment un fternutatoire des plus doux.

(12.) L'AGNUS CASTUS. *Agnus-caftus offici-narum. Vitex foliis anguftioribus, cannabis modo difpofitis, C B. P.*

On a beaucoup vanté la femence de cet ar-briffeau, comme très propre à éteindre les feux de l'amour, & à favorifer la confervation de la chafteté; ce qui a fait donner à l'arbriffeau un des noms qu'il porte. On la met, en outre, dans les claffes des remedes anti-hyftériques & des fédatifs : enfin on lui reconnoît la vertu de diffiper les embarras des vifceres ; mais il eft rare, fi je ne me trompe, qu'on s'en ferve pour remplir cette indication, parceque nous avons divers médicamens qui peuvent produire plus certainement cet heureux effet. La femence d'*a-gnus-caftus* fe prefcrit en fubftance, depuis un demi-gros jufqu'à un gros : il en entre le dou-ble, & même davantage, dans une émulfion & dans une infufion. Quant aux propriétés de cette femence, comme médicament externe, elle en-tre quelquefois, en qualité de remede réfolutif, dans les fomentations & les cataplafmes.

(13.) LE GUI DE CHÉN. *Vifcum quercinum,* J. B. *Vifcum baccis albis, C. B. P.*

Cette plante, parafite & toujours verte, pour laquelle les Druides avoient un refpect fuperfti-tieux, croît fur le tronc & les branches du chê-ne, du bouleau, du noifetier, de l'amandier, du faule, du tilleul, & de plufieurs autres ar-bres. On met fon bois dans les claffes des médi-camens anti-fpafmodiques & des céphaliques;

&

& il s'emploie fort souvent dans l'épilepſie, le vertige, &c. au point qu'on ne trouve preſque pas dans les diſpenſaires de poudre anti-épileptique où ce bois n'entre point : cependant pluſieurs ſavans médecins & de bons praticiens révoquent en doute les vertus qu'on a attribuées à cette plante ; ſe fondant principalement ſur ce que le goût & l'odorat n'y découvrent rien qui puiſſe favoriſer l'opinion des anciens. Cependant on s'en ſert tous les jours, ainſi que de tant d'autres remedes dont les vertus ne ſont pas mieux conſtatées. La doſe du gui, en ſubſtance, eſt depuis un demi-gros juſqu'à un gros ; & on en preſcrit depuis une demi once juſqu'à une once pour chaque livre de décoction & d'infuſion. C'eſt avec cette plante, que l'on préparoit autrefois la glu dont ſe ſervent les oiſeleurs : celle qu'on emploie aujourd'hui, ſe retire, avec plus de facilité, de l'écorce du houx.

(14.) LA SUIE. *Fuligo*.

On préfere, pour l'uſage de la médecine, la ſuie qui ſe trouve dans la cheminée des fours de boulanger. Elle ſe met au nombre des médicamens anti-ſpaſmodiques : elle eſt fébrifuge, & ſe compte parmi les réſolutifs. L'expérience démontre qu'elle eſt un remede très efficace dans les affections hyſtériques les plus opiniâtres. Ce n'eſt pas ſans ſuccès qu'on l'emploie dans les cas de contuſions, de grandes chûtes, &c. La doſe de la ſuie, en ſubſtance, eſt depuis quatre grains juſqu'à vingt & davantage. La ſuie eſt auſſi d'uſage, à l'extérieur, comme déterſive, & très ſouvent elle entre, en cette qualité, dans les linimens que l'on fait pour la gale & la teigne.

(15.) LE *CASTOREUM*.

Ce médicament , dont Jean Marius & Franci
ont fait des éloges outrés, eſt une ſubſtance
dure, friable, réſineuſe & inflammable , d'une
couleur brune, d'une ſaveur âcre , & d'une odeur
.déſagréable. Tandis que cette matiere eſt encore
fluide , elle eſt enveloppée d'un follicule mem-
braneux qui ſe trouve dans le ventre du caſtor.
C'eſt en la tenant long-tems expoſée à la fumée ,
qu'on lui donne la dureté qu'elle a. Le *caſtoreum*
eſt un puiſſant anti-ſpaſmodique qui s'emploie
fort ſouvent , & avec ſuccès , dans le traitement
des affections hyſtériques , des ſuppreſſions de
régles , des palpitations de cœur , du hocquet.
Il a , en outre , les effets des ſédatifs dans la
cardialgie , les coliques , &c. La doſe du *caſto-*
reum , en ſubſtance , eſt depuis huit grains juſqu'à vingt & davantage. On fait une teinture
de *caſtoreum* dont nous parlerons dans la ſuite.
Je ne dois pas manquer d'obſerver que le *caſto-*
reum paſſe , avec fondement , pour le meilleur
correctif de l'*opium*.

(16.) LA CIVETTE. *Zibethum*.

Ce médicament eſt une matiere fluide , onc-
tueuſe , d'une odeur forte & déſagréable , que
fournit un quadrupede connu ſous le nom de
civette , hyena odorifera , & qui habite en Amérique & en Aſie. Cette matiere eſt , dit - on
enfermée dans un follicule , près des parties gé-
.nitales des deux ſexes. On met ce médicamen
dans les claſſes des anti-ſpaſmodiques & des ſé
datifs. Sa doſe eſt depuis un demi-grain juſqu'
deux grains ; mais il y a beaucoup de malade
qui ne peuvent pas ſupporter l'odeur de la ci
vette ; ce qui fait qu'on l'emploie aſſez rarement
C'a été quelquefois avec ſuccès qu'on en a appli

qué fur le ventre des enfans, pour faire ceſſer les tranchées.

(17.) LE CRANE HUMAIN. *Cranium humanum.*

Le crâne des perſonnes ſaines, péries de mort violente eſt vanté, dans beaucoup d'auteurs, comme un remede ſpécifique contre l'épilepſie; cependant il eſt permis de douter qu'il ait cette vertu : on le dit encore abſorbant & diaphorétique; mais il eſt rare que l'on en faſſe uſage dans ce pays-ci. La doſe du crane humain, en ſubſtance, eſt depuis un demi-gros juſqu'à un gros.

(18.) LA CORNE DE PIED D'ÉLAN. *Ungula alcis.*

Cette corne ſe met au nombre des plus fameux médicamens anti-épileptiques; & elle n'a peut-être pas plus de droit de s'y trouver que le crâne humain. Ces vertus n'auroient - elles d'autre fondement que la fable ſuivante : L'élan, qni eſt ſujet à l'épilepſie, ſe guérit, dit-on, de ſes accès, en mettant l'extrémité de ſon pied dans ſon oreille; c'eſt ce que nous ne nous mettons pas en peine d'éclaircir. La corne de pied d'élan ſe preſcrit en ſubſtance : ſa doſe eſt depuis un ſcrupule juſqu'à un gros.

(19.) L'EAU DE MÉLISSE COMPOSÉE, l'eau des Carmes. *Aqua meliſſæ compoſita.*

Cette eau eſt une teinture ſpiritueuſe de méliſſe, d'écorce de citron, de coriandre, de girofle, de cannelle & d'angélique. Elle eſt un des remedes anti - hyſtériques les plus vantés, & qu'on emploie le plus fréquemment : elle n'eſt pas moins eſtimée comme cordiale, & s'emploie fort ſouvent pour prévenir & faire ceſſer les ſyncopes. La doſe de l'eau des Carmes eſt depuis quinze gouttes jufqu'à trente, qui fe prennent dans une petite quantité d'eau de fleurs d'orange, de vin ou de toute autre liqueur appropriée. Cette eau s'emploie auffi à l'extérieur. On en met dans les narines, fur les tempes & le derriere du cou, pour remplir les mêmes indications; ce qui réuffit. Enfin elle eft falutaire, appliquée fur les contufions, les échymofes, les membres foibles & paralytiques. Il eft à propos d'obferver que quelques apothicaires emploient du vin blanc, au lieu d'efprit de vin., pour faire cette eau de mélille; & dans ce cas, on en peut boire une plus forte dofe, comme depuis une demi-once jufqu'à une once.

(20.) LA POUDRE ANTI-SPASMODIQUE. *Pulvis anti-fpafmodicus.*

Cette poudre eft un mélange de gui de chêne, de racines de valériane & de pivoine, de corne de pied d'élan, de crâne humain, de *caftoreum,* de cinnabre, &c. On reconnoît affez, par les médicamens qui entrent dans cette compofition, & par le titre qu'elle porte, qu'elle eft antiépileptique : quand on a fait précéder les remedes qui conviennent en pareil cas, cette poudre feule a quelquefois fuffi pour diffiper l'épilepfie. La dofe de la poudre anti-fpafmodique eft depuis un demi-fcrupule jufqu'à deux fcrupules.

(21.) LA POUDRE DE GUTTETE. *Pulvis de gutteta.*

Cette poudre a reçu fon nom du mot *goutete* qui eft le nom qu'on donne, en Provence, à l'épilepfie des enfans. Elle differe peu, foit par fa compofition, foit par fes propriétés, de la poudre précédente; & la maniere de s'en fervir eft à peu-près la même. La dofe de la poudre de guttete eſt depuis un demi-ſcrupule juſqu'à un demi-gros pour un adulte ; & elle eſt depuis quatre grains juſqu'à quinze pour les enfans, au traitement deſquels elle eſt particulierement conſacrée.

(22.) LE MITHRIDAT. *Mithridatium.*

Cet électuaire, inventé, à ce que l'on prétend, par Mithridate, eſt compoſé d'un très grand nombre de médicamens, ainſi que la thériaque, à laquelle il reſſemble auſſi par les vertus. Outre cela, on le dit, avec raiſon, ſalutaire dans les affections hyſtériques, & il s'emploie ſouvent en pareil cas : ſa doſe eſt alors depuis un demi gros juſqu'à un gros.

(23.) L'ÉLECTUAIRE DE BAIES DE LAURIER. *Electuarium de baccis lauri.*

Cet électuaire, dont la baſe eſt le miel, n'eſt pas compoſé ſeulement de baies de laurier ; il y entre encore du *caſtoreum*, de la rhue, du poivre, diverſes ſemences aromatiques, du *ſagapenum*, de l'*opopanax*, &c. Il eſt particuliérement deſtiné au traitement des affections hyſtériques : il eſt ſalutaire dans les ſuppreſſions de régles : il calme les coliques venteuſes, & remet l'eſtomac en état de faire ſes fonctions. Sa doſe eſt depuis un ſcrupule juſqu'à un gros. Cet électuaire ſert encore plus ſouvent à compoſer des lavemens anti-hyſtériques : il en entre depuis deux gros juſqu'à ſix.

(24.) LES PILULES BÉNITES DE FULLER. *Pilula benedicta Fulleri.*

Ces pilules, connues de peu de perſonnes, ne le cédent, en efficacité, à aucun des plus fameux remedes du même genre. Elles ſont compoſées de ſafran, de myrrhe, de *galbanum*,

d'*assa-fœtida*, de macis, de sel de Mars, d'huile
de succin & de syrop d'armoise. Il y entre aussi
du séné & de l aloës. On doit mettre ces pilules
au nombre des plus puissans remedes, soit anti-
hystériques, soit emménagogues : en outre, elles
lâchent le ventre ; & il y a quelques personnes qui
en font usage, pour ce seul effet. Elles se prennent le soir, ainsi que les autres pilules où il
entre de l'aloës. La dose des pilules bénites de
Fuller est depuis un scrupule jusqu'à deux & davantage. Communément on en fait prendre plusieurs jours de suite, ou de deux jours l'un selon le besoin.

(25.) LA TEINTURE DE *CASTOREUM*. *Tinctura castorei*.

Pour préparer cette teinture, il suffit de laisser le *castoreum* en digestion dans l'esprit-de-
vin, jusqu'à ce que cette liqueur s'en soit autant chargée qu'il est possible. Elle est un des plus
fameux remedes anti-hystériques ; & un usage
très fréquent en a prouvé l'utilité. La dose de
cette teinture est depuis dix gouttes jusqu'à trente qui se prennent dans une liqueur appropriée.
C'est assez quelquefois de faire flairer cette teinture, pour dissiper les vertiges. On en met dans
les oreilles, pour faire cesser le tintement, le
bourdonnement Enfin il en entre dans les lavemens anti - hystériques depuis un gros jusqu'à
deux.

(26.) LA TEINTURE DE SUCCIN. *Tinctura
succini*.

Cette teinture se prépare en suivant le même
procédé que pour faire la teinture précédente,
& elle posséde presque les mêmes vertus ; aussi
se trouve-t-elle dans la classe des remedes anti-

spasmodiques ; & on l'emploie fort souvent avec succès contre les affections hystériques & même l'épilepsie. La dose de la teinture de succin est depuis dix gouttes jusqu'à un demi-gros. Voyez *Huile de succin.*

(27.) ÉLIXIR DE PROPRIÉTÉ DE PARACELSE. *Elixirium proprietatis Paracelsi.*

C'est une teinture chymique faite avec la myrrhe, l'aloès, le safran, au moyen de l'esprit-de-vin & de l'esprit acide du soufre. Cet élixir passe pour un excellent médicament anti-hystérique : c'est un remede contre les palpitations ; il est utile dans les suppressions de régles, & n'est pas moins estimé pour hâter & favoriser l'accouchement. On le met dans la classe des fortifians & des stomachiques ; & on lui reconnoît la vertu vermifuge ; mais on doit le donner avec la plus grande réserve à ceux qui sont sujets aux hémorrhagies. La dose de l'élixir de propriété de Paracelse est depuis quatre gouttes jusqu'à trente dans un verre de boisson appropriée. Le même médicament s'emploie aussi, avec succès, à l'extérieur, comme détersif & anti-septique. Mais il est à propos de remarquer qu'on suit différens procédés dans la préparation de cet élixir ; c'est ce qui fait qu'on trouve souvent beaucoup de différence, quant aux vertus, entre des médicamens qui portent le même nom ; & alors les doses ne peuvent pas être les mêmes. On doit avoir grande attention à cela, quand on prescrit les remedes officinaux ; & il y a de l'imprudence à les ordonner indifféremment, sans savoir comment ils sont préparés.

(28.) L'ESSENCE ANTI-HYSTÉRIQUE. *Essentia anti-hysterica.*

ANTI-
SPASMOD.

V v iv

On prépare ce médicameut, en mêlant & laiſ-
ſant enſemble en digeſtion du *caſtoreum*, de
l'*aſſa-fœtida*, du camphre, des huiles eſſentiel-
les de rhue & de ſabine, de l'huile de ſuccin,
de l'eſprit volatil de corne de cerf &·de l'eſprit-
de-vin; après quoi, on ſoumet le tout à la diſtillation qui ſe répete une ſeconde fois. Cette
eſſence eſt un excellent anti - ſpaſmodique que
l'on fait prendre, avec ſuccès, aux épileptiques,
ainſi qu'aux perſonnes hyſtériques & vaporeuſes. On la met en outre dans la claſſe des remedes céphaliques; & elle produir les effets des
alexiteres. La doſe de l'eſſence *anti-hyſtérique*,
eſt depuis dix gouttes juſqu'à trente, qui ſe
prennent dans de l'eau de méliſſe ou de fleurs
d'oranges.

(29.) Le sel volatil de succin. *Sal volatile ſuccini.*

Dans la diſtillation du ſuccin, après que l'eſprit & l'huile ſont montés, le ſel volatil s'éleve
& s'attache au haut du vaiſſeau. C'eſt un des
plus célebres médicamens anti - hyſtériques &
anti-épileptiques : outre cela, il calme le délire
qui accompagne la fiévre : les aſthmatiques ſe
trouvent bien d'en faire uſage : il eſt diurétique,
& n'eſt pas ſans ſuccès dans les embarras des
viſceres. Le ſel volatil de ſuccin ſe donne ſous
la forme de pilule : ſa doſe eſt depuis trois grains
juſqu'à quinze; ou bien on le fait diſſoudre dans
un verre de boiſſon appropriée. Mais il eſt à propos d'obſerver que fort ſouvent on vend, ſous
ce nom, une autre préparation qui n'eſt pas le
vrai ſel volatil de ſuccin. Les connoiſſeurs ont,
plus d'une fois, découvert cette fraude.

LES CÉPHALIQUES
ET LES ANTI-PARALYTIQUES.

ON nomme *céphaliques* & *anti-paralytiques*
les médicamens ftimulans ou irritans, les aromatiques, les balfamiques & les fpiritueux, qu'on
emploie dans le traitement de l'apoplexie, des
maladies comateufes & de la paralyfie, après
toutefois que l'on a fait précéder le traitement
convenable : mais ces remedes ne doivent être
mis en ufage, que quand les maladies ont pour
caufe l'affaiffement fpontané du cerveau, l'atonie ou ftupeur des nerfs, fans qu'il y ait eu com-
preffion. L'infpection anatomique des cadavres
nous apprend que plafieus efpeces d'apoplexie
& de paralyfie dépendent de la ftagnation du
fang dans les vaiffeaux du cerveau qui, pour
l'ordinaire, font variqueux, ou du déchirement
de ces canaux ; ce qui fait que l'on trouve fouvent les ventricules du cerveau remplis de fang.
En pareil cas, toute perfonne, qui aura des connoiffances phyfiques & anatomiques, fentira que
les médicamens céphaliques ne feront d'aucune
efficacité, ou même qu'ils feront très nuifibles,
& aigriront le mal qui demande plutôt des fai-
gnées, des délayans & des topiques qui faffent
révulfion. Tout cela ayant été fait avec l'exactitude qui convient, on peut quelquefois avoir
recours aux remedes céphaliques qui pour lors
peuvent détruire l'effet, la caufe l'ayant été précédemment ; d'où il eft aifé de comprendre
pourquoi les médicamens céphaliques, dont il
s'agit ici, font utiles à quelques perfonnes, tan-

dis qu'ils font courir rifque de la vie à d'autres malades. Ces remarques devroient toujours être préfentes à l'efprit de ceux qui, manquant de connoiffances anatomiques, & fans avoir égard à la caufe des maladies, emploient le même traitement pour guérir toutes les efpeces d'apoplexie qu'ils rencontrent & les autres maladies qui ont quelque reffemblance avec les premieres.

MÉDICAMENS SIMPLES.

Les racines d'ache, de fenouil, de valériane fauvage, de valériane des jardins, de raifort fauvage, de benoîte, d'impératoire, de ferpentaire de Virginie; le galanga, l'*acorus*, le rofeau aromatique, le behen blanc (1).

Les feuilles de bétoine (2), de dictamne de Créte, de calament (3), de *marum*, de marjolaine, d'ivette ou *chamæpitys*, de bafilic, de méliffe, de menthe, d'origan, de pouliot (4), de fauge, de farriette, de ferpolet, de romarin, de thym, de laurier, de thé.

Les fleurs de ftœchas d'Arabie (5), de bétoine, de lavande (6), de romarin, de muguet, de tilleul, de primevere.

Les femences de coriandre, d'anis; les baies de laurier, de genévrier... le café, la mufcade, le macis, les cloux de girofle, les cubebes, l'amome en grappe, le cardamome.

Le chacril, la cannelle, le *caffia-lignea*, l'écorce de Winter, ou la cannelle blanche (7), le gui de chêne.

Le ftyrax ou ftorax en larmes, le benjoin... le baume de Judée, le baume du Pérou, le baume de Tolu, le baume de Canada.

Le kermès, le musc, le crâne humain.

Les eaux minérales de Balaruc, de Plombie-res, de Luxueil (⁸) , de Vichy & de Bourbon-l'Archambault.

Le succin, l'ambre-gris (⁹), le cinnabre.

MÉDICAMENS OFFICINAUX.

L'EAU de bétoine, d'écorce de citron, de la-, vande, de menthe, de fleurs d'orange, de til-leul, de mélisse des jardins.

Le syrop d'œillet, de stœchas (¹⁰) , de bé-toine (¹¹).

Le baume apoplectique , le baume du Com-mandeur.

La poudre de vipere, la poudre de guttete.

La conserve de fleurs d'orange, la conserve de fleurs de romarin.

La confection alkermès, la confection hya-cinthe, l'extrait de geniévre... le mithridat, la thériaque, l'opiat de Salomon.

L'eau de cannelle simple , l'eau de cannelle orgée, l'eau de mélisse composée, l'eau impé-riale : l'eau thériacale, l'eau de la reine d'Hon-grie.

L'huile de lavande (¹²), l'huile de cannelle , l'huile de girofle.

La teinture de *castoreum*, la teinture de suc-cin... l'essence-anti-hystérique, l'élixir de Garus, les gouttes anodynes de Sydenham... les gouttes d'Angleterre (¹³) , les gouttes de Lamothe (¹⁴), le lilium de Paracelse.

L'esprit volatil de vipere, l'esprit de corne de

cerf (¹⁵) , l'esprit de sel ammoniac , l'eau de Luce , ou l'esprit de sel ammoniac succiné.

Le sel d'Angleterre , le sel volatil de corne de cerf , le sel volatil de viperes.

Le diaphorétique minéral , le cinnabre d'antimoine.

MÉDICAMENS MAGISTRAUX.

JULEPS.

PRENEZ d'*eau de fleurs de tilleul* , quatre onces ; de *syrop de stœchas* , une once ; d'*eau de cannelle* , deux gros : mêlez ; pour un julep.

PRENEZ d'*eau d'écorces de citron* , six onces ; *confection alkermès & syrop d'œillet* , de chaque une once ; d'*eau thériacale* , deux gros : mêlez.

PRENEZ d'*eau de mélisse des jardins* , quatre onces ; de *syrop de bétoine* , une once ; de *teinture de castoreum* , quinze gouttes : mêlez ; pour un julep.

MIXTURES.

PRENEZ d'*eau de fleurs d'oranges* , une cuillerée ; d'*esprit de sel ammoniac* , depuis dix gouttes jusqu'à vingt : mêlez.

PRENEZ d'*eau de bétoine* , quatre onces ; d'*esprit volatil de corne de cerf* , dix gouttes ; de *succin préparé* , un demi-scrupule ; de *poudre de guttete* , un scrupule : mêlez.

PRENEZ d'*eau d'écorces de citron* , quatre onces ; de *syrop de stœchas* , une once ; d'*eau impériale* , deux gros ; *teinture de castoreum & esprit de corne de cerf* , de chaque dix gouttes : mêlez ; pour une mixture à prendre en une fois.

POTIONS.

PRENEZ d'*eau de lavande*, six onces ; d'*eau de fleurs d'oranges*, une once ; d'*eau de cannelle*, deux gros ; de *sel ammoniac*, un demi-gros ; *esprit volatil de corne de cerf* & *lilium de Paracelse*, de chaque douze gouttes ; de *syrop d'œillet*, une once : mêlez ; pour une potion à prendre par cuillerées.

PRENEZ *eau de sauge* & *de bétoine*, de chaque trois onces ; d'*eau de fleurs d'oranges*, une demi-once ; de *confection hyacinthe*, un gros ; de *kermès mineral*, deux grains ; de *lilium de Paraceise*, trente gouttes ; de *syrop de stœchas*, une once : mêlez ; pour une potion à prendre par cuillerées.

APOZEMES.

PRENEZ *racines d'aulnée* & *de benoîte*, de chaque deux gros ; de *baies de geniévre*, une once ; *feuilles de sauge* & *de mélisse*, de chaque une demi-poignée ; de *fleurs de stœchas*, une pincée : faites bouillir dans une suffisante quantité d'eau, & réduire à deux livres : ajoûtez de *syrop d'œillet*, deux onces.

PRENEZ de *racine de pivoine mâle*, une demi-once ; *feuilles de calament* & *d'ivette*, de chaque une poignée ; de *fleurs de bétoine*, une demi-poignée : faites bouillir, suivant l'art, dans une suffisante quantité d'eau, & réduire à deux livres : passez : ajoûtez à la colature deux onces de *syrop de stœchas*.

PRENEZ *racines de salsepareille* & *de valériane sauvage*, de chaque deux gros ; *feuilles d'hyssope* & *de marjolaine*, de chaque une demi-poignée ; de *fleurs de lavande*, une pincée : faites bouillir, selon l'art, dans une suffisante quantité d'eau,

& réduire à deux livres : paſſez : ajoûtez à la colature deux onces de *ſyrop de bétoine.*

Prenez de *racine d'ache*, une once ; de *racine
ſéche de ſerpentaire de Virginie*, deux gros ; de
feuilles de bétoine & d'hyſſope, de chaque une
demi-poignée ; de *fleurs de ſauge*, deux pincées :
faites bouillir dans une ſuffiſante quantité d'eau
& réduire à deux livres : paſſez : ajoûtez à la colature deux onces de *ſyrop des cinq racines.*

Prenez de *gaïac* une demi-once ; de *feuilles
de ſauge*, une poignée ; de *fleurs de ſtachas*, une
demi-poignée : faites bouillir dans une quantité
d'eau ſuffiſante, & réduire à une livre : paſſez :
ajoûtez à la colature un gros de *teinture de caſtoreum*, & une demi-once de ſucre. Cet apozème
convient dans l'apoplexie & l'épilepſie.

BOUILLONS.

Prenez de *racine de fenouil*, une once ; *racines ſéches d'aulnée & de benoîte*, de chaque un gros
faites bouillir, durant une heure, dans du *bouillon de poulet* : enſuite ajoûtez *feuilles de méliſſe
& de bétoine*, de chaque une demi-once ; *feuilles
de dictamne de Crete*, & *fleurs de ſtachas*, de chaque une pincée.

Prenez de *racine de valériane ſauvage*, une
once ; de *gui de chêne*, deux gros ; *feuilles de
menthe & d'origan*, de chaque une demi-poignée ; *fleurs de tilleul*, une pincée : faites du
bouillon avec un morceau de *chair maigre de veau.*

POUDRE.

Prenez de *racine d'impératoire*, un demi-
gros ; de *cloux de girofle* : un demi-ſcrupule ; de
poudre de guttete, huit grains : mêlez ; pour une
poudre à la quelle on peut ajoûter deux gouttes
d'huile de cannelle.

PRENEZ de *racine de bénoîte*, un scrupule ; du
petit galanga & de la noix muscade, de chaque
douze grains : ajoûtez *d'huile de lavande*, une
goutte.

B O L.

PRENEZ de *mithridat*, un gros ; de *conserve de
fleurs d'orange*, un demi-gros, *d'huile de girofle*,
deux gouttes : mêlez ; pour un bol.

PRENEZ de *racine d'impératoire*, un demi-gros ;
de *sel volatil de corne de cerf*, quinze grains ; *de
camphre*, deux grains, *d'extrait de geniévre*, la
quantité suffisante pour faire un bol.

PRENEZ de *poudre de guttete*, douze grains ;
de *diaphorétique minéral*, dix grains, de *cinnabre
d'antimoine*, deux grains ; de *confection alkermès*,
la quantité suffisante pour faire un bol.

O P I A T S.

PRENEZ *conserve de racine d'aulnée*, trois gros ;
cloportes préparés & sel de glauber, de chaque
deux gros ; *rhubarbe & séné* de chaque un gros.
Faites de toutes ces choses bien mêlées & avec
le *syrop d'œillet* un opiat pour douze doses.

PRENEZ *conserve de fleurs d'orange*, *& extrait
de rhubarbe*, de chaque une demi-once ; *d'antimoine diaphorétique*, trois gros ; *chacril & galanga*, de chaque un gros & demi ; de *cloporte préparés*, un gros ; de *cinnabre factice*, un demi-gros :
faites un opiat avec le *syrop d'œillet*. La dose
peut aller à environ un gros.

PRENEZ de *conserve de fleurs de romarin*, quatre onces ; *d'opiat de Salomon*, une once ; de *racine de valériane sauvage*, une demi-once ; de
poudre de viperes, trois gros ; de *sel ammoniac*,
un gros ; *d'huille de girofle*, vingt gouttes ; *du
baume du commandeur*, la quantité suffisante pour

faire un opiat. La dose sera depuis un demi-gros
jusqu'à un gros.

P I L U L E S.

PRENEZ de *mithridat*, une once ; de *racines de
valér.ane sauvage*, trois gros ; de *sel ammoniac*,
un gros : mêlez : faites des pilules avec le *syrop
de stachas*. La dose sera jusqu'à un gros.

PRENEZ *extrait de geniévre & racine de pivoine
mâle*, de chaque une demi-once ; *safran de Mars,
& gomme ammoniac*, de chaque deux gros ; de
muscade, un gros : faites une masse de pilules avec
le *syrop d'armoise*. La dose sera jusqu'à un gros.

C O M M E N T A I R E S.

(1.) LE BÉHEN BLANC. *Behen album.*

Ce médicament est la racine d'une espece de
jacée du Levant de laquelle parle Tournefort ;
elle est de la grosseur du petit doigt ; sa couleur est cendrée, & sa saveur un peu amere. On
met cette racine dans la classe des remedes céphaliques. La dose du béhen blanc du Levant
est depuis un demi-gros jusqu'à un gros en substance : il en entre le double dans une infusion.
On en fait, en général, fort peu de cas & d'usage ; & on pourroit la retrancher du catalogue
des médicamens ; mais j'ai cru qu'il étoit nécessaire de parler, en passant, des diverses substances
qui portent le même nom. Il y a encore deux racines de plantes de ce pays-ci, & des fruits étrangers qui s'appellent *béhen*. La racine, que l'on
appelle le *béhen de notre pays*, *behen nostras*, est
celle d'une espece de lychnis sauvage qui croît
naturellement presque par-tout. La racine, qui a

le

le même nom , eſt celle du *limonium maritimum majus.* Le fruit, que nous venons d'indiquer, eſt la noix de ben ; *ben parvum Monardi ; glans unguentaria.* Sa forme eſt preſque triangulaire , & ſa groſſeur eſt à-peu-près celle d'une noiſette. Après que l'on a ôté l'enveloppe de ce fruit, on retire , par expreſſion, l'huile de ben que quelques auteurs ont vantée comme un puiſſant remede contre l'éréſipele & les autres maladies chroniques de la peau.

(2.) LA BÉTOINE. *Betonica purpurea , C. B. P.*

Les fleurs & les feuilles de cette plante ſe mettent au nombre des médicamens céphaliques & fortifians. Par ces propriétés, elles ſont ſalutaires dans les affections ſoporeuſes ; & on s'en ſert, avec ſuccès, contre les vertiges , les tremblemens, la paralyſie , &c. Les fleurs & les feuilles de bétoine ſe prennent comme du thé. On regarde comme un excellent remede contre la fiévre quarte la poudre des feuilles priſe à la doſe d'un ou deux gros dans un jaune d'œuf. Il eſt d'uſage de prendre ce médicament , quatre heures après la fin de l'accès. On trouve , chez les apothicaires , une eau diſtillée de bétoine qui ſert de baſe à différens juleps & aux potions céphaliques. Perſonne n'ignore que la poudre & le jus de bétoine font éternuer. Il eſt également connu que les feuilles de bétoine , fumées ſeules ou avec du tabac, ſont utiles dans pluſieurs maladies de la tête.

(3.) LE CALAMENT. *Calamintha vulgaris , vel officinarum , Germaniæ, C. B. P.*

Cette eſpece de calament paroît avoir plus de vertu que les autres plantes qui lui reſſemblent par le nom & le genre. On la met au nombre des ſtomachiques carminatifs ; & elle entre dans les claſſes des diurétiques & des emménagogues. Le calament ſe prend en infuſion, comme du thé, ainſi que la ſauge, la méliſſe & les autres racines aromatiques.

(4.) LE POULIOT. *Pulegium, J. B. Mentha aquatica, ſive pulegium vulgare, Inſt. rei herb.*

Cette plante ſe met, ainſi que la menthe à laquelle elle reſſemble beaucoup, au nombre des médicamens céphaliques & ſtomachiques. Le pouliot eſt fortifiant, déſobſtructif, apéritif & emménagogue. On en preſcrit juſqu'à une demi-poignée pour chaque livre d'infuſion ou de décoction. Il s'emploie auſſi à l'extérieur, & ne le céde pas alors en vertu aux autres plantes aromatiques.

(5.) LE STÆCHAS D'ARABIE. *Stæchas arabica vulgò dicta, J. B. Stæchas purpurea, C. B. Pin. Spica florida.*

Les ſommités ou épis fleuris de cette plante ſont très aromatiques. Le ſtæchas tient un des premiers rangs parmi les médicamens céphaliques ſimples : il eſt fortifiant, déſobſtructif, diurétique, &c. On l'emploie, avec ſuccès, dans la léthargie, le vertige, le tremblement, la paralyſie : en outre, il favoriſe l'expectoration ; & il y a des aſthmatiques qui ſe trouvent bien d'en faire uſage. Les ſommités de ſtæchas d'Arabie s'emploient en infuſion, comme du thé : elles ſe preſcrivent auſſi en ſubſtance, ſous la forme de poudre dont la doſe eſt juſqu'à un demi-gros. On trouve, chez les apothicaires, un ſyrop de ſtæchas dont nous parlerons inceſſamment.

(6.) LA LAVANDE. *Lavandula anguſtifolia, C. B. Pin.*

Les fleurs de cette plante ont beaucoup d'o-
deur, & à peu-près les mêmes vertus que les
sommités fleuries de stæchas. On s'en sert, avec
succès, contre les maladies du cerveau & des
nerfs, qui viennent de l'atonie de ces parties.
Les fleurs de lavande s'emploient en infusion
dans l'eau ou le vin; & la dose est d'une poignée pour chaque livre du fluide. Mais on fait
un usage plus fréquent de l'eau distillée de
fleurs de lavande; sa dose est depuis deux onces jusqu'à quatre. Enfin on en retire une huile
essentielle dont nous aurons occasion de parler.
Quant à l'usage externe des fleurs de lavande,
on les mâche pour faire revenir la parole : elles
entrent dans les fomentations & les cataplasmes tant résolutifs que fortifians. Il y a une autre espece de lavande, qui est la lavande à lar-
ges feuilles, *lavandula latifolia, spica officinarum*, qui peut servir aux mêmes usages que la
précédente espece. J'observerai en passant, au
sujet des plantes aromatiques, que l'on préfere
celles qui ont crû sur les montagnes, aux autres.

(7.) L'ÉCORCE DE WINTER. La cannelle blanche. *Cortex Winteranus.*

Cette écorce, qui a pris le nom d'un Anglois,
se leve sur un laurier de l'Amérique & du Levant, duquel Linnæus fait mention. Elle répand
une odeur très gracieuse, ainsi que la cannelle
véritable à laquelle elle ressemble encore par les
propriétés. Aussi la met-on dans la classe des céphaliques, & dans la liste des stomachiques :
elle passe même pour un tonique puissant. Quelques Auteurs la vantent comme un excellent
anti-scorbutique; mais c'est avec plus de fondement qu'on en recommande l'usage dans la

fiévre quarte. L'écorce de Winter fe prefcrit en
fubftance : fa dofe va jufqu'à un ou deux fcrupules : il en entre le double dans l'infufion qui
fe fait avec le vin.

(8.) Les eaux de Luxeuil, Bourg de Franche-Comté, au pied des montagnes des Voges ;
à douze lieues au Nord de Befançon, & à fix
lieues vers l'Oueft de l'Alface, ont été célebres
du tems des Romains ; mais on ne fait pourquoi
elles ont été dans la fuite oubliées, & ce n'eft
que depuis quelques années qu'on les a fait connoître. Ces eaux thermales & foufrées, qui laif-
fent quelque chofe de gras dans la bouche, rétabliffent les forces de l'eftomac & ouvrent le
ventre. Elles font jugées propres à dépurer le
fang, & groffir la claffe des apéritifs & incififs.
On les eftime encore céphaliques, & on en voit
de bons effets dans les affections foporeufes,
dans le vertige, &c. Elles excitent la tranfpiration, font couler les urines & diffipent la fiévre.
On les fait prendre pendant douze ou quinze
jours depuis une pinte jufqu'à trois. On les emploie encore extérieurement en bain ou en douche contre la paralyfie & les tremblemens : on
les applique avec fuccès au rhumatifme, à la
contraction & aux tumeurs des extrémités. Ces
eaux font de plus vulnéraires & propres aux maladies de la peau. Elles paroiffent enfin peu dif-
férer des eaux de Plombiere qui ne font qu'à
trois lieues de-là ; mais ces dernieres font plus
fortes.

(9.) L'ambre gris. *Ambra cineritia.*

C'eft une fubftance légere, ferme, d'une
odeur très forte & agréable, & fans forme conftante. On la ramaffe en diverfes contrées fur les
bords de la mer. Il n'y a encore rien de certain

fur fon origine & fa nature. L'ambre-gris devient liquide fur le feu : il s'enflamme & répand au loin une odeur des plus gracieufes. Cette derniere propriété le fait employer par les parfumeurs & les petits-maîtres. Quant à fes ufages en médecine , on le vante comme propre à fortifier le cerveau , le cœur , l'eftomac. On lui attribue la vertu anodyne ; & c'eft par cer effet qu'il convient dans la faim canine : il eft encore falutaire dans les affections catarrhales. On ne doit pas être étonné de ce que le même remede tantôt excite le mouvement des efprits , & tantôt le modere , comme nous avons dit que le peut faire l'ambre-gris. Ne voit-on pas le même phénomene produit par l'opium , le vin , &c. qui donnent de la gaieté , & procurent le fommeil. L'ambre fe prend en fubftance , depuis un demigrain jufqu'à deux grains au plus , dans du vin ou un jaune d'œuf : on peut auffi le mêler avec un peu de fucre. Je crois à propos de faire obferver que l'ambre entre dans plufieurs compofitions officinales dont quelques femmes ne peuvent faire ufage , à caufe de fon odeur. Il eft démontré , par l'expérience , que le trop long ufage de l'ambre eft un obftacle aux fonctions de l'efprit.

(10.) LE SYROP DE STÆCHAS. *Syrupus de ftæchade.*

Ce fyrop ne fe compofe pas avec le ftæchas feul ; il y entre encore de la cannelle , du gingembre , de *l'acorus* , de la fauge , du thym & d'autres végétaux aromatiques , que l'on laiffe en digeftion , pendant trois jours , dans l'eau chaude , & que l'on foumet enfuite à la diftillation. L'eau , que l'on en retire , fert , avec du fucre , à faire un fyrop , en fuivant le procédé ordinaire. Le fyrop de ftæchas paffe pour produire

un effet tonique sur le cerveau, le cœur & l'estomac : il est carminatif, diaphorétique, diurétique & emménagogue. La dose de ce syrop est depuis une demi-once jusqu'à une once, il se prend
seul ou dans une potion appropriée.

(11.) LE SYROP DE BÉTOINE. *Syrupus de betonica.*

Ce syrop se prépare avec les sommités de la
bétoine garnies de leurs fleurs. On en retire la
teinture, en les faisant macérer dans de l'eau distillée de bétoine, que l'on fait cuire avec du sucre,
en consistance de syrop, suivant le procédé d'usage. Ce syrop entre dans la classe des médicamens
céphaliques : on le met aussi au nombre des anti-
spasmodiques. Les personnes foibles se trouvent
bien de son usage : il est désobstructif, &c. On
prescrit depuis une demi-once jusqu'à une once
de ce syrop.

(12.) L'HUILE DE LAVANDE. *Oleum lavan-
dulæ.*

Ainsi que bien d'autres huiles essentielles, celle-ci se retire des fleurs de la lavande, par le
moyen de la distillation. On la vante comme médicament céphalique : elle a de bons effets dans
les affections convulsives ; & c'est par cette vertu
qu'elle procure du soulagement aux femmes hystériques ; alors la dose de l'huile de lavande est
depuis deux jusqu'à six gouttes qui se prennent
dans de l'eau de fleurs d'orange, du vin ou une
autre boisson appropriée.

(13.) LES GOUTTES CÉPHALIQUES ANGLOISES.
Guttæ Anglicæ cephalica.

Ce médicament est un mêlange d'esprit volatil
& de sel volatil fournis par la soie dans son état
naturel, d'huile de lavande & d'esprit-de-vin.
Après que l'on a laissé le tout en digestion pen-

dant vingt quatre heures, on fait diftiller le mêlange, jufqu'à ce que l'huile s'éleve. Cette liqueur
paffe, avec raifon, pour un des plus puiffans remedes céphaliques : elle tient un des premiers
rangs dans la lifte des antifpafmodiques : elle eft
de la claffe des cordiaux : on lui attribue auffi la
vertu alexitere. Ces propriétés la rendent utile
dans les affections foppreufes, capable de diffiper
les accès hyftériques ou vaporeux, & falutaire
dans la fiévre maligne. La dofe eft depuis quatre
gouttes jufqu'à quinze, qui fe prennent dans une
verrée appropriée.

(14.) LES GOUTTES D'OR DE LAMOTHE. *Gutta
aurea Lamothe*.

Ce médicament fe vend encore comme un fecret par des perfonnes qui difent le poffeder feules, quoique M Pott ait découvert & publié le
procédé par lequel on obtient ces gouttes. De
toutes les diverfes teintures d'or inventées par les
charlatans & les empiriques, il n'en eft, je crois,
aucune qui ait reçu plus d'éloges que celle-ci.
Pour la compofer, on mêle une diffolution d'or
faite par l'eau régale, avec l'huile éthérée de Fro-
benius, au lieu de l'efprit-de-vin qu'employoit
La Mothe. Cette huile fe charge des molécules
d'or qui ont été diffoutes, & dont l'eau régale
qui va au fond du vaiffeau, fe trouve alors privée.
Cet éther chargé d'or, ayant été féparé fuivant
l'art, on le laiffe, pendant un mois, en digeftion
au bain marie, avec de l'efprit-de-vin dont on
met cinq fois la quantité de l'autre liqueur. Par
le moyen de la digeftion, on a une liqueur qui eft
d'une belle couleur d'or, & qu'on a jugé à propos de nommer de l'*élixir d'or*. Il n'eft pas dou-
teux que cette liqueur contienne de l'or ; mais
c'eft avec raifon que des auteurs prétendent que

ce métal ne donne aucune vertu au médicament ; qui reçoit ce qu'il en possede de la liqueur éthérée ou de l'éther. On vante ces gouttes d'or comme céphaliques : elles sont salutaires dans les affections comateuses, & aux apoplectiques : elles fortifient : elles excitent la transpiration. On leur reconnoît même la vertu anodyne à quelque degré. Communément on prescrit depuis six jusqu'à trente de ces gouttes d'or qui se prennent dans du vin, de l'eau de fleurs d'orange, du bouillon ; & dans des cas pressans, cette dose peut se répéter plusieurs fois dans l'espace d'un jour.

(15.) L'ESPRIT VOLATIL DE CORNE DE CERF. *Spiritus volatilis cornu cervi.*

On obtient cet esprit volatil par le même procédé qui donne le sel volatil dont nous avons parlé ailleurs : il se met au nombre des plus puissans médicamens céphaliques & anti-spasmodiques : il fait partie des remedes fortifians, & on le compte parmi les alexiteres. Aussi vante-t-on ses effets dans l'apoplexie & la paralysie : il est utile aux personnes hystériques ou vaporeuses & aux épileptiques : on se trouve bien d'en faire usage dans les fiévres malignes d'une mauvaise nature, principalement quand il y a du délire & des mouvemens convulsifs.

Si à l'esprit volatil de corne de cerf on ajoûte du sel volatil de succcin, jusqu'à saturation, il en résultera un esprit de corne de cerf qui porte le surnom de *succiné, succinatus.* La dose de ces deux médicamens est depuis quatre jusqu'à vingt gouttes qui se prennent dans une liqueur appropriée.

Fin du premier Volume.